科学出版社"十四五"普通高等教育本科规划教材

中医外科学

第 2 版

主　编　柳越冬　李大勇
副主编　刘佃温　杨素清　王万春　秦国政　谷云飞　石荣　李国峰
编　委（以姓氏笔画为序）

王　荣（辽宁中医药大学）	王　琛（上海中医药大学）
王万春（江西中医药大学）	王建民（安徽中医药大学）
王珊珊（黑龙江中医药大学）	王振宜（上海中医药大学）
石　荣（福建中医药大学）	刘佃温（河南中医药大学）
安月鹏（黑龙江中医药大学）	许博佳（辽宁中医药大学）
严张仁（江西中医药大学）	杨　巍（上海中医药大学）
杨素清（黑龙江中医药大学）	李　楠（沈阳医学院）
李　鑫（辽宁中医药大学）	李大勇（辽宁中医药大学）
李世征（辽宁中医药大学）	李国峰（长春中医药大学）
肖景东（辽宁中医药大学）	吴振国（辽宁中医药大学）
谷云飞（南京中医药大学）	宋珊珊（辽宁中医药大学）
张　晴（黑龙江中医药大学）	张书信（北京中医药大学）
张磊昌（江西中医药大学）	罗瑞娟（辽宁中医药大学）
周建华（长春中医药大学）	赵　仑（辽宁中医药大学）
柳越冬（辽宁中医药大学）	侯俊杰（辽宁中医药大学）
秦国政（云南中医药大学）	袁　锐（黑龙江中医药大学）
高记华（河北中医药大学）	陶弘武（辽宁中医药大学）
黄忠诚（湖南师范大学）	曹　波（贵州中医药大学）
崔世超（河南中医药大学）	谌莉媚（江西中医药大学）
樊志敏（南京中医药大学）	魏峰明（山西中医药大学）

科学出版社

北　京

内 容 简 介

本书是第2版,是科学出版社"十四五"普通高等教育本科规划教材之一。全书内容分为总论和各论两个部分。总论主要介绍中医外科学的基本理论、基本知识、基本操作方法等,使学生对中医外科学有一个概略的认识;各论分疮疡,乳房疾病,瘿,瘤、岩,皮肤及性传播疾病,肛门直肠疾病,泌尿男性疾病,周围血管疾病及其他外科疾病。全书注重科学性、继承性、实用性、先进性,在编写上尽力保持中医特色,强调中医思维。另外,本书将外科疾病的临床彩色图片、操作视频等数字内容以二维码形式嵌于书中,读者可扫二维码阅览。

本书可供中医学、中西医结合、针灸推拿学及药学等专业学生使用。

图书在版编目(CIP)数据

中医外科学 / 柳越冬,李大勇主编. —2版. —北京:科学出版社,2023.2
科学出版社"十四五"普通高等教育本科规划教材
ISBN 978-7-03-072300-0

Ⅰ. ①中⋯ Ⅱ. ①柳⋯ ②李⋯ Ⅲ. ①中医外科学-高等学校-教材
Ⅳ. ①R26

中国版本图书馆CIP数据核字(2022)第085372号

责任编辑:郭海燕 / 责任校对:刘 芳
责任印制:赵 博 / 封面设计:蓝正设计

科 学 出 版 社 出版
北京东黄城根北街16号
邮政编码:100717
http://www.sciencep.com

天津市新科印刷有限公司印刷
科学出版社发行 各地新华书店经销

*

2017年6月第 一 版 开本:787×1092 1/16
2023年2月第 二 版 印张:23
2025年2月第九次印刷 字数:618 000

定价:79.80元
(如有印装质量问题,我社负责调换)

第 2 版编写说明

根据国务院《"十四五"中医药发展规划》《教育部等六部门关于医教协同深化临床医学人才培养改革的意见（教研〔2014〕2号）》的文件精神，以全面推进素质教育，提高中医药人才的培养质量，接轨医疗卫生实践，为临床服务为目标，为适应教学需要，科学出版社组织编写了科学出版社"十四五"普通高等教育本科规划教材《中医外科学》，供高等医药院校中医学、针灸推拿学、中西医结合等专业使用，本教材是第2版。

中医外科学有其独特的理论体系和诸多验之有效的内、外治法，其特点是强调用人体内外统一的理论去认识疾病的发生和发展，重视辨病与辨证相结合及局部辨证，用全身治疗和局部治疗相结合的方法防治疾病。正所谓"有诸内，必形诸外""治外必本诸内"。中医外科学是中医临床学科的主干课程，在培养学生的中医临床思维方式和实践技能方面起着至关重要的作用。

本教材分为总论和各论两个部分。总论主要介绍中医外科学的基本理论、基本知识、基本操作方法等，使学生对中医外科学有一个概略的认识。内容包括：中医外科学发展概况；中医外科范围、疾病命名及基本术语；中医外科疾病的病因病机；中医外科疾病诊法；中医外科疾病辨证；中医外科疾病治法与调护。各论分疮疡，乳房疾病，瘿、瘤、岩，皮肤及性传播疾病，肛门直肠疾病，泌尿男性疾病，周围血管疾病及其他外科疾病。为了使知识更全面，本教材汇聚了中医外科常用方药的相关内容，特增加方剂汇编（请扫目录下二维码阅览）；本教材还结合临床实践，在教材后增加了参编高等院校的中医外科疾病治疗的院内制剂汇编，以供参考。书中有彩色图片、操作视频、知识链接、PPT课件等数字资源，请扫相关二维码阅读。

本书注重科学性、继承性、实用性、先进性。在编写上尽力保持中医特色，强调中医思维，围绕辨证论治与整体观念，突出中医的传统诊疗项目在临床应用的特点。上篇总论部分将"诊法"与"辨证"分为两章，并增加了"调护"一节，框架清晰，一目了然，既体现中医外科学知识的系统与完整性，又紧密结合临床，从而突出其实用性。在疾病的诊疗方面，对"物理疗法"进行了补充，增加了部分参编高等院校中医外科的院内制剂，加入了近年来的研究成果与学术进展，推动中医外科学的继承与创新，启发学生对中医外科学的深入思考。

本教材由各参编者分工合作，共同完成，所有参加编写的专家都为本教材的编写付出了艰辛的劳动。在编写本教材过程中，得到主编单位及参编专家所在院校的大力支持，尤其是在院内制剂内容的提供和数字化教材的建设，大家给予大力支持，在此一并致谢！

本教材紧跟时代步伐，编写新颖，结合优行教育，力争编写达到精品。然限于学科的进展日新月异，编者的经验和水平有限，本教材难免有一些不妥之处，殷切希望各院校老师及专家们在今后的教学工作中提出宝贵的修改意见，以利今后不断改进。

《中医外科学》编委会

2022年5月

目 录

上篇 总 论

第一章 中医外科学发展概况 ………… 2
第二章 中医外科范围、疾病命名及基本术语 ………… 6
第三章 中医外科疾病的病因病机 ………… 9
 第一节 致病因素 ………… 9
 第二节 发病机制 ………… 12
第四章 中医外科疾病诊法 ………… 15
第五章 中医外科疾病辨证 ………… 21
 第一节 辨病与辨证 ………… 21
 第二节 阴阳辨证 ………… 22
 第三节 局部辨证 ………… 23
 第四节 部位辨证 ………… 30
 第五节 经络辨证 ………… 31
 第六节 辨善恶顺逆 ………… 32
第六章 中医外科疾病治法与调护 ………… 34
 第一节 内治法 ………… 34
 第二节 外治法 ………… 39
 第三节 调护 ………… 53

下篇 各 论

第七章 疮疡 ………… 58
 第一节 概论 ………… 58
 第二节 疖 ………… 60
 第三节 疔 ………… 62
 第四节 痈 ………… 70
 第五节 发 ………… 77
 第六节 有头疽 ………… 82
 第七节 无头疽 ………… 84
 第八节 流注 ………… 88
 第九节 发颐 ………… 90
 第十节 丹毒 ………… 92
  附：类丹毒 ………… 94
 第十一节 走黄与内陷 ………… 95
 第十二节 流痰 ………… 99
 第十三节 瘰疬 ………… 102
 第十四节 褥疮 ………… 104
 第十五节 窦道 ………… 106
第八章 乳房疾病 ………… 109
 第一节 概论 ………… 109
 第二节 乳痈 ………… 112
  附：乳发 ………… 114
 第三节 粉刺性乳痈 ………… 115
 第四节 乳痨 ………… 117
 第五节 乳漏 ………… 119
 第六节 乳癖 ………… 120
 第七节 乳疬 ………… 122
 第八节 乳核 ………… 123
 第九节 乳衄 ………… 125
 第十节 乳岩 ………… 126
  附：常见乳房肿块鉴别表 ………… 129
第九章 瘿 ………… 130
 第一节 概论 ………… 130
 第二节 气瘿 ………… 132
 第三节 肉瘿 ………… 134
 第四节 瘿痈 ………… 136
 第五节 石瘿 ………… 137
第十章 瘤、岩 ………… 139
 第一节 概论 ………… 139
 第二节 气瘤 ………… 141
 第三节 血瘤 ………… 143
 第四节 肉瘤 ………… 145
 第五节 脂瘤 ………… 146
 第六节 失荣 ………… 147
第十一章 皮肤及性传播疾病 ………… 150
 第一节 概论 ………… 150
 第二节 热疮 ………… 157

第三节	蛇串疮	159
第四节	疣	161
第五节	黄水疮	164
第六节	癣	166
第七节	虫咬皮炎	170
第八节	疥疮	171
第九节	湿疮	173
附：婴儿湿疮		177
第十节	接触性皮炎	178
第十一节	日晒疮	180
第十二节	药毒	182
第十三节	风瘙痒	185
第十四节	瘾疹	187
第十五节	牛皮癣	189
第十六节	葡萄疫	191
第十七节	白疕	193
第十八节	风热疮	197
第十九节	紫癜风	198
第二十节	猫眼疮	200
第二十一节	白驳风	203
第二十二节	黧黑斑	205
第二十三节	粉刺	207
第二十四节	面游风	209
第二十五节	酒渣鼻	210
第二十六节	油风	212
第二十七节	瓜藤缠	214
第二十八节	红蝴蝶疮	216
第二十九节	皮痹	219
第三十节	淋病	221
附：非淋菌性尿道炎		224
第三十一节	梅毒	224
第三十二节	尖锐湿疣	228
第三十三节	生殖器疱疹	230
第三十四节	艾滋病	232
第三十五节	癌疮	236
第十二章 肛门直肠疾病		**238**
第一节	概论	238
第二节	痔	245
第三节	肛痈	255

第四节	肛漏	258
第五节	肛裂	262
第六节	息肉痔	265
第七节	肛隐窝炎	268
第八节	脱肛	269
第九节	肛周坏死性筋膜炎	273
第十节	便秘	275
第十一节	锁肛痔	278
第十三章 泌尿男性疾病		**281**
第一节	概论	281
第二节	子痈	284
第三节	子痰	286
第四节	囊痈	287
第五节	阴茎痰核	288
第六节	水疝	289
第七节	尿石症	291
第八节	男性不育症	293
第九节	精浊	296
附：血精		299
第十节	精癃	300
第十一节	遗精	303
附：早泄		305
第十二节	阳痿	306
第十三节	前列腺癌	310
第十四章 周围血管疾病		**314**
第一节	概论	314
第二节	股肿	318
第三节	青蛇毒	320
第四节	筋瘤	323
第五节	臁疮	324
第六节	象皮肿	326
第七节	脱疽	329
第十五章 其他外科疾病		**333**
第一节	冻疮	333
第二节	烧伤	336
第三节	毒蛇咬伤	340
第四节	破伤风	344
第五节	肠痈	348
第六节	胆石症	351

本书 PPT 课件	354
外科疾病院内制剂汇编	355
方剂汇编	

上篇 总 论

第一章　中医外科学发展概况

中医外科学是运用中医的理论研究外科疾病的发生、发展以及防治规律的一门学科。中医外科学历史悠久，几千年来，中医外科自身经历了经验的积累、理论的形成与发展、临床治疗方法的建立与完善等过程，并受到所处时代科学技术水平、中医学整体发展及西医外科学等外部大环境的影响，其学科体系逐渐成熟，学科特色更加鲜明，成为中医学的重要组成部分。

一、中医外科学发展简史

（一）起源

中医外科学的起源可追溯到远古。在原始社会，人们在劳动和生活中与野兽搏斗，与气候抗争，不可避免地会出现各种创伤，从而产生了用植物包扎伤口、拔去体内异物、压迫伤口止血等最初的外科治疗方法。进入石器时代，石器也逐渐成为治疗疾病的器械。据《山海经》记载："高氏之山……其下多箴石"。"箴"同"鍼"或"针"，故"箴石"又称"针石"或"砭石"，是当时人们用来针刺放血、切开排脓的工具，是最早的外科手术器械。

殷商时期出土的甲骨文已有外科病名的记载，如疾自、疾耳、疾齿、疾舌、疾足、疾止、疥、疕等。周代《周礼·天官》中所载"疡医"，即指外科医生，主治肿疡、溃疡、金创和折疡。

（二）形成

春秋战国时期，百家争鸣，促使中医外科学有了很大的进步。《五十二病方》是我国现存最早的医书，书中已有痈、疽、金创、痔疾、皮肤病等许多外科病的记载，并叙述了砭法、灸法、熨法、熏法、角法、按摩等疗法。

《黄帝内经》是中医药学的第一部经典，为中医药学建立了系统的理论基础。《内经》涉及的外科疾病近30种，包括《素问》中的丁、痤、痈、痔、口疮、疝、疠风、瘰等，及《灵枢》篇中人体不同部位的痈疽17种。书中阐述的痈疽疮疡的病因病机，现仍是外科疮疡类疾病证治的理论基础，如《素问·生气通天论》中的"膏粱之变，足生大丁*"等。书中还记载了针砭、按摩、猪膏外敷等多种外治方法，并最早提出用截趾手术治疗脱疽。

西汉前后的《金创瘲瘛方》是中医外科第一部专著，可惜已经失传。东汉末年张仲景的《伤寒杂病论》对中医外科的贡献较大。书中建立的辨证论治理论，对外科疾病的证治同样具有重要的指导意义。书中对肠痈、寒疝、蛔厥等外科病证的诊治作了比较详细的论述，所载大黄牡丹皮汤、薏苡附子败酱散、乌梅丸等，至今仍为临床所采用。汉末华佗是我国历史上最著名的外科医生，他是第一个应用麻沸散作为全身麻醉剂，进行死骨剔除术、剖腹术等的医家，堪称外科鼻祖。

（三）发展

两晋、南北朝时期，由刘涓子所撰，龚庆宣编定的我国现存第一部外科专著《刘涓子鬼遗方》

---

*丁：同疔。

问世。书中主要内容是痈疽的鉴别诊断与治疗，载有内治、外治处方140个。该书最早记载了用局部有无"波动感"辨脓，并指出破脓时，切口应选在下方。首创用水银膏治疗皮肤病，比其他国家早了6个世纪。葛洪所著《肘后备急方》，记载了许多简易有效的医方与外治方法。他提出用海藻治瘿，是世界上最早应用含碘食物治疗甲状腺疾病的记载；提出用狂犬脑组织外敷伤口治疗狂犬咬伤，开创了用免疫法治疗狂犬病的先河。

隋代巢元方所著《诸病源候论》是我国现存最早论述病因病机的专著，书中对许多外科疾病包括40余种皮肤病的病因病理进行了阐述，如指出疥疮由虫引起，从炭疽的感染途径认识到"人先有疮而乘马乃得病"。

唐代孙思邈的《千金方》是我国最早的一部临床实用百科全书，书中记述的手法整复下颌关节脱位，与现代医学的手法复位相似；而其用葱管导尿治疗尿潴留的记载，比1860年法国发明橡皮管导尿早1200多年。该书记载的脏器疗法如食用动物肝脏治疗夜盲症等经验，被后世医家证实了其科学性及有效性。此外，王焘的《外台秘要》载方6000余首，其中有不少是外科方剂。

宋代中医外科学的发展渐趋成熟，专著日渐增多。《圣济总录》提出了判断外科疾病转归及预后的"五善七恶"。王怀隐的《太平圣惠方》首载了用砒剂治疗痔核的方法，书中详述了痔、痈、皮肤、瘰疬等外科病证治，确立和完善了判断外科疾病转归及预后的"五善七恶"学说，提出扶正祛邪、内消托里等内治法则。

金元时期，医学思想异常活跃，出现了金元四大家，这对当时的外科学发展也有较大的影响。这一时期外科学的代表著作有：陈自明的《外科精要》、朱震亨的《外科精要发挥》、齐德之的《外科精义》以及危亦林的《世医得效方》。其中以《外科精义》影响较大，该书首次把26部脉象变化和外科临床紧密结合起来，还指出外科病是阴阳不和、气血凝滞所致，为外科整体观念的建立作出了贡献。《世医得效方》是一本创伤外科专著，对伤科的发展有很大贡献，其提出的对脊柱骨折采用悬吊复位法，比西方提出悬吊复位法要早600多年。李仲南的《永类钤方》记载了挂线疗法治疗肛漏，提高了肛漏的治疗水平。

（四）成熟

明清时期，中医外科学进入自身发展的全盛时期。此时，外科专著大量涌现，名医辈出，学术思想活跃，出现了不同的学术流派，最有代表性的外科三大主要学术流派为：以陈实功的《外科正宗》为代表的正宗派、以王维德的《外科证治全生集》为代表的全生派以及高秉钧的《疡科心得集》为代表的心得派。此外，明代薛己《外科枢要》，记载了有关外科病的理论、经验、方药，第一次详述了对新生儿破伤风的诊治。汪机的《外科理例》，主张外科病治疗"以消为贵，以托为畏"，并首创玉真散治疗破伤风。陈司成的《霉疮秘录》是我国第一部梅毒病专著，书中指出梅毒由性交传染且可遗传，并详细记录了应用砷、汞剂治疗梅毒的方法。此外，吴谦等著《医宗金鉴·外科心法》、余听鸿著《外科医案汇编》等，至今仍是学习外科的重要参考书。

近代外科方面有代表性的专著如吴尚先的《理瀹骈文》，该书集外治法之大成，主张以外治法通治内、外诸病，载方1500余首，以膏药疗法为主，治病范围遍及内、外、妇、儿、伤、五官等科。此外，还有马培之的《外科传薪集》及张山雷的《疡科纲要》等十几种外科专著。

（五）辉煌

新中国成立以后，随着中医事业的发展，中医外科学也进入了一个新的历史发展时期。在队伍建设、人才培养、科学研究、专科专病建设等方面都取得了可喜的成就。

1954年首先在北京成立中医研究院。1956年，各地相继建立了中医学院，聘请了一批著名的中医外科专家到中医学院任教，开始较为全面系统地教授中医外科理论知识和临床经验。1988

年南京中医学院还首次创办了中医外科专业,在中医外科学本科教育方面做了有益的尝试。近年来,许多中医研究单位或医疗机构都设有中医外科,有些地方还成立了中医外科的专病研究所或医院,为中医外科的临床实践及科学研究提供了基地。此外,中华中医药学会外科分会设有疮疡、皮肤、肿瘤、周围血管、乳房病、胶原病、男性病、蛇伤、小针刀等专业委员会,为广泛开展中医外科学术交流,促进中医外科学术的繁荣创造了条件。

在人才培养和教材建设方面取得了显著成绩。几十年来,在总结历代医家外科专著的基础上,对中医外科学的理论体系及临床常见疾病的辨证论治规律进行归纳、总结,逐渐产生了中医外科学的系列教材。从 1960 年中医研究院编著的《中医外科学简编》,到 1960 年与 1964 年上海中医学院两次主编的《中医外科学讲义》,直至 1980 年广州中医学院主编的《外科学》(中医专业用),逐渐产生了全国中医院校中医外科学的统编教材。中医院校使用的几个不同版本的《中医外科学》教材,各具千秋,带有各个不同时期、不同地方的风格,均为中医外科学的发展与中医人才培养作出了重要贡献。

在临床方面也取得了很大进展,主要体现在一些特色鲜明、优势明显的专科专病的建设上,有些科研成果已达到世界先进水平。

自 20 世纪 50 年代开始,以中医为主的中西医结合防治急腹症得以广泛开展,取得了一定的成绩。如应用清热解毒、活血化瘀、通里攻下的方药,结合针灸、电针、穴位注射、耳穴压贴、中药外敷、中药灌肠等方法,治疗急性阑尾炎、急性上消化道穿孔、肠梗阻等均取得了肯定的疗效。随着医学科学的进展,中医中药作为一种治疗手段,有机地施用于某些急腹症的各型各期中,成为非手术综合治疗中的主要组成部分。近些年总结出"胆病从肝论治"的理论,运用中药"碎、排、溶、防"等一系列非手术方法防治胆石病取得显著成果;"益气活血,寒热平调"法治疗炎症性肠病,更具特色与优势。

慢性骨髓炎的中医药和中西医结合治疗取得了显著成绩,尤其对于已形成死骨、骨腔积脓、形成窦道者,局部以升丹为主的药捻蚀管祛腐,剔除小型死骨,中西药液冲洗,并配合内服清热解毒、祛瘀通络、补髓养血的中药,可将化脓性骨髓炎总有效率提高到 80% 以上。

乳房疾病比较有代表性的是对浆细胞性乳腺炎的临床研究,上海龙华医院将治疗肛瘘的挂线疗法运用于乳晕瘘管的治疗,手术简便,疗效好,并且大多可以保持乳房外形。中医中药防治乳腺增生病取得了较大进展,以北京东直门医院研制的乳块消为代表,陆续出现了乳癖消、乳康片等。实验研究表明,中药治疗乳腺增生病可能是通过调整性激素水平、平衡内分泌功能而发挥作用。

中医治疗周围血管疾病利用外治与内治的综合优势,如内服中药、静脉注射中药、外敷、药熏、药熨、药浸、药浴、针刺、艾灸等,必要时与手术、介入疗法并用,取得了较好的疗效。不仅对疾病早期治愈率高,而且对疾病后期的有效率也比较理想,降低了复发率和致残率。实验研究证实,中药有改善血管弹性、抗凝、溶栓等作用。

对烧伤的研究主要体现在中药制痂法和湿润暴露疗法的研究方面,中药制痂疗法使多数病例得以在痂下愈合,为深Ⅱ度烧伤的治疗提供了简便有效的方法;烧伤湿润暴露疗法是利用中药湿润烧伤膏,使烧伤创面保持在暴露、湿润而不浸渍的环境内修复,不仅具有抗感染、减少渗出、消炎止痛的作用,而且由于外敷药形成屏障,有防止创面再感染的作用,并有促进创面愈合和上皮再生,减少瘢痕形成的作用。

中医治疗肛门痔瘘疾病取得了较大发展,采用切开挂线法解决了高位肛瘘的难治之点;混合痔外剥内扎术是治疗混合痔的改进手术,不仅疗效显著,而且防止了西医环切术后所导致的肛门狭窄、黏膜外翻等后遗症;消痔灵硬化剂注射治疗内痔效果满意,并得以推广;弹力线套扎法通过套扎痔核基底部，阻断静脉倒流，减少瘀滞，使痔核组织缺血、坏死、萎缩、脱落，极大程度上减少患者痛苦。

中医诊治泌尿男科疾病也取得了很大进展。20世纪70年代初对尿石症采用中西医结合总攻疗法，提高了排石率，缩短了疗程。对慢性前列腺炎的临床研究表明，瘀阻、湿热及肾虚为其主要病理改变，治疗上以祛邪为主，或攻补兼施，并配合按摩、热敷、灌肠给药等综合疗法，取得很好的治疗效果。在治疗男性不育症、性功能障碍的临床和试验研究方面，也取得了可喜成绩。

应用中医药治疗肿瘤具有延长生存期、提高生存质量及调整机体免疫功能等作用。中医药配合手术、放疗、化疗，可以促进术后恢复，减轻毒副反应，提高治疗效果。基础实验研究表明，中医药具有直接杀伤癌细胞、双向调节免疫功能、抗转移及诱导细胞分化等作用。

在皮肤病的治疗方面也取得了可喜的成果，应用中医药提高了真菌病、湿疹、皮炎的临床疗效。在中医药治疗系统性红斑狼疮等结缔组织疾病中，雷公藤制剂的运用对改善症状、调节机体免疫功能均有很好的作用。自20世纪80年代以来，性传播疾病开始在我国再度传播与蔓延。从中草药中筛选抗艾滋病毒药物，以期有效地改善艾滋病患者症状，提高生存质量，延长生存时间，将有着广阔的发展前景。

在临床手术方面，超声刀、腹腔镜、机器人等手术辅助器械，被广泛应用于手术治疗过程中。随着中医药现代化战略的实施，我们相信中医外科学将会与时俱进，取得更大的成就。

二、中医外科学主要学术流派

视频：腹腔镜直肠癌超低位保肛术

中医外科学历史上最具影响的学术流派是明清时期的正宗派、全生派和心得派。

"正宗派"以明·陈实功的《外科正宗》为代表。该书内容丰富，条理清晰，体现了明以前外科学的主要成就，被后世医家评价为"列证最详，论治最精"，对中医外科学的发展影响很大。其重视脾胃，指出："盖脾胃盛则多食而易饥，其人多肥，气血亦壮；脾胃弱，则少食而难化，其人多瘦，气血亦衰。故外科尤以调理脾胃为要。"主张应用外治法和进行外科手术，外治法有熏、洗、熨、照、湿敷等，并记载手术方法14种。

"全生派"以清·王维德的《外科证治全生集》为代表。该流派以阴阳为辨证论治的纲领，治疗主张以消为贵，以托为畏，反对滥用刀针及丹药，而以温通法为主要大法。《外科证治全生集》创立了以阴阳为主的辨证论治原则，所谓"凭经治症，天下皆然；分别阴阳，唯余一家"。指出："红肿乃阳实之证，气血热而毒沸；白疽乃阴虚之证，气血寒而凝。"对阴疽的治疗，提出"阳和通腠，温补气血"法则，并主张"以消为贵，以托为畏"，反对滥用刀针。创立了阳和汤、阳和解凝膏、犀黄丸、小金丹和醒消丸等著名方剂，至今仍广为运用。汪机的《外科理例》、许克昌的《外科证治全书》均有类似的特点。

"心得派"以清·高秉钧《疡科心得集》为代表。高氏的学术思想为"外疡实从内出论"，指出："夫外疡之发，不外乎阴阳、寒热、表里、虚实、气血、标本，与内证异流而同源者也。"用三焦辨证揭示了外科病因与发病部位的规律，指出："疡科之症，在上部者，俱属风温风热，风性上行故也；在下部者，俱属湿火湿热，湿性下趋故也；在中部者，多属气郁、火郁，以气火俱发于中也。"在治疗上善于应用治疗温病的犀角地黄汤、紫雪丹、至宝丹等治疗疔疮走黄。属于此派的尚有余听鸿的《外证医案汇编》。

第二章　中医外科范围、疾病命名及基本术语

一、中医外科范围

中医外科学作为中医学临床体系中的重要主干学科，经过长期临证经验的总结，从理论到实践不断充实和完善。其范围是在整个中医学的历史发展中形成的，并不断更新变化。

我国医事分科最早始于周代，在《周礼·天官篇》中就有关于疡医的记载，其主管肿疡、溃疡、金疡和折疡。而在很长的一段时间内伤科一直隶属于外科，元朝危亦林的《世医得效方》中专辟正骨镞科，才逐渐将外科与伤科分开。在唐宋时代，外科范围主要是疮疡及骨伤，包括肿疡、溃疡、皮肤病、骨折、创伤等。元代医事则分为13科，将外科称金疮肿科，包括金镞与疮疡。至明清时期，外科统称为疮疡科，其范围以疮疡、皮肤和肛肠疾病为主体，但在当时的许多外科专著中所论述的病种却大大超出这一范围。如明代陈实功的《外科正宗》和清代高秉钧的《疡科心得集》中所论病种，除疮疡、皮肤、肛肠疾病外，还包括男性前阴、乳房、颈部、四肢等各部疾病以及金创、跌扑、烧伤、虫咬、岩瘤、内痈等。顾世澄的《疡医大全》更是集古今医家之大成，论述范围涉及人体内、外各部疾病。

总而言之，传统中医外科学的范围，虽然随着历代医事制度的变革而有所变化，但其学科界限的划分的主要依据是指发于人体体表，一般肉眼可见，有形可征及需要以外治为主要疗法的疾病。如疮疡、肛肠、皮肤、男性前阴、乳房、外周血管、瘿、瘤、岩、口、眼、耳、鼻、咽喉等部位的疾病及跌扑闪挫、金刃损伤、水火烫伤、虫兽咬伤等等。

随着时代进步，学科之间相互交叉和渗透，已很难对中医外科学范围进行准确划界，而中医外科学的范围和内涵也在不断地发展变化。结合近几十年的临床实际和学科发展，目前中医外科疾病主要包含以下内容：疮疡、乳房疾病、瘿、瘤、岩、皮肤病及性传播疾病、肛肠病、泌尿及男性生殖系疾病、周围血管病、其他外伤性疾病，还包括内痈（如肝痈、肠痈等）、急腹症、疝等。伴随着学科之间的渗透和融合，中西医互相取长补短，中医外科学的内涵也会随着社会的发展而有所变化和调整。

二、疾病的命名

中医外科著作浩如烟海，加之我国幅员辽阔，地理环境差别较大，气候不同，方言各异，而中医又以师承家授相传，所以外科疾病的命名繁多而不统一，并且存在同病异名、同病多名或异病同名等现象。然而，外科疾病的命名虽然繁多，但从其命名方法来看，还是有一定规律可循。一般是依据其发病部位、穴位、脏腑、病因、形态、颜色、特征、范围、病程、传染性等分别加以命名的：①以部位命名的，有颈痈、背疽、脐痈、乳痈、子痈、对口疽等。②以穴位命名的，有人中疔、委中毒、环跳疽、膻中疽等。③以脏腑命名的，有肠痈、肺痈、肝痈等。④以病因命名的，有破伤风、冻疮、漆疮、水火烫伤等。⑤以形态命名的，有蛇头疔、岩、鼠乳、鹅掌风等。

⑥以颜色命名的，有丹毒、白驳风、黧黑斑等。⑦以疾病特性命名的，有烂疗、流注、面游风、湿疮等。⑧以范围大小命名的，小者为疖，大者为痈，更大者为发等。⑨以病程长短命名者，如千日疮、走马牙疳等。⑩以传染性命名的，有疫疗、梅毒等。

另外，两种命名方法同时应用者也经常存在，如乳岩、肾岩翻花等，既含有部位，又具有疾病的特征。以上所述仅是外科疾病一般常用的命名原则，个别疾病的名称例外者也是有的，但临床上应用较少。

三、基本术语

在阅读中医外科专著中，常常会遇到一些专用术语，为了便于学习和领会其中的内涵，兹将临证中常用的基本术语介绍如下：

1. 疮 疮者，创也。广义的疮是一切外科疾病的统称。狭义的疮指皮肤体表有形可见的各种损害性疾病的统称。如有丘疹的粟疮、疥疮；有脓疱的黄水疮；有红斑的猫眼疮；有糜烂的水渍疮等。

2. 疡 又称外疡，是指一切外科疾病的总称。疡科即外科。

3. 疮疡 广义上是指一切体表外科疾患的总称；狭义是指发于体表的化脓性疾病。

4. 肿疡 指体表外科疾病尚未溃破的肿块。

5. 溃疡 指一切外科疾病溃破的疮面。

6. 胬肉 疮疡溃破后，出现过度生长高突于疮面或暴翻于疮口之外的腐肉，称为胬肉。需要说明的是，中医眼科所讲的胬肉攀睛（即翼状胬肉），与外科所指的胬肉不尽相同。

7. 痈 痈者，壅也。指气血被邪毒壅聚而发生的化脓性疾病。一般分为外痈和内痈两大类。外痈是指生于体表皮肉之间的化脓性疾患；内痈是生于脏腑的化脓性疾患。

8. 疽 疽者，阻也。指气血被毒邪阻滞而发于皮肉筋骨的疾病。常见的有有头疽和无头疽两类。有头疽是发生在肌肤间的急性化脓性疾病，相当于西医的痈。无头疽是指多发于骨骼或关节间等深部组织的化脓性疾病，相当于西医的骨髓炎、骨结核、化脓性关节炎等。

9. 根盘 指肿疡基底部周围之坚硬区，边缘清楚。根盘收束者多为阳证，平塌者多为阴证。

10. 根脚 指肿疡之基底根部。一般多用于有粟粒状脓头，如钉丁之状的疗的基底根部的描述。根脚收束多为阳证，根脚软陷为成脓，根脚散漫或塌陷者，多提示可能发生走黄。

11. 应指 指患处已化脓（或有其他液体），用手按压时感觉内有波动感。

12. 护场 "护"有保护之意，"场"为斗争场所。所谓护场，是指在疮疡的正邪交争中，正气能够约束邪气，使之不至于深陷或扩散所形成的局部肿胀范围。有护场说明正气充足，疾病易愈；无护场说明正气不足，预后较差。

13. 袋脓 溃后疮口缩小，或切口不当，致使空腔较大，有如口袋之形，脓液不易排出而蓄积袋底，即为袋脓。

14. 癣 中医之癣是指凡皮肤增厚伴有鳞屑或渗液的皮肤病。西医之癣是指浅部真菌感染性皮肤病。

15. 疥 含义有二：一指疥疮，指由疥虫引起的接触传染性皮肤病；一指全身性剧烈瘙痒性皮肤病。

16. 痔 痔有广义、狭义之分。广义痔有峙突之意，凡肛门、耳道、鼻孔等人之九窍中，有小肉突起者，古代均称为痔。如生于鼻腔内者称鼻痔（鼻息肉）；生于耳道内者称耳痔（耳道息肉）等。由于痔的发病以肛门部最多见，故狭义痔归属于肛门疾病类。

17. 漏 指疮疡溃口处脓水外流，淋漓不断，久不收口，犹如滴漏。包括两种不同性质的病理改变：一是瘘管，指体表与脏腑之间的病理性管道，具有内口和外口，如典型肛瘘；二是窦道，指深部组织通向体表的病理性盲管，只有外口而无内口，如臀部窦道。

18. 痰 是指发于皮里膜外、筋肉骨节之间，或软或硬，或按之有囊性感的包块，属有形之征，多为阴证。临证中以痰取名的疾病，归纳起来大致有两类：一类是疮疡性病变如流痰、子痰等；一类是囊肿性病变如痰包、痰核等。还有一些疾病虽不以痰命名，但其病因与痰有关，如气瘿、肉瘿等。

19. 结核 即结聚成核、结如果核之意。是泛指一切皮里膜外浅表部位的病理性肿块。非指西医之结核病。如形容瘰疬肿大之淋巴结为"结核累累，有如串珠"，描述乳房内肿块性疾病之"乳中结核，形如梅李"等。

20. 岩 凡病变部位肿块坚硬如石，高低不平，固定不移，形似岩石，破溃后疮面中间凹陷较深，状如岩穴，故称之谓岩。岩与癌相同。

21. 毒 凡是导致机体阴阳平衡失调，对机体产生不利影响的因素统称为毒。中医外科以毒取名的疾病很多，包括范围较广，通常是指有传染性的疾病，如时毒；或火毒症状明显、发病迅速的一类疾病，如丹毒；或某些疾病尚难以定出确切病名者，如无名肿毒等。

22. 五善 "善"就是好的征象，在病程中出现善的症状，表示预后较好。"五善"包括心善、肝善、脾善、肺善、肾善。心善为精神爽快，言语清亮，舌润不渴，寝寐安宁；肝善为身体轻便，不怒不惊，指甲红润，二便通利；脾善为唇色滋润，饮食知味，脓黄而稠，大便和润；肺善为声音响亮，不咳不喘，呼吸均匀，皮肤润泽；肾善为身无潮热，口和齿润，小便清长，夜卧安静。

23. 七恶 "恶"就是坏的征象，在病程中出现恶的症状，表示预后较差。"七恶"包括心恶、肝恶、脾恶、肺恶、肾恶、脏腑败坏、气血衰竭（脱证）。心恶为神志昏愦，心烦舌燥，疮色紫黑，言语呢喃；肝恶为身体强直，目难正视，疮流血水，惊悸时作；脾恶为形容消瘦，疮陷脓臭，不思饮食，纳药呕吐；肺恶为皮肤枯槁，痰多音暗，呼吸喘急，鼻翼煽动；肾恶为时渴引饮，面容惨黑，咽喉干燥，阴囊内缩；脏腑败坏为身体浮肿，呕吐呃逆，肠鸣泄泻，口糜满布；气血衰竭（阳脱）为疮陷色暗，时流污水，汗出肢冷，嗜卧语低。

24. 顺证 "顺"就是正常的征象，但并不是指生理功能的正常情况，外科疾病在其发展过程中，按着顺序出现应有的症状者，称为"顺证"。如阳证疮疡表现为初起疮顶高突，红肿疼痛，根脚不散；脓成顶高根收，皮薄光亮，易脓易腐；溃后脓稠色鲜，腐肉易脱，肿消痛减；收口期疮面红活，新肉易生，疮口易敛。

25. 逆证 "逆"就是反常的征象，外科疾病在其发展过程中，不以顺序而出现不良的症状者，称为"逆证"。如阳证疮疡表现为初起疮顶平塌，根脚散漫，不痛不热；脓成疮顶软陷，肿硬紫暗，不脓不腐；溃后皮烂肉坚无脓，时流血水，肿痛不减；收口期脓稀淋漓，新肉不生，色败臭秽，疮口难敛。

善证与恶证多指全身表现；顺证与逆证多指局部表现。临证中善证与恶证，顺证与逆证之间是可以相互转化的，所以要密切观察病情变化，及时调整治疗和护理措施，尽可能转恶为善，转逆为顺。

第三章 中医外科疾病的病因病机

外科各类疾病虽大多生于体表，且多以局部症状为主，但每一种外科疾病都有其不同的致病因素，病因不同，发病机理也不尽相同。中医学历来主张"审因论治"，了解疾病的病因病机，认识局部与整体之间的相互联系，明确疾病发生、发展与转归的机制，对于外科疾病的诊疗有着十分重要的指导意义。

第一节 致病因素

病因是导致疾病发生的内在和外来的各种因素。外科疾病的发生，大致有外感六淫、情志内伤、饮食不节、外来伤害、劳伤虚损、感受特殊之毒、痰凝血瘀等七个方面的因素。其中每种病因都具有各自的性质、特点及引发外科疾病的特殊表现，有助于临证时"审因论治"。

一、外感六淫

风、寒、暑、湿、燥、火是自然界随时令变化的六气，如果出现异常变化，即太过或不及，则谓之六淫。在长期医疗实践中，历代医家逐渐认识到六淫邪毒能直接或间接地侵害人体，从而发生外科各类疾病。《外科启玄·明疮疡当分三因论》云："天地有六淫之气，乃风寒暑湿燥火，人感受之则营气不从，变生痈肿疔疖。"说明六淫侵袭是外感疾患的主要原因。六淫致病因素只有在人体抗病能力低下时，才能成为发病的条件。但有时六淫邪毒的毒力强盛，超过了人体正常的抗病能力，也能造成外科疾病的发生和发展。且六淫邪毒所致的疾病大多具有一定的季节性。

（一）火邪

火邪是外科疾病最常见、最重要的致病因素。火为阳邪，其性燔灼，局部焮红灼热，疼痛明显，容易化脓腐烂，或出现皮下瘀斑，如有头疽、痈、丹毒等。火性炎上，其为病多表现于上部，如心火上炎则见舌尖红赤、口舌糜烂生疮；肝火上炎则见头痛如裂、目赤肿痛；胃火上炎则见齿龈肿痛、齿衄等。火性易伤津耗液，且易耗气，多伴有咽干舌燥、小便短赤、大便秘结等，甚者少气懒言、肢体乏力，如水火烫伤较重者。火邪致病，易生风动血，内攻于脏腑，引起诸多变证，如走黄、内陷等。此外，五气过极，皆能化火生热，如脱疽、流痰、瘰疬等，其始为寒，为阴证，到了中、后期，寒化为热，腐肉成脓，转为阳证。

火邪致病特点是：发病迅速，病势较急，局部焮红灼热，肿而皮薄光泽，疼痛剧烈，易成脓腐烂，或见发斑等，常伴口渴喜饮、小便短赤、大便干结等，甚则动风、出血，或见有神志异常。外科疾病的发生，尤以"热毒""火毒"最为常见，正如《外科心法要诀》所说"痈疽原是火毒生"。

（二）风邪

风为阳邪，为春令主气，但四时皆有，如痄腮以春季多见，而荨麻疹四季均可见。风性善行而数变，故发病迅速，部位游走不定，如风疹。风性上行，多侵犯人体上部，如颈痈、头面丹毒。风为百病之长，常挟寒、湿、燥、热之邪，相合为患。

风邪致病特点是：发病急，肿势宣浮，患部皮色或红或不变，痛无定处，瘙痒剧烈，走注甚速，病程不长，伴恶风、头痛等全身症状。

（三）寒邪

寒为阴邪，为冬令主气，如冬季常见的冻疮。寒性凝滞收引，易致气血凝滞，经络受阻，阳气不达。寒侵肌肤，局部暗红肿胀，麻木疼痛，甚至出现水疱、腐烂，如冻疮等；寒凝筋脉经络，拘挛作痛，屈伸不利，如脱疽、附骨疽等；寒入脏腑，或拘急疼痛，或绵绵隐痛，如肾绞痛、胆绞痛、肠绞痛、慢性肠梗阻等。

寒邪致病特点是：常侵袭人体的筋骨关节，患部多色紫青暗，或不红，不热，肿势散漫，痛有定处，得暖则减，化脓迟缓，常伴形寒怕冷，四肢不温，小便清长，大便溏薄等全身症状。

（四）湿邪

湿为阴邪，为长夏主气，涉水淋雨，久居湿地，或汗出沾衣等，均可感受湿邪。湿性趋下，易伤人体下部，如湿热流注于下，可发阴囊湿疹、小腿丹毒、脚湿气、血淋、石淋等。湿性重浊，浸淫肌肤，污秽垢腻，如湿疮出现水疱、糜烂、流滋等；湿入于精室，则精液浊稠。湿性黏滞，缠绵难愈，或反复发作，病程较长，如慢性湿疮。湿邪每多兼夹，有湿热、暑湿、寒湿之分，甚至三邪合至为病，例如风湿热盛于肌肤可发为风疹、粉刺、牛皮癣、结节性红斑等。

湿邪致病特点是：局部可见肿胀、水疱、糜烂、渗液、瘙痒等，伴有食欲不振，胸闷脘痞，二便黏滞不爽，舌苔厚腻，或黄或白，脉濡缓或滑，病程迁延，缠绵难愈。

（五）暑邪

暑为阳邪，为盛夏主气，多夹湿蕴蒸肌肤，易发生暑疖，甚至形成暑湿流注。暑性炎热，易耗气伤津，故有汗出、口渴、尿少、舌红少津等。暑邪具有热微则痒、热甚则痛、热盛肉腐等特征。

暑邪致病特点是：患部潮红、肿胀、灼热、糜烂、流脓或滋水淋漓，或痒或痛，遇冷则减，常伴口渴、胸闷、肢倦、神疲乏力等全身症状。

（六）燥邪

燥为秋季主气，有凉燥与温燥之分，外科致病以温燥居多。燥邪最易伤津耗液，导致阴津亏损，出现皮肤干燥、枯槁、皲裂、脱屑等，常伴口干舌燥、咽喉干痛、大便秘结等。如白屑风、皮肤瘙痒症、肛裂等。

燥邪致病特点是：易伤人体阴津，易侵犯皮肤，致患部干燥、枯槁、皲裂、脱屑等，常伴口干唇燥，咽喉干燥或疼痛等全身症状。

二、情志内伤

情志是指人体的内在精神活动，包括喜、怒、忧、思、悲、恐、惊，故又称七情。在一般情况下，大多属于生理活动的范围，并不足以致病。相反，由于长期的精神刺激或突然受到剧烈的精神创伤，超过了人体生理活动所能调节的范围，可使体内的气血、经络、脏腑功能失调，而发生外科疾病。如郁怒伤肝，肝气郁结，郁久化火，肝郁伤脾，脾失健运，痰湿内生，以致气郁、火郁、痰湿阻于经络，气血凝滞，结聚成块，形成痰核或引起疼痛等。又如肝主疏泄，能调节乳汁的分泌，若产妇过度精神紧张，易致肝胃不和，使乳汁积滞，乳络不畅，瘀久化热，邪热蕴蒸，以致经络阻塞，气血凝滞，导致乳痈的发生。又如瘿病的发生，由于忧思郁怒，情志内伤，以致肝脾气逆，脏腑失和而生。至于肿瘤的发病更与情志内伤有关，朱丹溪论乳岩中指出：是由于"忧怒郁闷，朝夕积累，脾气消阻，肝气横逆"所致；失荣之病，《医宗金鉴》说："忧思恚怒，气郁血热与火凝结而成。"总之，由情志内伤所致的外科病，常有循行肝经部位夹郁夹痰的表现特点。

情志内伤的致病特点是：起病缓慢，病程长，伴有精神抑郁、急躁易怒等精神症状；因脏腑气机紊乱以肝脏的气机改变为主，故病变多见于肝胆二经循行的部位，如乳房、胸胁、颈部等；由于气郁与痰凝、血瘀并见，故局部肿胀，或软如棉，或硬如石，皮色不变，或胀痛，或不痛。

三、饮食不节

恣食膏粱厚味，醇酒炙煿或辛辣刺激之品，可使脾胃功能失调，湿热火毒内生，同时感受外邪则易发生痈、有头疽、疔疮等疾病，故《素问·生气通天论》说："膏粱之变，足生大丁"。而且由于饮食不节，脾胃火毒所致的痈、有头疽、疔疮等病，较之单由外邪所引起的更为严重，如消渴病合并有头疽。至于内痔的发生，也与饮食不节，过食辛辣生冷有关，故《素问·生气通天论》说："因而饱食，筋脉横解，肠澼为痔"。皮肤病中的粉刺、酒渣鼻的发生，多与过食醇酒炙煿、辛辣刺激之品有关，也属发病因素之一。

总之，饮食因素为病，或急或慢，表现急性的，多见痛、呕、胀、闭或泄泻；发作缓慢的，多见有形之积，如结石阴影、腹中包块等，常伴有纳谷不香，脘腹不适，舌苔浊腻，脉滑等症状。

四、外来伤害

凡跌扑损伤、沸水、火焰、寒冻及金刃竹木创伤等一切物理和化学因素都可直接伤害人体，引起局部气血凝滞，郁久化热，热盛肉腐等，导致瘀血流注、水火烫伤、冻伤、外伤染毒等外伤性疾病。同时也可因外伤而再感受毒邪，发生破伤风或手足疔疮等。或因损伤后，致脉络瘀阻，气血运行失常，筋脉失养而发生脱疽等。

外来伤害的特点：从局部而言，有"伤"必瘀，引起局部的气血凝滞，邪毒与气血相搏，或成瘀肿，或化热腐肉成脓，或复染外邪，发生疖、痈、疔等阳证疮疡，还可继发破伤风，瘀血流注，或青蛇毒、脱疽等。损伤轻的可没有明显全身变化，损伤重的可有脏腑、气血、阴阳方面的明显改变，如发热、口渴、体倦、乏力、食少等，甚至可出现厥、脱、闭等症。

五、劳伤虚损

主要是指过度劳力、劳神、房事过度等因素，导致脏腑气血受损，阴阳失和，使正气亏损而发生疾病。如肾主骨，肾虚则骨骼空虚，风寒痰浊，乘隙入侵，而生流痰；肾阴不足，虚火上炎，灼津为痰，痰火凝结，而生瘰疬，且瘰疬治愈之后，可因体虚而复发，尤以产妇更为多见；肝肾不足，寒湿外侵，凝聚经络，闭塞不通，气血运行不畅而成脱疽，或致阳痿。劳力过度，久立久行使肌肉劳损，可引起下肢筋瘤等。

房室劳损的特点是：多为因虚致病，虚损于日常生活之中，感邪在不意之时。一般房室伤于肾，劳倦损于脾，临证应有一定侧重。

六、感受特殊之毒

特殊之毒除虫毒、蛇毒、疯犬毒、药毒、食物毒外，尚有疫毒。外科疾病中，可因虫兽咬伤，感受特殊之毒而发病，如毒蛇咬伤、狂犬病；接触疫畜如牛、马、羊而感染疫毒的疫疔；因虫蜇咬伤后引起的虫咬皮炎；某些人由于禀性不耐，接触生漆后而发漆疮，如《诸病源候论》说："漆有毒，人有禀性畏漆，但见漆便中其毒……亦有性自耐者，终日烧煮竟不为害也。"或服用某种食物后中毒；或因禀性不耐而引起某些皮肤病等等。此外，凡未能找到明确致病的病邪者也称为毒，如无名肿毒。

由毒而致病的特点，一般发病迅速，有的可具有传染性，常伴有疼痛、瘙痒、麻木、发热、口渴、便秘等全身症状。古代医家在长期的医疗实践过程中，观察到某种致病因素不能概括在六淫之中，而另创立了毒邪发病学说，这也是病因学方面的一大发展，为后世提供了辨证和治疗的依据。

七、痰浊瘀血

痰饮瘀血都是脏腑功能失调的病理产物，在一定的条件下，又能作用于某些器官导致新的病理变化，产生继发病症。即所谓由致病因素所引起的结果，反过来又能转化为另一病变的原因。临床上痰与瘀常相兼致病，互为因果。外科之痰，主要指凝聚于肌肉、经络、骨节之间，有征可凭的有形之痰，致病具有起病缓慢，病程较长，早期症状多不明显等特点。至于具体表现，因痰凝部位和所致病证的不同而各异。痰阻阳明、少阳之经，而致瘰疬；痰凝乳络，而生乳核、乳癖；痰凝肌肤，则肢体结节肿块；痰留骨节，而发为流痰等等。总之，由于某些外科疾病是由痰引起的，所以则直接以痰命名，如子痰、流痰、阴茎痰核等；还有一些疾病虽非以痰命名，但其发病与痰有关，如气瘿、肉瘿、石瘿、气瘤、肉瘤、骨瘤等；西医学所称的一些囊肿性病变，如甲状腺囊肿、腱鞘囊肿、坐骨结节囊肿等，中医认为也与痰有关。

临证中凡外伤出血、血热妄行、脾虚失统或寒客经脉、热与血结、气虚不运、气滞不行等，均可造成血瘀。其致病范围广，病种多，症状复杂，涉及人体内外上下、脏腑经络、皮肉筋脉。除具有疼痛、结块、出血紫暗或夹有血块、面唇青紫、舌质紫暗或瘀斑、瘀点、脉涩或迟、沉、弦、结代等一般特点外，还因瘀血所在部位不同，而各具特点。瘀阻皮肤，可发生白疕、油风、瓜藤缠、药毒等；血阻肌肤，营气不从，逆于肉里，乃生痈肿、疮疡等症；瘀阻趾端，血行痹塞，可发生脱疽；脉络滞塞不通，则发恶脉、胸痹；瘀血滞留肛门不散，脉络曲张，则发为痔；下焦蓄血，瘀阻膀胱，则致癃闭；瘀血阻于肠胃，血热相结，而发肠痈、肠结。此外，男子前阴病中之子痈、囊痈、阴茎痰核等，因瘀血引起者亦为常见。肾岩、乳岩等恶性肿瘤，瘀血更是重要致病原因。

以上各种致病因素可以单独致病，也可以几种因素同时致病，并且内伤和外感常相合而成。所以对每一种外科疾病的致病因素，应该具体分析，分别对待。此外，外科疾病的发生原因与部位也有一定的联系，同一疾病如发生于不同部位，其病因也不尽相同，发于头面颈项者多挟风邪，如颜面丹毒；发于两胁者多兼气郁，如缠腰火丹；发于股胫者多兼湿邪，如小腿丹毒。在临床诊治时应四诊合参，还应该综合局部症状和全身症状进行全面分析，才能准确审清病因，推断病机。

第二节 发病机制

外科疾病的主要发病机理是邪正盛衰、气血凝滞、经络阻塞、脏腑失和四个方面。总的来说，是阴阳失衡。当人体在某种致病因素的作用下，脏腑、经络等组织器官的生理功能出现异常，气血阴阳的平衡协调关系遭到破坏，导致"阴阳失调"时，就会出现各种临床症状，从而导致疾病的发生。

一、邪正盛衰

外科疾病与其他任何疾病一样，自始至终都存在着邪正斗争的基本矛盾，它不但决定疾病证候"邪气盛则实""精气夺则虚"的特性，而且还直接影响着疾病的预后与转归。正气旺盛，临床多为阳证、实证，发展顺利，预后良好。全身症状有高热、烦躁、便结、溲赤、苔黄、舌红、脉实有力等；局部症状因病而异，如邪实正盛的阳证疮疡，局部高肿根束，焮热灼痛，脓出稠厚，易溃易敛。正气不足则表现为阴证、虚证；正虚邪实，正虚邪恋，容易逆变，预后不良。全身症状见面黄神倦，或潮热盗汗，舌红或淡，脉虚无力等；局部多见患处色白、平塌或坚硬结肿，不红不热，不痛或微痛，溃后脓水清稀淋漓，久不收口，迁延难愈，或毒盛内陷脏腑而为败证。

外科疾病过程中，邪正盛衰的变化受治疗用药的影响较大。如阳证疮疡初期，一味内服大剂量寒凉尅伐药物，常使正气内伤，气血凝滞而毒聚不散。又如疮疡脓成，无论阳证、阴证，不用托法，或溃后排泄不畅，不及时切开引流均可致毒留肌肤、筋骨，甚而内攻脏腑；重症或久病伤正之后，或热毒伤阴，或脓泄大伤气血，阳证实证可转为阴证虚证，从而导致正邪关系的本质发生动态变化。

二、气血凝滞

气血凝滞是指气血生化不及或运行障碍而致其功能失常的病理变化。"气为血之帅，血为气之母"，气失血之濡养，则无所依托而郁结，血无气之统率，则离经散溢而瘀滞，所以气滞可引起血瘀，血瘀亦可引起气滞。不论先有气滞还是血瘀，最终导致气血凝滞。疾病的发生和发展为动态的变化，因此病理过程也是不断地发展和变化。当致病因素造成了局部气血凝滞之后，可出现疼痛、肿胀、结节、肿块、出血、皮肤增厚、紫斑等。气血阻滞于人体，因部位不同，而各具临床特征。如阻于肺则咳喘咯血；阻于肝则胁痛；阻于脾胃则呕吐腹胀；阻于膀胱则溺浊、癃闭、血尿；阻于肌肤则刺痛、肿胀、瘀斑、血肿；阻于筋骨则酸胀疼痛；阻于经脉则肢体拘急活动不利，甚则麻木冷痛。气血凝滞，郁而化热，热盛肉腐，血肉腐败，则酝酿液化为脓。

外科疾病的发生与否，与人体的气血盛衰有着密切的关系。气血盛者，即使外感六淫邪毒，内伤七情也不一定发病；反之则易发病。此外，气血的盛衰直接关系着外科疮疡的起发、破溃、收口等，对整个病程的长短有着一定的影响。如气血充足，外科疮疡不仅易于起发、破溃，而且也易于生肌长肉而愈合；如气虚者则难于起发、破溃；血虚者则难以生肌收口；气虚下陷可致脱肛；血虚不润可致皮肤干燥、脱屑、瘙痒。可见气血的盛衰，对外科疾病的预后和治疗都有着密切关系。

三、经络阻塞

局部经络阻塞是外科疾病总的发病机理之一，同时身体经络的局部虚弱，也能成为外科疾病发病的条件。如外伤瘀阻后形成瘀血流注，头皮外伤血肿后，常可导致油风的发生等，所谓"最虚之处，便是容邪之地"。

此外，患处部位所属经络，与外科疾病的发生发展也有着重要的联系。如有头疽生于项的两侧者，为足太阳膀胱经所属，该经为寒水之经，也为多血少气之经，所以难以起发。臁疮本属难以愈合之病，而外臁与内臁相比，外臁较易于收口，因外臁为足三阳经所属，为多气多血之经；内臁为足三阴经所属，为多气少血之经。由于经络贯通内外，具有运行气血，联络人体各个组织器官的作用，所以经络在外科疾病的发生、发展、传变过程中起着重要的作用。体表的毒邪，可由外传里，内攻脏腑；脏腑内在病变，可由里达表，均是通过经络的传导而形成的。由此可见，经络与外科疾病的发生、变化有着密切的联系。

四、脏腑失和

人体是一个完整统一的有机体，外科疾病虽然绝大多数发于体表的皮、肉、脉、筋、骨的某一部位，但与脏腑有着一定的联系。如脏腑功能失调，可以导致疮疡的发生，《素问·至真要大论》说："诸痛痒疮，皆属于心。"《外科启玄》亦云："凡疮疡，皆由五脏不和，六腑壅滞，则令经脉不通而生焉。"故有"有诸内必形诸外""有诸外必本诸内"之说。因此，外科疾病的发生与脏腑功能失调有关。

脏腑内在的病变可以反映于体表，而体表的毒邪通过经络的传导也可以影响脏腑而发生病变。如有头疽、颜面疔疮、疫疔、毒蛇咬伤等可因热毒、疫毒、蛇毒的毒邪炽盛，或因体虚正不胜邪，而使毒邪走散，内攻脏腑。如毒邪攻心，蒙闭心包，扰乱神明，则出现神昏谵语；毒邪犯肺可见咳嗽、胸痛、血痰等形成走黄、内陷危证。故古代医家有"五善""七恶"的精辟论述。

总之，从外科疾病的发生、发展、变化的过程来看，它与气血、经络、脏腑的关系是极其密切的。局部的气血凝滞，营气不从，经络阻塞，以致脏腑功能失和是外科疾病总的发病机理，而阴阳平衡失调是疾病发生、发展的根本原因。气血、脏腑、经络均是寓于阴阳之中。因此，临床病象尽管千变万化，总是能以阴阳来分析疾病的基本性质，属阴证或阳证，为阴虚或阳虚。在"审证求因"过程中要抓住八纲辨证中的总纲，才不致有误。

第四章　中医外科疾病诊法

四诊是指望、闻、问、切四种中医诊察疾病的方法。人体是一个有机整体，局部的病变可以影响全身，正所谓"有诸内必形诸外"。所以通过四诊等手段，诊察疾病显现在各个方面的症状和体征，就可以了解疾病的病因和病性、病位，从而为辨病和辨证提供客观的依据。

外科疾病大多发生于人体外部，局部形症变化可直接诊察出来；即使生于内部的，亦多局限于某一脏器或某一部位，通过四诊亦不难确定。外科在运用四诊时，主要诊察于局部。

四诊作为诊察疾病的方法，各有其独特作用，所以一定要做到"四诊合参"。现将四诊在外科学的应用特点分述于下。

一、望　诊

外科望诊包括全身望诊和局部望诊两个方面。主要有望局部病变、望神色形态、望舌等几个方面，其重点是局部望诊。

（一）望局部病变

1. 望部位　某些外科疾病，比较常见于一些特定部位。如疔疮好发于颜面部及手足部；丹毒常见于下肢与颜面部；冻疮好发于四肢末端或暴露部位；脱疽以下肢多见；蛇串疮好发于胁肋部；白疕好发于头皮、四肢伸侧；牛皮癣好发于颈后侧；玫瑰糠疹先见于躯干前侧；痔疮母痔发于肛门截石位3、7、11点；肛裂好发于肛门截石位6、12点等等。只要熟悉其特征，通过望部位，即可得出初步的诊断。

2. 望形色　外科疾病的诊断，着眼于局部形色的观察，特别是皮肤病，无论是原发皮损还是继发皮损，均可通过望诊而定。疮疡之病，以未溃者称"肿疡"，已溃者称"溃疡"。凡肿疡红者多为热证；白者多为寒证；青紫色多为血瘀；黑色者为死肌。又肿而焮赤，界限清楚者为丹毒；弥漫无际者为发；有红线上窜者为红丝疔。肿而高凸者为实证；平塌者为虚证；肿而根脚收束为实证；散漫者为虚证。岩性溃疡，疮面多呈翻花或如岩穴，有的溃疡底部见有珍珠样结节，疮周色泽暗红，内有紫黑腐坏组织，渗流血水。臁疮溃疡边缘起有缸口，周围皮肤乌黑。瘰疬的疮口呈有空腔，疮面肉色不鲜，脓水稀薄，并夹有败絮状物等。如阳证溃疡未脓而突然疮陷色暗，是走黄、内陷的征象；阴证溃疡疮色紫暗，则为难愈、难敛的现象。

此外望局部形色还包括望分泌物、排泄物等，在总论中不一一赘述。

（二）望神色形态

1. 望神　主要包括望神志、目光、呼吸、语言、动作反应等方面，既可反映五脏精气之盛衰，又可反映预后之凶吉。一般而言，气足精充则神旺，气虚精亏则神衰，气衰精败则失神。凡患者精神振作，行动自如，目光有神，呼吸均匀，脉来和缓，为有神，无论新久疾病，皆属佳兆。若精神委顿，反应迟钝，目陷精暗，呼吸不均，脉失和缓，为神衰，不论急慢性疾病，均属凶险。若神识昏糊不清，烦躁不安，荣华俱脱，呼吸喘促或低微欲绝，脉无胃气，为失神，表示病情凶险，预后堪虑。

2. 望色　主要观察面色。色赤主热，见于急性疮疡的高热期。色青主寒、主痛，常见于急腹症腹痛剧烈及久病寒邪内结之人。黄色主虚，亦主湿，重症疮疡，气血亏损，脾胃不足者面色萎黄；湿热内蕴，郁蒸肝胆，则现黄如橘色或暗黄。白色主虚、主寒，面色㿠白不泽，见于严重的疮痨及岩肿晚期；面色苍白，常见于痛厥或外伤严重失血时。黑色主肾气大亏，常见于岩肿晚期，晦暗不泽。

3. 望形　主要观察病人形体强弱胖瘦。强者指骨骼粗大，胸廓宽厚，肌肉充实，皮肤润泽等。弱者乃骨骼细小，胸廓窄狭，肌肉瘦削，皮肤枯燥。形强则脏盛，形弱则脏衰。肥胖者每易聚湿生痰，瘦人阴虚多火而津少。凡"鸡胸""龟背"等，多属先天禀赋不足，肾之精气亏损，或后天失养，脾胃虚弱。凡患病形体骤瘦者，其预后不良；而形体渐复，气色日泽者，其虽有大病，预后亦良。

4. 望态　主要指观察病人的动静姿态。望态常能提示病变的所在，有助于诊断。如跛行或步履艰难者，多是下肢筋骨关节有病；鸡胸、驼背者，多数是脊柱有病；有颈项强硬不能转侧者，提示颈项部有病变，如有头疽、颈痈；若患者以手托乳房缓慢而行者，多为患有乳痈；右下肢屈曲，伸则剧痛者，为缩脚肠痈；四肢抽搐，角弓反张，见于破伤风等；脸如狮面，眉毛脱落者是麻风。

（三）望舌

望舌在望诊中占有重要地位，包括舌质、舌苔和舌体三个方面的变化。舌为心之苗，苔为胃气之反应，因此，脏腑气血之虚实、病邪之深浅、津液之盈亏，均可在舌象上表现出来。故望舌可以判断正气盛衰，分辨病位浅深，区别病邪性质，推断病情进退。

1. 望舌质　舌红多热证，急性病见之多实热证，慢性病见之则多属阴虚；舌红而起刺者，属热极，见于里实热证；舌红而干燥者，属热盛伤津，见于中度以上烧伤。舌绛主热、主瘀，为邪热入营，内陷心包，多见于疔疮走黄、有头疽内陷、烫伤后期等；舌绛而干，形似猪腰，为邪热伤营，肾阴枯涸，见于脑疽、发背并消渴病，而病情严重；舌绛，光滑如镜，为病久阴伤胃虚，应用大剂量抗生素之后亦能见到此舌质。舌淡白主虚、主寒，舌淡胖为阳虚有寒，常见于疮疡溃后，脓出过多的患者，或为慢性消耗性疾病，如流痰；舌胖嫩而边有齿痕，多属气虚、阳虚，系统性红斑性狼疮后期或应用大剂量激素之后常能见到此种舌质形态。青紫舌，多属瘀血征象，见于创伤瘀血、脏器破裂等。

2. 望舌苔　白苔而薄者，见于外病初起而兼表证者，如瘾疹、发颐、颈痈等；白苔而厚者，主痰湿、食积，见于手术后消化功能紊乱证属食积者；舌淡苔白者主寒，见于脱疽、冻疮等病。黄苔多为邪热蕴结，主热、主里，薄黄为热轻，黄厚为热重，见于疔疮、痈疽等。黑苔主里，有寒热之分，热者是苔黑乌燥，为热极似火，犹如火过炭黑，见于邪热内攻之危重症，如疔疮走黄；寒者是苔黑而湿润，为阳虚极寒、命门火衰，黑色上泛所致，见于亡阳之证。腻苔主湿，白腻为寒湿，见于脱疽、冻疮等；黄腻为湿热，在外科病中最为常见，凡湿热所致诸症如子痈、囊痈、肛痈、湿疹、脓疱疮等；若黄腻不化，舌绛起刺，体温升高，疮疡兼见疮陷色暗，则为病情恶化或并发内陷、走黄之象。

二、闻　诊

闻诊包括听与嗅两方面的内容，一是以听觉来听辨患者的声音，如语言、呼吸、呕吐、呃逆等；二是以嗅觉来嗅辨患者分泌物的气味，如脓液、痰涕等。

（一）听声音

1. 语言　语音的强弱与高低，是衡量患者正气盛衰与病证性质的重要标志之一。语音高亢洪亮，多言而躁动的多实证、热证，常见于肠痈及化脓性疾病的成脓期等；语音低微无力，少而沉静者多虚证、寒证，常见于老年体虚弱者、内脏破裂、出血等所引起的血脱、气脱、亡阳、亡阴，以及岩肿晚期患者等。语言错乱，谵语狂言多是疮毒内陷的证候之一，如疔疮走黄、疽毒内陷、蛇毒入心等；语言重复，时断时续，声音怯弱，系久病心气损伤，精神错乱，见于重症、危症之后期。

2. 呼吸　一般外科病并不影响肺的呼吸，只有重病、大病、危病影响到全身的阴阳气血、脏腑功能而发生明显病理变化时，才能观察到呼吸的显著变化。患者气粗喘急，是走黄或内陷，毒邪传肺的危重证候之一；气息低促，是正气不足的虚脱现象，多见于久病之人，如岩症晚期等。若急性病患者，由气粗喘息转为气息低促，为正气已伤，病情也更为危重。

3. 呕吐、呃逆　均由病邪犯胃，胃气不降，浊气上升，胃腑功能失职所致。在疾病的不同阶段见到呕吐、呃逆，其发生原因也截然不同，肿疡初起见之，多声高有力，为热毒炽盛；溃疡后期见之，多声低无力，为阴伤胃虚；若大面积烧伤、岩症晚期等大病重症而见之，为胃气已绝，预后不良；内痈早期频繁呕吐，吐出物为胆汁、胃液者多为肠道梗阻。

另外还有病变局部的声音变化，如烂疔创面有捻发音，胸腹部溃疡透膜者有儿啼音或气泡破碎音等。

（二）嗅气味

嗅气味主要是以嗅觉来嗅辨病人分泌物的气味如脓液、痰涕等。在外科疾病中有重要意义的是：咳唾黄色脓痰并有恶臭味者，常提示有肺痈；若伴有烂苹果的呼吸气味，应警惕伴有严重的消渴病；胸腹部溃疡闻到臭气，一般是透膜的见证，常见于脐漏之病；肛周痈疽溃脓臭秽，易成瘘管；儿童头部糜烂结有黄痂，伴有鼠尿臭者是头癣；腿部腐烂坏死，有浅棕色混浊稀薄脓液，并有恶臭气味者，可能是烂疔；其他如已损骨之指疔、脂瘤等其脓液及分泌物也多带有臭秽。一般而言，溃疡脓无特殊气味者，容易痊愈；如脓液腥臭难闻，病在深里，则较难愈。

三、问　诊

详细而系统、全面而恰当的问诊，不仅可以得到疾病诊断的初步印象，甚至在个别情况下，可以基本确诊。外科疾病虽然有形可见，但对痛痒等自觉症状必须通过问诊获知。根据外科疾病的特点，临床应以下述内容与次序进行问诊。

（一）问病因

因破伤引起的痉厥多为破伤风。因感受疫毒特殊之毒者，多为疫疔。因受针尖、竹木或鱼骨刺伤者，每易发生手足疔疮、类丹毒。如因接触漆器，而禀性不耐者，每易发生接触性皮炎。因服用某些药物，而禀性不耐者，可发生药物性皮炎。

（二）问寒热

问寒热主要询问有无恶寒发热及其发作的时间、特点、寒热的关系、孰轻孰重等。外科疾病见到寒热，标志着病邪炽盛。疮疡阳证初起，多有恶寒发热，是营卫不和，经络阻塞，疮毒焮发所致。中期酿脓阶段，则高热不退，肿痛日增。疮疡溃破，毒随脓泄，则应身热自退，肿消痛减，是为顺证。若溃后寒热继作，一般为毒邪未去，正不胜邪，或毒邪流窜，或为"内陷"，或为"传囊"。疮疡阴证，初起一般多不发热，中期可有低热，后期则往来潮热，日晡潮热，五心烦热，为阴虚发热。但寒无热，脉迟无力，为阳虚。寒热往来，口苦咽干，胸满胁痛，为肝胆湿热，此为内痈的寒热要点。

（三）问汗

询问汗出情况，首先要问有汗无汗。然后进一步询问汗出时间、出汗部位、汗量多少、主要的兼证、与寒热的关系等。痈证汗出热退是消散的征兆；汗出热不退，则为酿脓的表现。若暑湿流注，汗出热不退，除有酿脓之变外，还应考虑有续发的可能。如流痰、瘰疬等病出现潮热、盗汗或自汗，多是阴虚火旺或气血不足的表现。

（四）问饮食

问饮食主要询问口干渴与否，食欲、食量、喜进冷热以及口中的异常气味和味觉等。能食者，病轻；不能食者，病重。渴喜冷饮者，多为热重；渴不多饮者，多为湿重。腹痛患者，食后痛减，为脾胃虚；食后痛增者，为气滞血瘀或积食；口苦者，肝胆有热；嗳腐吞酸者，胃有宿食；口内甘腻者，脾虚湿盛；荨麻疹常与进食鱼虾蟹有关。

（五）问二便

问二便主要询问二便的性状、便色、气味、时间、量多少以及排便的次数和伴随的症状等。大便秘结，小便黄赤，为火毒湿热内盛的表现；如大便溏薄，小便清长，为寒湿内蕴的表现。小便频数，口干引饮，饮后渴仍不解者，是为消渴病，应注意其易患疮疡。急性阑尾炎出现大便次数增多，似痢不爽，小便频数似淋，是为酿脓内溃的征象。大便带鲜血，疼者为肛裂，不疼者为内痔。大便形状变细，次数增多，有里急后重、排便不尽感，粪便内有脓、血、黏液者，为锁肛痔的症状。

（六）问旧病

包括病人既往的健康状况和过去曾经患过的疾病，特别是了解与现病有密切关系的疾病。例如既往有肺痨病史或接触史，对于瘰疬、流痰的诊断有帮助；有流行性腮腺炎病史，可为男性不育的原因提供线索；有腹部手术史，腹痛首先要考虑肠粘连；有糖尿病史，患生疮疡，则应估计到病情的严重性等。

（七）问职业

有许多皮肤病常与职业有关。如渔民、机器制造工人、染匠，常发生皲裂疮。畜牧业或皮毛制革等工作者，易发生疫疔。长期站立工作者，易发生筋瘤。从事水稻作业的易患稻田皮炎。

（八）问月经

外科内服药，一般多有行气、活血、通经之品，有碍于妊娠、月经，临证时应询问清楚。此外，有些外科病与月经有直接关系，如荨麻疹常在经前出疹，经后好转，伴痛经或月经不调。乳癖，常伴有月经不调，经前胀痛加重等情况。

（九）问家族史

对有遗传与传染性疾病的诊断治疗具有重要的参考价值。如麻风、疥疮、头癣等，可由家人相互传染而来；乳癖有乳腺癌家族史者容易癌变；白疕部分患者有家族遗传史。

（十）问不洁性交史

性传播性疾病如梅毒、淋病、尖锐湿疣、生殖器疱疹等多由不洁性交引起。

四、切　　诊

切诊是指运用双手对患者体表进行触、摸、按、压，从而获得临床资料的一种诊察方法，包括脉诊和触诊两部分，是中医学传统的诊察方法之一，对于疾病的诊治有着极为重要的意义。

（一）脉诊

脉诊又称切脉，是了解外科疾病发生、发展、变化与全身脏腑、气血相互关系的一种诊法。通过切脉可以判断病位、病性及邪正盛衰等，推断疾病的进退预后，为辨证论治提供必备的临床资料。所以脉诊在外科四诊中占有重要地位。同时脉象反映的意义往往与内科有不同的含义，更宜重视。兹将外科常见的病脉分述如下。

1. 浮脉 脉浮主表。肿疡脉浮，主毒邪在表，浮数为风热，见于颈痈、痄腮、抱头火丹等急性疮疡的早期；浮紧为风寒，见于寒冷型荨麻疹等；肿疡脉浮无力，为气血不足，多见于素体亏虚而罹患疮疡患者。若溃疡脉浮，则为病势蔓延或有续发的可能；浮而无力，是正气耗散欲绝之象，易生变证。

2. 沉脉 脉沉主里。肿疡脉沉，为邪气内闭，寒凝经络，气血壅滞使然，多见于阴顽之证，如瘿瘤、岩肿、脱疽、附骨疽等。溃疡脉沉，为毒邪深闭内伏，气血凝滞未解，如褥疮等；脉沉而无力者，为邪毒深着，正气无力驱邪外出。

3. 迟脉 脉迟主寒。肿疡脉迟，为寒邪蕴结，气血衰少，迟而有力邪盛为主，迟而无力正虚为主。溃疡脉迟多为脓毒已泄，邪去正衰。久病脉迟无神，神疲气短，而余邪犹盛者，预后不良。

4. 数脉 脉数主热。肿疡脉数，为热毒蕴结，其势正盛，或已趋肉腐酿脓之时，脉数而兼洪、大、滑者，为阳实之证，脉数而兼细、虚者，见于流痰、瘰疬等邪实正虚类病证。溃疡脉数，为热邪未净，毒邪未化，多数而有力，若数而洪大者，为病脉不符，乃邪盛正亏，病情重笃，预后不良。

5. 滑脉 脉滑主痰湿。肿疡脉滑，乃邪盛为主，滑而数者为痰热，滑而迟者为寒痰，滑而洪数乃酿脓之象。溃疡脉滑，余邪未尽，滑而数大，热毒内阻；滑而无力，痰多气虚。滑脉之人，必有邪滞，然其正气尚未虚衰。

6. 涩脉 脉涩主瘀滞或不足之证。肿疡脉涩，涩滞有力，乃气结、血瘀、痰凝，经络闭塞，根深蒂固，难以消散；涩而无力，多气血已亏，瘀滞不化。溃疡脉涩，乃气血已虚，阴精大伤。

7. 大脉 脉大主邪盛。肿疡脉大，邪盛正实。溃疡脉大，为邪盛病进，其毒难化。

8. 小脉 脉小主正虚。肿疡脉小，正不胜邪，无力聚毒。溃疡脉小，大都气血两虚，邪已尽除。

9. 弦脉 脉弦主痛。肿疡脉弦为气血不和，痰饮郁结，主痛。溃疡脉弦为毒邪未衰，正气未损，尚无大碍。

10. 紧脉 脉紧主寒。肿疡脉紧，浮而紧者，为风寒外束；沉而紧者，为寒邪内凝；弦而紧者，乃诸痛之征，由寒凝气滞，不通则痛使然。溃疡脉紧，无非寒邪深着，一时难化，于脱疽晚期、岩性溃疡后期可见。

一般而言，浮沉属浅深，表明病位；迟数属速度，说明寒热；滑涩指搏动爽利度，表气血是否流通；大小属幅度，标志气血之盛衰。浮数多见表病，沉迟则属里病。浮数滑大，为阳脉，多为热、实、阳证；沉迟涩小，为阴脉，多为寒、虚、阴证。热实阳者易治，寒虚阴者难疗。

外科辨脉纲要：外科疾病，乃邪正相搏而成，邪毒内结，成肿疡，溃脓之后毒去正虚。反应于脉象，主要分为有余之脉与不足之脉。故外科切诊，可由博返约，执简驭繁，有纲要可执。《洞天奥旨·疮疡辨脉论》说："有余之脉，宜现于未溃之先，而不宜现于已溃之后；不足之脉，宜现于已溃之后，而不宜现于未溃之先。"一般来说，外科疾病在未溃之前，乃邪盛之时，应见有余之脉；溃脓之后邪去正衰，应见不足之脉，这是正常病理现象，即病、证、脉相符。反之，若未溃时见不足之脉，如微、沉、缓、涩、迟、伏、软、弱、结、细等脉，则为气血衰弱，毒深邪盛；已溃之后见有余之脉，如浮、滑、实、弦、紧、洪、长、大、数等脉，则为邪盛气滞难化，均为不正常的病理现象，即病、证、脉不符。其中关键，是以邪正消长为判断依据。若外科疾病在肿疡或溃疡之时，见到结、代之脉，属气血衰弱，寒痰瘀血凝滞，为不良现象；若痛极之时脉见结、代，并非坏象。不论肿疡、溃疡脉见散、促，为气血衰竭，脏腑之气将绝，且病邪尚在进展，预后每多不良。

（二）触诊

触诊就是用手直接触摸或按压病变局部或相关部位进行诊断的一种方法。触诊常能迅速地、直接地了解病证的性质，对于诊断的确立往往起着决定性的作用。几乎外科每一类疾病都需要进行触诊，才能为诊断提供重要的线索。外科触诊的重点是触按局部病变。

1. 触皮肤　医生手的温度在正常情况下，扪局部温度是否正常，需要双侧或病侧与健侧对比检查。焮热灼手或冰凉不温均为局部有病变，前者属于阳热证；后者包括部分患者皮肤温度正常，称为"不热"，归属阴证范畴。肌肤濡软而喜按者，为虚证；患处硬痛拒按者，为实证。皮肤干燥者，尚未出汗；干瘪者，津液不足；湿润者，身已汗出；皮肤甲错者，阴伤或内有干血；按之局部凹陷，举手即起者，为气肿；触按病变局部，肿而木硬不热者，属寒证；肿处略高，压痛者，为热证。

2. 触疼痛　外科疾病不同于内科疾病，其中的多数，特别是创伤、炎症、急腹症等，都有显著的压痛存在，因而准确找寻压痛点，无疑可给诊断提供重要线索。一般来说，轻按即痛者，病位较浅；重按乃痛者，病位较深。触之痛而拒按者，多数实证、阳证；触之痛缓，甚至喜按者，多为虚证、阴证。触痛仅限于一处者，表示病灶局限；触痛范围大者，表示病灶不限于一处，而外科病证的一个显著特点是触痛处即病变处，这在急腹症中尤为突出，所以触疼痛对于外科疾病的诊断有十分重要的意义。

3. 触肿块　包括肿块的位置、大小、数目、形态、质地、压痛、表面光滑度、界限、活动度等物理特征，其目的首先是辨别肿块的性质，尤其是良性与恶性的鉴别，其次是疾病或证候的诊断。一般如按及有明显肿块，界限分明，高肿，灼热，轻按即痛，直接剧痛拒按者，多为阳证、实证；如触之无明显肿块，或肿块界限不清，平塌漫肿，不热或微热，重按隐痛或不痛，或喜按者，多为阴证、虚证。如触及肿块高低不平，坚硬如石，推之不能移动，表面与表皮粘连，多为岩性肿块，如乳岩、石瘿、石疽、失荣等；如肿块表面光滑，硬而不坚或质软如棉，或质硬而坚，或按之有囊性感，根脚活动，不与皮肤粘连者，多为良性肿瘤或囊肿，常见的有肉瘿、乳核、气瘤、脂瘤等。此外肛门触诊对于肛管直肠癌的诊断是很重要的。

第五章 中医外科疾病辨证

第一节 辨病与辨证

中医外科自古以来强调辨病，高秉钧在《疡科心得集·疡证总论》中说："凡治痈肿，先辨虚实阴阳。经曰：诸痛为实，诸痒为虚，诸痈为阳，诸疽为阴。又当辨其是疖、是痈、是疽、是发、是疔等证。"明确提出，外科疾病的诊断不仅要求辨证，而且应当进行辨病，即辨病与辨证相结合。这是外科疾病的辨证特点之一。通过辨病，揭示疾病的本质和发生发展规律，对疾病以后的发展有了客观的和概括性的了解，它注重整个病程的病理变化特点，注重某个疾病本身不同于其他疾病的"个性"；通过辨证，把握疾病现阶段的主要矛盾，使诊断更加深入细致，它着眼于疾病某个阶段、某个特定环境的症候群。既体现了疾病治疗的整体性、规范性、原则性，又反映了疾病治疗过程中细致性、灵活性。临床实践证明，从症状入手，进行病、证双重诊断，并针对疾病、证候、主症进行治疗，建立病证相结合的诊疗体系，有利于对疾病本质的全面认识，提高临床诊疗水平，临床辨病须按以下程序进行。

一、详询病史

主要是从本次发病的原因或诱因开始，细致而有重点地询问发病的过程，疾病的变化，从中抓住可以决定或提示诊断的关键线索，为辨病提供依据。对过去的病史（包括个人生活史）、作过的诊断、治疗的经过和效果，亦应加以询问，以资参考。例如：有足癣的病人，突然出现下肢红肿，多数为丹毒。

二、全面体检

在询问病史的同时，对每位病人均进行全面体检，既可以了解病人的一般状况，又可以全面搜集临床体征，以增加分析、判断的资料，避免漏诊或误诊，从而达到准确辨病。如：对乳房肿块的患者，细致诊察全身和乳房局部情况以及区域浅表淋巴结的变化，有助于乳癖和乳岩的鉴别。

三、注重局部

外科疾病的最大特点是局部有明确的症状与体征，不同的疾病，局部表现各异，同一种疾病不同阶段，表现不一，因此重点诊察局部特征是辨病的关键。局部表现对确定是否属于外科病，是哪种疾病，处于哪一阶段都是至关重要的。同时详查局部又可积累外科临床经验、验证疗效。

四、选用新技术和必要的辅助检查

新技术是四诊的发展和延伸，并可提供疾病微观状态不同侧面的真实情况，合理选用新技术和辅助检查对辨病和辨证是必要的。当然，有些新技术的特点是有创性、价格昂贵、而且需要具备一定的条件等；因此临床选用时必须了解新技术的原理、目的、适应证、注意事项、不良反应等。

五、综合分析

辨病时，运用望、闻、问、切四诊的方法，取得临床第一手资料，这些资料的完整、全面、准确与否，直接影响辨病的准确性。临床中由于原始资料的不完备、不准确导致误诊、漏诊病例较多，有时即使四诊资料准确，临证时也会错辨疾病，为什么？这是由于分析、综合的方法不正确。片面强调、忽略细节、主观臆断，是造成这一结果的常见原因，对于学识渊博、经验丰富、思维严谨的人，往往对四诊资料能做到全面分析、细致入微、丝丝入扣。可以说全面分析、准确辨病是一种能力。其受医学知识、临床经验、思维方法的影响和制约，只有在这三方面刻意锻炼，才能最终提高辨病水平。

第二节 阴阳辨证

一、阴阳是外科疾病辨证的总纲

阴阳是八纲辨证的总纲。一般讲，在辨清疾病的表、里、寒、热、虚、实之后，即可判明是阴证或阳证，或半阴半阳证。但外科在辨别阴阳属性上还有自己的特点：即根据疾病的发生、发展、症状和转归等各方面的相对性，可直接辨认其为阳证或阴证。《外科正宗》《外科大成》《医宗金鉴》等外科重要文献，着重论述阴证阳证，而略于表里、寒热、虚实；而《外科证治全生集》仅以阴阳为辨证论治法则，从而说明外科疾病的阴证、阳证确有一定的独立性。所以，后世医家将阴证阳证放在外科八纲辨证的第一位。《疡医大全·论阴阳法》则强调："凡诊视痈疽，施治，必须先审阴阳，乃医道之纲领，阴阳无谬，治焉有差。医道虽繁，而可以一言蔽之者，曰阴阳而已。"进一步指出阴阳在外科疾病辨证方面的重要性。所以，阴阳不仅是八纲辨证的总纲，也是其他一切外科疾病辨证的总纲。

二、辨阴证阳证

中医外科疾病的阴阳辨证重点在于局部症状，兹将辨别要点分述于下。

1. **发病缓急** 急性发作的属阳；慢性发作的属阴。
2. **皮肤颜色** 红活焮赤的属阳；苍白、紫暗或皮色不变的属阴。
3. **皮肤温度** 灼热的属阳；凉、不热或微热的属阴。
4. **肿胀形势** 高肿突起的属阳；平塌下陷的属阴。
5. **肿胀范围** 根盘收束的属阳；根盘散漫的属阴。
6. **肿块硬度** 软硬适度的属阳；坚硬如石或柔软如棉的属阴。
7. **疼痛感觉** 疼痛剧烈、拒按的属阳；疼痛和缓、隐痛、不痛或酸麻的属阴。
8. **病位深浅** 发于皮肤、肌肉的属阳；发于血脉、筋骨的属阴。
9. **脓液质量** 脓质稠厚的属阳；脓液稀薄或纯血水的属阴。
10. **溃疡形色** 肉芽红活润泽的属阳；肉芽苍白或紫暗的属阴。
11. **病程长短** 病程比较短的属阳；病程比较长的属阴。
12. **全身症状** 阳证初期常伴形寒发热、口渴、纳呆、大便秘结、小便短赤，溃后症状逐渐消失；

阴证初起一般无明显症状，酝酿期常有骨蒸潮热、颧红，或面色㿠白、神疲、自汗、盗汗等症状，溃脓后更甚。

13. 舌苔脉象 舌红苔黄脉有余的属阳；舌淡苔少脉不足的属阴。

14. 预后顺逆 易消、易溃、易敛、多顺的属阳；难消、难溃、难敛、多逆的属阴。

三、阴阳辨证的注意事项

（一）局部和全身相结合

阴阳辨证以局部症状为主，将一些常见症状归纳分析，但在临床辨证的过程中不能仅以局部症状为依据，还要从整体出发，把握疾病发生发展规律及其性质，综合分析，全面地了解、分析、判断。

（二）辨别真假

临床中有很多疾病属于阳证似阴，或阴证似阳，深入分析，辨别真假是十分重要的。特别是仅凭局部的、一时的表现很容易出现误辨。例如流注一病，初起往往局部色白、漫肿、隐痛，从局部看属阴，但是化脓溃后，脓出稠厚，收口迅速，全身症状表现为阳热证。故临床中细致、全面地分析，有利于鉴别阴阳的真假。

（三）消长与转化

疾病在发展变化过程中阴证和阳证之间是可以互相转化的，这是由于阴阳与病位之深浅，邪毒之盛衰有关；或是疾病的自身转化，或是治疗后发生的转变，阳证由于失治或误治而转化为阴证或半阴半阳证，是应极力避免发生的。临证中凡不属典型阴证或阳证的，即介于两者之间表现者，称之为半阴半阳证。

第三节 局部辨证

外科疾患最显著的特征就在于局部病灶的存在，一般都有着比较明显的外在表现。主要包括红肿、发热、疼痛、成脓、麻木、溃疡、结节、肿块、瘙痒、功能障碍以及皮肤部位的各种损害等。由于局部病灶存在的直观性，有效地提供了临床辨证的客观依据。也有某些全身性疾病，其病灶反映却在局部。由于疾病的病因不同，程度各异，因而转归顺逆，相差甚远。因此，外科辨证虽多从局部病变着手，以局部症状为重点，但也绝不能孤立地以局部症状为依据，只有从整体观念出发，局部与全身辨证相结合，外在表现与五脏六腑相结合，辨证求因，全面分辨疾病的性质，综合起来进行辨证，抓住证候的主要致病因素，才能为施治提供可靠的依据。

一、辨 肿

肿是由各种致病因素引起的经络阻隔、气血凝滞而成。而肿势的缓急、集散程度、形态部位、色泽以及伴随症状，常为判断病情虚实、轻重的依据。由于患者体质的强弱与致病原因的不同，发生肿的症状也有所差异。

（一）肿的性质

1. 热肿 肿而色红，皮薄光泽，焮热疼痛，肿势急剧。常见于阳证疮疡，如疖疔初期、丹毒等。

2. 寒肿 肿而不硬，皮色不泽，苍白或紫暗，皮肤清冷，常伴有酸痛，得暖则舒。常见于冻疮、脱疽等。

3. 风肿 发病急骤，漫肿宣浮，或游走无定，不红微热，或轻微疼痛。常见于痄腮、大头瘟等。

4. 湿肿　皮肉重垂胀急，深按凹陷，如烂棉不起，浅则光亮如水疱，破流黄水，浸淫皮肤。常见于股肿、湿疮。

5. 痰肿　肿势软如棉，或硬如馒，大小不一，形态各异，无处不生，不红不热，皮色不变。常见于瘰疬，脂瘤等。

6. 气肿　皮紧内软，按之凹陷，复手即起，不红不热，常随喜怒消长。常见于气瘿、乳癖等。

7. 瘀血肿　肿而胀急，色初暗褐，后转青紫，逐渐变黄至消退。也有血肿染毒、化脓而肿。常见于皮下血肿等。

8. 郁结肿　肿势坚硬如石，状如岩突，高低不平，推之不动，界限不清，不红不热。常见于乳岩、失荣、肾岩等。

9. 脓肿　肿势高突，皮肤光亮，焮红灼热，剧烈跳痛，按之应指。常见于某些疾病感染所致，如外痈、肛痈等。

10. 实肿　肿势高突，根盘收束，常见于正盛邪实之疮疡。

11. 虚肿　肿势平坦，根盘散漫，常见于正虚不能托毒之疮疡。

（二）肿的病位与形色

由于发病部位的局部组织有疏松和致密的不同，肿的情况也有差异。病发于疏松组织，如手足背、颈部等处，肿胀明显严重，按之凹陷，发展快，易蔓延。病发于致密组织如手指，肿胀不甚，但疼痛剧烈。病发于肌肉丰富处如大腿根部，粗肿虽明显，但与正常组织不易区分。

一般地讲，病发于皮肤、肌肉之间，则肿势高突而焮红，发病较快，并有易脓、易溃、易敛之特点。病发于筋骨、肌肉之间，肿势平坦而皮色不变，发病较缓，及至脓熟仅透红一点，并有难脓、难溃、难敛之特点。在未溃脓时，由红肿色鲜转向暗红而无光泽，由高肿转为平塌下陷，这是毒已走黄或内陷之危象。

二、辨肿块、结节

肿块是指体内比较大的或体表显而易见的肿物，如腹腔内肿物或体表较大的肿瘤等。而较小、触之可及的称之为结节，主要见于皮肤或皮下组织。

（一）肿块

1. 大小　一般以厘米为测量单位，其大小可作为记录肿块变化、观察治疗效果的客观依据。选择具体测量方法时，特别要注意肿块覆盖物的厚度，如哑铃状及其他形状的肿块，体表虽小体内却很大。有些囊性变或出血性肿块随时间变化而增大，要随时观察其大小。B超测量可准确提示其有意义的数值。

2. 形态　常见的肿块形态特征有扁平、扁圆、圆球、卵圆、索条状、分叶状及不规则形态等。表面是否光滑可协助判断其性质，良性肿瘤因其有完整包膜，触诊时多表面光滑，而恶性肿瘤多无包膜，呈浸润性生长，所以表面多粗糙、高低不平，且形状不规则。

3. 质地　从肿块质地的软硬可判断其不同性质。如骨瘤或恶性肿瘤质地坚硬如石；脂肪瘤则柔软如馒；囊性肿块按之柔软等等。但若囊性病变囊内张力增大到一定程度时，触诊也很坚硬，临证时注意这些辨证要点，则不难鉴别。

4. 活动度　根据肿块活动度一般可确定肿块的位置或性质。如皮内肿块可随皮肤提起，推移肿块可见皮肤受牵扯；皮下肿块用手推之能在皮下移动，无牵拉感等。总的原则是良性肿块多活动度好，恶性肿块活动度较差。但是，有的肿块不活动或活动度极小，却不一定是恶性。如皮样囊肿，早年镶嵌在颅骨上，致颅骨成凹，推之难移。恶性肿块较小时，可能是推之活动的。

5. 位置 有些肿块特别需要确定其生长的位置，以确定其性质和选择不同的治疗方法。如蔓状血管瘤看似位于体表，却多呈哑铃状，很可能外小内大，深层部分可以延伸到人体的骨间隙或内脏间隙，肌肉层或肌腱处肿块，可随肌肉收缩掩没或显露，如腱鞘囊肿、腘窝囊肿等。再有平卧位触摸不清或比较深在的腹部不易判断的肿块，检查时应选择不同体位，让病人平卧位抬头，这时腹肌紧张，可清楚触及到肿块，说明肿块位在腹壁；若肿块消失说明肿块位于腹肌之下或腹腔内。所以，对某些肿块则需要借助仪器检查。

6. 界限 指肿块与周围组织间的关系。一般认为非炎症性、良性肿块常有明显界限。而恶性肿块呈浸润性生长，与周围组织融合，无明显界限。炎性肿块或良性肿块合并感染，或良性肿块发生恶性变时，均可由边界清楚演变到边界不清，临证中应综合分析，予以鉴别。

7. 疼痛 一般肿块多无疼痛，恶性肿块初期也很少疼痛。只有当肿块合并感染，或良性肿瘤出现挤压症状，或恶性肿瘤中、后期出现破溃或压迫周围组织时可有不同程度的疼痛。

8. 内容物 由于肿块来源及形成或组织结构的区别，肿块内有着不同的内容物。如某些肉瘿（甲状腺囊肿）含淡黄色或咖啡色液体；水瘤（淋巴管瘤）为无色透明液体；胶瘤（腱鞘囊肿）为淡黄色黏冻状液体；结核性脓肿内为稀薄暗淡夹有败絮样物质；脂瘤（皮脂腺囊肿）内含灰白色豆腐渣样物质等。为了明确内容物的性质，有时需针吸穿刺或手术活检取病理证实。

（二）结节

结节是相对肿块而言，大者为肿块，小者为结节。其大小不一，多呈圆形、卵圆形、扁圆形等局限性隆起，亦可相互融合成片或相连成串，亦有发于皮下，不易察觉，用手才能触及。结节疼痛多伴有感染；生长缓慢，不红无肿的结节，多考虑良性结节；对不明原因增长较快的结节，应尽快手术治疗，必要时应做病理检查。由于发生部位及形态不同，成因及转归各异，特别需要仔细辨认。

三、辨　痛

痛是气血凝滞，阻塞不通的反映。通则不痛，不通则痛。痛为疾病的警号，也是疮疡最常见的自觉症状，而疼痛增剧与减轻，常作为病势进展与消退的标志。发作情况也常由于病因、部位、正邪盛衰、个体差异等而表现不一。因此，掌握疼痛的情况，还应从引起疼痛的原因、发作情况、疼痛性质等几方面进行辨证，必要时痛肿合辨。

（一）疼痛原因

1. 热痛 皮色焮红，灼热疼痛，遇冷则痛减。见于阳证疮疡。

2. 寒痛 皮色不红，不热，酸痛，得温则痛缓。见于脱疽、寒痹等。

3. 风痛 痛无定处，忽彼忽此，走注甚速，遇风则剧。见于行痹等。

4. 气痛 攻痛无常，时感抽掣，喜缓怒甚。见于乳癖等。

5. 湿痛 痛而酸胀，肢体沉重，按之出现可凹水肿或见糜烂流滋。见于臁疮、股肿等。

6. 痰痛 疼痛轻微，或隐隐作痛，皮色不变，压之酸痛。见于脂瘤、肉瘤。

7. 化脓痛 痛势急胀，痛无止时，如同鸡啄，按之中软应指。多见于疮疡成脓期。

8. 瘀血痛 初起隐痛，胀痛，皮色不变或皮色暗褐，或见皮色青紫瘀斑。见于创伤或创伤性皮下出血。

（二）疼痛类别

1. 卒痛 突然发作，病势急剧。多见于急性疾患。

2. 阵发痛 时重时轻，发作无常，忽痛忽止。多见于石淋等疾患。

3. 持续痛 痛无休止，持续不减，连续不断。常见于疮疡初起与成脓时或脱疽等。

（三）疼痛性质

1. 刺痛 痛如针刺，病变多在皮肤，如蛇串疮。

2. 灼痛 痛而烧灼，病变多在肌肤，如疖、颜面疔、烧伤等。

3. 裂痛 痛如撕裂，病变多在皮肉，如肛裂、手足皲裂较深者。

4. 钝痛 疼痛滞缓，病变多在骨与关节间，如流痰等。

5. 酸痛 痛而酸楚，病变多在关节间，如鹤膝痰等。

6. 胀痛 痛而紧张，胀满不适，如血肿、癃闭等。

7. 绞痛 痛如刀割，发病急骤，病变多在脏腑，如石淋等。

8. 啄痛 痛如鸡啄，并伴有节律性痛，病变多在肌肉，常见于阳证疮疡化脓阶段。

9. 抽掣痛 痛时扩散，除抽掣外，并伴有放射痛，如乳岩、石瘿之晚期。

（四）痛、肿合辨

（1）先肿而后痛者，其病浅在肌肤，如颈痈。

（2）先痛而后肿者，其病深在筋骨，如附骨疽。

（3）痛发数处，同时肿胀并起，或先后相继者，如流注。

（4）肿势蔓延而痛在一处者，是毒已渐聚。肿势散漫而无处不痛者，是毒邪四散，其势方张。

（5）肿块坚硬如石不移，不痛或微痛，日久逐渐肿胀时觉掣痛者，常为岩。

四、辨　痒

痒是皮肤病主要的自觉症状，且多有不同程度的局部表现，如皮肤脱屑、潮红、丘疹、水疱、风团块等；在疮疡的肿疡、溃疡阶段也时有发生。中医认为"热微则痒"，即痒是因风、湿、热、虫之邪客于皮肤肌表，引起皮肉间气血不和，郁而生微热所致；或由于血虚风燥阻于皮肤，肤失濡养，内生虚热而发。由于发生痒的原因不一，以及病变的发展过程不同，故痒的临床表现也各异。

（一）痒的原因

1. 风盛 走窜无定，遍体作痒，抓破血溢，随破随收，不致化腐，多为干性，如牛皮癣、白疕、瘾疹等。

2. 湿盛 浸淫四窜，黄水淋漓，最易沿表皮蚀烂，越腐越痒，多为湿性，如急性湿疮；或有传染性，如脓疱疮。

3. 热盛 皮肤隐疹，焮红灼热作痒，或只发于裸露部位，或遍布全身，甚则糜烂滋水淋漓，结痂成片，常不传染，如接触性皮炎。

4. 虫淫 浸淫蔓延，黄水频流，状如虫行皮中，其痒尤甚，最易传染，如手足癣、疥疮等。

5. 血虚 皮肤变厚、干燥、脱屑、很少糜烂流滋水，如牛皮癣、慢性湿疮。

（二）以病变过程辨痒

1. 肿疡作痒 一般较为少见，如有头疽、疔疮初起，局部肿势平坦，根脚散漫，脓犹未化之时，可有作痒的感觉，这是毒势炽盛，病变有发展的趋势。特别是疫疔，只痒不痛，而病情更为严重。又如乳痈等经治疗后局部根脚收束，肿痛已减，余块未消之时，也有痒的感觉，这是毒势已衰，气血通畅，病变有消散之趋势。

2. 溃疡作痒 如痈疽溃后，肿痛渐消，忽然患部感觉发热奇痒，常由于脓区不洁，脓液浸渍皮肤，护理不善所致；或因应用汞剂、砒剂、敷贴膏药等引起皮肤过敏而发。如溃疡经治疗后，脓流已畅，余肿未消之时；或于腐肉已脱，新肌渐生之际，而皮肉间感觉微微作痒，这是毒邪渐化，气血渐充，助养新肉，是将要收口的佳象。

五、辨 麻 木

麻木是肌肤不知痛痒的症状，由于气血失调或毒邪炽盛，以致经脉阻塞，气血不达而成。由于麻木的致病原因不同，其临床表现也有差别。如疔疮、有头疽，坚肿色褐，麻木不知痛痒，伴有较重的全身症状，为毒邪炽盛，壅塞脉道，气血不运，常易导致走黄和内陷；如麻风病患部皮肤增厚，麻木不仁，不知痛痒，为气血失和；脱疽早期患肢麻木而冷痛，为气血不畅，脉络阻塞，四末失养所致。

六、辨 脓

脓是外科疾病中常见的病理产物，因皮肉之间热盛肉腐蒸酿而成，由气血化生。疮疡早期不能消散，中期必化腐成脓。疮疡的出脓是正气载毒外出的现象，与伤寒表证邪随汗解、腑实内结、邪自下出、邪壅上焦涌吐而出一样，是使"邪有出路"，虽伤正气，但邪出正气才能恢复，疾病才能痊愈，是一种顺证，所以在局部诊断时辨脓的有无是关键所在。及时正确辨别脓的有无、脓肿部位深浅，才能进行适当的处理；依据脓液性质、色泽、气味等变化，有助于正确判断疾病的预后顺逆，这是外科疾病发展与转归的重要环节。

（一）成脓的特点

1. 疼痛 阳证脓疡，因正邪交争剧烈，脓液积聚，脓腔张力不断增高，压迫周围组织而疼痛剧烈。局部按之灼热痛甚，拒按明显；老年体弱者应激力差，反应迟钝，痛感缓和。阴证脓疡，则痛热不甚，而酸胀明显。

2. 肿胀 皮肤肿胀，皮薄光亮为有脓。深部脓肿，皮肤变化不明显，但胀感较甚。

3. 温度 用手仔细触摸患部，与周围正常皮肤相比，若为阳证脓疡，则局部温度增高。

4. 硬度 《外科理例》云："按之牢硬未有脓，按之半软半硬已成脓，大软方是脓成。"《疡医大全》又谓："凡肿疡按之软隐者，随手而起者，为有脓；按之坚硬，虽按之有凹，不既随手起者，为脓尚未成。"肿块已软，为脓已成。

（二）确认成脓的方法

1. 按触法 用两手食指的指腹轻放于脓肿患部，相隔适当的距离，然后以一手指稍用力按一下，则另一手指端即有一种波动的感觉，这种感觉称为应指。经反复多次及左右相互交替试验，若应指明显者为有脓。在检查时注意两手指腹应放于相对应的位置，并且在上下左右四处互相垂直的方向检查。若脓肿范围较小，则用左手拇、食两指固定于脓肿的两侧，以右手的食指按触脓肿中央，如有应指为有脓。

2. 透光法 即以患指（趾）遮挡住手电筒的光线，然后注意观察患指（趾）部表面，如尚未化脓时，则见清晰潮红，如见其局部有深黑色的阴影即为有脓。不同部位的脓液积聚，其阴影可在其相应部位显现。此法仅适用于指、趾部甲下的辨脓，因其局部组织纤薄且能透光。如蛇眼疔、甲根后的脓液积聚，可在指甲根部见到轻度的遮暗；蛇头疔脓液在骨膜部，沿指骨的行程有增强的阴影，而周围清晰；在骨部的，沿着骨有黑色遮暗，并在感染区有明显的轮廓；在关节部的，则关节处有很少的遮暗；在腱鞘内的，有轻度遮暗，其行程沿整个手指的掌面；全手指尖部，整个手指的脓肿则呈一片显著暗区。

3. 点压法 手指（趾）部的脓液很少的情况下，可用点压法检查，简单易行。用大头针尾或火柴头等小的圆钝物，在患部轻轻点压，如测得有局限性的剧痛点，即为可疑脓肿。

4. 穿刺法 若脓液不多且位于组织深部时，用按触法辨脓有困难，可直接采用注射器穿刺抽脓方法，不仅可以用来辨别脓的有无，确定脓肿深度，而且还可以采集脓液标本，进行培养和药物敏感实验。操作时必须注意严格消毒，以及穿刺部位、进针角度和深度等。

5. B超 B超的特点是操作简单、无损伤，可比较准确地确定脓肿部位，并协助判断脓肿大小、数目，从而能引导穿刺或切开排脓。

（三）辨脓的部位深浅

确认脓疡深浅，可为切开引流时进刀深度提供依据。若深浅不辨，浅者深开，容易损伤正常组织，增加患者痛苦。深者浅刺则达不到引流目的。

1. 浅部脓疡 高突坚硬，中有软陷，皮薄光亮，焮红灼热，轻按则痛且应指。

2. 深部脓疡 肿块散漫坚硬，按之隐隐软陷，不红不热或微热，重按方痛。

（四）辨脓的形质、色泽和气味

1. 脓的形质 脓液为气血所化生，宜稠厚而不宜稀薄。如脓稠厚者，为元气充盛；淡薄者，为元气较弱。如先出黄白稠厚脓液，次出黄稠滋水，是将敛佳象；若脓由稠厚转为稀薄，体质渐衰，为一时难敛。如脓成日久不泄，一旦溃破，脓质如水直流，其色不晦，其气不臭，未为败象；若脓稀似粉浆污水，或夹有败絮状物质，且色晦腥臭者，为气血衰竭，此属败象。

2. 脓的色泽 宜明净而不宜污浊。如黄白质稠，色泽鲜明，为气血充足，最是佳象；如黄浊质稠，色泽不净，为气火有余，尚属顺证；如黄白质稀，色泽洁净，气血虽虚，未为败象；如脓色绿黑稀薄，为蓄毒日久，有损筋伤骨之可能；如脓中夹有成块瘀血者，为血络损伤；如脓色如姜汁，则每多兼患黄疸，乃病势较重。

3. 脓的气味 宜略腥而不宜臭秽。一般略带腥味，其质必稠，大多是顺证现象；脓液腥秽恶臭者，其质必薄，大多是逆证现象，常为穿膜损骨之征。其他如有蟹沫者，也为内膜已透，每多难治。

七、辨 溃 疡

（一）辨溃疡色泽

阳证溃疡，色泽红活鲜润，疮面脓液稠厚黄白，腐肉易脱，新肉易生，疮口易收，知觉正常；阴证溃疡，疮面色泽灰暗，脓液清稀，或时流血水，腐肉不脱，或新肉不生，疮口经久难敛，疮面不知痛痒。如疮顶突然陷黑无脓，四周皮肤暗红，肿势扩散，多为疔疮走黄之象。如疮面腐肉已尽，而脓水灰薄，新肉不生，状如镜面，光白板亮，为虚陷之证。

（二）溃疡形态

1. 化脓性溃疡 疮面边缘整齐，周围皮肤微有红肿，口大底小，内有少量脓性分泌物。

2. 压迫性溃疡（缺血性溃疡） 初期皮肤暗紫，很快变黑并坏死、液化、流水、腐烂，脓液有臭味，可深及筋膜、肌肉、骨膜。多见于褥疮。

3. 疮痨性溃疡 疮口多呈凹陷形或潜行空洞或瘘管，疮面肉色不鲜，脓水清稀，并夹有败絮状物，疮口愈合缓慢或反复溃破，经久难愈。

4. 岩性溃疡 疮面多呈翻花，硬如岩石，有的在溃疡底部见有珍珠样结节，内有紫黑坏死组织，渗流血水，伴恶臭味，疮周色泽暗红，始终不愈。

5. 梅毒性溃疡 多成半月形，边缘整齐，坚硬削直如凿或略微内凹，基底面高低不平，存有稀薄臭秽分泌物。

八、辨 出 血

出血是临床中常见而重要的症状之一，准确辨认出血性状、部位、原因，对及时诊断、合理治疗具有十分重要的意义。

（一）皮肤黏膜出血

中医外科引起皮肤黏膜出血的原因和病种很多，诸如外感热病、外伤疾病、中毒等。其病机为热毒窜络，血热妄行，血络损伤，血溢络外；或肝不藏血，脾不统血，血不循经，外溢肌肤；外力直接破损皮肉，伤筋断骨，血络受损，血溢络外而成。依据出血量的多少，表现为皮肤黏膜的青紫、瘀点、瘀斑、血肿、出血等形式。肌肤一处或多处青紫斑块，伴局部肿胀、压痛或出血、关节脱位、骨折，且又有跌打损伤病史者，为外伤所致；以恶寒发热、神昏、抽搐、头痛项强、呕吐等为主要临床表现，伴有肌肤紫斑，多系外感温热疫疠邪毒；如青蛇毒，下肢可见迂曲、扩张、隆起的青筋团块，质地柔软，碰破后流出大量瘀血，经压迫或结扎后方能止血，为筋瘤合并出血。

（二）咯血

咯血指血来自肺或气管，血随咳嗽而出的症状。多因肺络受损，血溢络外，随咳嗽而咯出。临床上首先要排除鼻、咽喉、口腔的出血，并与呕血相鉴别。咯血的特点是血随咳嗽而出，血中常夹气泡、痰液。外科常见原因主要是疔疮走黄，火毒炽盛犯肺出现咯血。胸部外伤后出现咯血，伴有呼吸困难、肋骨骨折者，应考虑外伤性血气胸；若肢肿突然出现剧烈胸痛、咯血、呼吸急促、大汗淋漓，可能是血栓脱落导致的肺栓塞。

（三）呕血

呕血又名吐血，是指血由胃或食管等上消化道而来，经口呕出或吐出。其特点是常夹食物残渣，多伴有黑便。其出血部位虽多在胃与食管，但病变常常与肝、脾等脏器相关。病机为各种原因导致胃络受损，血溢络外，血随气逆而致。

（四）便血

便血亦称"血泄"，即指血从肛门下泄，包括粪便带血，或单纯下血。便血有"远血""近血"之说。上消化道出血，一般呈柏油样黑便，为远血；直肠、肛门的便血，血色鲜红为近血。便血的颜色与出血部位、出血量以及血液在肠道内停留时间长短有关。一般柏油样黑便的形成，可由自口腔至盲肠任何部位的出血所造成，但若肠道蠕动极快时，则血色鲜红或血便混杂。乙状结肠、直肠出血，血液多附着粪便表面，血、便不相混杂；内痔以便血为主，多发生在排便时，呈喷射状或便后滴沥鲜血；肛裂排便时血色鲜红而量少，并伴剧烈疼痛；结肠癌多以腹部包块就诊，血、便混杂，常伴有黏液；直肠癌则以便血求治，肛门下坠，粪便表面附着鲜红或暗红色血液，晚期可混有腥臭黏液，常误诊为痔，指诊可以帮助确诊。另外各种原因导致的败血症、某些食物等也可见有黑便。应根据临床表现及病史，注意详辨。

（五）尿血

尿血亦称"溲血""溺血"，是指排尿时尿液中有血液或血块而言。一般以无痛为"尿血"，有痛称"血淋"。泌尿生殖系的感染、结石、肿瘤、损伤等是导致尿血的主要原因。如肾、输尿管结石，在疼痛发作期间或疼痛后出现不同程度的血尿，一般为全程血尿；膀胱、尿道结石多为"终末血尿"；肾肿瘤常为全程无痛血尿，一般呈间歇性；膀胱肿瘤呈持续性或间歇性无痛肉眼血尿，出血较多者可以排出血块；外伤损及泌尿系统，器械检查或手术等均可造成出血，引起尿血。临床上可根据病史、体征以及其他检查，明确出血部位。另外尚有一些疾病，如结缔组织疾病、免疫系统、内分泌、代谢障碍性疾病，也可以引起尿血。

九、辨皮疹

皮疹又称皮肤损害，辨皮疹在皮肤病的诊治中具有重要的作用。

（一）从八纲辨证来辨

急性皮肤病，发病急骤，进展迅速，皮损表现为红、热、丘疹、疱疹、脓疱、糜烂等，伴有渗出浆液或脓液，痒痛较剧者，多属阳证、表证、热证、实证。慢性皮肤病，病程日久，皮损表现为苔藓样变、色素沉着或色素减退、皲裂、鳞屑等，或有脱发、指（趾）甲变化者，多属阴证、里证、寒证、虚证。

（二）从卫气营血辨证来辨

皮疹表现颜色鲜红，压之褪色，瘙痒重，或见大面积潮红肿胀，灼热痒痛，或有津液渗出，起水疱等，常伴有体温升高，周身不适，多是气分有热；皮疹压之不褪色，可见潮红、水肿、紫斑、起水疱，甚或血疱，兼有发热肢痛等症，多是血分有热。

（三）从病因辨证来辨

皮疹颜色紫暗，或痛有定处，多数是血瘀；痛无定处，多数是气滞；皮损游走不定，时作时休，多数是风邪；皮损慢性缠绵不断，时轻时重，有水泡、糜烂、渗出或见肥厚等现象，则为湿邪；皮肤潮红、肿胀、灼热、痒痛相兼，则多为热邪；皮疹有匡郭，痒痛，痒若虫行，痒有定处，遇热更甚，则为虫淫；皮疹泛发全身无定处，作痒，皮肤干燥脱屑，或肌肤甲错，多属血虚风燥。

（四）从脏腑辨证来辨

急性泛发性、带有热象的皮肤损害，多为肝与大肠有热，脾运化水湿失职，湿热蕴结而发，或为心肝火盛或肝胆湿热；慢性角化性、肥厚性、浸润性、顽固结节性皮肤损害，多为脾虚湿滞、肝肾阴虚或心脾两虚；色素性皮肤损害，多为肝肾阴虚，肾水上泛，肝郁气滞，气血不调；神经性瘙痒性皮肤损害，多为心火过剩，心肾不交，或心脾两虚；颜面红斑丘疹类皮肤损害，多为肺胃湿热上蒸，脾湿肺胃蕴热，或大肠有热；发生在下肢的皮肤损害，多为肝胆湿热下注，脾虚蕴湿不化或脾湿不运，肺气不宣，湿热下注；出血性皮肤损害，多为心肝火热，迫血妄行或脾虚不能统血；营养障碍性及维生素缺乏性皮肤损害，多为先天肝肾不足，后天脾胃虚弱，或见于后天肝肾阴虚，脾胃不和，失其调养；先天性皮肤损害，多见于先天肾精亏损，后天肝血不足。

第四节　部位辨证

所谓部位辨证，是指按外科疾病发生的上、中、下部位进行辨证的方法，又称"外科三焦辨证"。

一、上部辨证

人体上部包括头面、颈项以及上肢。按照经络运行图分析，生理状态的人体应为上肢上举，而非下垂，故归入上部。从三焦功能看，"上焦如雾"，而人体上部生理特点是属于阳位，阳气有余，阴精不足，卫阳固护，营阴内守，营卫互相为用，始自上焦，宣达布散于全身。

病因特点　风邪易袭，温热多侵。风邪易袭阳位，温热其性趋上，故病因多风温、风热。

发病特点　来势迅猛。因风邪侵袭常发于突然之间，而起病缓慢者，风邪为患则较少。

常见症状　发热恶风，头痛头晕，面红目赤，口干耳鸣，鼻燥咽痛，舌尖红而苔薄黄，脉浮而数。局部红肿宣浮，忽起忽消，根脚收束，肿势高突，疼痛剧烈，溃疡则脓稠而黄。

常见疾病 头面部疖、痈、疔诸疮；皮肤病如油风、黄水疮等；颈项多见痈、有头疽等；上肢多见外伤染毒，如疖、疔等。

证型特点 常见有风热证、风温证，实证、阳证居多。病变可涉及心肺等脏器。

二、中部辨证

人体中部包括胸、腹、腰、背，是五脏六腑所居之处，也是十二经所过部位，是人体气机升降出入的枢纽，也是气血化生、运行、转化的部位。发于中部的外科疾病，绝大多数与脏腑功能失调关系密切。

发病部位 病发于胸、腹、胁、肋、腰、背。

病因特点 气郁、火郁所致。七情内伤、五志不畅可致气机郁滞，过极则化热生火；或由于饮食不节、劳伤虚损、气血郁阻、痰湿凝滞而致脏腑功能失和。

发病特点 常于发病前伴有情志不畅的刺激史，或者素体性格郁闷，病发于不易察觉之时，一旦发病，情志变化影响症状的轻重与变化。

常见症状 症状比较复杂，由于影响脏腑功能，症状表现轻重不一。概括之主要有：呕恶上逆，胸胁胀痛，腹胀痞满，纳食不化，大便秘结或硬而不爽，腹痛肠鸣，小便短赤，舌红，脉弦数。

常见疾病 乳房肿物、腋痈、胁疽、背疽、急腹症、缠腰火丹，以及癥瘕积聚等。

证型特点 初多气郁、火郁，属实，破溃则虚实夹杂，后期正虚为主，其病多涉及肝胆脾胃等脏腑。

三、下部辨证

人体下部指臀、前后阴、腿、胫、足，其位居下，阴偏盛，阳偏弱，阴邪常袭。

发病部位 臀、前后阴、腿、胫、足。

病因特点 寒湿、湿热多见。由于湿性趋下，故下部疾病者，多夹湿邪，或从寒化，或从热化。

发病特点 起病缓慢，缠绵难愈，反复发作。

常见症状 患部沉重不爽，二便不利，或肿胀如棉，或红肿流滋，或疮面紫暗、腐肉不脱、新肉不生。

常见疾病 臁疮、脱疽、股肿、子痈、子痰、水疝等。

证型特点 初起多为阴证，后期虚证为主，多兼夹余邪，病变涉及脾、肾等脏。

第五节 经络辨证

经络是体表组织与脏腑器官之间的重要联络渠道。经络辨证的目的在于更好指导诊断与治疗，一是探求局部病变与脏腑器官之间的内在联系，以了解疾病传变规律。二是依据所患疾病部位和经络在人体的循行分布，根据局部症状循经了解脏腑的病变，在经络循行的部位或经气聚集的某些穴位处存有明显压痛或局部形态的变化，反映了不同脏腑的病变，亦有助于诊断。三是经络气血的多少与疾病的性质密切相关，气血盛衰关系疾病的发生与转归，依据疾病所属经络，结合疾病发展特点、性质等情况，可以明确地指导用药原则。

一、人体各部所属经络

头顶 正中属督脉；两旁属足太阳膀胱经。

头侧（耳部前后） 属手少阳三焦经和足少阳胆经。
面部、乳部 属足阳明胃经（乳房属胃经，乳外属足少阳胆经，乳头属足厥阴肝经）。
颈侧 属手少阳三焦经、足少阳胆经。
项后 正中属督脉；两侧属足太阳膀胱经。
胸部 属手太阴肺经。
腹部 总属阴经（因腹为阴，中行为任脉之所主）。
背部 总属阳经（因背为阳，中行为督脉之所主，两旁为足太阳膀胱经）。
两腋 足厥阴肝经。
两胁 足少阳胆经。
上肢 外侧属手三阳经；内侧属手三阴经。
下肢 外侧属足三阳经；内侧属足三阴经。
臀部 外侧属足三阳经；内侧属足三阴经。
腿部 外侧属足三阳经；内侧属足三阴经。
手、足心部 手心属手厥阴心包经；足心属足少阴肾经。
其他 如生于目部的为肝经所主；生于耳内的为肾经所主；生于鼻内的为肺经所主；生于舌部的为心经所主；生于口唇的为脾经所主。

二、十二经络气血与外科疾病

手足十二经脉有气血多少之分，手阳明大肠经、足阳明胃经为多气多血之经；手太阳小肠经、足太阳膀胱经、手厥阴心包经、足厥阴肝经为多血少气之经；手少阳三焦经、足少阳胆经、手少阴心经、足少阴肾经、手太阴肺经、足太阴脾经为多气少血之经。

凡外疡发于多血少气之经，血多则凝滞必甚，气少则外发较缓，故治疗时要注重破血，注重补托。发于多气少血之经，气多则结必甚，血少则收敛较难，故治疗时要注重行气，注重滋养。发于多气多血之经，病多易溃易敛，实证居多，故治疗时要注重行气活血。如乳痈所患部位属足阳明胃经，治宜行气通乳；瘰疬属足少阳胆经，治宜行滞、滋养等。

三、循经用药

由于疮疡所发生部位和经络的不同，治则就有分别，须结合经络之所主的一定部位而选用引经药物，使药力直达病所，从而收到显著的治疗效果。如手太阳经用黄柏、藁本；足太阳经用羌活；手阳明经用升麻、石膏、葛根；足阳明经用白芷、升麻、石膏；手少阳经用柴胡、连翘、地骨皮（上）、青皮（中）、附子（下）；足少阳经用柴胡、青皮；手太阴经用桂枝、升麻、白芷、葱白；足太阴经用升麻、苍术、白芍；手厥阴经用柴胡、丹皮；足厥阴经用柴胡、青皮、川芎、吴茱萸；手少阴经用黄连、细辛；足少阴经用独活、知母、细辛。

古人通过长期的临床实践，观察到某些药物对某些脏腑、经络有着特殊治疗作用，揭示了引经药的用药规律，从而创立了"药物归经"的理论，进一步丰富了中医辨证与治疗学的内容。

第六节 辨善恶顺逆

辨善恶顺逆，就是判断外科疾病的转归预后好坏的一种方法，即"五善七恶"、"顺逆吉凶"，在外科疾病的辨证过程中具有一定的重要性。《外科精义·辨疮疽善恶法》说："疮疽证候，善恶逆从，不可不辨。"善、恶、顺、逆均是指对病理过程而言，其中的"善"和"顺"并不指生理功能的正常情况。

一、辨善证、恶证

所谓善证就是好的现象，恶就是坏的现象。善证表示疾病转归良好，恶证表示疾病转归凶险。辨善证恶证，是以观察分析外科疾病的全身症状变化为主，用来判断其转归预后的一种学说。

（一）五善

心善 精神爽快，言语清亮，舌润不渴，寝寐安定。
肝善 身体轻便，不怒不惊，指甲红润，二便通利。
脾善 唇色滋润，饮食知味，脓黄而稠，大便和调。
肺善 声音洪亮，不喘不渴，呼吸均匀，皮肤润泽。
肾善 并无潮热，口和齿润，小便清长，夜卧安静。

（二）七恶

心恶 神志昏糊，心烦舌燥，疮色紫黑，言语呢喃。
肝恶 身体强直，目难正视，疮流血水，惊悸时作。
脾恶 形容消瘦，疮陷脓臭，不思饮食，纳药呕吐。
肺恶 皮肤枯槁，痰多音暗，呼吸喘急，鼻翼煽动。
肾恶 时渴引饮，面容惨黑，咽喉干燥，阴囊内缩。
脏腑败坏 身体浮肿，呕吐呃逆，肠鸣泄泻，口糜满布。
气血衰竭（阳脱） 疮陷色暗，时流污水，汗出肢冷，嗜卧语低。

二、辨顺证、逆证

顺，即正常现象；逆，即反常现象。顺证是指外科疾病在其发展过程中按顺序出现应有的症状者，表示疾病发展过程顺利，能取得好的结局；逆证是凡不以顺序而出现不良症状者，表示疾病发展经过不顺利，转归凶险。顺证和逆证主要从局部症状进行辨析。

（一）顺证

初起 由小渐大，疮顶高突，焮红疼痛，根脚不散。
已成 顶高根软，皮薄光亮，易脓易腐。
溃后 脓液稠厚黄白，色鲜不臭，腐肉易脱，肿消痛减。
收口 创面红活鲜润，新肉易生，疮口易敛，感觉正常。

（二）逆证

初起 形如黍米，疮顶平塌，根脚散漫，不痛不热。
已成 疮顶软陷，肿硬紫暗，不脓不腐。
溃后 皮烂肉坚无脓，时流血水，肿痛不减。
收口 脓水清稀，腐肉虽脱，新肉不生，色败臭秽，疮口经久难敛，创面不知痛痒。

善证和顺证是人体在感受病邪后发生的一系列局部和全身症状，但由于正气未衰，气血充足，能与病邪相争，而且正气占优势地位，正能胜邪，毒邪不易扩散，不易侵犯内脏，也无明显全身症状，预后良好；恶证和逆证，是因人体感受病邪后，由于正气虚衰，气血不充，在相争过程中，正不胜邪，而以病邪占优势地位，致使毒邪扩散，内侵脏腑，则恶证频现。在临证中，见到善证和顺证不能疏忽，见到恶证和逆证亦不能轻易放弃，应及时治疗，如治疗恰当亦可转为善证和顺证。

第六章 中医外科疾病治法与调护

第一节 内 治 法

内治法除了从整体观念进行辨证施治外，还要依据外科疾病的发生发展过程，按照疮疡初起、成脓、溃后三个不同发展阶段（即初起为邪毒蕴结、经络阻塞、气血凝滞；成脓期为瘀久化热、腐肉成脓；溃后则为脓毒外泄、正气耗损），确立消、托、补三个总的治疗原则。然后循此治则运用具体的治疗方法，如解表、清热、和营等法。只有确立好总的治则和治法后，选用适当的方药，才能做到有的放矢，取得更好的疗效。

一、内治法的三个总则

（一）消法

消法是运用不同的治疗方法和方药，使初起的肿疡得到消散，不使邪毒结聚成脓，是一切肿疡初起的治法总则。此法适用于尚未成脓的初期肿疡和非化脓性肿块性疾病以及各种皮肤性疾病。在具体应用消法时，是极其灵活的，必须针对病种病位、病因病机病情，分别运用不同的方法。如有表邪者解表；里实者通里；热毒蕴结者清热；寒邪凝结者温通；痰凝者祛痰；湿阻者理湿；气滞者行气；血瘀者和营化瘀等。此外，还应结合患者的体质强弱、肿疡所属经络部位等，选加不同药物。按此施治，则未成脓者可以内消，即使不能消散，也可移深居浅，转重为轻。若疮形已成，则不可用内消之法，以免毒散不收，气血受损；或脓毒内蓄，侵蚀好肉，甚至腐烂筋骨，反使溃后难敛，不易速愈。故《外科启玄》云："如形症已成，不可此法也。"

（二）托法

托法是用补益气血和透脓的药物，扶助正气，托毒外出，以免毒邪扩散和内陷的治疗法则。托法适用于外疡中期，即成脓期，此时热毒已腐肉成脓，由于一时疮口不能溃破，或机体正气虚弱无力托毒外出，均会导致脓毒滞留。治疗上应根据病人体质强弱和邪毒盛衰状况，分为补托和透托两种方法。补托法用于正虚毒盛，不能托毒外达，疮形平塌，根脚散漫不收，难溃难腐的虚证；透托法用于毒气虽盛而正气未衰者，可用透脓的药物，促其早日脓出毒泄，肿消痛减，以免脓毒旁窜深溃。如毒邪炽盛的，还需加用清热解毒药物。

（三）补法

补法就是用补养的药物，恢复其正气，助养其新生，使疮口早日愈合的治疗法则。此法则适用于溃疡后期，此时毒势已去，精神衰疲，血气虚弱，脓水清稀，肉芽灰白不实，疮口难敛。凡气血虚弱者，宜补养气血；脾胃虚弱者，宜理脾和胃；肝肾不足者，宜补益肝肾等。但毒邪未尽之时，切勿遽用补法，以免留邪为患，助邪鸱张，而犯"实实之戒"。

二、内治法的具体应用

上述消托补三大法则,是治疗外科疾病的三个总则。由于疾病的病种、病因、病机、病位、病性、病程等之不同,因此在临床具体运用时,治法很多,归纳起来,大致有解表、通里、清热、温通、祛痰、理湿、行气、和营、内托、补益、调胃等十一个法则。

(一)解表法

解表法是用解表发汗的药物,使邪从汗解。正如《内经》所说"汗之则疮已"之意。即通过发汗开泄腠理,使壅阻于皮肤血脉之间的毒邪随汗而解。因邪有风热、风寒之分,故法有辛凉、辛温之别。

1. 方剂举例 辛凉解表方如银翘散或牛蒡解肌汤。辛温解表方如荆防败毒散、万灵丹。

2. 常用药物 辛凉解表药,如薄荷、桑叶、蝉衣、牛蒡子、连翘、浮萍、菊花等。辛温解表药,如荆芥、防风、麻黄、桂枝、羌活、生姜、葱白等。

3. 适应证 辛凉解表用于外感风热证,疮疡局部焮红肿痛,或皮肤出现急性泛发性皮损,皮疹色红,伴有咽喉疼痛、恶寒轻、发热重、汗少、口渴、小便黄、舌苔薄黄、脉浮数者,如颈痈、乳痈初起,头面部丹毒、瘾疹(风热证),药毒等。辛温解表用于外感风寒证,疮疡局部肿痛酸楚,皮色不变,或皮肤出现急性泛发性皮损,皮疹色白,或皮肤麻木,伴有恶寒重、发热轻、无汗、头痛、身痛、口不渴、舌苔白、脉浮紧者,如瘾疹(风寒证)。

4. 注意点 凡疮疡溃后,日久不敛,体质虚弱者,即使有表证存在,亦不宜发汗太过,否则汗出过多,体质更虚,可引起痉厥之变,所以《伤寒论》说:"疮家,身虽疼痛,不可发汗,汗出则痉。"其含义在此。

(二)通里法

用泻下的药物,使蓄积在脏腑内部的毒邪得以疏通排出,从而达到除积导滞、逐瘀散结、泻热定痛、邪去毒消的目的。通里法常分为攻下(寒下)和润下两法。

1. 方剂举例 攻下法方,如大承气汤、内疏黄连汤、凉膈散;润下法方,如润肠汤。

2. 常用药物 攻下药物,如大黄、芒硝、枳实、番泻叶;润下药物,如瓜蒌仁、火麻仁、郁李仁、蜂蜜等。

3. 适应证 攻下法适用于表证已罢,热毒入腑,内结不散的实证、热证。如外科疾病局部焮红肿胀,疼痛剧烈或皮肤病之皮损焮红灼热,并伴口干饮冷、壮热烦躁、呕恶便秘、舌苔黄腻或黄糙、脉沉数有力者。润下法适用于阴虚肠燥便秘。如疮疡、肛肠疾病、皮肤病等阴虚火旺,胃肠津液不足,口干食少,大便秘结,脘腹痞胀,舌干质红,苔黄腻或薄黄,脉细数者。

4. 注意点 运用通里攻下法,必须严格掌握适应证,尤以年老体衰、妇女妊娠或月经期更应慎用。使用时应中病即止,不宜过剂,否则会损耗正气,尤其在化脓阶段,过下之后,正气一虚,则脓腐难透,疮势不能起发,反使毒邪内陷,病情恶化。若用之不当,能损伤脾胃,耗伤正气,致疾病缠绵难愈。泻下药物虽然可以直接泻下壅结之热毒,但在使用时可适当加清热解毒之品,以增强清泻热毒之效果。

(三)清热法

用寒凉的药物使内蕴之热毒得以清解。也就是《内经》所说"热者寒之"的治法。由于外科疮疡多因火毒所生,所以清热法是外科的主要治疗法则。但在具体运用时,首先必须分清热之盛衰,火之虚实。实火宜清热解毒;热在气分者,当清气分之热;热在营分者,当清血分之热;阴虚火旺者,当养阴清热。

1. 方剂举例 清热解毒方，如五味消毒饮；清气分之热方，如黄连解毒汤；清血分之热方，如犀角地黄汤、清营汤；养阴清热方，如知柏八味丸；清骨蒸潮热方，如清骨散。

2. 常用药物 清热解毒药，如蒲公英、紫花地丁、金银花、连翘、蚤休、野菊花等；清气分热药，如黄连、黄芩、黄柏、石膏等；清血分之热药，如水牛角、鲜生地、赤芍、丹皮、紫草、大青叶等；养阴清热药，如生地、玄参、麦冬、龟板、知母等；清骨蒸潮热药，如地骨皮、青蒿、鳖甲、银柴胡等。

3. 适应证 清热解毒法用于热毒之证，症见局部红、肿、热、痛，伴发热烦躁，口咽干燥，舌红苔黄，脉数等，如疔疮、疖、痈诸疮疡；清气分热法适用于局部色红或皮色不变、灼热肿痛的阳证，或皮肤病之皮损焮红灼热，脓疱，糜烂并伴壮热烦躁，口干喜冷饮，溲赤便干，舌质红，苔黄腻或黄糙，脉洪数者，如颈痈、流注、接触性皮炎、脓疱疮等。在临床上，清热解毒与清气分热有时不能截然分清，常相互合并应用。清血分热法适用于局部焮红灼热的外科疾病，如烂疔、发、大面积烧伤；皮肤病出现红斑、瘀点、灼热，如丹毒、白疕（血热型）、红蝴蝶疮等，可伴有高热、口渴不欲饮，心烦不寐，舌质红绛，苔黄，脉数等。以上三法在热毒炽盛时可相互同用。若热毒内传、邪陷心包，而见烦躁不安，神昏谵语，身热，舌质红绛，苔黑褐而干，脉洪数或细数，是为疔疮走黄、有头疽内陷，又当加清心开窍法，可应用安宫牛黄丸、紫雪丹、至宝丹等。养阴清热法适用于阴虚火旺的慢性病证，如红蝴蝶疮，有头疽溃后，蛇串疮恢复期，或走黄、内陷后阴伤有热者。清骨蒸潮热法一般用于瘰疬、流痰后期虚热不退的病症。

4. 注意点 应用清热药切勿太过，必须兼顾胃气，如过用苦寒，势必损伤胃气，而致纳呆、嗳气、呕恶、泛酸、便溏等症状。尤其疮疡溃后体质虚弱者更宜注意，过投寒凉能影响疮口愈合。

（四）温通法

用温经通络、散寒化痰的药物，以驱散阴寒凝滞之邪，是治疗寒证的主要法则。即《内经》所说："寒者热之"之意。本法在外科临床运用时，主要有温经通阳、散寒化痰和温经散寒、祛风化湿两法。

1. 方剂举例 温经通阳方，如阳和汤；温经散寒方，如独活寄生汤。

2. 常用药物 温经通阳、散寒化痰药物，如附子、肉桂、干姜、桂枝、麻黄、白芥子等；温经散寒、祛风化湿药物，如细辛、桂枝、羌活、独活、秦艽、防风、桑寄生等。

3. 适应证 温经通阳、散寒化痰法适用于体虚寒痰阻于筋骨，患处隐隐作痛，漫肿不显，不红不热，面色苍白，形体恶寒，小便清利，舌淡苔白，脉迟或沉等内寒证，如流痰、脱疽等病。温经散寒、祛风化湿法，适用于体虚风寒湿邪侵袭筋骨，患处酸痛麻木，漫肿，皮色不变，恶寒重发热轻，苔白腻，脉迟紧等外寒证者。

总之，上述两法之中阳和汤以温阳补虚为主，一般多用于体质较虚者，为治疗虚寒阴证之代表方；独活寄生汤祛邪补虚并重，如体质较强者，只要去其补虚之品，仍可应用。

4. 注意点 证见阴虚有热者，不可施用本法，因温燥之药能助火劫阴，若用之不当，能造成其他变证。

（五）祛痰法

用咸寒软坚化痰的药物，使因痰凝聚之肿块得以消散的法则。一般来讲，痰不是疮疡的主要发病原因，因为外感六淫或内伤七情，以及体质虚弱等，多能使气机阻滞液聚成痰。因此，祛痰法在临床运用时大多数是针对不同的病因，配合其他治法使用，才能达到化痰、消肿、软坚的目的。故分有疏风化痰、清热化痰、解郁化痰、养营化痰等法。

1. 方剂举例 疏风化痰方，如牛蒡解肌汤合二陈汤；清热化痰方，如清咽利膈汤合二母散；解郁化痰方，如逍遥散合二陈汤；养营化痰方，如香贝养营汤。

2. 常用药物　疏风化痰有牛蒡子、薄荷、夏枯草、陈皮、杏仁、半夏等。清热化痰如板蓝根、黄芩、金银花、贝母、桔梗、瓜蒌、天竺黄、竹茹等。解郁化痰如柴胡、川楝子、郁金、香附、海藻、昆布、白芥子等。养营化痰如当归、白芍、首乌、茯苓、贝母等。

3. 适应证　疏风化痰适用于风热挟痰之病证，如颈痈结块肿痛，伴有咽喉肿痛，恶风发热。清热化痰适用于痰火凝聚之证，如锁喉痈红肿坚硬，灼热疼痛，伴气喘痰壅，壮热口渴，便秘溲赤，舌质红绛苔黄腻，脉弦滑数。解郁化痰适用于气郁挟痰之病证，如瘰疬、肉瘿、结块坚实、色白不痛或微痛，伴有胸闷憋气、性情急躁等。养营化痰适用于体虚挟痰之症，如瘰疬、流痰后期，形体消瘦，神疲肢软者。

4. 注意点　因痰而致的外科病，每与气滞、火热相合，应注意辨证，临床很少用温热之品，以免助火生热之弊。

（六）理湿法

用燥湿或淡渗利湿的药物，祛除湿邪的治法。湿邪停滞能阻塞气机，病难速愈。一般来说，在上焦宜化，在中焦宜燥，在下焦宜利。且湿邪致病常与其他邪气结合为患，最多为挟热，其次为挟风。因此，理湿法常不单独使用，必须结合清热、祛风等法，才能达到治疗目的。如湿热两盛，留恋气分，要利湿化浊，清热解毒；湿热下注膀胱，宜清热泻火，利水通淋；湿热蕴结肝胆，宜清肝泻火，利湿化浊。风湿袭于肌表，宜除湿祛风。

1. 方剂举例　燥湿运脾方，如平胃散；清热利湿方，如二妙丸、萆薢渗湿汤、五神汤、龙胆泻肝汤等；除湿祛风方，如豨莶丸。

2. 常用药物　燥湿药物，如苍术、佩兰、藿香、厚朴、半夏、陈皮等；淡渗利湿药物，如萆薢、泽泻、苡仁、猪苓、茯苓、车前草等；祛风除湿药，如地肤子、豨莶草、威灵仙、防己、木瓜等。

3. 适应证　燥湿健脾适用于湿邪兼有脾虚不运之证，如外科疾患伴有胸闷呕恶、脘腹胀满、纳食不佳、舌苔厚腻等。清热利湿法适用于湿热交并之证，如湿疮、漆疮、臁疮等肌肤焮红作痒，滋水淋漓；患处灼热肿痛，热重于湿，如委中毒、附骨疽等；肝胆湿热引发的子痈、囊痈等。祛风除湿法适用于风湿袭于肌表之证，如白驳风。

4. 注意点　湿为黏滞之邪，易聚难化，常与热、风、暑等邪相合而发病，故治疗时必须结合应用清热、祛风、清暑等法。理湿之药过用每能伤阴，故阴虚、津液亏损者，宜慎用或不用。

（七）行气法

运用行气的药物，调畅气机，流通气血，以达到解郁散结、消肿止痛的一种治法。气血凝滞，是外科病理变化中的一个重要环节，局部肿胀、结块、疼痛都与气机不畅、血脉瘀阻有关。气为血之帅，气行则血行，气滞则血凝，故行气之时，多与活血药配合使用；又气郁则水湿不行聚而成痰，故行气药中又多与化痰药合用。

1. 方剂举例　疏肝解郁，行气活血方，如逍遥散、清肝解郁汤；理气解郁、化痰软坚方，如海藻玉壶汤、开郁散。

2. 常用药物　疏肝解郁，行气活血药物，如柴胡、香附、枳壳、陈皮、木香、元胡、当归、白芍、金铃子、丹参等。理气解郁，化痰软坚药，如海藻、昆布、贝母、青皮、半夏、川芎等。

3. 适应证　疏肝解郁，行气活血法适用于肝郁气滞血凝而致肿块坚硬或结块肿痛，不红不热；或痈疽后期，寒热已除、毒热已退、肿硬不散者，伴胸闷不舒、口苦、脉弦等，如乳癖、乳岩。理气解郁，化痰软坚法适用于肿势皮紧内软，随喜怒而消长，伴性情急躁、痰多而黏等，如肉瘿、气瘿等病。

4. 注意点　凡行气药物，多有香燥辛温特性，容易耗气伤阴；若气虚、阴伤或火盛患者，须要慎用或禁用。此外，行气法在临床上单独使用者较少，常与祛痰、和营等方法配合使用。

（八）和营法

用调和营血的药物，使经络疏通，血脉调和流畅，从而达到肿消痛止的目的。外科病中疮疡的形成，多因"营气不从，逆于肉理"而成，所以和营法在内治法中应用还是比较广泛的。

1. 方剂举例 活血化瘀方，如桃红四物汤；活血逐瘀方，如大黄䗪虫丸。

2. 常用药物 活血化瘀药，如桃仁、红花、当归、赤芍、红藤等；活血逐瘀药，如蛰虫、水蛭、虻虫、三棱、莪术等。

3. 适应证 活血化瘀法适用于经络阻隔、气血凝滞引起的外科疾病，如肿疡或溃后肿硬疼痛不减、结块、色红较淡、或不红或青紫者。活血逐瘀法适用于瘀血凝聚、闭阻经络所引起的外科疾病，如乳岩、筋瘤等。

4. 注意点 和营法在临床上有时需与其他治法合并应用，若有寒邪者，宜与祛寒药合用；血虚者，宜与养血药合用；痰、气、瘀互结为患，宜与理气化痰药合用等。和营活血的药品，一般性多温热，所以火毒炽盛的疾病不应使用，以防助火；对气血亏损者，破血逐瘀药也不宜过用，以免伤血。

（九）内托法

用补益和透脓的药物，扶助正气，托毒外出，使疮疡毒邪移深居浅，早日液化成脓，或使病灶趋于局限化，使邪盛者不致脓毒旁窜深溃，正虚者不致毒邪内陷，从而达到脓出毒泄、肿痛消退的目的，寓有"扶正达邪"之意。临床上根据病情虚实情况，托法可分为透托法和补托法两类。其中补托法又可分为益气托毒法和温阳托毒法。

1. 方剂举例 透托方，如透脓散；益气托毒方，如托里消毒散；温阳托毒方如神功内托散。

2. 常用药物 如黄芪、党参、白术、当归、白芍、附子、干姜、穿山甲、皂角刺等。

3. 适应证 透托法用于肿疡已成，毒盛正气不虚，肿疡尚未溃破或溃破后脓出不畅，多用于实证。补托法用于肿疡毒势方盛，正气已虚，不能托毒外出者；如见疮形平塌，根盘散漫，难溃难腐，或溃后脓水稀少，坚肿不消，并出现精神不振，面色无华，脉数无力等症状，可用益气托毒法；如见疮形漫肿无头，疮色灰暗不泽，化脓迟缓，或局部肿势已退，腐肉已尽，而脓水灰薄，或偶带绿色，新肉不生，不知疼痛，伴自汗肢冷，腹痛便泄，精神萎靡，脉沉细，舌质淡胖等症可用温阳托毒法。

4. 注意点 透脓法不宜用之过早，肿疡初起未成脓时勿用。补托法正实毒盛的情况下，不可施用，否则不但无益，反能滋长毒邪，使病势加剧，而犯"实实之戒"，故透脓散方中的当归、川芎，凡湿热火毒炽盛之时，皆去而不用。此外，内托法常与清热法同用，因热盛则肉腐，肉腐则为脓，故透脓同时要酌加清热药物，火热熄则脓腐尽。

（十）补益法

用补虚扶正的药物，使体内气血充足，以消除虚弱，恢复正气，助养新肉生长，使疮口早日愈合的治法。也即《内经》所说："虚者补之""损者益之"之意。补益法主要有益气、养血、滋阴、温阳四个方面。

1. 方剂举例 益气方，如四君子汤；养血方，如四物汤；气血双补方，如八珍汤；滋阴方，如六味地黄丸；温阳方，如桂附八味丸或右归丸。

2. 常用药物 益气药，如党参、黄芪、白术、茯苓；养血药，如当归、熟地、鸡血藤、白芍；滋阴药，如生地、玄参、麦冬、女贞子、旱莲草、玉竹；温阳药，如附子、肉桂、仙茅、淫羊藿、巴戟天、鹿角片等。

3. 适应证 凡具有气虚、血虚、阴虚、阳虚症状者，均可应用补法。一般适用于疮疡中后期，皮肤病等凡有气血不足及阴虚阳微者。如肿疡疮形平塌散漫，顶不高突，成脓迟缓，溃疡日久不敛，脓水清稀者，可用调补气血法；如呼吸气短，语声低微，疲倦乏力，自汗，饮食不振，舌淡苔少，脉虚无力者，宜以补气为主；如面色苍白或萎黄，唇色淡白，头晕眼花，心悸失眠，手足发麻，脉细无力者，宜以补血为主；如皮肤病皮损表现干燥、脱屑、肥厚、粗糙、皲裂、苔藓样变，毛发干枯脱落，伴有头晕眼花、面色苍白等全身症状，宜以养血润燥；如一切疮疡，症见口干咽燥，耳鸣目眩，手足心热，午后低热，形体消瘦，舌红少苔，脉细数者，均以滋阴法治之；如一切疮疡肿形散漫，不易酿脓腐溃，溃后肉色灰暗，新肉难生，伴大便溏薄，小便频数，肢冷自汗，少气懒言，倦怠嗜卧，苔薄，脉象微细，宜温补助阳之法。此外，乳房病或皮肤病中，而兼冲任不调者，以补肾之法而调冲任。

4. 注意点 疾病有单纯气虚、血虚，或阴虚、阳虚，也有气血两虚，阴阳俱伤者，故应用补法也当灵活，但以见不足者补之为原则。如肛门病中小儿、老年人的脱肛，属气虚下陷，用补中益气汤以补气升提；如失血过多者，每能伤气，气虚则无以摄血，故必须气血双补；又孤阴不生，独阳不长，阴阳互根，故温阳法中每佐一二味滋阴之品，滋阴法中常用一二味温阳药，除互相配合外，且能更增药效。此外，补法在一般阳证溃后，多不应用，如需应用，也多以清热养阴醒胃之法，当确显虚象之时方加补益之品。补益法若用于毒邪炽盛，正气未衰之时，不仅无益，反有助邪之害。若火毒未清而见虚象者，当以清里为主，佐以补益之品，切忌大补。若元气虽虚，胃纳不振者，应先以健脾醒胃为主，而后才能进补。

（十一）调胃法

用调理胃气的药物，使纳谷旺盛，从而促进气血生化的治法。凡疮疡溃后脓血大泄，必须靠水谷之营养，以助气血恢复，加速疮口愈合；若胃纳不振，则生化乏源，气血不充，溃后难敛。凡在外科疾病的发展过程中出现脾胃虚弱，运化失司，应及时调理脾胃，不必拘泥于疮疡的后期。古人云"有胃气则生，无胃气则死"，故治疗外科疾病，自始至终都要注意到胃气。调胃法在具体运用时，分有理脾和胃、和胃化浊及清养胃阴等法。

1. 方剂举例 理脾和胃方，如异功散；和胃化浊方，如二陈汤；清养胃阴方，如益胃汤。

2. 常用药物 理脾和胃药，如党参、白术、茯苓、陈皮、砂仁等；和胃化浊药，如陈皮、茯苓、半夏、厚朴、竹茹、谷芽、麦芽等；清养胃阴药，如沙参、麦冬、玉竹、生地、天花粉等。

3. 适应证 理脾和胃法用于脾胃虚弱，运化失职，如溃疡兼纳呆食少、大便溏薄、舌淡、苔红、脉濡等症；和胃化浊法适用于湿浊中阻，胃失和降，如疔疮或有头疽溃后，症见胸闷泛恶，食欲不振，苔薄黄腻，脉濡滑者；清养胃阴法适用于胃阴不足，如疔疮走黄、有头疽内陷，症见口干少津而不喜饮，胃纳不香，或伴口糜，舌光红，脉细数者。

4. 注意点 理脾和胃、和胃化浊两法之运用，适应证中均有胃纳不佳之症，但前者适用于脾虚而运化失常，后者适用于湿浊中阻而运化失常，区分之要点在于苔腻与厚薄、舌质淡与不淡、以及有无便溏、胸闷欲呕之症。而清养胃阴法，重点在于抓住舌光质红之症。假如三法用之不当，则更增胃浊或重伤其阴。

以上各种内治疗法，虽每法均各有其适应证，但病情的变化是错综复杂的，在具体运用时，往往需数法合并使用。因此，治疗时应根据全身和局部情况及病程阶段，按病情的变化和发展，选法用药，才能得到较好的治疗效果。

第二节 外 治 法

外治法是运用药物、手术、物理方法或配合一定的器械等，直接作用于患者体表某部或病变部位而达到治疗目的的一种治疗方法。外治法是与内治法相对而言的治疗法则，是中医辨证施治的另一种体现。《理瀹骈文》说："外治之理，即内治之理，外治之药，即内治之药，所异者法耳。"指出了外治法与内治法治疗机理相同，但给药途径不同。外治法是将药物直接作用于皮肤或黏膜，使之吸收，从而发挥治疗作用，也是外科所独具的治疗方法。

外治法的运用同内治法一样，除了要进行辨证施治外，还要根据疾病不同的发展过程，选择不同的治疗方法。常用的方法有药物疗法、手术疗法和其他疗法三大类。

一、药物疗法

药物疗法是根据疾病所在的部位不同，以及病程进展变化所需，把药物制成不同的剂型施用于患处，使药力直达病所，从而达到治疗目的的一种方法。常用的有膏药、油膏、箍围药、草药、掺药等。

（一）膏药

膏药古代称薄贴，现称硬膏。膏药是按配方用若干药物浸于植物油中煎熬，去渣存油，加入黄丹再煎，利用黄丹在高热下发生物理变化，凝结而成的制剂，俗称药肉；也有不用煎熬，经捣烂而成的膏药制剂，再用竹签将药肉摊在纸或布上。目前通过剂型改革，有些已制成胶布型膏药。

膏药总的作用是因其富有黏性，敷贴患处，能固定患部，使患部减少活动；保护溃疡疮面，可以避免外来刺激和毒邪感染。膏药使用前加温软化，趁热敷贴患部，使患部得到较长时间的热疗，改善局部血液循环，增加抗病能力。至于具体的功用，则依据所选药物的功用不同，对肿疡起到消肿定痛，对溃疡起到提脓去腐、生肌收口的作用。

1. 适应证 一切外科疾病初起、成脓、溃后各个阶段。

2. 常用药物 由于膏药方剂的组成不同，运用的药物有温、凉之异，所以在应用时就有各种不同的适应证。

（1）太乙膏、千捶膏：均可用于红肿热痛明显之阳证疮疡，为肿疡、溃疡的通用方。初起贴之能消，已成贴之能溃，溃后贴之能去腐。太乙膏性偏清凉，功能消肿、清火、解毒、生肌。千捶膏性偏寒凉，功能消肿、解毒、提脓、去腐、止痛。

（2）阳和解凝膏：用于疮形不红不热，漫肿无头之阴证疮疡未溃者，功能温经和阳、祛风散寒、调气活血、化痰通络。

（3）咬头膏：具有腐蚀性，适用于肿疡脓成，不能自破，以及患者不愿接受手术切开排脓者，功能蚀破疮头。

3. 用法 膏药摊制的形式有厚薄之分，在具体运用上也各有所宜。如薄型的膏药，多适用于溃疡，宜勤换；厚型的膏药，多适用于肿疡，宜少换，一般3～5天调换一次。

4. 注意点 凡疮疡使用膏药，有时可能引起皮肤焮红，或起丘疹，或发生水疱，瘙痒异常，甚则溃烂等现象，这是因为皮肤过敏，形成膏药风（接触性皮炎）；或溃疡脓水过多，由于膏药不能吸收脓水，淹及疮口，浸淫皮肤，而引起湿疮。凡见此等情况，可以改用油膏或其他药物。此外，膏药不可去之过早，否则疮面易受伤、感染，复致溃腐；或使疮面形成红色瘢痕，不易消退，有损美观。

（二）油膏

油膏又叫软膏，是将药粉与油脂搅拌均匀成膏状的制剂，或将药物放入植物油中煎熬至一定程度，祛除药渣，将药油浓缩成膏状的制剂。目前，油膏的基质有猪脂、羊脂、松脂、麻油、黄蜡、白蜡以及凡士林等。在应用上，其优点有柔软、滑润、无板硬黏着不舒的感觉，尤其对病灶的凹陷折缝之处或大面积的溃疡，使用油膏更为适宜，故近代常用油膏来代替膏药。

1. 适应证 适用于肿疡、溃疡、皮肤病糜烂结痂渗液不多者，以及肛门病等。

2. 常用药物 由于油膏方剂的组成不同，疾病的性质和发病阶段各异，在具体运用时，根据病情辨证选药。

（1）金黄膏、玉露膏：有清热解毒、消肿止痛、散瘀化痰的作用，适用于疮疡阳证。金黄膏长于除湿化痰，对肿而有结块，尤其是急性炎症控制后形成的慢性迁延性炎症更为适宜。玉露膏性偏寒凉，对焮红灼热明显，肿势散漫者效果较佳。

（2）冲和膏：有活血止痛、疏风祛寒、消肿软坚的作用，适用于半阴半阳证。

（3）回阳玉龙膏：有温经散寒、活血化瘀的作用，适用于阴证。

（4）生肌玉红膏：功能活血去腐、解毒止痛、润肤生肌收口，适用于一切溃疡，腐肉未脱，新肉未生之时，或日久不能收口者。

（5）红油膏：功能防腐生肌，适用于一切溃疡。

（6）生肌白玉膏：功能润肤生肌收敛，适用于溃疡腐肉已净，疮口不敛者，以及乳头皲裂、肛裂等病。

（7）疯油膏：功能润燥杀虫止痒，适用于牛皮癣、慢性湿疮、皲裂等。

（8）青黛散油膏：功能收湿止痒、清热解毒，适用于蛇串疮、急慢性湿疮等皮肤焮红痒痛、渗液不多之症。

（9）消痔膏、黄连膏：功能消痔退肿止痛，适用于内痔脱出、赘皮外痔、血栓外痔等出血、水肿、疼痛之症。

3. 用法 油膏摊贴外敷，每日或数日1换。

4. 注意点 凡皮肤湿烂，疮口腐肉已尽，摊贴油膏应薄而勤换，以免脓水浸淫皮肤，不易干燥。目前调制油膏大多应用凡士林，凡士林系矿物油也可刺激皮肤引起皮炎，如见此等现象应改用植物油或动物油；若对药物过敏者，则改用其他药。油膏用于溃疡腐肉已脱、新肉生长之时，摊贴宜薄，若过于厚涂则使肉芽生长过剩而影响疮口愈合。

（三）箍围药

箍围药古称敷贴，是药粉和液体调制成的糊剂。具有箍集围聚、收束疮毒的作用，用于肿疡初期，促其消散；若毒已结聚，也能促使疮形缩小，趋于局限，早日成脓和破溃；即使肿疡破溃，余肿未消，也可用它来消肿，截其余毒。

箍围药使用时，是将药粉与各种不同的液体调制成糊状。调制液体有多种多样，临床应根据疾病的性质与阶段不同，正确选择使用。以醋调者，取其散瘀解毒；以酒调者，取其助行药力；以葱、姜、韭、蒜捣汁调者，取其辛香散邪；以菊花汁、丝瓜叶汁、银花露调者，取其清凉解毒，而其中用丝瓜叶汁调制的玉露散治疗暑天疖肿效果较好；以鸡子清调者，取其缓和刺激；以油类调者，取其润泽肌肤。如上述液体取用有困难时，则可用冷茶汁加白糖少许调制。

1. 适应证 凡外疡不论初起、成脓及溃后，肿势散漫不聚，而无集中之硬块者，均可使用本法。

2. 常用药物 由于箍围药的药性有寒、热的不同，所以在应用时应分别使用，才能收到预期效果。

（1）金黄散、玉露散：可用于红肿热痛明显的阳证疮疡。

（2）冲和散：适用于疮形肿而不高，痛而不甚，微红微热，属半阴半阳证者。

（3）回阳玉龙散：可用于疮形不红不热，漫肿无头属阴证者。

3. 用法 阳证多用菊花汁、银花露或冷茶汁调制，半阴半阳证多用葱、姜、韭捣汁或用蜂蜜调制，阴证多用醋、酒调敷。用于外疡初起时，箍围药宜敷满整个病变部位。若毒已结聚，或溃后余肿未消，宜敷于患处四周，不要完全涂布。敷贴应超过肿势范围。

4. 注意点 凡外疡初起，肿块局限者，一般宜用消散药。阳证不能用热性药敷贴，以免助长火毒，阴证不能用寒性药敷贴，以免寒湿凝滞不化。箍围药敷后干燥之时，宜时时用液体湿润，以免药物剥落及干板不舒。

（四）草药

草药又称生药，是指采集的新鲜植物药，多为野生。其药源丰富，使用方便，价格低廉，疗效较好，民间使用草药治疗外科疾病积累了很多的经验。

1. 适应证 一切外科疾病具有红肿热痛的阳证；创伤浅表出血；皮肤病的止痒；毒蛇咬伤等。

2. 常用药物及用法

（1）蒲公英、紫花地丁、马齿苋、芙蓉花叶、七叶一枝花、丝瓜叶、仙人掌、芦荟、独角莲、野菊花叶等：有清热解毒消肿之功，适用于阳证肿疡。将鲜草药洗净，加食盐少许，捣烂敷患处，一日调换1～2次。

（2）旱莲草、白茅花、丝瓜叶等：有止血之功，适用于浅表创伤之止血，洗净，捣烂后敷出血处，并加压包扎，白茅花不用捣烂可直接敷用。

（3）徐长卿、蛇床子、地肤子、泽漆、羊蹄根：有止痒作用，适用于急、慢性皮肤病，用时洗净，凡无渗液者可煎汤熏洗，有渗液者捣汁或煎汤冷却后作湿敷。泽漆捣烂后加食盐少许用纱布包后，涂擦白疕皮损处；羊蹄根用醋浸后取汁外搽治牛皮癣；半边莲捣汁内服，药渣外敷伤口周围，治毒蛇咬伤等。

3. 注意点 用鲜草药外敷时，必须先洗净，再用1∶5000高锰酸钾溶液浸泡后捣烂外敷，敷后应注意干湿度，干后可用冷开水时时湿润，以免患部干绷不舒。

（五）掺药

将各种不同的药物研成粉末，根据制方规律，并按其不同的作用配伍成方，用时掺布于膏药或油膏上或直接掺布于病变部位，谓之掺药，古称散剂，现称粉剂。

掺药配制时，应研极细，研至无声为度。其植物类药品，宜另研过筛；矿物类药品，宜水飞；麝香、樟脑、冰片、朱砂粉、牛黄等香料贵重药品，宜另研后再与其他药物和匀，制成散剂方可应用，否则用于肿疡则药性不易渗透，用于溃疡容易引起疼痛。有香料的药粉最好以瓷瓶贮藏，塞紧瓶盖，以免香气走散。近年来经过剂型的改革，将药粉与水溶液相混合制成洗剂，将药物浸泡于乙醇溶液中制成酊剂，便于患者应用。

按其作用，常用掺药有消散药、提脓祛腐药、腐蚀药与平胬药、祛腐生肌药、生肌收口药、止血药、清热收涩药等。

1. 消散药 将具有渗透和消散作用的药粉，掺布于膏药或油膏上，贴于患处，可以直接发挥药力，使疮疡蕴结之毒移深居浅，肿消毒散。

（1）适应证：适用于肿疡初起，而肿势局限尚未成脓者。

（2）常用药物：①阳毒内消散、红灵丹，具有活血止痛、消肿化痰之功，适用于一切阳证。②阴毒内消散、桂麝散、黑退消，有温经活血、破坚化痰、散风逐寒之功，适用于一切阴证。

（3）用法：将药粉掺布于膏药或油膏上，贴于患处。

（4）注意点：若病变部肿势不局限者，选用箍围药较宜。

2. 提脓去腐药 具有提脓去腐的作用，能使疮疡内蓄之脓毒早日排出，腐肉迅速脱落。一切外疡在溃破之初，应选用提脓去腐药。若脓水不能外出，则攻蚀越深，腐肉不去则新肉难生，不仅增加患者的痛苦，并影响疮口的愈合，甚至造成病情恶化而危及生命。因此，提脓去腐是处理溃疡早期的一种基本方法。

（1）适应证：凡溃疡初期，脓栓未溶，腐肉未脱，或脓水不净，新肉未生的阶段，均宜使用。

（2）常用药物：提脓去腐的主药是升丹，升丹以其配制原料种类多少的不同，而有小升丹和大升丹之分。小升丹又称三仙丹，其配制的处方中只有水银、火硝和明矾三种原料。大升丹的配制处方除上述三种药品外，尚有皂矾、朱砂（硫化汞）、雄黄（三氧化二砷，含砷70%）及铅等。升药又可依其炼制所得成品的颜色而分为"红升"和"黄升"两种。两者的物理性质、化学成分、药理作用和临床用法等大同小异。升丹是中医外科中常用的一种药品，现代科学证明，升丹化学成分主要为汞化合物如氧化汞、硝酸汞等，红升丹中还含有氧化铅，其中汞化合物有毒，有杀菌消毒作用。药理研究证实，汞离子能和病菌呼吸酶中的硫氢基结合，使之固定而失去原有活动力，终致病原菌不能呼吸趋于死亡；硝酸汞是可溶性盐类，加水分解而成酸性溶液，对人体组织有缓和的腐蚀作用，可使与药物接触的病变组织蛋白质凝固坏死，逐渐与健康组织分离而脱落，具有"去腐"作用。目前采用的是小升丹。注意升丹因药性太猛，须加赋形药使用，常用的有九一丹、八二丹、七三丹、五五丹、九黄丹等。在腐肉已脱，脓水已少的情况下，更宜减少升丹含量。此外，尚有不含升丹的提脓祛腐药，如黑虎丹，可用于升丹过敏者。

（3）用法：临床使用时，若疮口大者，可掺于疮口上；疮口小者，可黏附在药线上插入；亦可掺于膏药、油膏上盖贴。

（4）注意点：升丹属有毒刺激药品，凡对升丹过敏者应禁用；对大面积疮面，应慎用，以防过多的吸收而发生汞中毒。凡见不明原因的高热、乏力、口有金属味等汞中毒症状时，应立即停用。若病变在眼部、唇部附近者，宜慎用，以免强烈的腐蚀有损容貌。此外，升丹放置陈久使用，可使药性缓和而减轻疼痛。升丹为汞制剂，宜用黑瓶贮藏，以免氧化变质。

3. 腐蚀药与平胬药　腐蚀药又称追蚀药，具有腐蚀组织的作用，掺布患处能使疮疡不正常的组织得以腐蚀枯落。平胬药具有平复胬肉的作用，能使疮口增生的胬肉回缩。

（1）适应证：凡肿疡在脓未溃时；痔疮、瘰疬、赘疣、息肉等病；溃疡破溃以后，疮口太小，引流不畅；疮口僵硬，胬肉突出，腐肉不脱等妨碍收口时，均可使用。

（2）常用药物：①白降丹，适用于溃疡疮口太小，脓腐难去；赘疣蚀枯落；瘰疬攻溃拔核。②枯痔散，一般用于痔疮。③三品一条枪，能腐蚀瘘管，也可以蚀去内痔，攻溃瘰疬。④平胬丹：适用于疮面胬肉突出。

（3）用法：白降丹用桑皮纸或丝棉纸做成裹药，插于疮口，使疮口开大，脓腐易出；如肿疡脓成不能穿溃，同时素体虚弱，而不愿接受手术治疗者，也可用白降丹少许，水调和，点放疮顶，代刀破头；其他如赘疣，点之可以腐蚀枯落；另有以米糊作条，用于瘰疬，则能起攻溃拔核的作用。枯痔散涂敷于痔核表面，能使其焦枯脱落。三品一条枪插入患处。掺平胬丹于胬肉上，能使其平复。

（4）注意点：腐蚀药一般含有汞、砒成分，因汞、砒的腐蚀力较其他药物大，在应用时必须谨慎。尤其在头面、指、趾等肉薄近骨之处，不宜使用过烈的腐蚀药物。即使需要应用，必须加赋形药减低其药力，以免伤及周围正常组织，待腐蚀目的达到，即应改用其他提脓去腐或生肌收口药。不要长期、过量地使用，以免引起汞中毒，对汞、砒过敏者，则应禁用。

4. 祛腐生肌药　具有提脓祛腐、解毒活血、生肌收敛的作用，掺敷在创面上，能改善溃疡局部血液循环，促使脓腐液化脱落，促进新肉生长。

（1）适应证：溃疡日久，腐肉难脱，新肉不生；或腐肉已脱，新肉不长，久不收口者。

（2）常用药物：①回阳玉龙散，用于溃疡属阴证，腐肉难脱，肉芽暗红或腐肉已脱，肉芽灰白，新肉不长者，具有温阳活血、祛腐生肌之功。②月白珍珠散，用于腐肉脱而未尽，新肉不生，久不收口之阳证，有清热解毒、祛腐生肌之功。③拔毒生肌散，用于腐肉未脱，常流毒水，疮口下陷，久不生肌之阳证，有拔毒生肌之功。④黄芪六一散、回阳生肌散，用于溃疡虚证，脓水清稀，久不收口。前者补气和营生肌，擅治偏气虚；后者回阳生肌，擅治偏阳虚。

（3）用法：取药粉适量，直接掺布在创面上；或制成药捻，插入创口内。

（4）注意点：祛腐生肌药用于慢性溃疡比较适宜，使用时，应根据溃疡阴阳属性辨证选药。若全身情况较差，气血虚衰者，还应配合内治法内外同治，以促进溃疡愈合。

5. 生肌收口药 具有解毒、收敛、促进新肉生长的作用，掺敷疮面能使疮口加速愈合。疮疡溃后，当脓水将尽，或腐脱新生时，若仅靠机体的修复能力来长肉收口则较为缓慢，因此，生肌收口也是处理溃疡的一种基本方法。

（1）适应证：凡溃疡腐肉已脱、脓水将尽时，均可使用。

（2）常用药物：生肌散、八宝丹等。

（3）用法：不论阴证、阳证，药物均可掺布于疮面上应用。

（4）注意点：脓毒未清、腐肉未净时，若早用生肌收口药，则不仅无益，反增溃烂，延缓治愈，甚至引起迫毒内攻之变；若已成瘘管之证，即使用之，勉强收口，仍可复溃，此时需配以手术治疗，方能达到治愈目的；若溃疡肉色灰淡而少红活，新肉生长缓慢，则宜配合内服药补养和食物营养，内外兼施，以助新生；若臁疮日久难敛，则宜配以绑腿缠缚，改善局部的血液循环。

6. 止血药 具有收涩凝血的作用，掺敷于出血之处，外用纱布包扎固定，可以促使创口血液凝固，达到止血的目的。

（1）适应证：适用于溃疡或创伤出血，凡属于小络损伤而出血者，可以使用。

（2）常用药物：①桃花散，适用于溃疡出血。②圣金刀散，适用于创伤性出血。③云南白药对于溃疡出血、创伤性出血均可使用。

（3）用法：取药粉，调成糊状涂敷患部，加压包扎。

（4）注意点：若大出血时，必须配合手术与内治等方法急救，以免因出血不止而引起晕厥之变。

7. 清热收涩药 具有清热收涩止痒的作用，掺扑于皮肤病糜烂渗液不多的皮损处，达到消肿、干燥、止痒的目的。

（1）适应证：适用于一切皮肤病急性或亚急性皮炎而渗液不多者。

（2）常用药物：①青黛散，清热止痒作用较强，用于皮肤病大片潮红丘疹而无渗液者。②三石散，收涩生肌作用较好，用于皮肤糜烂，稍有渗液而无红热之时。

（3）用法：可直接干扑于皮损处，或先涂上一层油剂后再扑，外加包扎。

（4）注意点：一般不用于表皮糜烂、渗液较多的皮损处，用后反使渗液不能流出，容易导致自身过敏性皮炎；亦不宜用于毛发生长的部位，因药粉不能直接掺扑于皮损处，同时粉末与毛发易黏结成团。

8. 酊剂 酊剂是将各种不同的药物，浸泡于乙醇溶液内，最后倾取其药液，即为酊剂。

（1）适应证：一般用于疮疡未溃及皮肤病等。

（2）常用药物：①红灵酒，有活血、消肿、止痛之功，用于冻疮、脱疽未溃之时。②10%土槿皮酊、复方土槿皮酊，有杀虫、止痒之功，适用于鹅掌风、灰指甲、脚湿气等。③白屑风酊，有祛风、杀虫、止痒之功，适用于面游风。

（3）用法：棉棒蘸药液，直接外涂皮损区，每日1～3次。

（4）注意点：一般酊剂有刺激性，所以凡疮疡破溃后，或皮肤病有糜烂者，均应禁用。酊剂应盛于遮光密闭容器中，充装宜满，并在阴凉处保存。

9. 洗剂 洗剂是按照组方原则，将各种不同的药物，先研成细末，然后与水溶液混合在一起而成。因加入的粉剂多系不溶性，故呈混悬状，用时须加以振荡，故也称混合振荡剂或振荡洗剂。

（1）适应证：用于急性、过敏性皮肤病，如酒渣鼻和粉刺等。

（2）常用药物：①三黄洗剂，有清热止痒之功，用于一切急性皮肤病，如湿疮、接触性皮炎，皮损为潮红、肿胀、丘疹等。②颠倒散洗剂，有清热散瘀之功，用于酒渣鼻、粉刺。

上述方剂中常可加入1%～2%薄荷脑或樟脑，增强止痒之功。

（3）用法：在应用洗剂时应充分振荡，使药液和匀，以毛笔或棉花签蘸之涂于皮损处，每日3～5次。

（4）注意点：凡皮损处糜烂渗液较多，或脓液结痂，或深在性皮肤病，均应禁用。在配制洗剂时，其中药物粉末应先研细，以免刺激皮肤。

二、手术疗法

手术疗法是应用各种器械进行手法操作的一种治疗方法，它在外科治疗中占有十分重要的位置。常用的方法有脓肿切开法、烙法、砭镰法、挑治疗法、挂线法、拖线法、结扎法等，可针对疾病的不同情况选择应用。手术器械必须严格消毒，正确使用麻醉方法，保证无菌操作，并注意防止出血和刀晕等情况的发生。

（一）脓肿切开法

脓肿切开法就是运用手术刀把脓肿切开，以使脓液排出，从而达到疮疡毒随脓泄，肿消痛止，逐渐痊愈的目的。

1. 适应证 一切外疡，不论阴证、阳证，确已成脓者。

2. 用法 运用切开法之前，应当辨清脓成熟的程度、脓肿的深浅、患部的血脉经络位置等情况，然后决定切开与否，具体运用如下：

（1）切开时机：即辨清脓成熟的程度，准确把握切开的有利时机。当肿疡成脓之后，脓肿中央出现透脓点（脓腔中央最软的一点），即为脓已成熟，此时予以切开最为适宜。

（2）切口选择：以便于引流为原则，选择脓腔最低点或最薄弱处进刀，一般疮疡宜循经直切，免伤血络；乳房部应以乳头为中心，放射状切开，免伤乳络；面部脓肿应尽量沿皮肤的自然纹理切开；手指脓肿，应从侧方切开；关节区附近的脓肿，切口尽量避免越过关节；若为关节区脓肿，一般施行横切口、弧形切口或"S"形切口，因为纵切口在瘢痕形成后易影响关节功能；肛旁低位脓肿，应以肛管为中心做放射状切开。

（3）切开原则：进刀深浅必须适度，如脓腔浅者，或生在皮肉较薄的头、颈、胁肋、腹、手指等部位，必须浅切；如脓腔深者，或生在皮肉较厚的臀、臂等部位，稍深无妨，以得脓为度。切口大小应根据脓肿范围大小以及病变部位的肌肉厚薄而定。凡是脓肿范围大，肌肉丰厚而脓腔较深的，切口宜大；脓肿范围小，肉薄而脓肿较浅的，切口宜小。一般切口不能超越脓腔以外，以免损伤好肉筋络，愈合后瘢痕较大；但切口也不能过小，以免引流不畅脓水难出，延长治愈时间。总体以脓流通畅为原则。

（4）操作方法：切开时以右手握刀，刀锋向外，拇食两指夹住刀口要进刀的尺寸，其余三指把住刀柄，并把刀柄的末端顶在鱼际上1/3处，这样能使进刀有力准确，同时左手拇食两指按在所要进刀部位的两侧，进刀时刀刃宜向上，在脓点部位向内直刺，深入脓腔即止，如欲把刀口开大,则可将刀口向上或向下轻轻延伸,然后将刀直出即可。如采用西医手术刀,可应用小号尖角刀以反挑式之执刀法进行直刺,如欲把刀口开大,则可将刀口向上或向下轻轻延伸。

3. 注意点 在关节和筋脉的部位宜谨慎开刀,以免损伤筋脉,致使关节不利,或大出血;如患者过于体弱,切开时应注意体位并做好充分准备,以防晕厥;凡颜面疔疮,尤其在鼻唇部位,忌早期切开,以免疔毒走散,并发走黄危证。切开后,由脓自流,切忌用力挤压,以免感染扩散、毒邪内攻。

(二)烙法

烙法是应用针和烙器在火上加热后,进行手术操作的一种方法。烙法分两种:一种是火针烙法,另一种是烙铁烙法,其适应证与用法均不相同。

1. 火针烙法 古称燔针淬刺,是指将针具烧红后烫烙病变部位,以达到消散、排脓、止血、去除赘生物等目的一种治疗方法。常用的有平头、尖头、带刃等粗、细不同的多种铁针。用于消散的,多选用尖头铁针,用于引流可选用平头或带刃铁针。

(1)适应证:甲下瘀血,四肢深部脓疡、疖、痈、赘疣、息肉以及创伤出血等。

(2)用法:外伤引起的指甲下瘀血,可施"开窗术"治疗。选用平头粗细适当的铁针,烧红后点穿指甲,迅速放出瘀血,患指疼痛即刻缓解,一般不会引起指甲与甲床分离;四肢深部脓疡,可用平头或带刃粗针,灼红后刺入脓疡中心部位。出针时,针具向下斜拖,使疮口开大。一烙不透,可以多烙,烙后应放入药线引流;疖、痈脓疡表浅者,平头粗针烙后,针具直出或斜出,脓汁自流,亦可轻轻挤出脓汁,不必放入药线;赘疣、息肉患者,切除病灶后,用烙法可烫治病根;创伤出血患者可选用平头粗细适中的铁针,烧红后灼之,即刻止血。

(3)注意点:治疗时应避开患者的视线,以免引起患者精神紧张,发生晕厥;烙时,火针应避开大血管及神经,不能盲目刺入,伤及正常组织;手、足筋骨关节处,用之恐焦筋灼骨,造成残废;胸胁、腰、腹等部位不可深烙,否则易伤及内膜;头为诸阳之会,皮肉较薄,亦当禁用;血瘤、岩肿等病禁用烙法;年老体弱、大病之后、孕妇等不宜用火针。

2. 烙铁烙法 烙铁古代系用银制,现改用铁或铜制成,其头如半粒小蚕豆大小,上有一柄,它主要利用器械烧灼病变处,非但可以止血,而且又能烫治病根。目前以电灼器代替火烙。

(1)适应证:适用于创伤脉络裂断出血,以及赘疣、息肉突出等。

(2)用法:先在患处作局部浸润麻醉后,用烙器烧赤烙之,如脉络裂断,可向出血点烧灼,如赘疣、息肉等,可用剪刀齐根剪除后再烙。

(3)注意点:使用时避免患者看见,以免引起精神上的极度紧张,而发生晕厥之变。对血瘤及岩肿等病,禁用烙灼。

(三)砭镰法

砭镰法俗称飞针。现多是用三棱针或刀锋在疮疡患处浅刺,放出少量血液,使内蕴热毒随血外泄的一种治疗方法。有疏通经络,活血化瘀,排毒泄热,扶正祛邪的作用。

(1)适应证:适用于急性阳证疮疡。如下肢丹毒、红丝疔、疖疮痈肿初起、外伤瘀血肿痛、痔疮肿痛等。

(2)用法:治疗时局部常规消毒,用三棱针或刀锋,直刺患处或特选部位的皮肤、黏膜,令微微出血。刺毕,用消毒棉球按压针孔。红丝疔患者用挑刺手法,于红丝尽头刺之,令微出血,继而沿红丝走向寸寸挑断;下肢丹毒、疖、痈初起,可用围刺手法,用三棱针围绕病灶周围点刺出血;外伤瘀血肿痛,用三棱针围刺后,可配合火罐,拔出瘀血,注意观察罐内出血量,不超过10ml,不需提前起罐;痔疮肿痛患者,用刺络手法,循经取穴,多在龈交处有米粒大小结节,用三棱针刺之出血，可减轻肿痛。

（3）注意点：注意无菌操作，以防感染。击刺时，宜轻、准、浅、快，出血量不宜过多，应避开神经和大血管，刺后可再敷药包扎。头、面、颈部不宜施用砭镰法，阴证、虚证及有出血倾向者禁用。

（四）挑治疗法

挑治疗法是在人体的腧穴、敏感点、或一定区域内，用三棱针挑破皮肤、皮下组织，挑断部分皮内纤维。是通过刺激皮肤经络，使脏腑得到调理的一种治疗方法。有调理气血、疏通经络、解除瘀滞的作用。

1. 适应证 适用于内痔出血、肛裂、脱肛、肛门瘙痒、颈部多发性疖肿等。

2. 用法 常用的方法有选点挑治、区域挑治和截根疗法三种。

（1）选点挑治：在背部上起第七颈椎，下至第五腰椎，旁及两侧腋后线范围内，寻找疾病反应点。反应点多为棕色、灰白色、暗灰色等，按之不褪色小米粒大小的丘疹。此法适用于颈部多发性疖肿。

（2）区域挑治：在腰椎两侧旁开1~1.5寸的纵线上任选一点挑治，尤其在第三腰椎到第二腰椎之间旁开1~1.5寸的纵线上，挑治效果更好。本法适用于内痔出血、肛裂、脱肛、肛门瘙痒等。

（3）截根疗法：取大椎下四横指处，在此处上下左右1cm范围内寻找反应点或敏感点。治疗时，让病人反坐在靠椅上，两手扶于靠背架，暴露背部。体弱患者可采用俯卧位，防止虚脱。挑治前局部常规消毒，用小号三棱针刺入皮下至浅筋膜层，挑断黄白色纤维数根，挑毕，以消毒纱布敷盖。一次不愈，可于2~3周后再行挑治，部位可以另选。

3. 注意点 注意无菌操作，挑治后一般3~5天内禁止洗澡，防止感染，挑治后当日应注意休息，不吃刺激食物。对孕妇，有严重心脏病，出血性疾病及身体过度虚弱者禁用本法。

（五）挂线法

挂线法是采用普通丝线，或药制丝线，或纸裹药线，或橡皮筋线等来挂断瘘管或窦道的治疗方法。其机理是利用挂线的紧箍作用，促使气血阻绝，肌肉坏死，最终达到切开的目的。

1. 适应证 凡疮疡溃后，脓水不净，虽经内服、外敷等治疗无效而形成瘘管或窦道者；或疮口过深，或生于血络丛处，而不宜采用切开手术者。

2. 用法 先用球头银丝自甲孔探入管道，使银丝从乙孔穿出（如没有乙孔的，可在局麻下用硬性探针顶穿，引出银丝），然后用丝线做成双套结，将橡皮筋线一根结扎在自乙孔穿出的银丝球头部，再由乙孔退回管道，从甲孔抽出。这样，橡皮筋线与丝线贯穿瘘管管道两口。此时将扎在球头上的丝线与橡皮筋线剪开（丝线暂时保留在管道内，以备橡皮筋线在结扎断开时，用以另引橡皮筋线作更换之用），再在橡皮筋线下先垫两根丝线，然后收紧橡皮筋线，打一个单结，再将所垫的两根丝线，各自分别在橡皮筋线打结处予以结缚固定，最后抽出管道内保留的丝线。

上面介绍的是橡皮筋线挂线法，如采用普通丝线或纸裹药线挂线法，则在挂线以后，须每隔2~3天解开线结，收紧一次。橡皮筋线因有弹性，一般一次扎紧后即可自动收紧切开，所以目前多采用橡皮筋线挂线法。

3. 注意点 如果瘘管管道较长，发现挂线松弛时，必须将线收紧；在探查管道时，要轻巧、细致，避免形成假道。

（六）拖线法

拖线法是以粗丝线贯穿于瘘管、窦道中，通过拖拉引流，排净脓腐，以治疗瘘管、窦道的方法。

1. 适应证 适用于乳房部多发性窦瘘、颅部术后残留窦道、臀部大范围脓腔形成的窦道或瘘管等。

2. 用法 即以4～6股7号或10号医用丝线引置于管道中，丝线两端要迂折于管道外打结，以防脱落，但丝线圈不必拉紧，以便每日来回拖拉。每日换药时，用提脓祛腐药物掺于丝线上，来回拖拉后将药物置于管腔内，使管道中脓腐坏死组织得以排出，待脓腐排净后，拆除拖线，外用棉垫加压固定，促进管腔黏合痊愈。拖线疗法一般保留2～3周，肛门部瘘管一般在10～14天，乳房部瘘管拖线时间应长一些，一般在14～21天。同时配合其他疗法内外合治，具有组织损伤少，痛苦小，疗程短，愈合后外形改变少等优点。

3. 注意点 在具体操作时，所用拖线可视管壁的大小、厚薄及坏死组织的多少等，采用单线、双线或多股线；拖线切口，应注意低位引流和使拖线穿过整个脓腔、窦道或瘘管；剪除拖线不宜过早或过晚，应待管壁化脱，坏死组织和分泌物引流干净通畅，此时细菌培养多为阴性，新肉芽开始显露，即可剪除拖线。若拖线保留时间过短，坏死组织或异物会残留于管腔，影响正常肉芽组织生长，使管腔难以愈合，或愈合复发。而拖线保留时间过长，易造成异物刺激管壁，引起纤维化，亦影响管腔的适时愈合。此外，在每日换药时，须用生理盐水或呋喃西林溶液清洁创口及拖线周围的脓腐，防止脓腐干结而影响引流的通畅。提脓祛腐药应仔细地掺于丝线上，然后将丝线轻轻地来回拖拉，使药粉均匀地引置于管道内。拖线拆除后，必须配合垫棉压迫法，压迫整个管道空腔，并用阔绷带扎紧，可使管壁碰拢闭合，管腔粘连愈合。窦道瘘管收口后，仍应继续垫棉加压一段时期，以巩固疗效。但是对于有多层较大脓腔的窦道瘘管，仍需以切开扩创为主要治疗方法，拖线疗法则为辅助手段。

（七）结扎法

结扎法又名缠扎法，是将线缠扎于病变部位与正常皮肉分界处，通过结扎，促使病变部位经络阻塞、气血不通，结扎远端的病变组织失去营养而致逐渐坏死脱落，从而达到治疗目的的一种方法。对较大脉络断裂而引起活动性出血，亦可利用本法结扎血管，制止出血。

1. 适应证 适用于瘤、赘疣、痔、脱疽等病，以及脉络断裂引起的出血之症。

2. 用法 凡头大蒂小的赘疣、痔核等，可在根部以双套结扣住扎紧；凡头小蒂大的痔核，可以缝针贯穿它的根部，再用"8"字式结扎法或"回"字式结扎法，两线交叉扎紧；如截除脱疽坏死的趾、指，可在其上端预先用丝线缠绕十余圈，渐渐紧扎；如脉络断裂，可先找到断裂的络头，再用缝针引线贯穿出血底部，然后系紧打结。结扎所使用线的种类有普通丝线、药制丝线、纸裹药线等，目前多采用较粗的普通丝线或医用缝合线。

3. 注意点 如内痔用缝针穿线，不可穿过患处的肌层，以免化脓；扎线应扎紧，否则不能达到完全脱落的目的；扎线未脱，应俟其自然脱落，不要硬拉，以防出血。

三、其他疗法

其他疗法有引流法、垫棉法、药筒拔法、针灸法、熏法、熨法、热烘疗法、溻渍法、冷冻疗法和激光疗法等。

（一）引流法

引流法是在脓肿切开或自行溃破后，运用药线、导管或扩创等使脓液畅流，腐脱新生，防止毒邪扩散，促使溃疡早日愈合的一种治法。包括药线引流、导管引流和扩创引流等。

1. 药线引流 药线俗称纸捻或药捻，大多采用桑皮纸，也可应用丝棉纸或拷贝纸等。按临床实际需要，将纸裁成宽窄长短适度，搓成大小长短不同线形药线备用。药线的类别有外黏药物及内裹药物两类，目前临床上大多应用外黏药物的药线。它是借着药物及物理作用，插入溃疡疮孔中，使脓水外流；同时利用药线之线形，能使坏死组织附着于药线而使之外出；此外，尚能探查脓肿的深浅，以及有否死骨的存在。探查有否死骨也是利用药线绞形之螺纹，如触及粗糙骨质者，则说明疮疡已损骨无疑。采用药线引流和探查，具有方便、痛苦少、患者能自行更换等优点。目前将捻制成的药线，经过高压蒸气消毒后应用，使之无菌更臻完善。

（1）适应证：适用于溃疡疮口过小，脓水不易排出者；或已成瘘管、窦道者。

（2）用法：常用的有外黏药物法和内裹药物法。

1）外黏药物法：此法分有两种。一种是将搓成的纸线，临用时放在油中或水中润湿，蘸药插入疮口；另一种是预先用白及汁与药和匀，黏附在纸线上，候干存贮，随时取用。目前大多采用前法。外黏药物，多用含有升丹成分的方剂或黑虎丹等，因有提脓去腐的作用，故适用于溃疡疮口过深过小，脓水不易排出者。

2）内裹药物法：是将药物预先放在纸内，裹好搓成线状备用。内裹药物，多用白降丹、枯痔散等，因其具有腐蚀化管的作用，故适用于溃疡已成瘘管或窦道者。

（3）注意点：药线插入疮口中，应留出一小部分在疮口之外，并应将留出的药线末端向疮口侧方或下方折放，再以膏药或油膏盖贴固定。如脓水已尽，流出淡黄色黏稠液体时，即使脓腔尚深，也不可再插药线，否则影响收口的时间。

2. 导管引流 古代导管用铜制成，长约 10cm，粗约 0.3 cm，中空，一端平面光滑，一端呈斜尖式，在斜尖下方之两侧，各有一孔（以备脓腐阻塞导管腔头部后，仍能起引流的作用），即为导管的形状，消毒备用。这种导管引流较之药线引流，更易使脓液流出，从而达到脓毒外泄的目的。

（1）适应证：适用于附骨疽、流痰、流注等脓腔较深、脓液不易畅流者。

（2）用法：将消毒的导管轻轻插入疮口，达到底部后，再稍退出一些即可。当管腔中已有脓液排出时，即用橡皮膏固定导管，外盖厚层纱布，放置数日（纱布可每日更换），当脓液减少后，改用药线引流。导管另一种用法：当脓腔位于肌肉深部，切开后脓液不易畅流，将导管插入，引流脓液外出，待脓稍少后，即拔去导管，再用药线引流。导管引流，目前在体表脓肿已很少采用，大多应用于腹腔手术后，且导管均改用硅胶管或橡皮管（导尿管）以替代铜制导管。

（3）注意点：导管的放置应放在疮口较低的一端，以使脓液畅流。导管必须固定，以防滑脱或落入疮口内。管腔如被腐肉阻塞，可松动引流管或轻轻冲洗，以保持引流通畅。

3. 扩创引流 是应用手术的方法来进行引流。大多用于脓肿溃破后有袋脓现象，经其他引流、垫棉法等无效的情况。

（1）适应证：适用于痈、有头疽溃后有袋脓者，瘰疬溃后形成空腔或脂瘤染毒化脓等。

（2）用法：在消毒局麻下，对脓腔范围较小者，只需用手术刀将疮口上下延伸即可；如脓腔范围较大者，则用剪刀作十字形扩创。瘰疬之溃疡，除扩创外，并须将空腔之皮修剪，剪后使疮面全部暴露；有头疽溃疡的袋脓，除作十字形扩创外，切忌将空腔之皮剪去，以免愈合后形成较大的瘢痕，影响活动功能；脂瘤染毒化脓的扩创，作十字形切开后，将疮面两侧皮肤稍作修剪，便于棉花嵌塞，并用刮匙将渣样物质及囊壁一并刮清。

（3）注意点：扩创后，须用消毒棉花按疮口大小，蘸八二丹或七三丹嵌塞疮口以祛腐，并加压固定，以防止出血，以后可按溃疡处理。

（二）垫棉法

垫棉法是用棉花或纱布折叠成块以衬垫疮部的一种辅助疗法。它是借着加压的力量，使溃疡的脓液不致下坠而潴留，或使过大的溃疡空腔皮肤与新肉得以黏合而达到愈合的目的。

1. 适应证 适用于溃疡脓出不畅有袋脓者；或疮孔窦道形成脓水不易排尽者；或溃疡脓腐已

尽，新肉已生，但皮肉一时不能黏合者。

2. 用法　袋脓者，使用时将棉花或纱布垫衬在疮口下方空隙处，并用宽绷带加压固定；对窦道深而脓水不易排尽者，用棉垫压迫整个窦道空腔，并用绷带扎紧；溃疡空腔的皮肤与新肉一时不能黏合者，使用时可将棉垫按空腔的范围稍微放大，满垫在疮口之上，再用阔带绷紧。至于腋部、腘窝部的疮疡，最易形成袋脓或形成空腔，影响疮口愈合或虽愈合而易复溃，故应早日使用垫棉法。具体应用时，需根据不同部位，在垫棉后采用不同的绷带予以加压固定，如颈部用四头带，腹壁多用多头带，会阴部用丁字带，腋部、腘窝部用三角巾包扎，小范围的用宽橡皮膏加压固定。

3. 注意点　在急性炎症红肿热痛尚未消退时不可应用，否则有促使炎症扩散之弊。所用棉垫必须比脓腔或窦道稍大。用于黏合皮肉，一般5～7天更换一次，用于袋脓，可2～3天更换一次。应用本法，未能获得预期效果时，则宜采取扩创引流手术。应用本法期间，若出现发热，局部疼痛加重者，则应立即终止使用，采取相应的措施。

（三）药筒拔法

药筒拔法是采用一定的药物与竹筒若干个同煎，乘热迅速扣于疮上，借助药筒吸取脓液毒水，具有宣通气血、拔毒泄热的作用，从而达到脓毒自出、毒尽疮愈的目的。

1. 适应证　适用于有头疽坚硬散漫不收，脓毒不得外出；或脓疡已溃，疮口狭小，脓稠难出，有袋脓者；或毒蛇咬伤，肿势迅速蔓延，毒水不出者；或反复发作的流火等。

2. 用法　先用鲜菖蒲、羌活、紫苏、蕲艾、白芷、甘草各15g，连须葱60g，以清水10碗煎数十滚备用；次用鲜嫩竹数段，每段长约10cm，径口约4cm，一头留节，刮去青皮留白，厚约0.3cm，靠节钻一小孔，以杉木条塞紧，放前药水内煮数十滚（药筒浮起用物压住），如疮口小可用拔火罐筒。将药水锅放在病床前，取筒倒去药水，乘热急对疮口合上，按紧，自然吸住，待片刻药筒已凉（约5～10分钟），拔去杉木塞，其筒自落。视其需要和病体强弱，每日可拔1～2筒或3～5筒。如其坚肿不消，或肿势继续扩散，脓毒依然不能外出者，翌日可以再次吸拔，如此连用数天。如应用于丹毒，患部消毒后，先用砭镰法放血，再用药筒拔吸，待拔吸处血液自然凝固后，用纱布包扎，常应用于复发性丹毒已形成象皮腿者。目前因操作不便，多以拔火罐方法代替。

3. 注意点　必须验其筒内拔出的脓血，若红黄稠厚者预后较好；纯是败浆稀水，气秽黑绿者预后较差。此外，操作时须避开大血管，以免出血不止。

（四）针灸法

包括针法与灸法，两者各有其适应证。在外科方面，古代多采用灸法，但近年来针法较灸法应用广泛，很多疾病均可配合针刺治疗而提高临床疗效。灸法是用药物在患处燃烧，借着药力、火力的温暖作用，可以温阳祛寒、活血散瘀、疏通经络、拔引蓄毒。如此肿疡未成者易于消散，既成者易于溃脓，既溃者易于生肌收口。

1. 适应证　针刺适用于瘰疬、乳痈、乳癖、湿疮、瘾疹、蛇串疮、脱疽、内痔术后疼痛、排尿困难等。灸法适用于肿疡初起坚肿，特别是阴寒毒邪凝滞筋骨，而正气虚弱，难以起发，不能托毒外达者；或溃疡久不愈合，脓水稀薄，肌肉僵化，新肉生长迟缓者。

2. 用法　针刺的用法，一般采取病变远离部位取穴，手法大多应用泻法，不同疾病取穴各异。灸的方法虽多，但主要有两类，一种是明灸，单纯用艾绒作艾炷置皮肤施灸，此法因有灼痛，并容易引起皮肤发生水疱，所以比较少用；一种是隔灸，捣药成饼，或切药成片（如豆豉、附子等做饼，或姜、蒜等切片），上置艾炷，于疮上灸之。此外，还有用艾绒配伍其他药物，做成药条，隔纸燃灸，称为雷火神针灸。豆豉饼灸，隔姜、蒜灸等，适用于疮疡初起毒邪壅滞之证，取其辛香之气，行气散邪；附子饼灸适用于气血俱虚、风邪寒湿凝滞筋骨之证，取其温经散寒，调气行血；雷火神针灸适用于风寒湿邪侵袭经络痹痛之证，取其香窜经络，祛风除湿。至于灸炷的大小、壮数的多少，须视疮形的大小及疮口的深浅而定，总之务必使药力达到病所，以痛者灸至不痛、不痛者灸至觉痛为止。

3. 注意点 凡针刺一般不宜直接刺于病变部位。疔疮等实热阳证，不宜灸之，以免以火济火；头面为诸阳之会，颈项接近咽喉，灸之恐逼毒入里；手指等皮肉较薄之处，灸之更增疼痛。此外，在针灸的同时，根据病情应与内治、外治等法共同施治。

（五）熏法

熏法是把药物燃烧后，取其烟气上熏，借着药力与热力的作用，使腠理疏通、气血流畅而达到治疗目的的一种治法。包括神灯照法、桑柴火烘法、烟熏法等。

1. 适应证 肿疡、溃疡均可应用。

2. 用法 神灯照法功能活血消肿、解毒止痛，适用于痈疽轻证，未成脓者自消，已成脓者自溃，不腐者即腐；桑柴火烘法功能助阳通络、消肿散坚、化腐生肌、止痛，适用于疮疡坚而不溃、溃而不腐、新肉不生、疼痛不止之症；烟熏法功能杀虫止痒，适用于干燥而无渗液的各种顽固性皮肤病。

3. 注意点 随时听取患者对治疗部位热感程度的反映，不得引起皮肤灼伤。室内烟雾弥漫时，要适当流通空气。

（六）熨法

熨法是把药物加酒、醋炒热，布包熨摩患处，使腠理疏通而达到治疗目的的一种方法。目前常因药物的炒煮不便，而较少应用，但临床上单纯热敷还在普遍使用。

1. 适应证 适用于风寒湿痰凝滞筋骨肌肉等证，以及乳痈的初起或回乳。

2. 用法 熨风散药末，取赤皮葱连须240g，捣烂后与药末和匀，醋拌炒热，布包熨患处，稍冷即换，有温经祛寒、散风止痛之功，适用于附骨疽、流痰皮色不变、筋骨酸痛；青盐适量，炒热布包熨患处，每日1次，每次20分钟，治腰肌劳损；又如取皮硝80g，置布袋中，覆于乳房部，再把热水袋置于布袋上待其溶化吸收，有消肿回乳之功，适用于乳痈初起或哺乳期的回乳。

3. 注意点 同熏法，一般阳证肿疡慎用。

（七）热烘疗法

热烘疗法是在病变部位涂药后，再加热烘，通过热力的作用，使局部气血流畅，腠理开疏，药物渗入，从而达到活血祛风以减轻或消除痒感、活血化瘀以消除皮肤肥厚等治疗目的的一种方法。

1. 适应证 适用于鹅掌风、慢性湿疮、牛皮癣等皮肤干燥、瘙痒之症。

2. 用法 依据病情，选择相适应的药膏，如鹅掌风用疯油膏，慢性湿疮用青黛膏，牛皮癣用疯油膏等。操作时先将药膏涂于患部，须均匀极薄，然后用电吹风烘（或火烘）患部，每日1次，每次20分钟，烘后即可将所涂药膏擦去。

3. 注意点 同熏法，但一切急性皮肤病禁用。

（八）溻渍法

溻是将饱含药液的纱布或棉絮湿敷患处，渍是将患处浸泡在药液中。溻渍法是通过湿敷、淋洗、浸泡对患处的物理作用，以及不同药物对患部的药效作用，而达到治疗目的的一种方法。近年来，溻渍法除了治疗疾病外，在用途上有了新的发展，如药浴美容，浸足保健防病等。

1. 适应证 阳证疮疡初起、溃后；半阴半阳证及阴证疮疡；美容、保健等。

2. 用法 常用方法有溻法和浸渍法。

（1）溻法：用6～8层纱布浸透药液，轻拧至不滴水，湿敷患处。

1）冷溻：待药液凉后湿敷患处，30分钟更换1次。适用于阳证疮疡初起，溃后脓水较多者。

2）热溻：药液煎成后，趁热湿敷患处，稍凉即换。适用于脓液较少的阳证溃疡，半阴半阳证和阴证疮疡。

3）罨敷：在冷或热溻的同时，外用油纸或塑料薄膜包扎，可减缓药液挥发，延长药效。

（2）浸渍法：包括淋洗、冲洗、浸泡等。

1）淋洗：多用于溃疡脓水较多，发生在躯干部者。

2）冲洗：适用于腔隙间感染，如窦道、瘘管等。

3）浸泡：适用于疮疡生于手、足部及会阴部患者，亦可用于皮肤病全身性沐浴，以及药浴美容，浸足保健防病等。

用2%～10%黄柏溶液或二黄煎冷溻，有清热解毒的作用，适用于疮疡热毒炽盛，皮肤焮红或糜烂，或溃疡脓水较多，疮口难敛者；葱归溻肿汤热溻，有疏导腠理，调通血脉的作用，适用于痈疽初肿之时；苦参汤祛风除湿、杀虫止痒，可洗涤尖锐湿疣、白疕等；五倍子汤有消肿止痛，收敛止血的作用，煎汤坐浴，适用于内、外痔肿痛及脱肛等；鹅掌风浸泡方有疏通气血，杀虫止痒的作用，加醋同煎，待温，每日浸泡1～2小时，连续7天，适用于鹅掌风；香樟木有调和营卫，祛风止痒之功，煎汤沐浴，适用于瘾疹；桑皮柏叶汤沐头，能润泽头发，增添光泽，治发鬓枯黄；鲜芦荟汁、鲜柠檬汁敷面，可润肌白面，美容除皱；热水浸浴全身或浸足可发汗排毒，疏通经络，行气活血，保健防病。若配合按摩穴位，效果更佳。

3. 注意点 用溻法时，药液应新鲜，溻敷范围应稍大于疮面。热溻、罨敷的温度宜在45～60℃。淋洗、冲洗时，用过的药液不可再用。局部浸泡一般每日1～2次，每次15～30分钟。全身药浴可每日1次，每次30～60分钟，冬季应保暖，夏季宜避风凉。

（九）冷冻疗法

冷冻疗法是利用各种不同等级的低温作用于患病部位，使之冰寒凝集，气血阻滞，病变组织失去气血濡养而发生坏死脱落的一种治疗方法。

1. 适应证 适用于瘤、赘疣、痔核、痣、早期皮肤癌等。

2. 用法 目前最常用的制冷剂为液氮。液氮致冷温度低，可达-196℃。应用时，根据病变组织的不同情况，可选择不同的操作方法。

（1）棉签法：将液氮从杜瓦瓶中导出，盛于小保温杯中，用棉签蘸液氮直接涂点患部，使患部皮肤变白为止。此法仅适用于小的浅表病变。

（2）喷射冷冻法：此法是借助液氮在治疗器中蒸发所产生的压力，迫使液氮从喷嘴直接喷射于患部进行冷冻。可用于浅表而面积稍大，表面不平的病变。

（3）冷冻头接触法：亦称封式治疗。液氮经导管由内喷于冷冻头上，使之冷冻，然后将冷冻头放置于患部进行冷冻。此种方法，可持续较长时间，并可在治疗中施加压力，适用于部位较深的病变。

（4）冷冻刀接触法：此法是将冷冻刀浸入盛有液氮的广口保温瓶中预冷，1～3分钟后取出，即可治疗。冷冻刀接触法使组织降温速度比封式治疗要快，且在一般室温7～8分钟后，其低温仍保持在-60℃左右。本法适合于多种病变的治疗。

3. 注意点 冷冻疗法使用后，有疼痛、水肿、水疱、出血或瘾疹发生，应做好相应的预防和处理。亦有患者可能出现色素脱失或色素沉着，一般需经数月可自行消退。

（十）激光疗法

受激辐射光称为激光。用各种不同的激光治疗不同疾病的方法称激光疗法。目前已有多种激光应用于治疗。如二氧化碳激光、氩离子激光、氦氖激光、掺钕钇铝石榴石激光等。常用的有二氧化碳激光和氦氖激光。

1. 适应证 二氧化碳激光适用于瘤、赘疣、痔核、痣、部分皮肤良恶性疾病等。氦氖激光适用于疮疡初起及僵块、溃疡久不愈合、皮肤瘙痒症、蛇串疮后遗症、油风等。

2. 用法 分弱激光治疗和中、强功率激光治疗。

（1）弱激光治疗：二氧化碳激光原光束经散焦后照射到病灶部位，患者有热感，照射时间视激光功率而定，一般控制在十几分钟之间。氦氖激光穴位照射，一般每穴5分钟，病变局部照射一般每次10分钟。

（2）中、强功率激光治疗：常规消毒，以2%利多卡因做浸润麻醉，麻药应尽量注入病变基底部，若直接注入病灶，使病灶内水分增加，影响烧灼及汽化效果。再根据病情采用清扫法、切割法或凝固照射等。

1）清扫法：一般用于没有突出皮肤表面的病变，如痣等。从表层开始，逐层向深部扫描照射，将病变烧灼干净，见到健康组织为止。

2）切割法：用于突出皮肤表层的病变，如赘疣、痔核、瘤等。切割时，用镊子夹住并提起病变部位，切割之。然后适当调低功率清除残余病变组织。

3）凝固照射：以中功率激光照射病变组织，可使其变白、凝固、变性，从而破坏病变组织。

3. 注意点 创面浅而小的患者，治疗后没有明显渗出及红肿反应，可以不需处理，但要保持创面干净。创面较大，超过1cm^2，或创面有渗液者，应使用无菌敷料包扎，并酌情用散焦二氧化碳激光或氦氖激光照射，可预防感染，加速创面愈合。

第三节 调 护

护理是临床医疗不可缺少的重要环节。《外科正宗·调理须知》记载，"凡人无病时，不善调理而致生百病，况既病之后，若不加调摄而病岂能得愈乎。"说明古代医家早已经认识到调摄与护理在疾病治疗中的重要性。

一、一 般 护 理

（一）基本要求

1. 病室宜卫生 病室是患者接受治疗和休养的地方，合乎卫生要求的病室应清洁整齐，空气新鲜，光线充足，冷暖适宜。《外科精要·饮食居处戒忌》说："卧室宜洁净馨香"。《外科正宗·杂忌须知》亦云："先要扫洒患房洁净，冬必温帏，夏宜凉帐，庶防苍蝇、蟆蚣之属侵之。"外科病人在接受检查、治疗及护理时，常常需要暴露病变部位，因此，在保证室内光线明亮充足的前提下，室内温度应冷暖适宜，寒冷季节打开门窗通风透气时间不宜过长，以免病人受寒；炎热夏季应避免患者直接吹受凉风或长时间开启空调，尤其是体虚易汗者，容易汗出当风，复感外邪。另外，病人的各种排泄物及病理产物，如呕吐物、大小便、汗液、痰液、脓、血等，常致室内空气浑浊不爽，臭秽难闻。故不但应经常清扫，还须适时打开门窗使空气流通。

2. 环境宜安静 怡静舒适的室内外环境，对外科疾病的治疗和康复有密切关系。在病重期间，患者每因病痛折磨或感到病情严重而烦躁、惊恐。疾病迁延期，又因病情缠绵难愈对治疗缺乏信心而会焦虑不安。舒适的内外环境对调治患者身心，增强抗病意识，对疾病的治疗和恢复有直接关系。《刘涓子鬼遗方·将息法》中说："凡人痈疽发背至危甚者，因出脓毒气多虚，易于惊悸，须于清静室中将息调理。不得涉及家务，不得喧啼，又瓮器钢铁之声，驴鸣马嘶，猫犬叫吠等项，皆须防之。"《外科精义·论将护忌慎法》也指出："于患人左右，止息烦杂，切忌打触器物，诸恶音声，争辩是非。"因此，创造一个好的环境，给病人一个好的心情是临床医疗与护理中一项非常重要的内容。

（二）特殊要求

有些外科疾病，除对室内外环境的一般要求外，还有一些相应的特殊要求。如破伤风患者应注意避光、避声及触摸等任何各种外界因素的刺激，室内光线应偏暗，且要杜绝噪声，尽量减少室内走动及对病者的触摸。因为任何轻微的外来刺激均可诱发其抽搐、痉挛的强烈发作而加重病情，甚可引起呼吸困难而窒息。狂犬病患者害怕水的声音，故应避免接触水和听到水声，以免诱发或加重其吞咽肌的痉挛而致呼吸困难。对于严重烧伤病人，应有防寒保暖、明亮整洁的专门病室，室内空气应定时用紫外线照射或其他方法消毒，并严格控制家属探视及禁止病人间往来，以免外来感染及减少医源性交叉感染。此外，外科的一些传染病，如烂疔、疫疔、癣及疫喉痧等，这些疾病的病源微生物经体表或患部排出容易形成接触感染，因此需采用隔离的办法，如床边隔离，每一病房加隔离标记；病人不准相互接触，以防交叉感染，医护人员在治疗或护理工作时应穿隔离衣，已被感染的物品、敷料等须严格消毒处理。

二、情志护理

精神因素不仅是多种外科疾病重要的致病因素之一，而且患者一般都抱有不同的心理反应，影响着疾病的疗效和预后。精神因素和治疗效果，两者有双向的因果关系。因此，心理康复在所有护理工作中有显著和关键性的作用，故而得到了人们越来越多的重视。《内经》说："恬淡虚无，真气从之。精神内守，病安从来。是以志闲而少欲，心安而不惧，形劳而不倦，气从其欲，皆得所愿。"反之则"七情动之。内伤脏腑，外形于肢体。"可见情志因素在人的健康中有很重要的影响作用。

由于病员来自各方，病情轻重不同，对病者的身心护理则应如《理虚元鉴》所云："樽节其精神，各就其性情，所失以为治"。掌握病人不同的思想动态，便于有针对性地进行精神护理。如疔疮走黄、毒蛇咬伤以及手术前的病人，常因意识到病情严重或害怕开刀而紧张恐惧。重度或大面积烧伤、骨痨、脱疽、晚期岩肿等患者，担忧可能毁容、伤残或治疗无望而情绪低沉消极，悲观失望。对一些慢性疾病或轻症小恙，如慢性骨髓炎、面部痤疮、疖肿等，前者因病期冗长，患者情绪急躁或失去信心，后者则麻痹轻视忽视诊治。因此要因人而异，做好病人的精神护理。对病情严重者，要安慰其以消除恐惧紧张心理，配合医疗，增强战胜疾病的信念。对慢性或轻浅病症，既要帮助患者克服急躁情绪，又不掉以轻心麻痹轻视。同时还须经常关心和照顾患者的日常起居，尤其对那些年老、病重、残疾、孤寡者，更应注意和帮助解决生活中的实际困难，让病员感受到生活在一个充满亲切友好、温暖和谐的环境之中，以利于疾病的诊治和康复。

三、饮食护理

饮食护理是对患者的饮食进行正确调理，达到配合治疗促进康复的方法。《素问·藏气法时论》说："毒药攻邪，五谷为养，五果为助，五畜为益，五菜为充，气味合而服之以补益精气。"说明药物攻邪与食物补养两者之间的密切关系。《外科证治全书》亦云："古人治病，虽赖乎药，亦资于饵，药之所忌，关乎人之生死，饵之宜忌，涉于病之轻重。"祖国医学历来主张无病要注意饮食调节，有病要先用食疗，食疗不愈，而后用药，即防患于未然，不要滥用药物。

（一）基本要求

1. 饮食卫生是饮食护理的前提　饮食卫生指除饮食须清洁外，还须包括食有定时，饥饱适度，冷热相宜，食不偏嗜等诸方面。因为饮食不慎是外科疾病发生的重要原因。首先，要求患者食物须新鲜、洁净，不食隔夜、腐败酸馊食物，以免"秽饭馁肉臭鱼，食之皆伤人"。（《金匮要略·禽兽鱼虫禁忌并治》）

对饮食用具也须清洁卫生，杜绝病从口入。其次，进食宜节制，应适时、定量，避免过饥过饱或过食生冷，或有偏嗜。过于饥饱或过食生冷，常是外科急腹症如肠痈、肠结以及胆、胰疾病发病的重要诱因。偏嗜炙煿甘肥，脾胃积热，外可腐毒肌肤，易患痈、疽、疔疖，内可熏蒸肝胆而发胁痛、黄疸等胆胰疾病。此外，食后漱口、注意口腔清洁等都是饮食卫生、防病治病的良好措施。

2. 调理脾胃是饮食护理的关键　饮食调理能否达到治疗疾病，补养身体的目的，很大程度上取决于其脾胃功能的强弱。因为无论食养、食疗，皆须经过脾胃运化而发挥其作用，因此，调理饮食必须注重脾胃运化功能。除上述要求饮食宜新鲜洁净，饥饱有度，冷热相宜外，根据脾胃功能强弱来进行饮食调理是饮食护理的关键。脾胃功能尚健，可根据病情的需要适当增加饮食营养，为治疗及康复创造条件。脾胃功能较差时，饮食尤当注意。如痈疽疔疮等疾病在急性发作期，由于热毒炽盛，壅遏中焦或大病初愈胃气已伤，脾胃功能未复，此时饮食调理须顾护脾胃，先予清淡或平补饮食，以免增加脾胃负担，待脾胃功能渐复时方可厚味调养。故不同病情都需要顾及脾胃功能，若概以厚味补益食品，虚者精微难化，有损脾胃，其病难复，实者阻碍中土，邪毒不化，易生变证，切需注意。

（二）外科疾病的饮食宜忌

由于饮食因素对外科疾病的发生、发展、变化起着重要作用，因此，饮食宜忌是外科护理的重要内容之一。相宜饮食能强身治病，后世谓之食养或食疗；不相宜饮食则可加重病情，俗称忌口。外科临床应根据疾病不同性质和不同阶段调理饮食，注意饮食与药物及食物之间的相互配伍，并结合患者体质、年龄以及地域习俗等多种因素，合理运用外科饮食宜忌。

1. 疾病性质与饮食宜忌　食物与药物一样，有寒热温凉之性及辛酸甘苦咸之味。病有阴阳表里及寒热虚实之别，饮食性味必须与疾病性质相适应，才能起到养身治病的功效。反之，则会使病情加重延缓康复。《素问·热论》说："病热少愈，食肉则复，多食则遗，此其禁也。"饮食宜忌的一般原则是：寒证宜温热饮食，忌食寒凉生冷。热证宜寒凉性平饮食，忌温燥辛辣炙煿。虚证宜给补益饮食，忌耗气伤津和黏腻难以消化的食物。阳虚者宜温补，慎寒凉。阴虚者需清补，忌温热。实证宜予祛邪饮食，因病所宜，忌用补益。在具体实施中，不同疾病尚有不同要求。痈、疽、疔、疖等阳证疮疡，宜进清凉解毒食品，如绿豆、冬瓜、番茄、黄瓜、丝瓜等，慎食膏粱厚味煎炒炙煿之品，以免助热生火加重病情。流痰、瘰疬、脱疽等阴证疮疡可进温热之品，如生姜、羊肉等，慎食生冷瓜果，以免损伤脾胃。白疕、瘾疹、牛皮癣等皮肤诸疾，宜进清淡素食，忌鱼腥海鲜发物，如海味（虾、蟹、海鱼、干贝与淡菜）、公鸡、鹅肉、苔菜、笋、豆芽、元荽等，以免诱发或加重病情。肛裂、痔瘘等肛肠疾病，其病每与温热燥邪有关，姜、葱、韭、蒜、辣椒、花椒及醇酒等辛辣助火食品当列禁忌，以免引起大便干燥、便血、疼痛等，使病情加重。乳房疾病则根据不同病情选用不同食物，如行气的薤白、通乳的莴苣、猪蹄皆可服用。

2. 疾病阶段与饮食类型　根据疾病的不同阶段，给予流质、半流、软食、普食等不同类型的饮食。一般在疾病急性期，尤其是一些急重病症，如有头疽、疔疮、毒蛇咬伤、破伤风、大面积烧伤、急腹症等，都有明显的局部及全身症状，如高热、腹痛、呕吐、腹泻、抽搐、呕血、便血等。此时毒气亢盛，邪壅中土，患者多不能正常饮食，或由于诊断治疗上的需要，如一些特殊检查及术前准备等，这一阶段需要禁食或给予流质饮食，待诊断明确或病情平稳时方可给半流饮食。疾病后期及恢复期，此时邪气虽去，正气亦虚，脾胃功能尚未恢复，需要有一个短暂时期的流质或半流质饮食，逐步过渡到半流食或普食，不要因饮食不慎而导致病情反复。此外，对有些疾病尚有一些特殊的饮食要求，如患者形体消瘦，面色无华，有明显虚损表现以及手术后恢复期患者，可给高蛋白饮食。外科疾病伴有各种心衰以及有水肿、高血压者，宜给低盐饮食。对消渴患者应予低热量、无糖饮食等。在给予各种饮食时，须观察患者食后反应，注意有无恶心、呕吐、腹胀、腹痛、腹泻等情况，以便酌情调整饮食结构。

3. 药物与饮食宜忌　食物对药物性能有协同和拮抗作用的不同，所以在服药治疗期间，要根据药物性能来选择食物。清·章杏云《调疾饮食辩》中云："病人饮食，藉以滋养胃气。宜行药力，故饮食得宜，足为药饵之助，失宜则必与药饵为仇。"有些食物与药物同食能增强治疗作用，如绿豆甘草煎服可解痈疽疮肿热毒；胡桃仁与贝母、全蝎等量制蜜丸食之可消瘰疬痰核；当归、生姜、羊肉同食可增强温补气血作用，治腹中寒疝及流痰、瘰疬等阴证疮疡；猪腊与半夏、人参、酒调内服治瘿；麻黄与酒煎服利水退黄等。而有些食物则能减低药效，如有补气作用的人参在临床上使用广泛，疾病后期及恢复期每多用之，服药期间如同食破气的萝卜则补气作用减弱，故应以避免。此外，服药期间尚有一般的饮食原则，如服解表药不宜食生冷瓜果，服利水药不宜过食咸味食品，服补益药忌茶叶、萝卜等，这些在临床调护中均应予以注意。

（三）食物之间的配伍禁忌

在日常生活中，人们为了增强食物的效用和可食性，常常把几种不同的食物搭配应用。有的食物配伍后增强营养、增进食欲或起到治疗作用。而有的则相反，在医疗饮食中，应利用其协同作用，避免不良反应。如赤小豆、冬瓜同食可增加利水消肿之功；蜂蜜和酒服之治疗风疮作痒；苣荬捣烂与酒同食治产后无乳；胡桃仁、细米煮粥善治石淋；狗肉与龟肉或鳖肉同食，两者一温一寒，可共奏壮阳补阴之功，善治外科疾病后期及手术后患者虚损。有些食物配伍后可产生不良反应。如蟹和柿子，两者都寒，同食有损脾胃。另外有人认为，蜂蜜和葱、白薯与鸡蛋、柿子与茶不能同食。因此，除注意食物营养作用外，也要了解食物配伍。

在饮食宜忌中还须注意患者体质、年龄、地域、季节等不同因素的影响。阴虚体质宜予蔬菜、豆类及清淡润燥食品，而少食厚味鱼腥辛辣等助火生热之品。阳虚体质宜食禽蛋肉类温补食品，慎食生冷瓜果之品。地处高原寒冷者多食助火辛辣食品而少食寒凉食物。地处低洼温暖潮湿者宜多食清淡食品，少食辛辣厚味、炙煿之品。夏季暑热多汗宜以清凉饮食，冬季寒冷应多食辛热食物。不同年龄，饮食要求也应有所差别，尤其老幼体弱患者，因脾胃功能薄弱，应予寒温适宜，清淡易消化食品等，以利于疾病的恢复。

下篇 各 论

第七章 疮疡

第一节 概论

疮疡是各种致病因素侵袭人体后引起的体表化脓性疾病，包括急性和慢性两大类。相当于西医学的"外科感染"。

一、病因病机

疮疡的致病因素分外感（外感六淫邪毒、感受特殊之毒、外来伤害等）和内伤（情志内伤、饮食不节、劳伤虚损等）两大类。外邪引发的疮疡，尤以热毒、火毒表现最为常见。风寒暑湿等外邪引起的疮疡，有的初起并不都具有热毒、火毒为患的红热现象，病情发展至中期才能显现。内伤引起的疮疡，大多因虚致病，且属慢性者居多，如肾虚髓空，易为风寒痰浊侵袭，而成流痰；肺肾阴亏，虚火上炎，灼津为痰，而成瘰疬。由于饮食不节，内伤脾胃导致火毒内生而引起的疮疡，虽然有时正气尚未虚衰，但较单纯为外邪侵袭所引起者严重，如消渴病合并疖、有头疽等。此即所谓从外感受者轻，因脏腑蕴毒而内发者重。

以上各种致病因素侵入人体，引起局部气血凝滞，营卫不和，经络阻塞，产生肿痛症状。病情进一步发展，热盛肉腐，肉腐为脓，从而导致脓肿的形成。若疮疡毒邪炽盛，还可影响或侵犯脏腑，导致脏腑功能失调。轻则发热、口渴、便秘、溲赤等；重则恶心呕吐，烦躁不安，神昏谵语，咳嗽痰血等，甚则危及生命。因此，观察有否脏腑的病理反应，也可作为辨别疮疡轻重的一个重要依据。

二、转化过程

疮疡发生以后，正邪交争决定着疮疡的发展和转归。疮疡初期（肿疡期），若正能胜邪，使邪热不能鸱张，渐而肿势局限，疮疡消散；若正不胜邪，热毒壅滞不散，热盛肉腐成脓，导致脓肿形成，即为疮疡中期（成脓期）。此时如治疗得当，切开引流，毒随脓泄，形成溃疡，腐脱新生，最后疮口愈合；或正气尚足，脓肿破溃，即为疮疡后期（溃疡期），脓毒外泄，同样使溃疡腐脱新生而愈。在疮疡的初、中期，若邪毒炽盛，又未能得到及时处理，可使邪毒走散，内攻脏腑，形成走黄；若人体气血虚弱，不能托毒外达，可致疮形平塌，肿势不能局限，难溃、难腐等，如病情进一步发展，正不胜邪，内犯脏腑，形成内陷。疮疡后期，毒从外解，病邪衰退，理应渐趋痊愈，若由于气血大伤，脾胃生化功能不能恢复，加之肾气亦衰，可致生化乏源，阴阳两竭，同样可使毒邪内陷，危及生命。

三、特殊体征

在疮疡发病过程中，由于病理变化造成的特殊形态，或由于功能障碍产生的特殊体形，对诊断常有一定帮助。若颜面疔疮患者步态蹒跚，局部疮口凹陷，皮色暗红，常是走黄的征兆；红丝疔必有红丝一条或数条；蛇头疔若有损骨，其溃后每多形如蛇头；膝关节流痰因大小腿肌肉萎缩则状如鹤膝；髂窝流注常使患肢屈曲难伸等。此外，辨别疮疡有无损伤骨骼和内膜（即胸膜或腹膜）也很重要。疮疡损伤骨骼多在四肢，如溃疡疮口胬肉外翻，经久不愈，以探针轻轻探之有锯齿感，多为损骨。疮疡透膜多在躯干，肿疡时见肿势漫无边际，扪之绵软，或有捻发感，多为气肿或透膜（损伤腹膜）；若胸壁溃疡脓出似蟹沫，或夹有气泡，多为透膜（损伤胸膜）。

四、治　疗

疮疡的治疗常须内治和外治相结合。轻浅的疮疡，有时单用外治也能获得痊愈。而严重病证，如走黄、内陷等，不仅需要内治、外治结合，还要配合西医西药治疗，并给予一定的支持疗法。总之，必须根据患者的体质、致病因素、病情轻重等辨证施治。疮疡根据其转化的过程可分为三个不同阶段，即初期、中期（成脓期）、后期（溃后）。

（一）内治法

根据不同的阶段，分别采用消、托、补的不同治疗总则。

1. 消法　初期尚未成脓时，用消法使之消散，并针对病因、病情运用清热解毒、和营行瘀、行气、解表、温通、通里、理湿等治则，其中清热解毒为疮疡最常用的治则。

2. 托法　中期脓成不溃或脓出不畅，用托法以托毒外出，又分透托法和补托法。

3. 补法　后期体质虚弱者，用补法以恢复正气，使疮疡早日愈合。

（二）外治法

可根据疮疡的初期、中期、后期分别辨证施治。

1. 初期　宜箍毒消肿。阳证可选用金黄散、玉露散、金黄膏、玉露膏、太乙膏、千捶膏，可加掺红灵丹、阳毒内消散，或用清热解毒消肿的新鲜草药捣烂外敷；阴证可选用回阳玉龙散、回阳玉龙膏、阳和解凝膏，加掺黑退消、桂麝散、丁桂散；半阴半阳证选用冲和散、冲和油膏。

2. 中期　脓熟时宜切开排脓。注意切开时机、切口位置、切口方向等的选择。如颜面疔疮忌早期切开，而蛇头疔应及早切开；如手指疔宜从侧方切开以免影响屈伸功能等。

3. 后期　宜提脓祛腐，生肌收口。阳证用八二丹、九一丹提脓祛腐，阴证用七三丹、五五丹提脓祛腐；疮口脓水较多时，不论阳证、阴证均可应用等渗盐水清洗创口，或中药溶液湿敷；疮口太小或成瘘时，用白降丹、千金散药线腐蚀；疮面胬肉突出时用平胬丹；腐脱脓尽用生肌散、八宝丹，并根据情况配合使用垫棉法或扩创法。

（三）支持疗法

目的是改善病人的全身情况和增强抵抗能力，使各种疗法可以通过人体而发挥作用。通常采用的有下列数种：

（1）保证病人有充分的休息和睡眠，必要时用镇静、止痛药物。

（2）加强营养，改善病人的营养状态，促进愈合。

（3）高热病人，宜用物理降温法（冷敷、冰袋、酒精擦浴），针刺曲池穴降温，以减少体质的消耗。

（4）高热不能进食的病人，需经静脉输液，供给必要的体液和热量，以加速体内毒邪的排泄，并纠正水、电解质和酸碱紊乱。

（5）有贫血、血浆蛋白低或全身性消耗者，应予输血，补充血浆蛋白，以提高机体抵抗力。

此外，在疮疡的治疗中，还要重视患者的精神调摄，饮食宜忌，日常起居，护理换药等，加强医患配合，争取早日康复。

第二节 疖

疖是指发生在肌肤浅表部位、范围较小的急性化脓性疾病。根据病因、证候不同，又可分有头疖、无头疖、蝼蛄疖、疖病等。其特点是肿势局限，范围多在3cm左右，突起根浅，色红、灼热、疼痛，易脓、易溃、易敛。相当于西医的疖、头皮穿凿性脓肿、疖病等。

一、病因病机

常因内郁湿火，外感风邪，两相搏结，蕴阻肌肤所致；或夏秋季节感受暑毒而生；或因天气闷热汗出不畅，暑湿热蕴蒸肌肤，引起痱子，复经搔抓，破伤染毒而成。

患疖后若处理不当，疮口过小引起脓毒潴留，或搔抓染毒，致脓毒旁窜，在头顶皮肉较薄处易蔓延，窜空而成蝼蛄疖。

凡体质虚弱者，由于皮毛不固，外邪容易侵袭肌肤，若伴消渴、习惯性便秘等慢性疾病阴虚内热者，或脾虚便溏者，更易染毒发病，并可反复发作，缠绵难愈。

二、诊 断

（一）临床表现

局部皮肤红肿疼痛，可伴有发热、口干、便秘、苔黄、脉数等症状。

1.有头疖 患处皮肤上有一红色结块，范围约3cm大小，灼热疼痛，突起根浅，中心有一脓头，出脓即愈。

2.无头疖 皮肤上有一红色结块，范围约3cm，无脓头，表面灼热，触之疼痛，2～3天化脓，溃后多迅速愈合。

3.蝼蛄疖 多发于儿童头部。临床常见两种类型。一种是坚硬型，疮形肿势虽小，但根脚坚硬，溃破出脓而坚硬不退，疮口愈合后还会复发，常为一处未愈，他处又生。一种是多发型，疮大如梅李，相连三五枚，溃破脓出而不易愈合，日久头皮窜空，如蝼蛄串穴之状。不论何型，局部皮厚且硬者较重，皮薄成空壳者较轻。若无适当治疗，则迁延日久，可损及颅骨，如以探针或药线探之，可触及粗糙的骨质，必待死骨脱出，方能收口。

4.疖病 好发于项后发际、背部、臀部。几个到几十个，反复发作，缠绵不愈。也可在身体各处散发疖肿，一处将愈，他处续发，或间隔周余、月余再发。患消渴病、习惯性便秘或营养不良者易患本病。

（二）实验室及辅助检查

必要时可进行血常规、血糖、免疫功能等方面的检测。

三、鉴别诊断

1.痈 常为单发，初起无头，局部顶高色赤，表皮紧张光亮，肿势范围较大，约6～9cm，初起即伴有明显全身症状。

2.颜面疔疮 初起有粟粒脓头，根脚较深，状如钉丁，肿势散漫，肿胀范围显著大于疖，出脓日期较晚而且有脓栓，大多数患者初起即有明显全身症状。

3. 囊肿型痤疮 好发于面颊部和背部，初为坚实丘疹，挤之有白色粉样物质，反复挤压形成大小不等的结节，病程较长，30岁以后发病减少。

四、治　疗

以清热解毒为主。暑疖需兼清暑化湿；疖病多虚实夹杂，必须扶正固本与清热解毒并施，或兼养阴清热或健脾和胃，应坚持治疗以减少复发；对伴消渴病等慢性病者，必须积极治疗相关疾病。

（一）辨证论治

1. 热毒蕴结证（有头疖）

证候：常见于气实火盛患者。好发于项后发际、背部、臀部。轻者疖肿只有一两个，多则可散发全身，或簇集一处，或此愈彼起；伴发热，口渴，溲赤，便秘；苔黄，脉数。

治法：清热解毒。

方药：五味消毒饮、黄连解毒汤加减。

2. 暑湿浸淫证（暑疖）

证候：发于夏秋季节，以小儿及产妇多见。局部皮肤红肿结块，灼热疼痛，根脚很浅，范围局限；可伴发热，口干，便秘，溲赤等；舌苔薄腻，脉滑数。

治法：清暑化湿解毒。

方药：清暑汤加减。疖在头面部，加野菊花、防风；疖在身体下部，加黄柏、苍术；热毒内盛者，加黄连、黄柏、山栀；大便秘结者，加生大黄、枳实。

3. 体虚毒恋证（疖病）

证候：疖肿常此愈彼起，不断发生。或散发全身各处，或固定一处，疖肿较大，易转变成有头疖；常伴口干唇燥；舌质红苔薄，脉细数。

治法：养阴清热解毒。

方药：仙方活命饮合增液汤加减。伴面色萎黄，神疲乏力，纳少便溏者，五神汤合参苓白术散加减。

（二）外治疗法

1. 初期 小者用千捶膏盖贴或三黄洗剂外搽；大者用金黄散或玉露散，以金银花露或菊花露调成糊状敷于患处，或紫金锭水调外敷；也可用鲜野菊花叶、蒲公英、芙蓉叶、龙葵、败酱草、丝瓜叶取其一种，洗净捣烂敷于患处，每日1～2次，或煎后每日外洗2次；或用油调膏日1次外敷（辽宁中医药大学附属医院院内制剂）。

2. 中期 宜切开排脓。

3. 后期 掺九一丹、太乙膏盖贴；深者可用药线引流。脓尽用生肌散掺白玉膏收口。蝼蛄疖宜作十字形剪开，如遇出血，可用棉垫加多头带缚扎以压迫止血。若有死骨，待松动时用镊子钳出。可配合垫棉法，使皮肉粘连而愈合。

五、预防与调护

（1）注意个人卫生，勤洗澡，勤理发，勤修指甲，勤换衣服。

（2）少食辛辣炙煿助火之物及肥甘厚腻之品，患疖时忌食鱼腥发物，保持大便通畅。

（3）搞好防暑降温工作，多饮清凉饮料，防止痱子发生。

（4）患消渴病等，应及时治疗。体虚者应积极锻炼身体，增强体质。

第三节 疔

疔是一种发病迅速，易于变化而危险性较大的急性化脓性疾病。多发于颜面和手足等处。其特点是疮形虽小，但根脚坚硬，有如钉丁之状，病情变化迅速，容易造成毒邪走散。如果处理不当，发于颜面部的疔疮，很容易走黄而有生命危险；发于手足部的疔疮，则易损筋伤骨而影响功能。本病分类颇多，相当于西医的疖、痈、瘭疽、气性坏疽、皮肤炭疽及急性淋巴管炎等。

疔的范围很广，名称繁多，证因各异。《医宗金鉴·发无定处·疔疮》中说："盖疔者，如丁钉之状，其形小，其根深，随处可生。由恣食厚味，或中蛇蛊之毒，或中疫死牛、马、猪、羊之毒，或受四时不正疫气，致生是证。"简要说明了疔的特点和各种发病原因。现在按照发病部位和性质的不同，分颜面部疔疮、手足部疔疮、红丝疔、烂疔、疫疔叙述。

颜面部疔疮

颜面部疔疮是指发生于颜面部的急性化脓性疾病。相当于西医的颜面部疖、痈。由于发病部位不同，名称各异，如疔疮生于眉心者，叫眉心疔，又称印堂疔；生于两眉棱者，称眉棱疔；生于眼胞者，称眼胞疔；生于颧部者，称颧疔；生于人中者，称人中疔；生于人中两旁者，称虎须疔；生于口角者，称锁口疔；生于两唇内里者，称反唇疔；生于颏部者，称承浆疔等。名称虽繁，但其病因、辨证施治基本相同。

一、病因病机

主要因火热之毒为患。其毒或从内发，如恣食膏粱厚味，醇酒辛辣炙煿，脏腑蕴热内生；或从外受，如感受风热火毒，或皮肤破损染毒。火热之毒蕴蒸肌肤，以致气血凝滞，火毒结聚，热盛肉腐而成。若火毒炽盛，内燔营血，则成走黄重症。

二、诊断

（一）临床表现

多发于额前、颧、颊、鼻、口唇等部。

1. 初期 在颜面部某处皮肤上忽起一粟米样脓头，或痒或麻，以后逐渐红肿热痛，肿势范围虽然只有 3～6cm，但根深坚硬，如钉丁之状，重者有恶寒发热等全身症状。

2. 中期 第 5～7 日，肿势逐渐增大，四周浸润明显，疼痛加剧，脓头破溃。伴有发热口渴，便干溲赤，苔薄腻或黄腻，脉象弦滑数等。

3. 后期 第 7～10 日，肿势局限，顶高根软溃脓，脓栓（疔根）随脓外出，肿消痛止，身热减退。病程一般 10～14 天，即可痊愈。

若处理不当，或妄加挤压，或不慎碰伤，或过早切开等，可引起疔疮顶陷色黑无脓，四周皮肤暗红，肿势扩散，失去护场，以致头面、耳、项俱肿，并伴有壮热烦躁，神昏谵语，舌质红绛，苔黄糙，脉象洪数等，此乃疔毒走散，发为"走黄"之象。

（二）实验室及辅助检查

1. 血常规 示白细胞总数及中性粒细胞明显增高。必要时应做细菌培养加药敏试验。

三、鉴别诊断

2.疖 虽好发于颜面部，但红肿范围不超过3cm，无明显根脚，一般无全身症状。

四、治　疗

内治以清热解毒为大法，火毒炽盛证宜凉血清热解毒。外治根据初起、成脓、溃后，分别采用箍毒消肿、提脓祛腐、生肌收口治疗。

（一）辨证论治

1.热毒蕴结证（初期）

证候：红肿高突，根脚收束，发热头痛；舌红，苔黄，脉数。

治法：清热解毒。

方药：五味消毒饮、黄连解毒汤加减。恶寒发热者，加蟾酥丸3粒吞服；毒盛肿甚者，加大青叶，重用黄连；壮热口渴者，加竹叶、石膏、连翘。成脓期加山甲、皂角刺。溃后如脓水稀薄，可加八珍汤。

2.火毒炽盛证（走黄早期）

证候：疮形平塌，肿势散漫，皮色紫暗，焮热疼痛；伴高热，头痛，烦渴，呕恶，溲赤；舌红，苔黄腻，脉洪数。

治法：凉血清热解毒。

方药：犀角地黄汤、黄连解毒汤、五味消毒饮加减，严重者可参照"走黄"诊治。

（二）外治疗法

1.初期 宜箍毒消肿。用金黄散、玉露散以金银花露或水调成糊状围敷，或千捶膏盖贴，或六神丸、紫金锭研碎醋调外敷。

2.中期 宜提脓祛腐。用九一丹、八二丹撒于疮顶部，再用玉露膏或千捶膏敷贴。若脓出不畅，用药线引流；若脓已成熟，中央已软有波动感时，可切开排脓。

3.后期 宜提脓祛腐，生肌收口。疮口掺九一丹，外敷金黄膏；脓尽改用生肌散、太乙膏或红油膏盖贴。

（三）其他疗法

（1）蟾酥丸，3～5粒，吞服，儿童减半。

（2）犀黄丸，每次3g，每日2次。

（3）需要时可应用抗生素，并配合支持疗法。

五、预防与调护

（1）有全身症状者宜静卧休息，并减少患部活动。

（2）忌内服发散药；忌灸法，忌早期切开及针挑，忌挤脓，以免疔毒走散入血。

（3）平素不要过食膏粱厚味，患疔后忌食烟酒及辛辣、鱼腥发物。

手足部疔疮

手足部疔疮是发生在手足部的急性化脓性疾病，又名瘭疽。临床比较常见的有蛇眼疔、蛇头疔、蛇腹疔、托盘疔、足底疔等，分别相当于西医的甲沟炎、化脓性指头炎、化脓性腱鞘炎、掌中间隙感染、足底化脓性感染等。

因发病部位及形态、预后的不同有多种命名，如生在指头顶端的，肿胀形如蛇头者，叫蛇头疔；生于指甲缘的，因其色紫而凸，或溃后胬肉高突，形如蛇眼，叫蛇眼疔；又因脓积于甲下，指甲面可见黄白色脓影，重者指甲浮空，痛胀难忍，故名代指；生在甲后的，叫蛇背疔；生在手指螺纹的，叫螺疔；生在手指指节间的，绕指肿痛，色黄或紫，叫蛀节疔；若一指通肿、色紫，指微屈而难伸，形如泥鳅，称泥鳅疔；生于指中节前肿如鱼肚、蛇肚的，叫鱼肚疔或蛇腹疔；生于手掌心的，形如盘中托珠之状，叫托盘疔；生于足掌中心的，叫足底疔；生在涌泉穴者，叫涌泉疔等。

一、病因病机

内因脏腑火毒炽盛，外因手足部外伤染毒，如针尖、竹、木、鱼骨等刺伤或修甲时刺破皮肤，昆虫咬伤等。托盘疔还可由手少阴心经、手厥阴心包经火毒炽盛为患；足底疔多由湿热下注引起。均可导致火毒之邪阻塞经络，气血凝滞，热盛肉腐，甚则腐筋伤骨。

二、诊　　断

（一）临床表现

手足部疔疮发病部位多有受伤史。

1. 蛇眼疔　初起时多局限于指甲一侧边缘的近端处，有轻微的红肿疼痛，2～3天成脓，可在指甲周围透现一点黄色或灰白色脓疱，或整个甲身内有脓液。待出脓后，即能肿退脓尽，迅速愈合；若脓毒浸淫皮肉，甲下溃空或有胬肉突出，甚至指（趾）甲脱落。

2. 蛇头疔　初起指端感觉麻痒而痛，继而刺痛，灼热肿胀，色红不明显，随后肿势逐渐扩大。中期肿势更为扩大，手指末节呈蛇头状肿胀。酿脓时有剧烈的跳痛，患肢下垂时疼痛更甚，局部触痛明显，约10天成脓，此时多阵阵啄痛不休，常影响食欲和睡眠。伴有恶寒发热，头痛，全身不适等症状。后期一般脓出肿退痛止，趋向痊愈。若未及时处理，任其自溃，溃后脓水臭秽，经久不愈，余肿不消，或胬肉突出者，多是损筋伤骨的征象。

3. 蛇肚疔　发于指腹部，整个患指红肿疼痛，呈圆柱状，形似小红萝卜，关节轻度屈曲，不能伸展，若强行扳直，即觉剧痛。诸症逐渐加重，7～10天成脓。因指腹皮肤厚韧，不易测出波动感，也难自溃。溃后脓出黄稠，逐渐肿退痛止，约2周痊愈；若损伤筋脉，则愈合缓慢，常影响手指的屈伸。

4. 托盘疔　初起整个手掌肿胀高突，失去正常的掌心凹陷或稍凸出，手背肿势通常更为明显，甚则延及手臂，疼痛剧烈，或伴发红丝疔。伴有恶寒发热，头痛，纳呆，苔薄黄，脉滑数等症状。约2周成脓，因手掌皮肤坚韧，虽内已化脓，不易向外透出，很可能向周围蔓延，损伤筋骨，影响屈伸功能，或并发疔疮走黄。若溃后脓出，肿退痛减，全身症状亦随之消失，再过7～10天愈合。

5. 足底疔　初起足底部疼痛，不能着地，按之坚硬。3～5日有啄痛，修去老皮后，可见到白色脓点。重者肿势蔓延到足背，痛连小腿，不能行走，伴有恶寒发热，头痛，纳呆，苔黄腻，脉滑数等。溃后流出黄稠脓液，肿消痛止，全身症状也随之消失。

辨别手指部有脓无脓，除依据一般化脓日期及触诊外，可采用透光法。辨别有无死骨，可用药线或探针深入疮孔，如触及粗糙的骨质，是为损骨。辨别有无伤筋，可观察手指屈伸功能。

（二）实验室及辅助检查

1. X线摄片　可确定有无骨质破坏。

2. 血常规检查 示白细胞总数及中性粒细胞比例增高。
必要时做细菌培养加药敏试验。

三、鉴别诊断

类丹毒 发病前多有猪骨、鱼虾等刺伤史，或破损皮肤接触猪肉、鱼虾史。红肿不如疔疮明显，常表现为游走性的红紫色斑片，一般不会化脓，全身症状多不明显。

四、治疗

以清热解毒为主，如发于下肢者应注重清热利湿。脓成后应尽早切开排脓；愈后需加强功能锻炼。

（一）辨证论治

1. 火毒凝结证（初期）

证候：局部红肿热痛，麻痒相兼，伴畏寒发热；舌质红，苔黄，脉数。

治法：清热解毒。

方药：五味消毒饮、黄连解毒汤加减。

2. 热盛肉腐证（中、后期）

证候：红肿明显，疼痛剧烈，痛如鸡啄，肉腐为脓，溃后脓出肿痛消退；若溃后脓泄不畅，肿痛不退，胬肉外突，甚者损筋蚀骨；舌红，苔黄，脉数。

治法：清热透脓托毒。

方药：五味消毒饮、黄连解毒汤加皂角刺、炙山甲等。溃后如损筋伤骨，脓水稀薄则宜调补气血，用八珍汤。

3. 湿热下注证（足底疔）

证候：足底部红肿热痛；伴恶寒、发热、头痛、纳呆；舌红，苔黄腻，脉滑数。

治法：清热解毒利湿。

方药：五神汤合萆薢渗湿汤加减。

（二）外治疗法

1. 初期 金黄膏或玉露膏外敷。蛇眼疔也可用10%黄柏溶液湿敷。

2. 溃脓期 脓成应及早切开排脓，一般应尽可能循经直开。蛇眼疔宜沿甲旁0.2cm挑开引流。蛇头疔宜在指掌面一侧作纵形切口，务必引流通畅，必要时可对口引流，不可在指掌面正中切开。蛇肚疔宜在手指侧面作纵形切口，切口长度不得超过上下指关节面。托盘疔应依掌横纹切开，切口应够大，保持引流通畅，手掌处显有白点者，应先剪去厚皮，再挑破脓头。注意不要因手背肿胀较手掌为甚，而误认为脓腔在手背部而妄行切开。甲下溃空者需拔甲，拔甲后敷以红油膏纱布包扎。

3. 收口期 脓尽用生肌散、白玉膏外敷。若胬肉高突，修剪胬肉后，用平胬丹或枯矾粉外敷；若已损骨，久不收口者，可用2%～10%黄柏溶液浸泡患指，每日1～2次，每次10～20分钟。有死骨存在，可用七三丹提脓祛腐，待死骨松动时用血管钳或镊子钳出死骨。筋脉受损导致手指屈伸障碍者，待伤口愈合后，用桂枝、桑枝、红花、丝瓜络、伸筋草等煎汤熏洗，并加强患指屈伸功能锻炼。

（三）其他疗法

参见"颜面部疔疮"。

五、预防与调护

（1）注意劳动保护，防止手足皮肤损伤。

（2）手部疔疮忌持重物或剧烈活动，以三角巾悬吊固定。生于手掌部者，宜手掌向下，使脓液容易流出。足部疔疮宜抬高患肢，尽量少行走。

（3）愈后影响手指屈伸功能者，宜加强功能锻炼。

（4）其他参照"颜面部疔疮"。

红 丝 疔

红丝疔是发于四肢，皮肤呈红丝显露，迅速向上走窜的急性感染性疾病。可伴恶寒发热等全身症状，邪毒重者可内攻脏腑，发生走黄。相当于西医的急性淋巴管炎。

一、病因病机

外因手足部生疔，或足癣糜烂，或有皮肤破损感染毒邪，内有火毒凝聚，以致毒流经脉，向上走窜而继发红丝疔。若火毒走窜，内攻脏腑，可成走黄之证。

二、诊　断

（一）临床表现

好发于四肢内侧，常有手足部生疔或皮肤破损等病史。

多先在手足生疔部位或皮肤破损处见红肿热痛，继则在前臂或小腿内侧皮肤上起红丝一条或多条，迅速向躯干方向走窜，上肢可停于肘部或腋部，下肢可停于腘窝或胯间。腋窝或腘窝、腹股沟部常有臖核肿大作痛。

轻者红丝较细，可无全身症状，1～2日可愈；重者红丝较粗，并伴有恶寒发热、头痛、周身乏力、苔黄、脉数等全身症状。有的还可出现结块，一处未愈，他处又起，有的2～3处相互串连。病变在浅部的，皮色较红；病变在深部的，皮色暗红，或不见"红丝"，但患肢出现条索状肿块和压痛。如结块不消而化脓者，则肿胀疼痛更剧，化脓在发病后7～10天，溃后一般容易收口，若两三处串连贯通，则收口较慢。

若伴有高热，神昏谵语，胸痛，咯血等症，是为"走黄"。

（二）实验室检查

血常规　示白细胞总数及中性粒细胞比例增高。

三、治　疗

治疗宜清热解毒，佐以活血散瘀。红丝较细者，多属初期火毒入络证，治宜清热解毒；红丝较粗，全身症状重者，多属中期火毒入营证，治宜清营凉血，化瘀解毒。应积极治疗原发病灶。

（一）辨证论治

1. 火毒入络证（初期）

证候：患肢红丝较细，红肿疼痛。全身症状较轻；苔薄黄，脉濡数。

治法：清热解毒。

方药：五味消毒饮加减。

2. 火毒入营证（中期）

证候：患肢红丝粗肿明显，迅速向近端蔓延；并伴臀核肿大作痛，全身寒战高热，头痛，口渴；苔黄腻，脉洪数。

治法：凉血清营，解毒散结。

方药：犀角地黄汤、黄连解毒汤、五味消毒饮加减。

（二）外治疗法

（1）若红丝细的宜用砭镰法，局部皮肤消毒后，以刀针沿红丝行走途径，寸寸挑断，并用拇指和食指轻捏针孔周围皮肤，微令出血，或在红丝尽头挑断，挑破处均盖贴太乙膏掺红灵丹。

（2）初期可外敷金黄膏、玉露散、水调散（辽宁中医药大学附属医院院内制剂）；若结块成脓，则宜切开排脓，外敷红油膏；脓尽改用生肌散、白玉膏收口。

四、预防与调护

（1）积极治疗原发疮疡。
（2）避免皮肤损伤。
（3）忌食辛辣醇酒及虾、蟹等发物。
（4）其他参见"手足部疔疮"。

烂 疔

烂疔是发生于皮肉之间、腐烂甚剧、病势暴急的急性化脓性疾病。中医文献中称水疔、卸肉疔、烂皮疔、脱靴疔等。其特点是来势急骤凶险，焮热肿胀，疼痛彻骨，肿胀迅速蔓延，极易化腐，患处皮肉很快大片腐烂卸脱，范围甚大，疮形略带凹形（如匙面），流出脓液稀薄如水、臭秽，易并发走黄，危及生命。相当于西医的气性坏疽。

一、病因病机

多因皮肉破损，接触潮湿泥土、脏物等，感染特殊毒气，又有湿热火毒内蕴，以致毒聚肌肤，气血凝滞，热盛肉腐而成。若湿热火毒炽盛走窜入营，则易成走黄重证。

二、诊 断

（一）临床表现

患者多为农民和战士。发病前多有手足创伤和接触泥土、脏物史。潜伏期一般为2～3天。好发于足部，手臂、手背等也可发生。

1. 初期 患肢有沉重和包扎过紧感觉，继则出现"胀裂样"疼痛，疮口周围皮肤高度水肿，紧张光亮，按之陷下不能即起，迅速蔓延成片，状如丹毒，但皮肤颜色暗红。伴高热（40～41℃），寒战，头痛，烦躁，呕吐，面色苍白，或神昏谵语；一般高热一昼夜后，虽身热略降，但神识仍时昏时清，伴有烦渴引饮，食欲不振，小便短赤，苔黄焦糙，舌质红绛，脉洪滑数等症状。

2. 中期 1～2天后，肿胀疼痛剧烈，皮肤上出现许多含暗红色液体的小水疱，很快积聚融合成数个大水疱，破后流出淡棕色浆水，气味臭秽。疮口四周皮色转为紫黑色，中央有浅黄色死肌，疮面略带凹形，轻按患处有捻发音，重按则有污脓溢出，稀薄如水，混以气泡。随后腐肉大片脱落，疮口日见扩大。

3. 后期 若身热渐退，患处四周水肿消失，腐肉与正常皮肉分界明显，分界处流出的脓液转稠者，为转机之象，以后就能腐脱新生，即使疮面甚大，不难收口而愈。若高热持续不退，谵语，黄疸，苔黄焦糙，脉细而数，患处腐烂及肿势继续蔓延不止，乃正不胜邪，毒邪走散，不得外泄而内攻脏腑，合并"走黄"之征，可有生命危险。

（二）实验室及辅助检查

1. 血常规检查 白细胞总数及中性粒细胞比例明显增高。

2. 脓液细菌培养 可发现革兰氏染色阳性梭状芽孢杆菌。

3. X 线检查 患部见气泡阴影。

三、鉴别诊断

1. 流火 常有反复发作史，局部皮色鲜红，边缘清楚，高出周围皮肤，压之能褪色。一般无水疱，即使有水疱亦较小，刺破后流出黄水，肉色鲜红，无坏死现象。

2. 发 发病相对较慢，疼痛渐渐加重，其红肿以中心最明显，四周较淡。溃烂后患处无捻发音，全身症状相对较轻。

四、治 疗

须中西医结合抢救治疗。内治宜清热泻火，利湿解毒，并注意和营散瘀，令湿毒火热俱泄。外治宜作广泛多处纵深切开，保证引流畅通。

（一）辨证论治

1. 湿火炽盛证（初期）

证候：初起患肢有沉重和紧束感，以后逐渐出现胀裂样疼痛，创口周围皮肤呈红色、肿胀发亮，按之陷下，迅速蔓延成片。1～2天后肿胀剧烈，可出现水疱，皮肉腐烂，持续高热；舌红，苔薄白或黄，脉弦数。

治法：清热泻火，解毒利湿。

方药：黄连解毒汤合萆薢化毒汤加减。

2. 毒入营血证（中期）

证候：局部胀痛，疮周高度水肿发亮，迅速呈暗紫色，间有血疱，肌肉腐烂，溃流血水，脓液稀薄，混有气泡滋出，气味恶臭；壮热头痛，神昏谵语，气促，烦躁不安，呃逆呕吐；舌红绛，苔薄黄，脉洪滑数。

治法：凉血解毒，清热利湿。

方药：犀角地黄汤、黄连解毒汤加减。神昏谵语者，加安宫牛黄丸 2 粒，分 2 次化服，或紫雪散 4.5g 分 3 次吞服；便秘者，加生大黄。

（二）外治疗法

初起用玉露膏外敷；明确诊断后立即施行广泛、多处、纵深切开，直切到颜色正常、能够出血的健康组织为止，并切除濒于坏死和已经变性的组织，彻底清除异物、碎骨片，用大量过氧化氢水冲洗创口，创口完全敞开，过氧化氢水纱布松填。腐肉与正常皮肉分界明显时，改掺 5%～10% 蟾酥合剂或五五丹。腐肉脱落，肉色鲜润红活者，掺生肌散、红油膏盖贴。

（三）其他疗法

（1）早期应用大剂量广谱抗生素。

（2）维持水、电解质平衡。

五、预防与调护

（1）必须严格消毒隔离。
（2）用过的敷料应予焚毁，换药用具应彻底消毒。
（3）应加强宣教，尽量避免赤足劳动，以预防本病的发生。
（4）其他参照"手足部疔疮"。

疫疔

疫疔是接触疫畜染毒所致的急性传染性疾病。因具有传染性，其状如疔，故名疫疔。又以其疮形如脐凹陷，名鱼脐疔。其特点是多发于头面、颈、前臂等暴露部位，初起如虫叮水疱，很快干枯坏死如脐凹，全身症状明显，有传染性、职业性，可并发生走黄。相当于西医的皮肤炭疽。

一、病因病机

中医认为，本病先有皮肤损伤，而后感染疫毒，疫毒阻于肌肤，以致气血凝滞、邪毒蕴结而成。若疫毒内传脏腑则导致走黄。

二、诊断

（一）临床表现

多见于畜牧业、屠宰或皮毛制革等工作者。常在接触疫畜或其皮毛后1～3天发病，好发于头面、颈项、手、臂等暴露部位。有传染性。

初起在皮肤上有一小红色斑丘疹，奇痒而不痛，形如蚊迹蚤斑，全身有轻微发热。第2日顶部变成水疱，内有黄色液体，周围肿胀、灼热。第3～4日，水疱很快干燥，形成暗红色或黑色坏死，并在坏死组织的周围，有成群的绿色小水疱，疮形如脐凹，很像牛痘，同时局部肿势散漫，软绵无根，并有臁核肿大。伴有明显的发热，头痛骨楚，苔黄，脉数等症状。

10～14日后，若中央腐肉与正常皮肉开始分离，或流出少量脓水，四周肿势日趋局限，身热渐退，此为顺证，但腐肉脱落缓慢，一般要3～4周方可愈合。若局部肿势继续发展，伴有壮热神昏，痰鸣喘急，身冷脉细者，是为合并"走黄"之象。

（二）实验室检查

1. 血液培养或疱液培养 可发现革兰氏阳性炭疽杆菌。
2. 血常规检查 示白细胞总数及中性粒细胞比例可增高。

三、鉴别诊断

1. 颜面部疔疮 疮形如粟，高突，红肿热痛，坚硬很深。
2. 丹毒 皮色鲜红，边缘清楚，灼热疼痛，若有水疱也无脐凹，常有反复发作史。

四、治疗

治疗宜清热解毒，和营消肿。

（一）辨证论治

疫毒蕴结证（初、中期）

证候：患部皮肤发痒，出现蚊迹样红斑，继则形成水疱，破溃形成黑色溃疡，疮面凹陷，形如鱼脐，疮周肿胀，绕以绿色水疱，伴有发热，骨节疼痛，甚则壮热神昏等。舌质红，苔黄，脉数。

治法：清热解毒，和营消肿。

方药：仙方活命饮合黄连解毒汤加减。中期可加皂角刺、炙山甲等；后期如脓水稀薄则宜调补气血，用八珍汤。

（二）外治疗法

1. 初、中期　宜消肿解毒，用玉露膏掺蟾酥合剂，或升丹外敷。若无蟾酥合剂或升丹，可用外科蟾酥丸研细代之。

2. 后期　腐肉未脱，改掺10%蟾酥合剂或五五丹。腐脱后见肉色鲜红，改掺生肌散，外盖红油膏。

（三）其他疗法

中成药　外科蟾酥丸6粒，分2次吞服。犀黄丸，3克，每日2次。

五、预防与调护

（1）隔离患者，患者所用的敷料均应烧毁，所用器械必须严格消毒。

（2）加强屠宰管理，及早发现病畜，并予以隔离或杀死。死畜须加深掩埋或烧毁。

（3）凡疫疔患者接触过的牛、马、猪、羊的毛和猪鬃，均应用蒸气消毒，皮革可用盐酸及食盐水浸泡消毒。

（4）制造皮革和羊毛的工人，在工作时均应戴橡皮手套、口罩及围巾保护。

第四节　痈

痈是指发生于体表皮肉之间的急性化脓性疾病。在中医文献中痈有"内痈""外痈"之分。本节只叙述外痈。其特点是局部光软无头，红肿疼痛（少数初起皮色不变），结块范围多在6～9cm，发病迅速，易肿、易脓、易溃、易敛，或伴有恶寒、发热、口渴等全身症状，一般不会损伤筋骨，也不易造成内陷。相当于西医的皮肤浅表脓肿、急性化脓性淋巴结炎等。

一般痈发无定处，随处可生，因发病部位不同，名称繁多，但其病因病机、证治基本相同，不再赘述。而生于颈部的颈痈，生于腋下的腋痈，生于肘部的肘痈，生于胯腹部的胯腹痈，生于委中穴的委中毒，生于脐部的脐痈，除具有一般痈的共性外，又各有特点，故分别论述。其他如囊痈、子痈、肛痈、乳痈等在病因、证治及转归等方面与上述痈不同，故分别在泌尿男性疾病、肛肠疾病、乳房疾病的相应章节中叙述。

一、病因病机

外感六淫邪毒，或皮肤受外来伤害感染毒邪，或过食膏粱厚味，聚湿生浊，邪毒湿浊留阻肌肤，郁结不散，可使营卫不和，气血凝滞，经络壅遏，化火成毒，而成痈肿。

二、诊　　断

（一）临床表现

可发生于体表的任何部位。

1. 初期　初起在患处皮肉之间突然肿胀，光软无头，迅速结块，表皮焮红，少数病例初起皮色不变，到酿脓时才转为红色，灼热疼痛。轻者无全身症状；重者可伴恶寒发热，头痛，泛恶，口渴，舌苔黄腻，脉弦滑或洪数等。

2. 中期　成脓约在病起后7天，即使体质较差，气血虚弱不易托毒外出成脓者，亦不超过2周。局部肿势逐渐高突，疼痛加剧，痛如鸡啄。若按之中软有波动感者，为脓已成熟，多伴有发热持续不退等全身症状。

3. 后期　溃后脓出多稠厚、色黄白；若为外伤血肿化脓，则可夹杂赤紫色血块。若疮口过小或袋脓，可致脓流不畅，影响愈合；若气血虚者，则脓水稀薄，疮面新肉难生，不易收口。

（二）实验室检查

白细胞总数及中性粒细胞比例可增高。

三、鉴别诊断

1. 脂瘤染毒　患处平时已有结块，与表皮粘连，但基底部推之可动，其中心皮肤常可见粗大黑色毛孔，挤之有粉刺样物溢出，且有臭味。染毒后红肿较局限，化脓在10天左右，脓出夹有粉渣样物，愈合较为缓慢，全身症状较轻。

2. 有头疽　多发于项背部肌肉丰厚处。初起有一粟米样疮头，而后肿势逐渐扩大，形成多个脓头，红肿范围往往超过9～12cm，溃后如蜂窝状，全身症状明显，病程较长。

3. 发　在皮肤疏松部位突然红肿蔓延成片，灼热疼痛，红肿以中心明显，四周较淡，边界不清，范围较痈大，3～5日皮肤湿烂，随即腐溃、色黑，或中软而不溃，并伴有明显全身症状。

四、治　　疗

治疗宜清热解毒，和营消肿，并结合发病部位辨证用药。外治按一般阳证疮疡治疗。

（一）辨证论治

1. 火毒凝结证（初期）

证候：局部突然肿胀，光软无头，迅速结块，皮肤焮红，少数病例皮色不变，到酿脓时才转为红色，灼热疼痛。日后逐渐扩大，变成高肿发硬；重者可有恶寒发热，头痛，泛恶，口渴；舌苔黄腻，脉弦滑或洪数等症状。

治法：清热解毒，行瘀活血。

方药：仙方活命饮加减。发于上部，加牛蒡子、野菊花；发于中部，加龙胆草、黄芩、山栀；发于下部，加苍术、黄柏、牛膝。

2. 热盛肉腐证（中期）

证候：红热明显，肿势高突，疼痛剧烈，痛如鸡啄，溃后脓出则肿痛消退；舌红，苔黄，脉数。

治法：和营清热，透脓托毒。

方药：仙方活命饮合五味消毒饮加减。

3. 气血两虚证（后期）

证候：脓水稀薄，疮面新肉不生，色淡红而不鲜或暗红，愈合缓慢；伴面色无华，神疲乏力，纳少；舌质淡胖，苔少，脉沉细无力。
治法：益气养血，托毒生肌。
方药：托里消毒散加减。

（二）外治疗法

1. 初期 用金黄膏或金黄散或油调膏，以冷开水或醋或香油等调成糊状外敷。热盛者，可用玉露膏或玉露散外敷，或太乙膏外敷，掺药均可用红灵丹或阳毒内消散。

2. 中期 宜切开排脓，以得脓为度。

3. 后期 先用药线蘸八二丹插入疮口，三五日后改用九一丹，外盖金黄膏或玉露膏。待肿势消退十之八九时，改用红油膏盖贴。脓腐已尽，见出透明浅色黏液者，宜生肌收敛，改用生肌散、太乙膏或生肌白玉膏或生肌玉红膏盖贴。有袋脓者，可先用垫棉法加压包扎，如无效可扩创引流。

（三）其他疗法

参见"颜面部疔疮"。

五、预防与调护

（1）经常保持局部皮肤清洁。

（2）平素少食辛辣炙煿助火之物及肥甘厚腻之品，患病时忌食烟酒及辛辣、鱼腥发物。

（3）有全身症状者宜静卧休息，并减少患部活动。

颈　　痈

颈痈是发生在颈部两侧的急性化脓性疾病。俗名痰毒，又称时毒。其特点是多见于儿童，冬春易发，初起时局部肿胀、灼热、疼痛而皮色不变，结块边界清楚，具有明显的风温外感症状。相当于西医的颈部急性化脓性淋巴结炎。

一、病因病机

外感风温、风热之邪，或内伤情志，气郁化火，或喜食辛辣、膏粱厚味，痰热内生，或因患乳蛾、口疳、龋齿或头面疮疖毒邪流窜至颈部，以致外邪内热挟痰蕴结于少阳、阳明经络，气血凝滞，热盛肉腐，而成痈肿。

二、诊　　断

（一）临床表现

多见于儿童，冬春季易发。发病前多有乳蛾、口疳、龋齿或头面疮疖，或附近有皮肤黏膜破伤病史。多生于颈旁两侧，也可发生于耳后、项后、颌下、颏下。

1. 初期 初起形如鸡卵，皮色不变，肿胀、灼热、疼痛，活动度不大，逐渐漫肿坚实，焮热疼痛。伴有寒热，头痛，项强，舌苔薄腻，脉滑数等症状。若4～5日后发热不退，皮色渐红，肿势高突，疼痛加剧如鸡啄，伴口干，便秘，溲赤，苔黄腻，脉滑数等症状，是欲成脓。

2. 中期 成脓至7～10日按之中软而有波动感者，为内已成脓。

3. 后期 溃后脓出黄白稠厚，肿退痛减，约10～14日可以愈合。

若火毒炽盛或素体虚弱，病变可向对侧蔓延，或压迫结喉，形成锁喉痈，甚则危及生命。部分病例因大量使用抗生素或苦寒药物治疗，形成慢性迁延性炎症者，结块质地较坚硬，需1～2个月后才能消散，如不能控制病情也会又呈现红肿热痛而化脓。

（二）实验室检查

白细胞总数及中性粒细胞比例可增高。

三、鉴别诊断

1. 痄腮 发在腮部，常双侧发病，色白濡肿，酸胀少痛，颊黏膜腮腺开口处可有红肿，进食时局部疼痛，一般不化脓，1～2周消退，有传染性。

2. 臖核 虽也多由头面、口腔等部疾患皮肤黏膜破损引起，但颈部结块较小，推之活动，有压痛，很少化脓，一般无全身症状。

四、治疗

内治宜疏风清热、解毒化痰为主，以达到消肿止痛的目的。

（一）辨证论治

风热痰毒证（初、中期）

证候：颈旁结块，初起色白濡肿，形如鸡卵，灼热疼痛，可以逐渐红肿化脓；伴有恶寒发热，头痛，项强，咽痛，口干，溲赤便秘；苔薄腻，脉滑数等。

治法：散风清热，化痰消肿。

方药：牛蒡解肌汤或银翘散加减。

（二）外治疗法

参见"痈"。

五、预防与调护

参见"痈"。

腋痈

腋痈是发生于腋窝的急性化脓性疾病。又名米疽、夹肢痈。其特点是腋下暴肿、灼热、疼痛而皮色不变，发热恶寒，上肢活动不利，约2周成脓，溃后容易形成袋脓。相当于西医的腋部急性化脓性淋巴结炎。

一、病因病机

常由上肢皮肤破损染毒，或有疮疡等病灶，毒邪循经流窜至腋部所致。或因肝脾郁热，兼忿怒气郁，导致气滞血壅，经脉阻滞而成。

二、诊断

发病前多有手部或臂部皮肤皲裂、破损或疮疡等病史。

1. 初期 初起多见腋部暴肿，皮色不变，灼热疼痛，同时上肢活动不利，伴有恶寒发热，纳呆，苔薄，脉滑数等症状。若疼痛日增，寒热不退，势在酿脓。

2. 中期 经10～14天肿块中间变软，皮色转红，按之波动明显。

3. 后期 溃后一般脓出稠厚，肿消痛止，容易收敛；若溃后脓流不尽，肿势不退，多因切口太小，或因任其自溃而疮口过小，或因疮口位置偏高，导致袋脓。此时需及时扩创，否则可迁延日久，难以收口。

三、鉴别诊断

腋疽 腋部肿块初起推之可动，疼痛不甚，约需3个月化脓，溃后脓水稀薄，并挟有败絮样物质，收口缓慢，一般无明显全身症状。

四、治　疗

治以清肝解郁，消肿化毒为基本原则。外治注意低位引流，必要时加用垫棉法，以促进早日愈合。

（一）辨证论治

肝郁痰火证（初期）
证候：腋部暴肿热痛，全身发热，头痛，胸胁牵痛；舌质红，苔黄，脉弦数。
治法：清肝解郁，消肿化毒。
方药：柴胡清肝汤加减。脓成加炙甲片、皂角刺。

（二）外治疗法

（1）参照"痈"。
（2）脓成切开手术时，刀法宜取循经直开，低位引流，切口够大。若有袋脓则及时扩创；疮口将敛时需外盖棉垫，紧压疮口，以加速愈合。

五、预防与调护

（1）参照"痈"。
（2）疮口收敛后加强上肢功能锻炼。

脐　痈

脐痈是生于脐部的急性化脓性疾病。其特点是初起脐部微肿，渐大如瓜，溃后脓稠无臭则易敛，脓水臭秽则成漏。相当于西医的脐炎，或脐肠管异常、脐尿管异常继发感染。

一、病因病机

多先有脐部湿疮出水，复因瘙痒染毒；或先天脐部发育不良，又有心脾湿热，下移于小肠；致使火毒结聚脐部，血凝毒滞而成。若日久不愈，可致心脾两伤，气血耗损，余毒难尽，而成脐漏。

二、诊　断

（一）临床表现

发病前往往有脐孔湿疮病史，或脐孔曾有排出尿液或粪便史。

1. 初期 初起脐部微痛微肿，皮色或红或白，渐渐肿大如瓜，或高突如铃，根盘较大，触痛明显，或绕脐而生。

2. 中期 酿脓时可伴有恶寒发热等全身症状。

3. 后期 溃后若脓水稠厚无臭味者易敛；若脓出臭秽，或挟有粪块物质，脐孔正中下方触及条状硬结者，往往形成脐漏，日久不易收口。

（二）辅助检查

对久不收口者，应作瘘管造影以明确诊断。

三、鉴别诊断

脐风 脐中不痛不肿，潮红湿润，或湿烂流滋，瘙痒不适，可反复发作。

四、治　疗

治以清火利湿解毒为基本原则。对溃膜成瘘者应考虑手术治疗。

（一）辨证论治

1. 湿热火毒证（初、中期）

证候：脐部红肿高突，灼热疼痛，全身恶寒发热，纳呆口苦；舌苔薄黄，脉滑数。

治法：清火利湿解毒。

方药：黄连解毒汤合四苓散加减。脓成或溃脓不畅，加皂角刺、黄芪；热毒炽盛，加败酱草、大青叶；脐周肿痒，加苦参、白鲜皮、滑石。

2. 脾气亏虚证（后期）

证候：溃后脓出臭秽，或挟有粪汁，或排出尿液，或脐部胬肉外翻，久不收敛者；伴面色萎黄，肢软乏力，纳呆，便溏；舌苔薄，脉濡。

治法：健脾益气。

方药：四君子汤加减。

（二）外治疗法

参照"痈"。

成漏者，疮口中可插入七三丹药线，或七仙条化管提脓，待脓腐脱尽后，加用垫棉法。

（三）其他疗法

对反复发作，或久不收口而成漏者，可行手术治疗。

五、预防与调护

（1）参照"痈"。

（2）保持脐部清洁、干燥，勿用手抓弄脐窝。

（3）积极治疗脐部先天性疾病。

委 中 毒

委中毒是发生在腘窝委中穴的急性化脓性疾病。其特点是初起木硬疼痛，皮色不红，小腿屈伸不利，愈后可有短期屈曲难伸。相当于西医的腘窝部急性化脓性淋巴结炎。

一、病因病机

寒湿侵袭，蕴积化热；或湿热下注；或患肢皮肤破伤（足跟皲裂、冻疮溃烂、脚湿气、湿疮等）感染毒邪，致使湿热蕴阻，经络阻隔，气血凝滞而成。

二、诊　　断

发病前多有患侧足、腿皮肤破伤史。

1. 初期　初起在委中穴木硬疼痛，皮色如常或微红，形成结块后患侧小腿屈伸困难，行动不便。伴有恶寒发热，纳呆等症状。

2. 中期　若肿痛加剧，身热不退，2～3周后则欲成脓。

3. 后期　溃后约2周疮口愈合。脓成后切口过小或位置偏高，或任其自溃，脓出不畅，可影响疮口愈合。

疮口愈合后，患肢仍然屈曲难伸者，需经约2～3个月的功能锻炼方可恢复正常。

三、鉴别诊断

胶瘤　相当于西医的腘窝囊肿，结块如核桃大小不等，呈圆形，表面光滑，质韧或囊性感，局部可有微痛，不发热，不化脓，穿刺可吸出胶样液体。

四、治　　疗

治以清热利湿，和营祛瘀为主。初起重在消散，脓成宜透脓托毒，溃后气血已亏者则宜益气养血，生肌收口。

（一）辨证论治

1. 气滞血瘀证（初期）

证候：初起木硬疼痛，皮色如常或微红，活动稍受限，全身恶寒发热；舌苔白腻，脉滑数。

治法：和营活血，消肿散结。

方药：活血散瘀汤加减。

2. 湿热蕴结证（中期）

证候：腘窝部木硬肿胀，焮红疼痛，小腿屈曲难伸，全身恶寒发热，口苦且干，纳呆；舌苔黄腻，脉滑数。

治法：清利湿热，和营活血。

方药：活血散瘀汤合五神汤加减。可酌加山甲、皂角刺。

3. 气血两亏证（后期）

证候：起发缓慢，脓成难溃，溃后脓出如蛋清状，疮口收敛迟缓，小腿屈伸不利；舌质淡，苔薄或薄腻，脉细。

治法：调补气血。

方药：八珍汤加减。

（二）外治疗法

（1）参照"痈"。

（2）若溃后流脓不尽，多因切口过小，以致形成袋脓，需及时扩创。后期用生肌散收口，并以棉垫紧压疮口，可加速愈合。

五、预防与调护

（1）参照"痈"。

（2）愈后患肢筋缩难伸者，可加强患肢功能锻炼，直至功能恢复。

第五节 发

发是病变范围较痈大的急性化脓性疾病。相当于西医学的急性蜂窝织炎。其临床特点是初起无头、红肿蔓延成片，中央明显，四周较淡，边界不清，灼热疼痛，有的3～5日后中央色褐腐溃，周围湿烂，全身症状明显。

发在中医文献中常和痈、有头疽共同命名。有些虽名为发，其实属有头疽范围，如元代《外科精义》说："夫五发者，谓痈疽生于脑、背、眉、髯、鬓罢是也。"实质是指有头疽病变范围扩大而伴发的"发"病。《外科启玄》中的"体疽发""对心发""莲子发"等虽有发的病名，实质均是有头疽。此外，有些痈之大者，属发的范围，应命名为发，但文献中称作痈者亦有之，如锁喉痈、臀痈等。

常见的发有生于结喉处的锁喉痈、生于臀部的臀痈、生于手背部的手发背、生于足背的足发背，虽均属发的范围，但因证治不同，故分别叙述。

锁 喉 痈

锁喉痈是发于颈前正中结喉处的急性化脓性疾病，因其红肿绕喉故名。又称猛疽，结喉痈，俗称盘颈痰毒。相当于西医学的口底部蜂窝织炎。其特点是来势暴急，初起结喉处红肿绕喉，根脚散漫，坚硬灼热疼痛，范围较大，肿势蔓延至颈部两侧、腮颊及胸前，可连及咽喉、舌下，并发喉风、重舌甚至痉厥等险症，伴壮热口渴、头痛项强等全身症状。

一、病因病机

（1）多因外感风温，客于肺胃，积热上蕴，挟痰凝结而成。
（2）痧痘、麻疹之后，体虚余毒未清，挟痰热结聚而成。
（3）素体虚弱，口唇齿龈生疮、咽喉糜烂等感染邪毒所致。
以上三点导致痰热上蕴结喉，气血凝滞，热盛肉腐而成。

二、诊 断

（一）临床表现
多发生于儿童，发病前有口唇、咽喉糜烂及痧痘史。

1. 初期 初起结喉部红肿绕喉，根脚散漫，坚硬灼热疼痛，来势凶猛。经2～3日后，肿势可延及两颈，甚至上延腮颊，下至胸前。可因肿连咽喉、舌下，并发喉风、重舌以致汤水难下。伴有壮热口渴，头痛项强，大便秘结，小便短赤，甚至气喘痰壅而发生痉厥。

2. 中期 若肿势渐趋局限，按之中软应指者，为脓已成熟。

3. 后期 溃后脓出黄稠，热退肿消者轻；溃后脓出稀薄，疮口有空壳，或脓从咽喉部溃出，全身虚弱者重，收口亦慢。

（二）实验室及辅助检查
血常规 提示白细胞总数及中性粒细胞比例明显增高。

三、鉴别诊断

1. 颈痈 初起块形如鸡卵，皮色不变，肿胀范围相对较小，灼热疼痛，经7～10日成脓，10～14日可以愈合。伴有明显外感风温症状。

2. 瘰疬 发病前多有风温、风热症状，颈前结喉两侧结块，皮色不变，微有灼热，疼痛牵引至耳后枕部，较少化脓。

四、治 疗

治疗宜清热解毒，化痰消肿。病初兼用疏风清热之品；中期佐以凉血透脓；后期应顾护气血津液及脾胃。成脓后应及早切开减压。必要时配合西医西药治疗。

（一）辨证论治

1. 痰热蕴结证（初期）

证候：红肿绕喉，坚硬疼痛，肿势散漫，壮热口渴，头痛项强，大便燥结，小便短赤；舌红绛，苔黄腻，脉弦滑数或洪数。

治法：散风清热，化痰解毒。

方药：普济消毒饮加减。壮热口渴者，加鲜生地、天花粉、生石膏；便秘者，加枳实、生大黄、芒硝；气喘痰壅者，加鲜竹沥、天竺黄、莱菔子；痉厥者，加安宫牛黄丸化服，或紫雪散吞服。

2. 热盛肉腐证（中期）

证候：肿势局限，按之中软应指，脓出黄稠，热退肿减；舌红，苔黄，脉数。

治法：清热化痰，和营托毒。

方药：仙方活命饮加减。

3. 热伤胃阴证（后期）

证候：溃后脓出稀薄，疮口有空壳，或脓从咽喉溃出，收口缓慢，胃纳不香，口干少津；舌光红，脉细。

治法：清养胃阴。

方药：益胃汤加减。

（二）外治疗法

1. 初期 初起用玉露散或金黄散或双柏散，以金银花露或菊花露调敷。

2. 中期 脓成应及早切开减压，用九一丹药线引流，外盖金黄膏或红油膏。

3. 后期 脓尽改用生肌散、白玉膏。

五、预防与调护

（1）积极处理原发病灶。

（2）高热时应卧床休息，气喘痰壅时取半卧位。初期、成脓期，宜进半流质饮食。

（3）箍围药宜注意保持湿润。

臀 痈

臀痈是发生于臀部肌肉丰厚处范围较大的急性化脓性疾病。由于肌内注射引起者，俗称针毒结块。相当于西医学的臀部蜂窝织炎。其临床特点是发病来势急，病位深，范围大，难于起发，成脓较快，但腐溃较难，收口亦慢。

一、病因病机

1. 急性者 多由湿热火毒内生，或注射时感染毒邪，亦可从局部疮疖发展而来，导致湿热火毒，相互搏结，逆于肉理，营气不从，腐肉化脓而成。

2. 慢性者 多由湿痰凝结所致；或注射药液吸收不良所引起。

二、诊 断

（一）临床表现

局部常有注射史，或患疮疖，或臀部周围有皮肤破溃病灶。

1. 急性者 多由于肌内注射染毒引起。

（1）初期：臀部一侧初起疼痛，肿胀焮红，患肢步行困难，红肿以中心最为明显，而四周较淡，边缘不清，红肿逐渐扩大而有硬结。初起即伴有恶寒，发热，头痛，骨节酸痛，胃纳不佳等全身症状。

（2）中期：2～3天后皮肤湿烂，随即变成黑色腐溃，或中软不溃，酿脓时壮热不退。

（3）后期：溃后一般脓稠，若伴有大块腐肉脱落，以致疮口深大而形成空腔，则收口甚慢，需1个月左右方能痊愈，待脓出腐脱后诸症逐渐减轻。

2. 慢性者 初起多漫肿，皮色不变，红热不显，而结块坚硬，有疼痛或压痛，患肢步行不便，进展较为缓慢，全身症状也不明显。一般经过治疗后，多能自行消退。

（二）实验室及辅助检查

1. 血常规 白细胞总数及中性粒细胞比例明显增高。

2. B超检查 有助于深部感染的诊断，对是否形成脓肿和定位具有肯定价值。

3. 脓液涂片检查和细菌培养 可明确致病菌类型。

三、鉴别诊断

1. 有头疽 患处初起有粟粒脓头，痒痛并作，溃烂时状如蜂窝。

2. 流注 患处漫肿疼痛，皮色如常，不局限于臀部一处，有此处未愈，他处又起的特点。

四、治 疗

治疗以清热利湿解毒为主，按病期注重和营化瘀、托毒、补虚。外治切开排脓时，切口应取低位，够大够深，以排脓通畅为目的；溃后脓腔深者用药线引流，疮口有空腔者，用垫棉法加压固定。

（一）辨证论治

1. 湿火蕴结证（初、中期）

证候：臀部先痛后肿，焮红灼热，或湿烂溃脓，脓泄不畅；伴恶寒发热，头痛骨楚，食欲不振；舌质红，苔黄或黄腻，脉数。

治法：清热解毒，和营化湿。

方药：黄连解毒汤合仙方活命饮加减。局部红热不显者，加重活血祛瘀之品，如桃仁、红花、泽兰，减少清热解毒之品。

2. 湿痰凝滞证（慢性期）

证候：漫肿不红，结块坚硬，病情进展缓慢，多无全身症状；舌苔薄白或白腻，脉缓。

治法：和营活血，利湿化痰。
方药：桃红四物汤合仙方活命饮加减。

3. 气血两虚证（后期）

证候：溃后腐肉大片脱落，疮口较深，形成空腔，收口缓慢，面色萎黄，神疲乏力，纳谷不香；舌质淡，苔薄白，脉细。

治法：调补气血。

方药：八珍汤加减。

（二）外治疗法

1. 初期 未溃红热明显的用玉露膏；红热不显的用金黄膏或冲和膏外敷。

2. 中期 成脓者宜切开排脓。待腐黑坏死组织与正常组织分界明显时就可以切开，切口应注意低位、够大够深，并清除腐肉，以排脓顺畅为目的。

3. 后期 溃后用八二丹、红油膏盖贴，脓腔深者用药线引流；脓尽用生肌散、白玉膏收口；疮口有空腔不易愈合者，用垫棉法加压固定。

五、预防与调护

（1）患病后宜制动，否则易使肿势扩散，病情加剧。

（2）肌内注射必须注意消毒，并注意使粉针剂充分溶解后再注射。

手 发 背

手发背是发于手背部的急性化脓性疾病。又名手背毒、手背发、蜘蛛背。相当于西医学的手背部蜂窝织炎。其临床特点是全手背漫肿，红热疼痛，手心不肿，若溃迟敛难，久则损筋伤骨。

一、病因病机

多由饮食不节，情志内伤，湿火内生；或局部外伤染毒，导致湿热结聚手背，气血壅滞，热盛肉败所致。

二、诊 断

（一）临床表现

1. 初期 初起患部漫肿，边界不清，胀痛不舒，或有怕冷，发热，舌苔黄，脉数等全身症状。

2. 中期 化脓约在7～10天，患部中间肿胀高突，皮色紫红，灼热疼痛如鸡啄，全身症状加重。若按之有波动感者，为内脓已成。

3. 后期 溃破时皮肤湿烂，脓水色白或黄，或夹有血水，逐渐脓少而愈合。如2～3周肿势不趋局限，溃出脓水稀薄而臭，是为损骨之征。

（二）实验室及辅助检查

1. 血常规 白细胞总数及中性粒细胞比例明显增高。

2. X线摄片 可确定有无坏死骨。

三、鉴别诊断

1. 托盘疔 病在手掌部，手掌部肿胀高突，失去正常的掌心凹陷或稍突出，并伴手背部肿胀。

2. 毒虫咬伤　被毒虫咬伤后，手背迅速肿起，或红热疼痛，或伴风团，咬伤处可见瘀点。严重者疼痛剧烈，可伴皮肤坏死；若毒邪走散，循经走窜可引发红丝疔；若毒邪走散入营，也可危及生命。

四、治　疗

初起宜消，治以疏风清热利湿，和营消肿解毒；脓成后宜透脓托毒；溃后体虚则宜补益生肌。

（一）辨证论治

1. 热毒蕴结证（初、中期）

证候：手背漫肿，红热疼痛，化脓溃破，伴皮肤湿烂，易损筋伤骨，疮口难愈；伴壮热恶寒，头痛骨楚；舌苔黄腻，脉数。

治法：清热解毒，和营化湿。

方药：五味消毒饮合仙方活命饮加减。

2. 气血亏虚证（后期）

证候：日久肿势不趋局限，溃后脓液稀薄，伴神疲乏力。舌质淡，苔薄，脉细。

治法：调补气血。

方药：托里消毒散加减。

（二）外治疗法

1. 初期　初起用金黄膏或玉露膏外敷。

2. 中期　脓成则切开排脓，八二丹药线引流，红油膏盖贴。

3. 后期　脓尽改用生肌散、白玉膏。

五、预防与调护

（1）加强劳动保护。

（2）患手忌持重，并用三角巾悬吊固定，手背朝下以利引流。

（3）及时治疗手部外伤，勿使毒邪从皮肤破损处乘隙而入。

足　发　背

足发背是发于足背部的急性化脓性疾病。相当于西医学的足背部蜂窝织炎。其临床特点是全足背高肿焮红疼痛，足心不肿。

一、病因病机

多因局部外伤感染毒邪，或湿热下注，导致湿热毒邪壅阻肌肤，气血凝结，热盛肉腐而成。

二、诊　断

（一）临床表现

1. 初期　初起足背红肿灼热疼痛，肿势弥漫，边界不清，影响活动。

2. 中期　一般5～7天迅速增大化脓，伴有寒战高热，纳呆，甚至泛恶，舌质红，苔黄腻，脉滑数等全身症状。

3. 后期　溃破后脓出稀薄，夹有血水，皮肤湿烂，全身症状多随之减轻。

（二）实验室及辅助检查

血常规 白细胞总数及中性粒细胞比例明显增高。

三、鉴别诊断

丹毒 患部皮色鲜红，边缘清楚，一般不化脓腐溃，常有反复发作史。

四、治　疗

治以清热利湿解毒为主。

（一）辨证论治

湿热下注证（初、中期）

证候：足背红肿弥漫，灼热疼痛，化脓溃破；伴寒战高热，纳呆，或泛恶；舌质红，苔黄腻，脉滑数。

治法：清热解毒，和营利湿。

方药：五神汤加减。成脓，加皂角刺、山甲。

（二）外治疗法

参照"手发背"。

五、预防与调护

（1）患足忌行走。宜抬高患肢，并使患足置于有利脓液引流的位置。

（2）有足部外伤时应及时治疗。

第六节　有　头　疽

有头疽是发生于肌肤间的急性化脓性疾病。相当于西医学的痈。其临床特点是初起皮肤上即有粟粒样脓头，焮热红肿胀痛，迅速向深部及周围扩散，脓头相继增多，溃烂后状如莲蓬、蜂窝，范围常超过9～12cm，大者可在30cm以上。好发于项后、背部等皮肤厚韧之处，多见于中老年人及消渴病患者，并容易发生内陷。

有头疽在古代文献中常以疽和发共同命名，根据发病部位不同有多种病名，如生在头顶部的叫百会疽；生于鬓角者，称鬓疽；生于额部者，称额疽；生于两耳后高骨处，左侧称夭疽，右侧称锐毒；生于项部，名脑疽，包括天柱疽、玉枕疽、对口疽，又名对口疮、对口发、落头疽、项疽、脑后发、偏脑疽、偏对口、发脑、夭疽、锐毒等；有头疽发于脊背部正中者，称为背疽，又名发背；生于背部两侧的称搭手，又分上搭手、中搭手（又名龙疽）、下搭手等；生在胸部的叫蜂窝疽、缺盆疽、中脘疽等；生于胸部膻中穴，名膻中疽；生于少腹部，名少腹疽；生于四肢部的太阴疽、石榴疽（又名肘疽）、臀疽、腿疽等。根据发病原因不同亦有多种病名，如过饮药酒兼厚味积毒蕴发者，称酒毒发；湿痰郁结而成者，称痰注发。还有以形状命名，如莲子发、蜂窝发等，然其病因病机、临床表现和治疗方法基本相似，故并作有头疽论述。

一、病因病机

1.外因 外感风温、湿热邪毒，凝聚肌表，以致气血运行失常而成。

2. 内因 情志内伤，恼怒伤肝，思虑伤脾，肝脾郁结，气郁化火；或房事不节，恣欲伤肾，劳伤精气，肾水亏损，相火炽盛；或恣食膏粱厚味，脾胃运化失常，湿热火毒内生，均能导致脏腑蕴毒而发。

本病总由外感风温、湿热，内有脏腑蕴毒，内外邪毒互相搏结，凝聚肌肤，以致营卫不和，气血凝滞，经络阻隔而成。

素体虚弱时更易发生，如消渴患者常易并发本病。若阴虚之体，因水亏火炽，则热毒蕴结更甚；若气血虚弱之体，因正虚毒滞难化，不能透毒外出，均可使病情加剧，甚至发生疽毒内陷。

二、诊 断

（一）临床表现

凡在皮肤坚韧、肌肉丰厚之处均可发生，以项、背部为多见。好发于成年人，以中老年人居多。

按局部症状可分为四候，每候约七天。《疡科心得集·辨脑疽对口论》云"对疽、发背必以候数为期，七日成形，二候成脓，三候脱腐，四候生肌。"

1. 初期 局部红肿结块，肿块上有粟粒状脓头，作痒作痛，逐渐向周围和深部扩散，脓头增多，色红、灼热、疼痛；伴有恶寒发热，头痛，食欲不振，舌苔白腻或黄腻，脉多滑数或洪数等明显的全身症状。此为一候。

2. 中期 疮面腐烂形似蜂窝，肿势范围大小不一，常超过10cm，甚至大逾盈尺；伴高热口渴，便秘溲赤。如脓液畅泄，腐肉逐渐脱落，红肿热痛随之减轻，全身症状也渐减或消失。此为二至三候，病变范围大者往往需3～4周。

3. 后期 脓腐渐尽，新肉生长，肉色红活，逐渐收口而愈。少数病例，亦有腐肉虽脱，但新肉生长迟缓者。此为四候，常需1～3周。

一般而言，发于项背部的病情较重，不易透脓，内陷变证多见；发于四肢部的病情较轻，容易透脓，内陷变证少见。不过病情的轻重、顺逆、是否内陷，与热毒的轻重、气血的盛衰、患者年龄的大小等均有密切关系。

若兼见神昏谵语，气息急促，恶心呕吐，腰痛，尿少，尿赤，发斑等严重全身症状者，为合并内陷。体虚或消渴患者，容易并发内陷。

（二）实验室及辅助检查

1. 血常规 白细胞总数及中性粒细胞比例明显增高。

2. 脓液培养 多为金黄色葡萄球菌。

3. 血糖 消渴患者血糖水平常较平时明显升高。

三、鉴 别 诊 断

1. 发际疮 生于项后部，病小而位浅，范围局限，多小于3cm，或多个簇生在一起，2～3天化脓，溃脓后3～4天即能愈合，无明显全身症状，易脓、易溃、易敛，但易反复发作，缠绵不愈。

2. 脂瘤染毒 患处素有结块，与表皮粘连，其中心皮肤常可见粗大黑色毛孔，挤之有粉刺样物溢出，且有臭味。染毒后红肿较局限，范围明显小于有头疽，约10天化脓，脓出夹有粉渣样物，愈合较为缓慢，全身症状较轻。

四、治 疗

应明辨虚实，分证论治，谨防疽毒内陷。积极治疗消渴等病，必要时配合西医西药治疗。

（一）辨证论治

1. 火毒凝结证（初、中期）

证候：多见于壮年正实邪盛者。局部红肿高突，灼热疼痛，根脚收束，迅速化脓脱腐，脓出黄稠；伴发热，口渴，尿赤；舌苔黄，脉数有力。

治法：清热泻火，和营托毒。

方药：黄连解毒汤合仙方活命饮加减。恶寒发热者，加荆芥、防风；便秘者，加生大黄、枳实；溲赤者，加萆薢、车前子。

2. 阴虚火炽证（后期）

证候：多见于消渴患者。肿势平塌，根脚散漫，皮色紫滞，脓腐难化，脓水稀少或带血水，疼痛剧烈；伴发热烦躁，口干唇燥，饮食少思，大便燥结，小便短赤；舌质红，苔黄燥，脉细弦数。

治法：滋阴生津，清热托毒。

方药：竹叶黄芪汤加减。

（二）外治疗法

1. 初期 初起未溃，患部红肿，脓头尚未溃破，属火毒凝结证，用金黄膏或千捶膏外敷；阴虚火炽证，用冲和膏外敷。

2. 中期 酿脓期，以八二丹掺疮口，如脓水稀薄而带灰绿色者，改用七三丹，外敷金黄膏。待脓腐大部脱落，疮面渐洁，改掺九一丹，外敷红油膏。

若脓腐阻塞疮口，脓液蓄积，引流不畅者，可用五五丹药线或八二丹药线多枚分别插入疮口，蚀脓引流。或用棉球蘸五五丹或八二丹，松松填于脓腔以祛腐。若疮肿有明显波动，可采用手术扩创排毒，作"＋"或"＋＋"字形切开，务求脓泄畅达。如大块坏死组织一时难脱，可分次祛除，以不出血为度。切开时应注意尽量保留皮肤，以减少愈合后瘢痕形成。

3. 后期 收口期，疮面脓腐已净，新肉渐生，以生肌散掺疮口，外敷白玉膏。若疮口有空腔，皮肤与新肉一时不能黏合者，可用垫棉法加压包扎。

（三）其他疗法

1. 降血糖药物 调整降血糖药以控制糖尿病患者的血糖水平，必要时可用胰岛素制剂以达到快速控制血糖的目的。

2. 抗生素治疗 可根据病情及脓液培养的结果选用广谱抗生素治疗。

五、预防与调护

（1）注意个人卫生。患病后经常保持疮周皮肤清洁，可用2%～10%黄柏溶液或生理盐水洗涤拭净，以免脓水浸淫。

（2）切忌挤压，患在项部者可用四头带包扎；若患背疽，睡时宜侧卧；患在上肢者宜用三角巾悬吊；在下肢者宜抬高患肢，减少活动。

（3）初起时，饮食宜清淡，忌食辛辣、鱼腥等发物；伴消渴者，及时进行治疗，并予消渴病人饮食；高热时应卧床休息，并多饮开水。

第七节 无 头 疽

无头疽是发生于骨与关节间的急性化脓性疾病的统称，因其初起无头故名。相当于西医学的急、慢性化脓性骨髓炎、化脓性关节炎。其临床特点是多见于儿童，发病急骤，初起无头，发无定处，病位较深，漫肿，皮色不变，疼痛彻骨，难消、难溃、难敛，发于四肢长管骨者多损骨，生于关节者易造成畸形。

历代中医外科文献所述的无头疽的概念范围既广又杂，根据疾病性质、证治的不同，现把流痰、流注等疾病列出分述。至于生在胁肋的胁肋疽，相当于西医学的胸壁结核或肋骨结核；生在腋中的腋疽和生在股间的股阴疽，相当于西医学的淋巴结结核，均归入流痰、瘰疬的范畴。还有好发于四肢末端，可以导致趾指骨节脱落的脱疽，相当于西医学的血栓闭塞性脉管炎等；和发于乳房深部而形成脓肿的乳疽，分别归入周围血管疾病和乳房疾病。

本节选择临床常见的附骨疽、环跳疽作为典型疾病介绍。

附 骨 疽

附骨疽是一种毒气深沉，附着于骨的化脓性疾病。相当于西医学的急、慢性化脓性骨髓炎。其临床特点是儿童常见，多发于四肢长骨，局部胖肿，附筋着骨，推之不移，疼痛彻骨，溃后脓水淋漓，不易收口，可成窦道，损伤筋骨。如生在大腿外侧的叫附骨疽；生在大腿内侧的叫咬骨疽；生在手足腿膊等处，溃破后出朽骨的叫多骨疽；生在股胫部的叫股胫疽等。病名虽异，而其病因、证治大致相仿，故合并论述，统名为附骨疽。

一、病因病机

1. 余毒流注 因患疔疮、有头疽、疮疖等化脓性疾病，或伤寒、天花、麻疹、猩红热等病后余毒未清，湿热壅盛，深窜入里，留着筋骨，使经脉阻隔，气血不和，血凝毒聚而成。

2. 外来伤害 外来伤害，尤其是开放性骨折，局部骨骼损伤，复又感受邪毒，瘀血化热，邪热蕴蒸，以致经络阻塞，凝滞筋骨为患。

二、诊　断

（一）临床表现

好发于气血未充，骨骼柔弱的小儿，尤以10岁以下男孩为多见。多发于四肢骨干，以胫骨最常见，股骨次之。常有明显化脓性病灶存在，或有外伤，感受邪毒等诱发因素。

1. 初期 起病急骤，先有全身不适，寒战，继而高热达39～40℃，口干溲赤，舌苔黄腻，脉滑数。初起患肢持续剧痛，疼痛彻骨，一、二日内即不能活动，而后出现皮肤微红、微热，胖肿，骨胀明显，若在大腿部则红肿不易发现，但用手指深压皮肤可见凹陷，病变的骨端有深压痛和纵轴叩击痛。

2. 中期 化脓时间约在得病后3～4周之间，局部焮红、胖肿、骨胀明显，全身高热持续不退。

3. 后期 脓出初多稠厚，渐转稀薄，淋漓不尽，不易收口而形成窦道。患处可触及骨骼粗大，高低不平，以药线或探针探之，常可触到粗糙的朽骨，此时即转为慢性，可迁延数年之久。以后常反复发作，大多数病例均有1个或数个不易愈合的窦道，窦口凹陷，周围常并发湿疮、脓疱以及色素沉着。必待朽骨出尽以后，疮口才能愈合。

本病若见高热烦躁，神昏谵语等症状，则为并发内陷，危及生命。

（二）实验室及辅助检查

1. ^{99}锝-MDP、^{67}镓骨显像 对本病的早期诊断有帮助。

2. X线摄片 常在发病约2周后才能显示病变。

3. CT 检查 较 X 线检查能明显提早发现病灶，并可清楚地显示局部软组织的变化。

4. 血常规 初起白细胞总数及中性粒细胞比例明显增高，病久红细胞总数及血红蛋白含量降低。

5. 血液及局部穿刺液细菌培养 可呈阳性，作药敏试验有助于选择有效抗生素。

三、鉴别诊断

1. 流痰 好发于骨关节间，初起局部和全身症状均不明显，化脓迟缓，约需半年至一年以上，溃后脓水清稀，多夹有败絮样物，常造成残废。

2. 流注 好发于肌肉丰厚处，无固定部位，随处可生，而且常此处未愈，他处又起。局部皮色不变，漫肿疼痛，疼痛较轻，成脓较快，溃后不损伤筋骨，容易愈合。

3. 历节风 肿痛发于多处关节，左右对称，呈游走性，全身症状不如附骨疽明显，病程长，反复发作，并不化脓。

4. 环跳疽 痛在关节处，不在骨端，髋关节功能障碍，臀部外突，大腿外翻等。

四、治　疗

治疗以清热解毒、化湿和营为大法，分期辨证论治。若能早期诊断，及时正确治疗，尚有消退之机，否则易迁延为慢性，日久不愈。外治要注意固定患处；脓熟宜及早切开引流；成漏须用腐蚀药或手术治疗；脓尽有空腔或疮口深者，应加用垫棉法。必要时配合使用抗生素和支持疗法。

（一）辨证论治

1. 湿热瘀阻证（初期）

证候：患肢疼痛彻骨，不能活动，继则局部胖肿，皮色不变，按之灼热，有明显的骨压痛和患肢叩击痛，伴寒战高热；舌苔黄，脉数。

治法：清热化湿，行瘀通络。

方药：仙方活命饮合五神汤加减。有损伤史，加桃仁、红花；热毒重，加黄连、黄柏、山栀；神志不清者，加犀角地黄汤，或安宫牛黄丸，或紫雪丹。

2. 热毒炽盛证（中期）

证候：起病约 1～2 周后，高热持续不退；患肢胖肿，疼痛剧烈，皮肤焮红灼热，内已酿脓；舌苔黄腻，脉洪数。

治法：清热化湿，和营托毒。

方药：黄连解毒汤合仙方活命饮加减。

3. 脓毒蚀骨证（后期）

证候：溃后脓水淋漓不尽，久则形成窦道，患肢肌肉萎缩，可摸到粗大的骨骼，以探针检查常可触到粗糙朽骨；可伴乏力、神疲、头昏、心悸、低热等；舌苔薄，脉濡细。

治法：调补气血，清化余毒。

方药：八珍汤合六味地黄丸加减。

（二）外治疗法

1. 初期 金黄膏或玉露膏外敷，患肢用夹板固定，以减少疼痛和防止病理性骨折。

2. 中期 及早切开引流。

3. 后期 用七三丹或八二丹药线引流，红油膏或冲和膏盖贴；脓尽改用生肌散、白玉膏。如形成窦道，则用千金散或五五丹药线腐蚀，疮口扩大后改用八二丹药线引流、太乙膏或红油膏盖贴。若触及死骨松动者，可用镊子钳出。如无死骨存在，脓液转为黏稠液体时，即使疮口仍较深，则应及时停用药线，否则不易收口。若有空腔或疮口较深时，可用垫棉法，促使疮口愈合。

（三）其他疗法

1. 手术清创 适用于窦道经久不敛，死骨大或多，疮口小而深，不能自动排出朽骨者。

2. 中成药 小金片或小金丹，每次4片，每日2次。牛黄解毒片，4片，每日2次。犀黄丸或醒消丸，3g，每日2次。

3. 抗生素和支持疗法 适用于低龄、体弱且病情严重者，选择广谱抗生素或药敏试验有效的抗生素早期、足量使用，并配合必要的支持疗法。

五、预防与调护

（1）平素加强锻炼，增加饮食营养。

（2）患病后禁食鱼腥发物及辛辣之品。积极治疗原发病。

（3）急性期卧床休息、患肢抬高并用夹板制动，以防止骨折和毒邪扩散。慢性期应避免负重及跌跤。

（4）疾病治愈后，必须继续服药3～6个月，以防复发。

环跳疽

环跳疽是发生于环跳穴（髋关节）的急性化脓性疾病。又称股阴疽。相当于西医学的化脓性髋关节炎。其临床特点是好发于儿童，男多于女，发病急骤，局部漫肿疼痛，影响关节屈伸，溃后难敛，易成残疾，全身症状严重。

一、病因病机

基本同"附骨疽"。也可直接由关节附近外伤感染毒邪，或附骨疽脓毒流注关节而发生。

二、诊断

（一）临床表现

好发于4～14岁儿童，男孩多于女孩。

1. 初期 来势较急，初起即恶寒壮热，髋部隐痛，皮色不变，活动受限，尤其是旋转活动受限。继则疼痛加剧，不能屈伸，臀部外突，大腿略有外展、外旋，有纵轴叩击痛。舌苔黄腻，脉滑数。

2. 中期 皮肤灼热，皮色微红，疼痛剧烈，漫肿上延腰胯，下及大腿，伴壮热持续不退。局部按之有波动感者，为内已成脓，时间约在患病后1～3个月间。

3. 后期 脓出初见黄稠，日后稀薄，因已损骨，多不易愈合。可使关节畸形、僵硬，不能活动，或造成脱位等。

（二）实验室及辅助检查

1. X线摄片 在发病早期仅可见关节周围软组织肿胀，后期可见关节软骨破坏，关节间隙变窄，骨质有脱钙现象。

2. 血常规 本病初起白细胞总数及中性粒细胞比例明显增高。

3. 血液及关节腔穿刺液细菌培养 可呈阳性，作药敏试验有助于选择有效抗生素。

三、鉴别诊断

1. 臀部流注 病在肌肉，常为多发性，易溃、易脓、易敛，愈后不损伤筋骨。
2. 髂窝流注 患肢屈曲难伸，大腿略向内翻，愈后大多无残废。
3. 环跳穴流痰 初起局部及全身症状均不明显，化脓约在患病后半年至1年，溃后有败絮样物质流出。

四、治　疗

治疗可参照"附骨疽"。

本病后期关节挛缩，肌肉萎缩，伸屈困难，或僵硬不能活动者，治疗宜益气化瘀，通经活络，用补阳还五汤加减。

脓成切开引流时以横切口为宜。也可作关节腔敏感抗生素冲洗，每日1次。

五、预防与调护

参照"附骨疽"。

第八节　流　　注

流注是发于肌肉深部的急性化脓性疾病。流者，行也，注者，住也。相当于西医学的脓血症、多发性肌肉深部脓肿及髂窝部脓肿。其临床特点是好发于四肢躯干肌肉丰厚处的深部，发病急骤，局部漫肿疼痛，皮色如常，容易走窜，常见此处未愈，他处又起。

一、病因病机

总因正气不足，邪毒流窜，使经络阻隔，气血凝滞而成。
1. 暑湿流注 因夏秋季节感受暑湿，客于营卫，阻于肌肉而成。
2. 余毒流注 因先患疔疮、疖、痈，强行挤压或过早切开，或其他热病失于诊治，使火热之毒窜入血分，稽留于肌肉之中而发。
3. 瘀血流注 多因跌打损伤，瘀血停留，或产后瘀露停滞，经络为之壅滞而成。
4. 髂窝流注 除可由上述流注的病因引起外，还可由会阴、肛门、外阴、下肢有破损或生疮疖，或附近脏器染毒，邪毒流窜，阻滞经络而成。

二、诊　　断

（一）临床表现

（1）除头面、前后二阴、腕、踝等远端比较少见外，其余任何部位均可发生，尤多见于腰部、臀部、大腿后部、髂窝部等处。

1）初期：初起先在四肢近端或躯干部有一处或数处肌肉疼痛，漫肿，微热而皮色不变。2～3天后，肿胀、焮热、疼痛日趋明显，并可触及肿块。伴有寒战高热，头痛头胀，周身关节疼痛，食欲不振等全身症状。

2）中期：继则肿块增大，疼痛加剧，2周左右肿块中央微红而热，按之有波动感，兼见高热不退，时时汗出，口渴欲饮，苔黄腻，脉洪数。

3）后期：溃后脓出黄稠或白黏脓水，瘀血流注则夹有瘀血块。随之肿硬疼痛渐消，身热渐退，食欲增加，约经2周脓尽收口愈合。

若溃后身热不退，可能他处另有新发，伴壮热不退，身体消瘦，面色无华，脉虚数等正虚邪恋之证。若兼神昏谵语，胸胁疼痛，咳喘痰血等症，是为毒传脏腑，导致内陷变证或引发内痈。

（2）髂窝流注仅发于髂窝部一侧。

1）初期：初起患侧大腿突然拘挛不适，步履呈跛行，伴恶寒发热，头痛，无汗或微汗，纳呆倦怠。2～3日后局部疼痛，大腿即向上收缩，略向内收，不能伸直，妨碍行走，但膝关节仍能伸屈。倘用手将患肢拉直，则可引起剧烈疼痛，痛牵腰部，腹部前突，脊柱似弓状。7～10天后，在髂窝部可触到一长圆形肿块，质较硬，有压痛。

2）中期：约1个月可以成脓，因病位较深则见皮色如常，按之中软，波动感亦不甚明显。

3）后期：可在髂窝部或腰部破溃，溃后约20天可以收口。愈后患侧大腿仍然屈曲难伸，往往要经过1～2个月才能恢复正常。

（二）实验室及辅助检查

血常规 提示血白细胞总数及中性粒细胞比例可增高。

三、鉴别诊断

1. 环跳疽 疼痛在髋关节部，可致臀部外突，大腿略向外旋，患肢不能伸直和弯曲（髂窝流注是屈而难伸）。患侧漫肿上延腰胯，下及大腿。必要时可作髋关节穿刺以助鉴别。

2. 髋关节流痰 起病缓慢，可有虚劳病史，患肢伸而难屈，局部及全身症状均不明显，化脓约在患病后6～12个月以上。大腿及臀部肌肉萎缩，站立时臀纹不对称。

3. 历节风 患病关节大多红、肿、热、痛，且呈游走性，有反复发作史，不会化脓溃破，患侧关节屈曲程度较轻，其全身症状也比流注轻。

四、治 疗

治宜清热解毒，和营通络。暑湿交阻证，需兼清暑化湿；余毒攻窜证，宜兼凉血清热；瘀血凝滞证，宜佐以活血化瘀。溃后应清解余邪，不要急于补虚，杜绝因余毒未尽而再流窜他处。瘀血流注、髂窝流注患者愈后患肢功能障碍者，应进行患肢伸屈功能锻炼。

（一）辨证论治

1. 余毒攻窜证（余毒流注）

证候：发病前有疔疮、痈、疖等病史，局部漫肿疼痛；全身伴有壮热，口渴，甚则神昏谵语；舌苔黄，脉洪数。

治法：清热解毒，凉血通络。

方药：黄连解毒汤合犀角地黄汤加减。脓成者，加当归、皂角刺、炙山甲，去鲜生地；神昏谵语者，加安宫牛黄丸化服，或紫雪散吞服；胸胁疼痛，咳喘痰血者，加象贝母、天花粉、鲜竹沥、鲜茅根、鲜芦根等。

2. 暑湿交阻证（暑湿流注）

证候：多发于夏秋之间；初起伴恶寒发热，头胀，胸闷，呕恶，周身骨节酸痛，食欲不振等；舌苔白腻，脉滑数。

治法：解毒清暑化湿。

方药：清暑汤加减。结块质硬者，加当归、赤芍、丹参；热重加金银花、连翘、紫花地丁；脓成者，加皂角刺、炙山甲。

3. 瘀血凝滞证（瘀血流注）

证候：劳伤筋脉诱发者，多发于四肢内侧；跌打损伤诱发者，多发于伤处，局部漫肿疼痛，皮色微红，或呈青紫，溃后脓液中夹有瘀血块；妇女产后恶露停滞而成者，多发于小腹及大腿等处；发病较缓，初起一般无全身症状或全身症状较轻，化脓时出现高热；舌苔薄白或黄腻，脉涩或数。

治法：和营活血，祛瘀通络。

方药：活血散瘀汤加减。劳伤筋脉者，加忍冬藤、黄柏、薏米仁、草薢等；跌打损伤者，加参三七；产后瘀阻者，加制香附、益母草、红花等；脓成者，加炙山甲、皂角刺。

（二）外治疗法

1. 初期 肿而无块者，用金黄膏或玉露膏外敷；肿而有块者，用太乙膏掺红灵丹贴之。

2. 中期 脓熟宜切开引流，先用八二丹药线引流，以红油膏或太乙膏盖贴。

3. 后期 脓净改用生肌散，以红油膏或太乙膏盖贴。

若见结块二三处相互串联贯通者，可予以彻底切开后换药，以加速疮口愈合，可加用垫棉法。

五、预防与调护

（1）及时正确处理疔、疖、痈及皮肤破损等。

（2）绝对卧床休息，多饮开水或西瓜汁。热退而肿块未消时，仍需卧床休息，以免反复。

（3）注意加强营养，宜清淡易消化饮食，忌食鱼腥、辛辣食物。

（4）髂窝流注愈后功能障碍者，应做适当的下肢伸屈功能锻炼。

第九节 发 颐

发颐是指热病后余毒结于颐颌间引起的急性化脓性疾病。相当于西医的化脓性腮腺炎。其临床特点是常发生于热病后期，多一侧发病，颐颌部肿胀疼痛，张口受限，全身症状明显，病势严重者常可出现内陷变证，亦称颐发、汗毒、穿腮、穿喉。

一、病因病机

外感风寒、风温之邪，汗出不畅；或热病后遗毒于内；或情志郁结、饮食不节，郁热内生，致使火热不能外达，而结聚于少阳、阳明之络，气血凝滞而成。

二、诊 断

多发于成年人，尤多见于伤寒、温病等热性病后、大手术后、或体质虚弱者，多数是单侧发病，亦可双侧同时发病。

1. 初期 颐颌之间发生疼痛及紧张感，轻微肿胀，张口稍感困难。继则肿胀逐渐显著，并延及耳之前后，以耳垂下部最为显著，如压迫局部，在口内颊部导管开口处有黏稠的分泌物溢出。此时张口困难，唾液分泌大为减少，并可出现暂时性口眼歪斜之症。

2. 中期 发病7～10天腮腺部疼痛加剧，呈跳痛，皮色发红，肿胀更甚，肿势可波及同侧眼睑、颊部、颈部等处，压痛明显，按压局部有波动感，同时口内颊部导管开口处能挤出混浊黄稠脓性分泌物。

3. 后期 若不及时切开，脓肿可在颐颌部皮肤或口腔黏膜或向外耳道溃破，脓出臭秽。

4. 全身症状 初起有轻度发热，发展严重时体温可高达40℃左右，口渴纳呆，大便秘结，舌苔黄腻，脉弦数。如患者极度衰弱，或失于调治，或因过投寒凉攻伐之品，常可使肿势漫及咽喉，而见痰涌气塞，汤水难下，神识昏糊等毒邪内陷之证。

三、鉴别诊断

1. 痄腮 多发生于5～15岁的儿童，常有本病接触史。发于颐颌之间，多为双侧性，色白濡肿，酸多痛少，不会化脓。

2. 颈痈 多发生于颈部、颌下的一侧，虽可化脓，但无口内颊部导管开口处红肿。

3. 骨槽风 多发于20～40岁青壮年，有拔牙史，腮颊部漫肿焮痛，色红或白，牙关拘紧，不能咀嚼，脓成溃后疮口日久不收，且有死骨排出。

四、治 疗

（一）辨证论治

1. 热毒蕴结证（初期）

证候：颐颌之间结块疼痛，张口不利，继则肿痛渐增，检查口内颊部导管开口处常现红肿，压迫局部有黏稠的分泌物溢出；伴身热恶寒，口渴，小便短赤，大便干结；舌苔薄腻，脉弦数。

治法：清热解毒。

方药：普济消毒饮加减。漫肿不散，加海藻；热甚，加生山栀、生石膏（打碎）；便秘，加瓜蒌仁（打碎）、生大黄（后下）、枳实；热极动风，加钩藤。

2. 毒盛酿脓证（中期）

证候：颐颌间结肿疼痛渐增，甚至肿势延及面颊和颈项，焮红灼热，张口困难，继之酿脓应指，口内颊部导管开口处能挤出脓性分泌物；伴高热口渴；舌苔黄腻，脉弦数。

治法：清热解毒透脓。

方药：普济消毒饮加皂角刺、白芷等。

3. 热毒内陷证（后期）

证候：颐颌间肿块多平塌散漫，肿势延及面颊和颈项，焮红灼热，疼痛剧烈，汤水难咽；伴壮热口渴，痰涌气粗，烦躁不安，甚至神昏谵语；舌红绛，苔少而干，脉弦数。

治法：清营解毒，化痰泄热，养阴生津。

方药：清营汤合安宫牛黄丸加减。

4. 余毒未清证（慢性期）

证候：患者多有数月以至数年的反复发作病史，发作时颐颌部肿痛，触之似有条索状物，进食时更为明显。在两次发作的间歇期，患者口内常有臭味，晨起后挤压腮腺部可见口内颊部导管开口处有黏稠的涎液或脓液溢出；舌苔薄黄或黄腻，脉滑。

治法：清脾泻热，化瘀散结。

方药：化坚二陈丸酌加夏枯草、连翘、黄芩、生山栀、金银花、玄参、莪术、鲜芦根等。

（二）外治疗法

1. 初期 金黄膏或玉露膏外敷，或水调散（辽宁中医药大学附属医院院内制剂）外敷，或红灵丹外敷，1～2日调换1次。

2. 中期 及早切开排脓。

3. 后期 先用八二丹药线引流,外敷金黄膏;口腔黏膜出脓处,用青吹口散外搽,每日4~5次。脓尽改用生肌散、红油膏或一效膏(辽宁中医药大学附属医院院内制剂)外敷。

(三)其他疗法

中成药板蓝根冲剂,1袋,1日3次。犀黄丸或醒消丸,每次3g,1日2次。

五、预防与调护

(1)急性期给予流质或半流质饮食,避免酸性饮食及辛辣刺激之品。

(2)热病后、大手术后,注意保持口腔清洁,经常用板蓝根30g煎汤或等渗盐水漱口。

(3)保持大便通畅。病久反复发作者,可作腮腺部按摩,急性发作时暂停按摩。

第十节 丹 毒

丹毒是患部皮肤突然发红成片、色如涂丹的急性感染性疾病。本病发无定处,根据其发病部位的不同又有不同的病名,如生于躯干部者,称内发丹毒;发于头面部者,称抱头火丹;发于小腿足部者,称流火;新生儿多生于臀部,称赤游丹毒。本病西医也称丹毒。其特点是病起突然,恶寒发热,局部皮肤忽然变赤,色如丹涂脂染,焮热肿胀,边界清楚,迅速扩大,数日内可逐渐痊愈,但容易复发。

一、病因病机

本病总由血热火毒为患,如《证治要诀·发丹》言:"发丹色状不一,痒痛亦异,大概皆因血热肌虚风邪所搏而发"。凡发于头面部者,多挟风热;发于胸腹腰胯部者,多挟肝脾郁火;发于下肢者,多挟湿热;发于新生儿者,多由胎热火毒所致。

1. 血分热毒 素体血分有热,外受火毒,热毒搏结,郁阻肌肤而发。

2. 破损染毒 或在肌肤破损处(如鼻腔黏膜、耳道皮肤或头皮等皮肤破伤,脚湿气糜烂,毒虫咬伤,臁疮等)有湿热火毒之邪乘隙侵入,郁阻肌肤而发。

西医学认为,本病是由溶血性链球菌从皮肤或黏膜的细微破损处侵入皮内网状淋巴管所引起的急性炎症。

二、诊 断

(一)临床表现

多发于小腿、颜面部。发病前多有皮肤或黏膜破损史。

发病急骤,初起往往先有恶寒发热、头痛骨楚、胃纳不香、便秘溲赤、苔薄白或薄黄、舌质红、脉洪数或滑数等全身症状。继则局部皮肤见小片红斑,迅速蔓延成大片鲜红斑,边界清楚略高出皮肤表面,压之皮肤红色减退,放手后立即恢复。若因热毒炽盛而显现紫斑时,则压之不退色。患部皮肤肿胀,表面紧张光亮,摸之灼手,触痛明显。一般预后良好,经5~6天后消退,皮色由鲜红转暗红及棕黄色,脱屑而愈。

病情严重者,红肿处可伴发紫癜、瘀点、瘀斑、水疱或血疱,偶有化脓或皮肤坏死。亦有一边消退,一边发展,连续不断,缠绵数周者。患处附近臀核可发生肿大疼痛。

抱头火丹，如由于鼻部破损引起者，先发于鼻额，再见两眼睑肿胀不能开视；如由于耳部破损引起者，先肿于耳之上下前后，再肿及头角；如由于头皮破损引起者，先肿于头额，次肿及脑后。流火，多由趾间皮肤破损引起，先肿于小腿，也可延及大腿，愈后容易复发，常因反复发作，下肢皮肤肿胀、粗糙增厚，而形成大脚风。新生儿赤游丹毒，常游走不定，多有皮肤坏死，全身症状严重。

本病若出现红肿斑片由四肢或头面向胸腹蔓延者，属逆证。新生儿及年老体弱者，若火毒炽盛易导致毒邪内攻，出现壮热烦躁、神昏谵语、恶心呕吐等全身症状，甚则危及生命。

（二）实验室检查

血常规 白细胞总数及中性粒细胞比例明显增高。

三、鉴别诊断

1. 发 局部红肿，但中间明显隆起而色深，四周肿势较轻而色较淡，边界不清，胀痛呈持续性，化脓时跳痛，大多发生坏死、化脓溃烂，一般不会反复发作。

2. 接触性皮炎 有过敏物接触史，皮损以红肿、水疱、丘疹为主，伴灼热、瘙痒，多无疼痛，一般无明显的全身症状。

3. 类丹毒 多发于手部，有猪骨或鱼虾之刺划破皮肤史，红斑范围小，症状轻，无明显全身症状。

四、治　疗

本病以凉血清热、解毒化瘀为基本治则。发于头面者，须兼散风清火；发于胸腹腰胯者，须兼清肝泻脾；发于下肢者，须兼利湿清热。在内治同时结合外敷、熏洗、砭镰等外治法，能提高疗效、缩短疗程、减少复发。若出现毒邪内攻之证，须中西医综合救治。积极处理皮肤黏膜破损，有助于预防发病或减少复发。

（一）辨证论治

1. 风热毒蕴证（抱头火丹）

证候：发于头面部，皮肤焮红灼热，肿胀疼痛，甚则发生水疱，眼胞肿胀难睁；伴恶寒、发热、头痛；舌质红，苔薄黄，脉浮数。

治法：疏风清热解毒。

方药：普济消毒饮加减。大便干结者，加生大黄、芒硝；咽痛，加生地、玄参。

2. 肝脾湿火证（内发丹毒）

证候：发于胸腹腰胯部，皮肤红肿蔓延，摸之灼手，肿胀疼痛；伴口干且苦；舌红，苔黄腻，脉弦滑数。

治法：清肝泻火利湿。

方药：柴胡清肝汤、龙胆泻肝汤或化斑解毒汤加减。

3. 湿热毒蕴证（流火）

证候：发于下肢，局部红赤肿胀、灼热疼痛，或见水疱、紫斑，甚至结毒化脓或皮肤坏死，或反复发作，可形成大脚风；伴发热，胃纳不香；舌红，苔黄腻，脉滑数。

治法：利湿清热解毒。

方药：五神汤合萆薢渗湿汤加减。肿胀甚者，或形成大脚风者，加防己、赤小豆、丝瓜络、鸡血藤等。

4. 胎火蕴毒证（赤游丹毒）

证候：发生于新生儿，多见臀部，局部红肿灼热，常呈游走性；或伴壮热烦躁，甚则神昏谵语、恶心呕吐。

治法：凉血清热解毒。

方药：犀角地黄汤合黄连解毒汤加减。壮热烦躁，甚则神昏谵语者，加服安宫牛黄丸或紫雪丹；舌绛苔光者，加玄参、麦冬、石斛等。

（二）外治疗法

外敷法 用玉露散或金黄散，以冷开水或鲜丝瓜叶捣汁或金银花露调敷。或用鲜荷花叶、鲜蒲公英、鲜地丁全草、鲜马齿苋、鲜冬青树叶等捣烂湿敷。或水调散（辽宁中医药大学附属医院院内制剂）外敷干后调换，或以冷开水时时湿润。

若流火结毒成脓者，可在坏死部分做小切口引流，掺九一丹，外敷红油膏。

（三）其他疗法

1. 砭镰法 患处消毒后，用七星针或三棱针叩刺患部皮肤，放血泄毒。此法只适用于下肢复发性丹毒，禁用于赤游丹毒、抱头火丹患者。

2. 静脉滴注 清开灵 40ml 或热毒宁 20ml，稀释后静脉滴注，每日 1 次。

五、预防与调护

（1）患者应卧床休息，充分饮水，床边隔离。

（2）流火患者应抬高患肢 30°～40°。

（3）有肌肤破损，应及时治疗，以免感染毒邪而发病。因脚湿气导致下肢复发性丹毒患者，应彻底治愈脚湿气，可减少复发。

（4）多走、多站及劳累后容易复发，应加以注意。

附：类丹毒

本病常发生于手指或手部，与职业有关，常发生于宰猪业、渔业工人以及菜场的鱼、肉售货员或家庭妇女。以初起患部呈紫红斑片，向四周缓慢扩散，中心渐退为其特征。本病西医学也称类丹毒病，由感染猪丹毒杆菌引起。其特点是疹块扁平，稍凸于皮肤，中间苍白，界限明显，形如烙印，亦称"打火印"。

一、病因病机

由于猪骨、鱼刺等刺伤皮肤或接触猪肉、鱼肉，感染毒邪所致。

二、诊 断

临床表现

1. 局限型 多局限于单个手指受伤后1～3日，局部先起一个红点，疼痛、肿胀，逐渐扩大成暗红紫色斑片，边缘高起，重者表面亦可发生水疱或大疱，灼热瘙痒。若手指被累，指关节疼痛，活动困难，但不化脓、破溃，经3～4周即可自愈。

2. 弥漫型 在全身可见大小不等、形色各异的紫红色斑片，伴有微热及关节酸楚不适。愈后可在原处或附近复发。

3. 败血症型 病情严重，全身起泛发性紫红斑片。关节酸楚疼痛，伴有壮热、神昏谵语、烦躁不安。

三、鉴别诊断

1. 蛇头疔 指头肿痛剧烈，色赤焮热，约7天成脓，脓出即愈。

2. 丹毒 发病突然，皮肤损害进展迅速，颜色鲜红，伴发热恶寒等全身症状。

四、治疗

本病以凉血清热、解毒化瘀为基本治则。

（一）辨证论治

1. 热毒蕴结证（早、中期）

证候：局部有红色斑点，逐渐扩大成暗红紫色斑片，灼热瘙痒；伴口苦，烦热不适，小便黄赤，大便秘结，舌红苔黄，脉弦数。

治法：清热解毒。

方药：五味消毒饮加减。

2. 火毒炽盛证（后期）

证候：皮疹漫肿暗红，或紫瘀疼痛；伴全身高热，口渴，烦躁不安，甚或斑疹隐隐，吐血，衄血，舌质红绛，少苔，脉数。

治法：清热凉血解毒。

方药：犀角地黄汤合黄连解毒汤。高热神昏者，并服紫雪丹或安宫牛黄丸。

（二）外治疗法

外敷法 外敷玉露膏、金黄膏或水调散（辽宁中医药大学附属医院院内制剂）。

（三）其他疗法

西药治疗 选用青霉素、四环素及磺胺药等，均有一定疗效。

五、预防与调护

（1）对肉类、鱼虾蟹加工者及营业员、家庭妇女加强卫生宣教工作，以及加强对肉类的管理及检疫工作。

（2）患肢宜用三角巾悬吊，局部忌用水洗。

第十一节 走黄与内陷

走黄与内陷为疮疡阳证疾病过程中，因火毒炽盛，或正气不足，导致毒邪走散，内攻脏腑的危险证候。相当于西医的全身性急性化脓性疾病。继发于疔疮的常称为走黄；因疽毒或除疔以外的其他疮疡引起者称为内陷。

走 黄

走黄是疔疮火毒炽盛，早期失治，毒势未能及时控制，走散入营，内攻脏腑而引起的一种全身性危急疾病。又名癀走。其特点是疮顶忽然凹陷，色黑无脓，肿势迅速扩散，伴见心烦作躁，神识昏愦等七恶证。凡是疔疮，均可走黄，然颜面部疔疮因其所生之处，经脉众多，又为诸阳所聚之地；烂疔因其病势急暴，化腐甚巨，故尤易发生走黄。

一、病因病机

走黄的发生主要在于火毒炽盛，毒入营血，内攻脏腑。

生疔之后，早期失治，毒势不得控制，或挤压碰伤，过早切开，疔毒虽未鸱张，未得以直入营血，或误食辛热及酒肉鱼腥等发物，或艾灸疮头，更增火毒，均可促使疔毒发散，入营入血，内攻脏腑而成。

二、诊　断

（一）临床表现

多有疔疮病史，其症状变化多端，多与火毒走窜的途径及侵害部位有关。

1. 局部症状　一般多为在原发病灶处忽然疮顶陷黑无脓，肿势软漫，迅速向周围扩散，边界不清，失去护场，皮色转为暗红。

2. 全身症状　有寒战、高热（体温多数在39℃以上），头痛，烦躁，胸闷，四肢酸软无力，舌质红绛，苔多黄燥，脉洪数或弦滑数；或伴恶心呕吐，口渴喜饮，便秘腹胀或腹泻；或伴肢体拘急，骨节肌肉疼痛；或并发附骨疽、流注等；或伴身发瘀斑，风疹块，黄疸等；甚至伴神志昏迷，呓语谵妄，行走飘浮，咳嗽气喘，胁痛痰红，发痉发厥等；或伴有手足发冷，脉沉细数等。以上各症常可相兼出现。

（二）实验室检查

1. 血常规　提示血白细胞总数及中性粒细胞比例显著增高。

2. 尿常规　可出现蛋白、红细胞、白细胞和管型。

3. 血液或脓液细菌培养及药敏试验　常呈阳性。

必要时，可根据病情做肝肾功能、电解质测定及心电图、胸部X线摄片、B超等检查。

三、治　疗

须中西医结合综合救治。内治可参照温病辨证论治，急投重剂清热、凉血、解毒之品，直折其势，随证灵活加减。外治主要是处理原发病灶。

（一）辨证论治

毒盛入血证（早、中期）

证候：原发病灶处忽然疮顶陷黑无脓，肿势软漫，迅速向周围扩散，边界不清，失去护场，皮色转为暗红；全身有寒战、高热（体温多数在39℃以上），头痛，烦躁，胸闷，四肢酸软无力；舌质红绛，苔多黄燥，脉洪数或弦滑数。或伴见七恶证，或并发附骨疽、流注等。

治法：凉血清热解毒。

方药：五味消毒饮、黄连解毒汤、犀角地黄汤三方合并加减。神识昏糊，加紫雪丹，或安宫牛黄丸；咳吐痰血，加象贝母、天花粉、藕节炭、鲜茅根；咳喘，另加鲜竹沥（炖温冲服）；大便溏泄，加地榆炭、黄芩炭，金银花改用金银花炭；大便秘结，苔黄腻，脉滑数有力，加生大黄（后下）、元明粉（分冲）；呕吐口渴，加竹叶、生石膏（打碎）、生山栀；阴液损伤，加鲜石斛、玄参、麦冬；痉厥，加羚羊角（或用水牛角代，磨粉冲服）、钩藤（后下）、龙齿（先煎）、茯神；并发黄疸，加生大黄（后下）、生山栀、茵陈；并发流注、附骨疽，参照相应章节治疗。

（二）外治疗法

（1）疮顶陷黑处用八二丹，盖以金黄膏，四周用金黄散或玉露散冷开水调制以箍围，并时时湿润。或用药制苍耳虫10～15条捣烂，外敷患部，盖贴金黄膏。

（2）其他参照原发疗疮外治法。
（三）其他疗法

1. 抗生素治疗 早期应用大剂量广谱抗生素，并根据细菌培养以及药敏试验结果选择有效抗生素，剂量应大于常规剂量，必要时两种以上联合应用。

2. 支持疗法 维持水、电解质平衡及对症处理。

3. 静脉滴注 清开灵 40ml，稀释后静脉滴注，每日1次。

四、预防与调护

（1）本病危重应严密观察病情。病人性情烦躁时，护理人员要多加安慰。病室要保持清洁卫生，注意通风凉爽，保证病员充分休息。

（2）患病后绝对卧床休息，并固定患部，减少活动。局部换药应强调不能挤脓，务必使创伤得到休息。

（3）疔疮尤其是颜面部疔疮切忌挤压、碰伤、过早切开、艾灸，患病后应及时正确处理。

（4）壮热恶寒无汗者，勿使袒露胸腹和当风受凉；壮热不恶寒，头昏烦躁，气急脉数者，头部可用冰袋降温；壮热汗多口渴，渴喜冷饮，可给芭蕉根汁或菊花叶汁加凉开水冲饮，或给以西瓜汁，或饮冷开水。

（5）饮食宜清淡，忌荤腥发物及甜腻之品，视病情给予素半流质、或素普食。

（6）避免情志抑郁或急躁易怒，禁止房事。

内　陷

内陷为疮疡阳证疾患过程中，因正气内虚，火毒炽盛，导致毒邪走散，正不胜邪，毒不外泄，反陷入里，客于营血，内传脏腑的一种危急疾病。因多由有头疽患者并发，故名疽毒内陷，又称"三陷变局"。其特点是肿疡隆起的疮顶忽然凹陷，或溃疡脓腐未净而忽然干枯无脓，或脓净红活的疮面忽变光白板亮，同时伴邪盛热极或正虚邪盛或阴阳两竭的全身证候。

根据病变不同阶段的临床表现分为三种，发生于有头疽的1～2候毒盛期的称火陷；发生于2～3候溃脓期的称干陷；发生于4候收口期的称虚陷。

一、病因病机

内陷证发生的根本原因，在于正气内虚，火毒炽盛，加之治疗失时或不当，以致正不胜邪，反陷入里，客于营血，内犯脏腑。而三陷证又各因所处病期之不同而有所区别：

1. 火陷 由于阴液不足，火毒炽盛，复因挤压疮口，或治疗不当或失时，以致正不胜邪，毒邪客于营血，内犯脏腑而成。

2. 干陷 由于气血两亏，正不胜邪，不能酿化为脓，载毒外泄，以致正愈虚，毒愈盛，从而形成内闭外脱。

3. 虚陷 毒邪虽已衰退，而气血大伤，脾气不复，肾阳亦衰，导致生化乏源，阴阳两竭，从而余邪走窜入营。

二、诊　断

（一）临床表现

多见于老年人，或以往有消渴病史者。常并发于脑疽或背疽患者，尤以脑疽更为多见。

1. 局部症状 疮顶不高或陷下，肿势平塌，散漫不聚，疮色紫滞或晦暗，疮面脓少或干枯无脓，脓水灰薄或偶带绿色，腐肉虽脱而疮面忽变光白板亮，新肉难生，局部灼热剧痛或闷胀疼痛或不痛。

2. 全身症状 高热寒战，或体温不升，头痛烦躁，或精神不振，甚至神昏谵语，气粗喘急，或气息低微，胸闷胸痛，咳嗽痰血，胁肋疼痛，恶心呕吐，腹胀腹痛，便秘或泄泻，汗多肢冷，或痉厥，或黄疸等。

一般而言，火陷辨证为邪盛热极证；干陷辨证为正虚邪盛证；虚陷辨证为脾肾阳衰证或阴伤胃败证。

（二）实验室检查

1. 血常规 提示血白细胞总数及中性粒细胞比例显著增高。

2. 血糖、尿糖 均增高。

3. 血液或脓液细菌培养及药敏试验 常呈阳性。

三、治 疗

须中西医结合综合救治。内治当扶正达邪，并审邪正之消长，随证治之。火陷证，邪盛热极，当凉血清热解毒为主，并顾护津液；干陷证，正虚邪胜，当补养气血，托毒透邪；虚陷证，当温补脾肾或生津养胃。外治参照"有头疽"。

（一）辨证论治

1. 火陷证

证候：多发生于疽证1～2候的毒盛期。局部疮顶不高，根盘散漫，疮色紫滞，疮口干枯无脓，灼热剧痛，全身出现壮热口渴，便秘溲赤，烦躁不安，神昏谵语，或胁肋偶有隐痛，苔黄腻或黄糙，舌质红绛，脉洪数、滑数或弦数。

治法：凉血清热解毒，养阴清心开窍。

方药：清营汤合黄连解毒汤、安宫牛黄丸或紫雪散，加皂角刺、穿山甲。神昏谵语，加牛黄清心丸或紫雪丹以清心解毒；咳吐痰血，宜加鲜茅根、鲜芦根；痰多不畅加竹沥频服；痰红且腥或带脓痰，宜加石膏、沙参、浙贝、鱼腥草以清肺养阴；发痉抽搐，轻者加石决明、钩藤、白芍、牡蛎等；重者当用蜈蚣、全蝎及羚羊角研粉冲服以平肝息风；胸闷、纳呆、呕恶、苔厚且腻，宜加陈皮、半夏、苍术、川朴以健脾醒胃；如腹胀满燥结，则当用大黄粉、风化硝、枳实等以通里泻实；如便溏纳呆，加山楂、麦谷芽、神曲以调理胃气；便溏甚者，用黄芩炭以泻火止血；尿少加竹叶、扁蓄、赤茯苓以利尿泄热；尿闭加琥珀（研末）以活血散瘀，利尿通淋；尿血加大、小蓟及侧柏叶以清热止血；口渴甚者，加麦冬、天花粉以养阴生津；并发黄疸，加绵茵陈、山栀、柏皮等以利湿清热；若发生突然寒战、高热、厥冷，此为热极生寒，热深厥深，宜清泄里热，宜通郁阳，用桂枝白虎汤加减。

2. 干陷证

证候：多发生于疽证2～3候的溃脓期。局部脓腐不适，疮口中央糜烂，脓少而薄，疮色灰暗，肿势平塌，散漫不聚，闷胀疼痛或微痛。全身出现发热或恶寒，神疲，食少，自汗胁痛，神昏谵语，气息粗促，舌苔黄腻或灰腻，舌质淡红，脉象虚数；或体温反而不高，肢冷，大便溏薄，小便频数，舌苔灰腻，舌质淡，脉沉细等。

治法：补养气血，托毒透邪，佐以清心安神。

方药：托里消毒散、安宫牛黄丸加减。

3. 虚陷证

（1）脾肾阳衰证

证候：多发生于疽证4候的收口期。局部肿势已退，疮口腐肉已尽，而脓水稀薄色灰，或偶带绿色，新肉不生，状如镜面，光白板亮，不知疼痛。全身出现虚热不退，形神委顿，纳食日减，或有腹痛便泄，自汗肢冷，气息低促，苔薄白或无苔，舌质淡红，脉沉细或虚大无力等，旋即可陷入昏迷厥脱。

治法：温补脾肾。

方药：附子理中汤加减。自汗肢冷加肉桂；昏迷厥脱，加别直参（另煎）、龙骨（先煎）、牡蛎（先煎）。

（2）阴伤胃败证

证候：局部症状同脾胃阳衰证；伴舌光如镜，口舌生糜。舌质红绛，脉细数。

治法：生津益胃。

方药：益胃汤。

（二）外治疗法

参照"有头疽"，注意局部引流通畅。

（三）其他疗法

参照"走黄"。

四、预防与调护

（1）参照"走黄"。

（2）饮食方面，火陷忌食烟、酒、鱼腥、辛辣食品；干陷宜增加营养；虚陷宜食甘香开胃食品。

第十二节 流　　痰

流痰是一种发于骨与关节间的慢性化脓性疾病。因其可随痰流窜于病变附近或较远的组织间隙，壅阻而形成脓肿，破损后脓液稀薄如痰，故名流痰，又以其后期可出现虚劳症状，故有"骨痨"之称。相当于西医的骨与关节结核。其特点是好发于儿童与青少年，多见于骨与关节，以脊椎为最多，其次为上、下肢。起病慢，初起不红不热，漫肿酸痛，化脓迟缓，溃后脓水清稀夹有败絮状物，不易收口，易成窦道。可伴有潮热盗汗，神疲乏力等虚劳症状。常损伤筋骨，轻则形成残疾，重则可危及生命，亦名疮痨，骨痨。

由于发病部位和形态不同，流痰有许多名称。如发于胸背者，称龟背痰；发于腰背，痰流于肾俞穴附近者，称肾俞虚痰；生于胸壁和肋骨者称胁疽、肋疽、渊疽；生在髋关节部的叫环跳痰、缩脚隐疽；生于膝部，病膝状如鹤膝者，称鹤膝痰；发生于踝部，疮孔内外相通者，称穿拐痰；发生于指节，形似蝉肚者，称蜣螂蛀等。但其病因、证治基本相似，故将痰凝筋骨一类疾病统称为流痰，一并论述。

一、病因病机

儿童多由先天不足，肾气不充，骨骼柔嫩脆弱，或强令早坐，或跌扑损伤，再复感风寒邪气，留滞筋骨关节，气血凝聚，经络阻隔，日久而为病。

成人多由后天失调，或房事不节，遗精滑泄，或带下多产，以致肾亏髓空；或饮食失调，脾失健运，痰浊凝聚；复因风寒湿邪乘隙而入，而致邪袭骨髓，气血凝滞乃成本病。

病久化热，肉腐成脓，腐蚀筋骨肌肉，而成窦道。

总之，正虚是本病发病的根本原因，外邪和损伤是常见诱因。先天不足、后天失调、肾亏髓空是病之本，风寒侵袭、气血不和、痰浊凝聚是病之标。在整个发病过程中，初始为肾虚、寒痰交凝，是阳虚阴盛之证。日久寒化为热，腐肉化脓，是阴转为阳。后期是阴愈亏，火愈旺，常出现肝肾阴亏、阴虚火旺证候；由于脓水淋漓，久泄耗伤气血，又可出现气血两虚的证候。

二、诊　　断

（一）临床表现

好发于儿童和青少年，80%～90%患者的年龄小于14岁，其中50%在5岁以内。常有其他部位的虚劳病史，以肺痨多见。

病变部位以脊椎最多，其次为下肢髋、膝、踝关节，再次为上肢肩、肘、腕、指等骨关节。一般多单发，但脓肿形成时，依据原发部位，亦可走窜至颈、胸、胁、腰、腹、腿等处。

本病起病缓慢，化脓亦迟，溃后更不易收口。每多损伤筋骨，轻者造成残废，重则危及生命。

1. 初期　骨内虽有病变，而患处外形无明显变化，不红不热，亦无肿胀，仅觉患处隐隐酸痛。继则关节活动障碍，动则疼痛加剧，休息后减轻。儿童患者常在睡眠时痛醒哭叫，俗称"夜哭"。全身反应尚不明显，或时有轻微寒热。

2. 中期　起病后半年至一年以上，病变关节周旁肌肉萎缩，在病变部位或较远处渐渐肿起，形成脓肿，不红不热。如脓已成熟，则患处皮肤透红一点，按之应指，局部或有疼痛。伴有发热，朝轻暮重。

3. 后期　疮内流脓清稀，夹有败絮样物质，久则疮口凹陷，周围皮色紫暗，形成窦道，不易收口。如病变在四肢者，则肌肉日渐萎缩；病变在颈椎、胸椎、腰椎者，则四肢强直不遂，或瘫痪不用，甚至二便失禁。若病久元气不支，食欲减退，则身体日渐消瘦，精神委颓，面色无华，形体畏寒，心悸，失眠，自汗，此属气血两亏。如见午后潮热，夜间盗汗，口燥咽干，或咳嗽痰血，舌红少苔，脉细数者，此属阴虚火旺之证。

不同部位病变可出现的特殊表现：

病在颈椎部，常有斜颈畸形，患者头前倾，颈短缩，喜用双手托住下颌部，颈部旋转活动受限，脓肿多发生在颈部，甚则可引起呼吸或吞咽困难。

病在胸椎部，早期脊骨疼痛和活动受限，劳累后加重，休息后减轻。后期胸前凸出，脊骨后突，而显鸡胸龟背之象，重者可有下肢瘫痪，大小便潴留或失禁，站立或行路时常以两手支撑腰部或胁部，脓肿多出现在肾俞穴附近。

病变在腰椎部，腰部挺直如板状，其痛似折，行动不便。小儿若患此病，腰部僵直，失去正常生理前凸曲线。嘱患者从地上拾物时腰不能下弯而是小心地往下蹲，同时以手扶膝，起立时用手扶大腿慢慢站起；嘱患者俯卧，将其两腿向后高举时，腰部保持僵直状态与腿一齐抬起。其脓肿大多出现于少腹、胯间或大腿内侧。

病变在髋关节部，患肢先长后短，难以屈伸及内外旋转，大腿、臀部肌肉萎缩，站立时两臀肌不对称。患处不痛，同侧膝部内侧疼痛，多数患儿出现跛行。脓肿可出现在髋关节附近或大腿外侧较远之处。

病变在膝关节部，大小腿肌肉萎缩，尤以大腿肌肉为甚，关节肿胀明显，状如鹤膝，病腿渐渐不能屈伸。脓肿发生在膝关节周围，日久形成半脱位或膝内翻、外翻畸形，患肢较正常为短。

病变在踝关节部，关节前外侧先肿胀，继而肿至内侧，小腿肌肉萎缩，足常呈下垂、内翻畸形。脓肿出现在踝骨附近。

病变在肩、肘、腕关节部，多发于成人，早期即有明显疼痛，受累关节肿大如梭形，肌肉萎缩，关节畸形，屈伸不利。脓肿出现在原发病灶附近。

病变在指关节部，以中指指掌关节较多见，常呈多发性，关节肿大如蝉腹，皮色正常，不痛，手指活动自如。脓肿在原发病灶附近穿破。

病变在胸壁和肋骨部，多发于30岁以下形瘦体虚之人，以男性多见。局部漫肿隐痛，可大如杯碗，疼痛剧烈，或伤内膜，或伤肋骨。

（二）实验室及辅助检查

1. 血常规 可示红细胞总数及血红蛋白含量可降低，淋巴细胞数增高。血红细胞沉降率可增快。

2. 结核菌素试验 呈阳性。脓液培养可有结核杆菌生长。

3. X线摄片 早期滑膜肿胀，骨质疏松，有脱钙现象。后期见关节软骨破坏，或有病理性脱位，骨关节面明显破坏，死骨形成。

三、鉴别诊断

1. 历节风 虽也发于关节，日久亦可出现肌肉萎缩，关节变形，但初起即有寒热，汗出，关节灼热剧痛，痛无定处，并不化脓，病变关节常左右对称，甚则遍及全身关节。

2. 骨瘤 多见于10～25岁青少年，病变多在肩关节下方或膝关节上方，初起隐隐酸痛，继则掣痛难忍。2～3个月后局部可触及肿块，坚硬如石，高低不平，推之不移，紧贴于骨，皮色渐变紫黑，终不化脓。

3. 腰部积劳 多发于青壮年，以体力劳动者多见，多有腰部慢性积劳病史。腰部经常出现隐痛或酸痛，弯腰或久坐、久行时尤为明显，休息后减轻，始终不化脓，无全身症状。

四、治 疗

以扶正祛邪为总则，根据疾病不同阶段的特点，应审虚实，察寒热，分证辨治。初期，阳衰阴盛，亦温通经脉，调和气血，使阴霾得散，痰效于无形；中期病成，寒化为热者，应培补肝肾之本，兼除虚热，其症可愈；后期溃后日久，气血两虚，需壮其脾胃，以滋化源。常规配合西医抗结核药物治疗及对症处理。注重对病人及其患处的护理。

（一）辨证论治

1. 阳虚痰凝证（初期）

证候：初起病变关节外形既不红热，也不肿胀，仅感隐隐酸痛。继则关节活动障碍，动则痛甚，无明显全身症状。舌淡，苔薄，脉濡细。

治法：补肾温经，散寒化痰。

方药：阳和汤加减。

2. 阴虚内热证（中期）

证候：发病数月后，在原发和继发部位渐渐漫肿，皮色微红，中有软陷，重按应指；伴有午后潮热，颧红，夜间盗汗，口燥咽干，食欲减退，或咳嗽痰血；舌红，少苔，脉细数。

治法：养阴清热托毒。

方药：六味地黄丸合清骨散加减。

3. 肝肾亏虚证（后期）

证候：疮口流脓稀薄，或夹有败絮样物，形成窦道。病在四肢关节，可见患肢肌肉萎缩、关节畸形；病在脊椎，可见强直不遂，甚至下肢瘫痪不用，二便潴留或失禁。腰脊酸痛，盗汗。舌红，苔薄，脉细数或虚数。

治法：补益肝肾。

方药：左归丸合香贝养营汤加减。盗汗不止，加黄芪、浮小麦、牡蛎（先煎）、龙骨（先煎）；若咳嗽痰血，加南沙参、麦冬、百合、川贝、丹皮等；腰脊酸痛，下肢瘫痪，加川断、杜仲、狗脊、巴戟肉；疮口流脓稀薄，日久不愈，伴面色无华，形体畏寒，舌淡红，苔薄白，脉濡细或虚大者，宜补气养血，人参养荣汤或十全大补汤加减。

（二）外治疗法

1. 初期 回阳玉龙膏外敷，或阳和解凝膏掺桂麝散或黑退消盖贴。

2. 中期 脓成则应及时穿刺抽脓，或切开，或用火针烙法，切口要足够大，以排脓通畅为度。

3. 后期 用五五丹药线引流提脓去腐。如脓水清稀，久不收敛，或已成漏，疮口过小，脓出不畅，则可用白降丹或千金散黏附在药线上，插入疮孔，以化腐蚀管。袋脓者，宜进行扩创。若脓水由稀转稠，此将要收口之兆，宜改掺生肌散。

（三）其他疗法

1. 抗结核治疗 常规联合使用异烟肼、利福平、乙胺丁醇等抗结核药物，注意足量、全疗程治疗。也可用抗结核药作关节腔内冲洗。

2. 中成药 小金片或小金丹，成人每次4片，每日2次；儿童减半，婴儿1/3。芩部丹，成人每次4片，每日3次。鹿角粉，每次3g，每日2次。

3. 针灸疗法 初起可配合隔姜灸、雷火神针灸、附子饼灸等法；或配合熨风散局部熨之。

五、预防与调护

（1）发生于胸、腰椎、髋关节等部位者，均需睡木板床；生于肘、膝、指部者，用夹板固定，限制其活动；若全身症状未控制时均应绝对卧床休息。

（2）注意饮食调理，平时宜多食富有营养的食物，如牛奶、鸡蛋、骨髓等；在病变进展时，忌食鱼腥、酒类及葱、椒、大蒜等发物。

（3）宜清心静养，节制房事，以利康复。

（4）若并发瘫痪者，应经常帮助其变换体位和擦浴，预防褥疮发生。

第十三节 瘰 疬

瘰疬是一种发生于颈部的慢性化脓性疾病。因其结核成串，累累如串珠状，故名瘰疬。又名"疬子颈""老鼠疮"。相当于西医的颈部淋巴结结核。其特点是多见于体弱儿童或青年，好发于颈部两侧，病程进展缓慢。初起时结核如豆，不红不痛，缓缓增大，窜生多个，相互融合成串，成脓时皮色转为暗红，溃后脓水清稀，夹有败絮状物质，此愈彼溃，经久难敛，易成窦道，愈合后形成凹陷性瘢痕。

一、病因病机

忧思恚怒，肝气郁结，气郁伤脾，脾失健运，痰湿内生，结于颈项而成；日久痰浊化热，或肝郁化火，下烁肾阴，热盛肉腐而成脓，溃后脓水淋漓，耗伤气血，经久难愈。

也可因素体肺肾阴亏，以致阴虚火旺，肺津不能输布，灼津为痰，痰火凝结而形成。

二、诊 断

（一）临床表现

多见于儿童或青年，好发于颈部的一侧或两侧，亦可延及颌下、缺盆、腋部，病程进展缓慢。发病前常有虚劳病史。

1. 初期 颈部一侧或双侧结块肿大如豆粒，一个或数个不等；皮色不变，按之坚实；推之能动，不热不痛。多无全身症状。

2. 中期 结核增大，皮核粘连；有时相邻的结核可互相融合成块，推之不动，渐感疼痛。如皮色渐转暗红，按之微热及微有波动感者为内脓已成。可伴轻微发热，食欲不振，全身乏力等。

3. 后期 切开或自溃后，脓水清稀，夹有败絮样物，疮口呈潜行性空腔，疮面肉色灰白，四周皮肤紫暗，可形成窦道。如脓水转厚，肉芽转成鲜红色，则即将愈合。常伴潮热、咳嗽、盗汗等肺肾阴亏之证；或出现面色少华，精神倦怠，头晕，失眠，经闭等气血两亏之证；或出现腹胀便溏，形瘦纳呆等脾虚不运之证。

本病愈后可因体质虚弱或劳累而复发，尤以产后更为多见。若结核数年不溃，也无明显增大，推之可动，其病较轻；若初起结核即累累数枚，坚肿不移，融合成团，其病较重。临床也有患者数枚结核，有的推之可动，有的液化成脓，有的溃破成漏，几种表现可同时出现。

（二）实验室及辅助检查

血红细胞沉降率可增快，结核菌素试验呈阳性。脓液培养可有结核杆菌生长。必要时可取病灶组织做病理检查有助于明确诊断。

三、鉴别诊断

1. 颈痈 虽亦生于颈之两侧，但发病较快，初起即寒热交作，结块形如鸡卵，漫肿坚硬，焮热疼痛，易消，易溃，易敛。

2. 臖核 可由头面、口腔，或四肢等部皮肤破碎或生疮引起，一般单个，在颈颌、颈部、腋部、胯腹部结核如豆，边界清楚，起发迅速，压之疼痛明显，很少化脓破溃，一般无全身症状。

3. 失荣 多见于中老年。生于耳前后及项间，初起结核形如堆栗，按之坚硬，推之不移，生长迅速，溃破后疮面如石榴样或菜花样，血水淋漓。常由口腔、喉部、鼻部或脏腑的岩转移而来。

四、治 疗

以扶正祛邪为总则，按初、中、后期辨证论治，尽量争取早期消散。形成窦道者需用腐蚀药，必要时做扩创手术。病情严重者配合西医抗结核药物治疗。

（一）辨证论治

1. 气滞痰凝证（初期）

证候：肿块坚实，无明显全身症状；苔黄腻，脉弦滑。

治法：疏肝养血、健脾化痰。

方药：用逍遥散合二陈汤加减。

2. 阴虚火旺证（中期）

证候：核块逐渐增大，皮核相连，皮色转暗红；午后潮热，夜间盗汗；舌红，少苔，脉细数。

治法：滋阴降火。

方药：六味地黄丸合清骨散加减。

3. 气血两虚证（后期）

证候：疮口脓出清稀，夹有败絮样物，形体消瘦，精神倦怠，面色无华；舌淡质嫩，苔薄，脉细。

治法：益气养血。

方药：香贝养营汤加减。

此外，体质不虚衰者，不论初期或破溃后，均可服芩部丹，每次5片，每日3次；小金片，每次4片，每日2次；或内消瘰疬丸，每次4.5g，每日2次；或夏枯草膏9～15g，开水冲服。如有虚象时，可加用调补气血之品，如党参9g、黄芪9g、当归9g、生地15g、红枣10枚，水煎服；或抱石莲30g、夏枯草24g，水煎服；亦可用石吊兰45g，水煎服。

（二）外治疗法

1. 初期 局部肿块处可敷冲和膏或用阳和解凝膏掺黑退消，5～7日一换。

2. 中期 外敷冲和膏，如脓成未熟，改用千捶膏。脓熟宜切开排脓，创口宜大，或作十字切口，以充分引流。

3. 后期 已溃者一般先用五五丹或七三丹，次用八二丹药线引流，或药棉嵌入疮口，外敷红油膏或冲和膏。肉芽鲜红，脓腐已尽时，改用生肌散、白玉膏。若创面肉芽高突，可先用千金散棉嵌，待胬肉平整后改用生肌散、白玉膏。如有空腔或窦道时，可用千金散药线，也可用扩创或挂线手术。

（三）其他疗法

（1）参照"流痰"。

（2）内消瘰疬丸，每次4.5g，每日2次。

五、预防与调护

（1）保持心情舒畅，情绪稳定。

（2）节制房事，以免耗损肾阴。避免过度体力活动，注意劳逸结合。

（3）增加营养食物，忌食鱼腥发物、辛辣刺激之品。

（4）积极治疗其他部位的虚劳病变。

第十四节 褥 疮

久病卧床，压迫成疮，成为褥疮；亦称席疮。西医学亦称褥疮。《外科启玄》中有"席疮乃久病着床之人挨擦磨破而成"的记载。多见于昏迷、半身不遂、瘫痪、久病重病长期卧床不起且体位固定不变，致身体局部长期受压的病人。其特点是好发于易受压和摩擦的部位，如骶尾部、髋部、背部、肩胛部、肘踝部、足跟部、枕部、耳部、颊部，局部皮肉腐烂流脓，经久不愈。

一、病因病机

褥疮多由久病气血虚弱，长期受压和摩擦部位气虚血瘀，肌肤失养，皮肉坏死而成，易于染毒。

西医学认为，本病是由于久病卧床、局部组织长期受压形成的神经营养性溃疡；或护理不当，皮肤长期受潮湿、摩擦等物理刺激，使皮肤抵抗力降低而形成的破损。

二、诊　　断

（一）临床表现

初起受压部位皮肤出现暗红，渐趋暗紫，可出现水疱或皮损，皮下组织肿胀，暗红皮肤随着继续受压范围而增大，局部出现硬结块；继之色黑，痛或不痛，疮周肿势平坦散漫；可出现皮肤坏死，液化溃烂，脓液臭秽，范围扩大，腐肉脱落，形成溃疡，深及筋膜、肌肉、骨膜、关节，出现广泛的皮下组织潜行腔隙和窦道，表面可形成坏疽，继发感染可引起败血症。

若疮面腐肉渐脱，新肉生长，色泽鲜红，创周皮肉生长较快者，预后较好，褥疮可愈合。若腐烂蔓延不止，溃疡日渐扩大，肿势继续发展，溃疡出现绿色脓水，腥臭稀薄，或如粉浆污水，伴体虚形瘦者，则褥疮迁延难愈，甚至出现脓毒走窜、内传脏腑之重症，预后较差。

（二）实验室及辅助检查

创面脓液细菌培养及药敏试验有助于指导治疗。

三、鉴别诊断

1. 痈　是一种发生于皮肉之间的急性化脓性疾患，多发生于颈部、腋下、脐部、腘窝等不同部位，并非易受压及易受摩擦的部位。

2. 丹毒　起病突然，局部皮肤变赤，色如涂丹，焮热肿胀，并迅速向周围蔓延，伴有高热、寒战等全身症状。

四、治　　疗

本病重在预防，加强护理。主张早发现、早治疗，外治为主，配合内治，积极治疗全身疾病。

（一）辨证论治

1. 气滞血瘀证（初期）

证候：局部皮肤出现红斑，继而紫暗红肿或有破溃；舌边有瘀斑，苔薄，脉弦涩。

治法：理气活血。

方药：血府逐瘀汤加减。常用桃仁、红花、当归、生地、牛膝、川芎、柴胡、枳壳。心烦眠差者，加山栀子、酸枣仁、夜交藤以安神定志；久病气虚，见神疲气短者，加党参、黄芪以补气活血。

2. 蕴毒腐溃证（中期）

证候：褥疮溃烂，腐肉及脓水较多，或有恶臭，重者溃烂可深及筋骨，四周漫肿；伴有发热或低热，精神萎靡，不思饮食；舌红苔少，脉细数。

治法：益气养阴，理气托毒。

方药：生脉散、透脓散加减。常用黄芪、党参、麦冬、五味子、穿山甲、川芎、当归、皂角刺。局部红热明显者，加金银花、败酱草以清热解毒；脓液多者，加桔梗、薏苡仁、浙贝母以排脓。

3. 气血亏虚证（后期）

证候：疮面腐肉难脱，或腐肉虽脱但疮色淡，愈合缓慢；伴有面色无华，神疲乏力，纳差食少；

舌淡苔少，脉沉细无力。

治法：补气养血，托毒生肌。

方药：托里消毒散加减。常用黄芪、党参、当归、川芎、白芍、白术、茯苓、金银花、白芷。余热未清酌加夏枯草、野菊花清热解毒；阴虚内热加麦冬、玄参、地骨皮养阴清热。

（二）外治疗法

（1）初起局部按摩，外擦红灵酒或红花酊或外撒滑石粉。或用红外线、频谱仪照射，每日2次。

（2）溃烂后清除坏死组织，腐烂处用九一丹或红油膏纱条外敷；脓水较多时可用蒲公英、地丁、马齿苋各30g水煎溶液或10%黄柏溶液湿敷。

（3）疮口脓腐脱净，改用愈疡生肌膏（江西中医药大学附属医院院内制剂）外敷，必要时加用垫棉法。

（4）溃疡经久不愈者可加用艾灸，外掺红升丹，再敷贴愈疡生肌膏（江西中医药大学附属医院院内制剂）或阳和膏。

（三）其他疗法

（1）视患者情况予白蛋白、氨基酸、多种维生素等静滴，以提高患者体质，增强机体抗病力及修复能力。

（2）在急性感染期，可作分泌物细菌培养及药敏试验，针对性全身及局部使用抗生素。

五、预防与调护

（1）加强创面护理，重在预防感染，要求做到勤翻身、勤擦洗、勤按摩、勤整理、勤更换。

（2）对易受压部位应保持皮肤干燥，床褥平整柔软，或用气垫床，或用50%酒精擦洗，或滑石粉外搽。

（3）发现受压部位皮肤颜色变暗应及时处理。

（4）患者明显消瘦者，臀部、肢体接触处及其他骨骼隆起易受压处，应垫以棉垫或气圈，避免受压。

（5）加强饮食营养，积极治疗全身疾病。

第十五节 窦 道

窦道是一种由深部组织通向体表，只有外口而无内口的病理性盲道。属于中医瘘管范畴。本病早在《山海经》就有记载，隋《诸病源候论》明确指出"脓血不止，谓之漏也，是皆五脏六腑之气不和，致血气不足，而受寒热邪气。"随着西医外科手术疗法难度的增加，临床上形成窦道的病例数有所增多，且病情较为复杂。其特点是表现为深部组织通向体表的管道，有一个或多个外口，管道或长或短，或直或弯，不与体内空腔脏器相沟通。

一、病因病机

多由于先天禀赋不足，或年老气血虚弱，或痈疽溃后，脓水淋漓，耗伤气血，气血两虚，不能托毒外出或无力生肌敛口而成。或脓毒引流、排泄不畅；或局部残留异物，人工关节置换后感受邪毒等，余毒未尽，导致局部气血凝滞，经络阻塞，热盛肉腐化脓而成。

西医学认为本病多由于局部伤口感染、异物存留（缝线、死骨等）、脓肿切开后引流不畅所致，也可见于特异性感染（结核破溃）。

二、诊　　断

（一）临床表现

本病可发生于任何年龄，常有局部手术史或感染史。

局部有疮口，色淡，肉芽不鲜，或胬肉突起，常有脓性分泌物溢出，异味明显，时多时少，经久不愈；疮周皮肤可出现潮红、丘疹、糜烂等表现，瘙痒不适或疼痛；一般无全身症状。有时疮口暂时闭合，脓液引流不畅，可引起局部红肿热痛，或伴有发热等症状。有时疮口中可见手术丝线、死骨片等异物流出。窦道深浅不一，可有数厘米到数十厘米不等。

（二）实验室及辅助检查

（1）将球头银丝插入窦道可探查其深浅、走形。

（2）X线窦道造影、B超、CT、MRI等检查可明确窦道的位置、形态、数量、长度、走向、分支、残腔及其与邻近器官的关系，有利于治疗和评判疗效。

（3）脓液细菌培养加药敏试验有助于了解细菌种类，指导用药。

（4）血常规及血生化检查，可了解病人有无营养性贫血、白细胞降低等造成的机体抵抗力下降；了解病人有无糖尿病，低蛋白血症，肝、肾功能改变等。

（5）经久不愈的窦道病灶，如有疑恶变者，应做活体组织病理检查，以助于了解病变的性质。

三、鉴别诊断

瘘管　是连接空腔脏器与体表、或空腔脏器之间的病理性管道，通常有2个以上的开口，外口流出物多为空腔脏器内容物。

四、治　　疗

首先是要消除病因，如治疗原发病、清除异物等；其次是要正确换药，保持引流通畅，清除坏死组织促进愈合；最后行手术治疗，对先天性或特异性感染的窦道或长期不能自愈者，宜行手术切除。治疗以外治为主，必要时配合辨证内治。外治分为拔毒蚀管、提脓祛腐、化瘀生肌三个阶段进行，最终达到存正于内，"开户逐贼"，闭合窦道的目的。

（一）辨证论治

1.余毒未清证（初、中期）

证候：疮口脓水淋漓，疮周红肿热痛，或瘙痒不适；可伴有轻度发热；舌苔薄黄或黄腻，脉数。

治法：清热和营托毒。

方药：仙方活命饮加减。常用金银花、白芷、当归、赤芍、乳香、没药、贝母、天花粉、陈皮、穿山甲、皂角刺。红肿热痛者，加半枝莲、七叶一枝花等。

2.气血两虚证（后期）

证候：疮口脓水稀薄，肉芽色淡不泽；伴面色萎黄，神疲倦怠，纳差寐少；舌淡苔薄，脉细。

治法：益气养血，和营托毒。

方药：托里消毒散加减。常用黄芪、党参、当归、川芎、白芍、茯苓、白术、山药、山萸肉。食欲不振者，加神曲、麦芽、鸡内金等。

（二）外治疗法

1.腐蚀法　对窦道口小，引流不畅者，先用五五丹或千金散药线拔毒蚀管，红油膏或太乙膏盖贴。如有丝线、死骨等异物应及时取出。待脓液由多而稀薄转为少而稠厚时，用八二丹药线引流。腐尽，肉芽红活，疮口流出黏液稠水而无脓液时，用生肌散，外盖白玉膏。此时应逐日浅放，以期肉芽组织自管道顶端长出填满管腔，终至愈合。

2. 垫棉法 适用于疮面腐肉已尽，新肉生长，周围组织有窦腔者，尤其是腋部、腘窝部、乳房部等。在使用提脓祛腐药后，创面脓液减少，分泌物转纯清，无脓腐污秽，脓液涂片培养提示无细菌生长，可用棉垫垫压空腔处，再予加压绷缚，使患处压紧，以达到排出分泌物、加速愈合的治疗目的。

3. 扩创法 适用于脓液引流不畅，用其他方法无效，窦道部位允许做扩创手术者。采用手术方法扩大创口并清除异物、坏死组织和窦道壁的纤维组织，使之引流通畅。

4. 冲洗法 适用于管道狭长或走向弯曲，或外端狭小或内端膨大成腔的窦道，药线无法引流到位，又不宜做扩创者。可置入适当粗细的塑料管，用过氧化氢水、生理盐水对窦道进行冲洗。保留导管，以利脓汁排出。冲洗后视具体情况也可采用抗生素溶液加 5mg α-糜蛋白酶自导管注入，封闭导管外口，4～6小时后负压吸引，可有效地加速坏死组织液化及排出，同时能加速脓腔及窦道闭合。当脓汁量已极少，可逐渐浅放导管，使窦道自底部填满肉芽，或改用药捻换药，直至愈合。

5. 切除法 在对窦道彻底冲洗后，采用手术方法完整切除窦道壁的纤维组织，由里向外缝合，加压包扎。

6. 拖线疗法 适用于邻近心、肝、脑、肺等重要脏器或颅骨、胸骨等骨骼而不宜行手术扩创的窦道者。在常规消毒、麻醉下，可采取低位辅助切口，以银丝球头探针探查后，将4号丝线4～6股或纱条贯通管腔，每日掺八二丹或九一丹于拖线上，将拖线来回拖拉数次，使祛腐丹药拖入管道内，10～14日后拆除拖线，接着用置管冲洗法，冲洗3～5天，同时药线引流。加垫棉绷缚法7～10日，管腔即可愈合。

五、预防与调护

（1）手术时严格执行无菌操作，避免术后感染的发生。

（2）感染性疾病手术时彻底清除坏死组织，引流通畅，尽快愈合创口。

（3）注意疮面卫生，如疮面渗出较多时，宜勤换药，保持疮面周围皮肤的清洁干燥，预防疮周湿疮的形成。

（4）加强营养，促进疮口愈合。

第八章 乳房疾病

第一节 概论

发生在乳房部位的疾病，统称为乳房疾病。该病是外科中的常见病，男女均可发生，女性发病率要高于男性。因其发病种类较多，故《妇科玉尺·妇女杂病》中说："妇女之疾，关系最钜者，则莫如乳。"中医书籍很早就有关于乳房疾病的记载。《黄帝内经》中便有关于乳房的经络和生理、病理等方面的记载。《肘后备急方》中有"妳发""乳痈""妒肿""乳肿"等病名。《刘涓子鬼遗方》对乳房病的记载有"乳痈""发乳""乳结肿"以及"妇人发房"等五种。隋《诸病源候论》载有"乳石痈""乳疽""乳漏"，宋《妇人大全良方》载有"乳岩"，明《外科理例》载有"乳衄"等，且对各种乳房疾病的病因、证候、治法多有论述。

一、与脏腑经络的关系

乳房位于胸前的第2肋骨和第6肋骨水平之间。由乳头、乳晕、乳窍、乳络、乳囊等部分组成。乳房疾病与肝、胃二经及肾经、冲任二脉关系最为密切。《黄帝内经》中关于乳房与经络关系的记载，如："足阳明胃经，行贯乳中；足太阴脾经，络胃上膈，布于胸中；足厥阴肝经上膈，布胸胁绕乳头而行；足少阴肾经，上贯肝膈而与乳联；冲任二脉起于胞中，任脉循腹里，上关元至胸中；冲脉夹脐上行，至胸中而散。"故后世医家认为"男子乳头属肝，乳房属肾；女子乳头属肝，乳房属胃"。

二、病因病机

《外证医案汇编》说："乳症，皆云肝脾郁结，则为癖核；胃气壅滞，则为痈疽。"乳房疾病的发生，主要由于肝气郁结、胃热壅滞、冲任失调、肝肾不足、痰瘀凝结、乳汁蓄积或外邪侵袭等，影响乳房的正常生理功能而发生病变。

1. 感染性乳房疾病 多由乳头破碎，感染毒邪；或嗜食厚味，脾胃积热；或情志不畅，肝气郁结，以致乳汁积滞，郁久化热，热盛肉腐而成。

2. 肿块性乳房疾病 多由忧思郁怒，脾胃受损，以致气郁痰凝，阻于乳络而成。

三、辨证要点

乳房疾病多由肝、胃二经受病。临床辨证要观察局部病变，又须详究全身症状，从而审症求因，辨证论治。现将辨证要点归纳于下：

1. 肝气郁结 情绪郁闷忧虑，则肝气不舒而失条达，气机失畅而致气滞血瘀；肝木犯脾，脾失健运而致痰浊内生，气滞痰凝互结于乳房而形成肿块，质地坚实或坚硬，伴胸闷不舒，心烦易怒，月经不调，舌质淡红，苔薄白或白腻，脉弦滑。若郁久化火，伴口苦咽干，舌边尖红，苔薄黄，脉弦数等。如乳癖、乳疬、乳岩等。若气郁化火，迫血妄行，则成乳衄。

2. 肝郁胃热 情志不畅，肝气郁结；饮食不节，胃经积热。郁热阻络，乳汁瘀滞，气血不行，腐肉酿脓则成脓肿，局部红肿热痛，化脓时加剧。伴恶寒发热、口渴欲饮、便秘溲赤、舌质红，苔薄黄或黄腻，脉弦数。如乳痈。若肝胃湿火积盛，不得宣泄，则局部红肿甚。毛孔深陷，迅速湿烂成片，如乳发。

3. 冲任失调 先天肾气不足，冲任失养，或生育过多，失于调养，以致冲任失调，痰瘀互结而成肿块，发病常与发育、月经、妊娠等有关，常在月经前乳房胀痛。伴头晕耳鸣，腰酸肢软，月经不调，舌质淡，苔薄白或薄黄，脉弦细等。如乳疬、乳癖、乳岩等。

4. 阴虚痰凝 素体肺肾阴虚，以致阴虚火旺，肺津不布，灼津为痰，痰火结于乳房，肿块皮色不变，微微作痛，化脓迟缓，脓水清稀如痰。伴午后潮热、夜寐盗汗，形瘦食少，舌质红，苔少或光，脉细数等。如乳痨。

5. 气血虚弱 素体虚弱，或产育耗伤气血，或脾胃虚弱，气血生化乏源，无以生成乳汁，则产后乳少或无乳。若脾气虚弱，气不摄血，又可成乳衄。乳痨溃后脓水淋漓，日久不敛，气血随泄，而成乳漏。均可伴面色无华，神疲乏力，食欲不振，舌质淡或胖，苔薄白，脉虚细等。

四、诊　　断

（一）乳房检查方法

及时正确地进行乳房检查，对于乳腺疾病的早期发现、早期诊断有着重要意义。乳房检查的体位可采用坐位或仰卧位。

1. 望诊 让病人坐正，将两侧乳房完全显露，以作详细比较。注意乳房的形状，大小是否对称；乳房表面有无块状突起或凹陷；乳头的位置有无内缩或抬高；乳房皮肤有无发红、水肿或橘皮样、湿疹样改变等；乳房浅表静脉是否扩张。乳房皮肤如果有凹陷可让病人两臂高举过头，或用手抬高整个乳房，则凹陷部分更为明显。

2. 触诊

（1）乳房部位：坐位与卧位相结合，根据需要选择。应先检查健侧乳房，再检查患侧，以便对比。正确的检查方法是四指并拢，用指腹平放乳上轻柔触摸，切勿用手指去抓捏，否则会将捏起的腺体组织错误地认为是乳腺肿块。其顺序是先触按整个乳房，然后按照一定次序触摸乳房的四个象限：内上、外上、外下、内下象限，继而触摸乳晕部分，注意有无血液从乳头溢出，最后触摸腋窝、锁骨下及锁骨上区域。

（2）腋窝淋巴结、锁骨上下淋巴结：腋窝淋巴结、锁骨上下淋巴结的检查在乳腺疾病诊断中占有很重要的位置。检查方法为医生从前面用左手检查患者右侧，用右手检查患者左侧，并让患者将上臂靠近胸壁，前臂松弛放在检查者的手臂上或桌上。先查腋窝，再查锁骨上及锁骨下区域。

触诊时应注意几个问题：①发现乳房内肿块时，应注意肿块的位置、形状、数目、大小、质地、边界、表面情况、活动度及有无压痛；②肿物是否与皮肤粘连，可用手指轻轻提起肿物附近的皮肤，以确定有无粘连；③检查乳房时间选择，最好在月经来潮的第7～10天，是乳房生理最平稳时期，有病变容易发现；④确定一个肿块的性质，还需要结合年龄、病史及其他辅助检查方法。触诊的正确性取决于经验、手感、正确的检查方法等。

（二）特殊检查

1. X线检查 常用方法是钼靶X线摄片。典型的乳腺癌的X线表现为密度增高的肿块影，边界不规则，或有毛刺征，有时可见颗粒细小、密集的钙化点。

2. 超声显像 属无损伤性检查，可反复使用，可鉴别肿块是囊性还是实质性。B超结合彩色多普勒检查进行血供情况观察，可提高其判断的敏感性，且对肿瘤的定性诊断可提供有价值指标。热图像是根据癌细胞代谢快，产热较周围组织高，液晶膜可显示异常热区并诊断。近红外线扫描是利用红外线透照乳房时，各种密度组织可显示不同灰度影，从而显示乳房肿块。红外线对血红蛋白敏感度强，可显示块影周围血管情况。

3. 病理检查 目前常用细针穿刺抽吸细胞学检查，对疑为乳癌者，可将肿块连同周围乳腺组织一并切除，做快速冰冻切片检查，而不宜作单纯切取肿瘤活检。乳头溢液未触及肿块者，可做溢液涂片细胞学检查。乳头糜烂疑为湿疹样乳腺癌时，可作乳头糜烂部刮片或印片细胞学检查。

五、治　疗

（一）内治法

清代余听鸿认为，乳房疾病多以气滞血凝为基础，故治疗乳房疾病以理气通络为常用法则。现将乳房疾病常用治法略述如下：

1. 疏表解毒法 适用于乳痈初期，局部肿痛，兼见恶寒发热、头痛、胸闷、舌苔薄白、脉浮数等。方用瓜蒌牛蒡汤、银翘散等。

2. 清热解毒法 适用于感染性乳房疾病热毒征象明显者，乳房局部红肿高突，焮赤剧痛，兼见高热、口干欲饮、头痛、便秘、舌苔黄、脉弦数等。方用橘叶散、内疏黄连汤等。

3. 托里透脓法 适用于体质虚弱，脓成难溃，或溃后脓水清稀，淋漓不尽者，常见疮形平塌，漫肿不收，日久不溃，或溃后脓水淋漓难尽，舌淡红，脉沉细无力。方用托里消毒散、托里透脓散等。

4. 解郁化痰法 适用于因肝气郁结，疏泄失职，气机不利，运化失司，痰浊蕴结乳络，而发"乳中结核"类的乳房疾病。症见胸闷不舒、乳房胀痛、舌苔白腻、脉弦滑等。方用开郁散、逍遥蒌贝散、小金丹等。

5. 补益扶正法 适用于乳房病虚证、阴证，或阳证溃破久不收口者，如乳痈、乳疽、乳痨成漏、乳岩破溃。方用补中益气汤、归脾汤、人参养荣汤、右归饮、六味地黄丸等。

6. 调摄冲任法 适用于乳疬、乳癖等证属肝肾不足，冲任不调者。症见乳房肿块或疼痛，多与乳房发育、月经周期、妊娠等有关，伴腰酸乏力，神疲倦怠，月经失调，舌淡苔薄白，脉沉细等。方用右归饮、二仙汤、六味地黄丸等。

（二）外治法

1. 阳证 乳痈、乳发、粉刺性乳痈等属阳证。初起宜以清热解毒、活血消肿为主，用金黄散、玉露散、双柏散等以冷开水或醋调成稀糊状外敷，每日1～2次，或用金黄膏、玉露膏。溃后可用九一丹、八二丹药捻引流。脓尽腐脱，用红油膏、生肌散、白玉膏等外敷，或加用垫棉法。

2. 阴证 乳痨等属阴证。初起宜温经和阳、化痰通络、消肿止痛，用阳和解凝膏掺桂麝散或黑退消敷贴；脓成后切开排脓；溃后用七三丹、八二丹药线引流或加用扩创术；脓尽腐脱肉红，用生肌散、生肌玉红膏等外敷，或加用垫棉法。

（三）手术治疗

对感染性乳房疾病，脓肿形成者，应及时切开引流。肿瘤性乳房疾病，经用药物积极治疗无明显好转者，应疑为癌前期病变，以手术治疗为宜。对疑有恶变或恶性肿瘤者，应及早采取手术治疗。

第二节 乳　　痈

乳痈是由热毒入侵乳房而引起的急性化脓性疾病。本病病名首见于晋《针灸甲乙经》。古代文献中称为"妒乳""吹妳""吹乳""乳毒"等。相当于西医的急性化脓性乳腺炎。常发生于产后的哺乳妇女，尤以初产妇多见，是乳房病中的常见病。其特点是乳房局部结块，红肿热痛，并有恶寒发热等全身症状。在哺乳期发生的，名"外吹乳痈"；在妊娠期发生的，名"内吹乳痈"；在非哺乳期和非妊娠期发生的，名"不乳儿乳痈"。临床上以"外吹乳痈"最为常见。

一、病因病机

1. 乳汁郁积　是最常见的原因。初产妇乳头易破碎，或乳头先天性畸形、凹陷，影响充分哺乳；或哺乳方法不当，或乳汁多而少饮，或断乳不当，均可导致乳汁郁积，乳络阻塞结块，郁久化热酿脓而成痈肿。

2. 肝胃蕴热　情志不畅，肝气郁结，厥阴之气失于疏泄；产后饮食不节，脾胃运化失司，阳明胃热壅滞，均可使乳络闭阻不畅，郁而化热，形成乳痈。

3. 感受外邪　产妇体虚汗出受风，或露胸哺乳外感风邪；或乳儿含乳而睡，口中热毒之气侵入乳孔，均可使乳络郁滞不通，化热成痈。

西医认为本病多因产后抵抗力下降，乳头破损，乳汁淤积，细菌沿淋巴管、乳管侵入乳房，继发感染而成。其致病菌多为金黄色葡萄球菌，其次为白色葡萄球菌和大肠埃希菌。

二、诊　　断

（一）临床表现

好发于产后3～4周的哺乳期妇女，尤其是初产妇。

1. 初起　初起常有乳头皲裂，哺乳时感觉乳头刺痛，伴有乳汁郁积或结块，有时可有一两个乳管阻塞不通；继而乳房局部肿胀疼痛，皮色不红或微红，皮肤不热或微热，结块或有或无，伴压痛，或伴有全身感觉不适，恶寒发热，食欲不振，脉滑数。

2. 成脓　患乳肿块逐渐增大，局部疼痛加重，或有搏动性疼痛，皮色焮红，皮肤灼热，同侧腋窝淋巴结肿大压痛。至乳房红肿热痛第10天左右，肿块中央渐渐变软，按之应指有波动感，穿刺抽吸有脓液，有时脓液可从乳窍中流出，全身症状加剧，壮热不退，口渴思饮，小便短赤，舌红苔黄腻，脉洪数。

3. 溃后　脓肿成熟，可破溃出脓，或手术切开排脓。若脓出通畅，则肿消痛减，寒热渐退，疮口逐渐愈合。若邪热鸱张则可发展为乳发、乳疽，甚至出现热毒内攻脏腑的危象。若溃后脓出不畅，肿势不消，疼痛不减，身热不退，可能形成袋脓，或脓液波及其他乳络形成传囊乳痈。亦有溃后乳汁从疮口溢出，久治不愈，形成乳漏。均为乳痈之变证。

在成脓期大量使用抗生素或过用寒凉中药，常可见肿块消散缓慢，或形成僵硬肿块，迁延难愈。

（二）实验室及辅助检查

血常规、C反应蛋白（CRP）、脓液培养等检查有助于明确病情。B超检查有助于确定深部脓肿的位置、数目和大小。

三、鉴别诊断

炎性乳腺癌 多见于青年妇女，尤其是在妊娠期或哺乳期。患乳迅速增大，常累及整个乳房的 1/3 以上，尤以乳房下半部为甚。病变局部皮肤呈暗红或紫红色，皮肤肿胀有一种韧性感，毛孔深陷呈橘皮样改变，局部无痛或轻压痛。同侧腋窝淋巴结明显肿大，质硬固定。全身症状较轻，体温正常，白细胞计数不高，抗炎治疗无效。本病进展较快，预后不良。

四、治　疗

乳痈的治疗以疏肝清热、通乳散结为原则。强调及早处理，以消为贵。注重通络下乳，避免过用寒凉药物。"内吹乳痈"和"外吹乳痈"在治疗上需要兼顾患者孕期和产后的不同体质。

（一）辨证论治

1. 肝郁胃热证

证候：乳汁郁积结块，皮色不变或微红，乳房肿胀疼痛，排乳不畅；伴有恶寒发热，周身酸楚，口渴，便秘；苔薄，脉数。

治法：疏肝清胃，通乳消肿。

方药：瓜蒌牛蒡汤加减。乳汁壅滞者，加王不留行、路路通、漏芦等；肿块明显者，加当归、赤芍、桃仁等。

2. 热毒炽盛证

证候：身热不退，或热退不尽，口干口渴，烦躁不安，乳房肿痛，皮肤焮红灼热，肿块变软，有应指感，或切开排脓后引流不畅，红肿热痛不消，有"传囊"现象；伴壮热；舌红，苔黄腻，脉洪数。

治法：清热解毒，托里透脓。

方药：透脓散加味。热甚者，加生石膏、知母、金银花、蒲公英等；口渴甚者，加天花粉、鲜芦根等。

3. 正虚毒恋证

证候：溃脓后乳房肿痛虽轻，但疮口脓水不断，脓汁清稀，愈合缓慢或形成乳漏；全身乏力，面色少华，或低热不退，饮食减少；舌淡，苔薄，脉弱无力。

治法：益气和营托毒。

方药：托里消毒散加减。漏乳者，加山楂、麦芽等回乳。

4. 气血凝滞证

证候：乳房结块质硬，微痛不热，皮色不变或暗红，日久不消；舌质正常或瘀暗，苔薄白，脉弦涩。

治法：疏肝活血，温阳散结。

方药：四逆散加鹿角片、桃仁、丹参等。

（二）外治疗法

1. 初起 局部肿痛，乳汁不通、瘀乳明显，可行乳房按摩，以疏通乳络。先轻揪乳头数次，用五指从乳房四周轻柔地向乳头方向按摩，将郁滞的乳汁渐渐推出。可用太乙膏外敷，效果甚好，病情轻者，仅此即可收效。或用金黄散、玉露散外敷；或用鲜菊花叶、鲜蒲公英、仙人掌去刺捣烂外敷；或用六神丸研细末，适量凡士林调敷；亦可用 50% 芒硝溶液湿敷。

2. 成脓 脓肿形成时，应在波动感及压痛最明显处及时切开排脓。切口应按乳络方向并与脓腔基底大小一致，切口位置应选择脓肿稍低的部位，使引流通畅而不致袋脓，应避免手术损伤乳络形成乳漏。若脓肿小而浅者，可用针吸穿刺抽脓或用火针刺脓。

3. 溃后 切开排脓后，用八二丹或九一丹提脓拔毒，并用药线插入切口内引流，切口周围外敷金黄膏。待脓净仅有黄稠滋水时，改用生肌散收口。若有袋脓现象，可在脓腔下方用垫棉法加压，使脓液不致潴留，若有乳汁从疮口溢出，可在患侧用垫棉法束紧，促进愈合；若成传囊乳痈者，也可在疮口一侧用垫棉法。若无效可另作一切口以利引流；形成乳房部窦道者，可先用七三丹药捻插入窦道以腐蚀管壁，至脓净改用生肌散、红油膏盖贴直至愈合。

（三）其他疗法

必要时加用抗生素，可首选青霉素类，或根据细菌培养选择。

五、预防与调护

（1）妊娠后期常用温开水或肥皂水洗净乳头。乳头内陷者，可经常提拉矫正。

（2）培养良好的哺乳习惯，要定时哺乳，每次哺乳应将乳汁吸空，如有积滞，可用按摩或吸奶器帮助排出乳汁；保持乳头清洁，不使婴儿含乳而睡，注意乳儿口腔清洁。

（3）乳母宜性情舒畅，情绪稳定。忌食辛辣炙煿之物，不过食肥甘厚腻之品。

（4）若有乳头擦伤、皲裂，可外涂麻油或蛋黄油；身体其他部位有化脓性感染时，应及时治疗。

（5）断乳时应先逐步减少哺乳时间和次数，再行断乳。断乳前可用生麦芽60g，生山楂60g，煎汤代茶，并用皮硝60g装入纱布袋中外敷。

（6）以胸罩或三角巾托起患乳，脓未成者可减少活动牵痛；破溃后可防止袋脓，有助于加速疮口愈合。

附：乳 发

乳发是发生在乳房部肌肤之间，容易腐烂坏死的急性弥漫性化脓性疾病。相当于西医的乳房部蜂窝织炎或乳房坏疽，多发生于哺乳期妇女。其特点是：乳房部焮红漫肿，疼痛剧烈，很快皮肉腐烂，病情较重，甚至可致热毒内攻。本病病变范围较乳痈大。

一、病因病机

多因产后劳伤精血，百脉空虚，腠理不固，湿热火毒之邪乘虚外侵乳房皮肉；或情志内伤，气郁化火，或平素过食膏粱厚味，产后饮食不节，脾胃湿热内生，肝胃二经湿热蕴结乳房肌肤之间，热盛肉腐而成。乳痈火毒炽盛者也可并发本病。

二、诊 断

（一）临床表现

1. 初起 发病迅速，开始乳房部皮肤焮红漫肿，疼痛较重，毛孔深陷，恶寒发热，苔黄，脉数等。

2. 成脓 2～3天后皮肤湿烂，继而发黑溃腐，疼痛加重，壮热口渴，舌苔黄腻，脉象弦数。

3. 溃后 一般治疗适当，身热渐退，腐肉渐脱，肿痛消退，新肉生长，约月余可愈。若湿热毒邪传囊，乳络损伤，则转为乳漏，迟迟难以收口。若正虚邪盛，毒邪内攻，可有高热、神昏谵语、烦躁不安等症状。

（二）实验室及辅助检查

血白细胞总数及中性粒细胞明显增加。做脓液或血液培养及药敏试验有助于治疗。

三、治　疗

（一）辨证论治

初起治宜泻火解毒，佐以利湿，龙胆泻肝汤加减。成脓时佐以透托，上方加山甲、皂角刺。若出现火毒内攻之证，治宜清热解毒、凉血开窍，方用犀角地黄汤合黄连解毒汤、安宫牛黄丸等加减。

（二）外治疗法及其他疗法

可参照"乳痈"。

第三节　粉刺性乳痈

粉刺性乳痈是一种以乳腺导管扩张、浆细胞浸润为病理特征的慢性非细菌感染性的乳腺炎症性疾病。相当于西医的浆细胞性乳腺炎、乳腺导管扩张综合征、肉芽肿性乳腺炎、粉刺样乳腺炎、闭塞性乳腺炎、化学性乳腺炎。多在非哺乳期或非妊娠期发病，常有乳头凹陷或溢液，初起肿块多位于乳晕部，化脓溃破后脓中夹有脂质样物质，易反复发作，形成瘘管，经久难愈，全身炎症反应较轻。

一、病因病机

素有乳头凹陷畸形，加之情志抑郁不畅，以致肝郁气滞，营气不从，经络阻滞，气血瘀滞，聚结成块，蒸酿腐肉而成脓肿，溃后成瘘；若气郁化火，迫血妄行，可致乳头溢血。

西医学认为，由于乳头凹陷或乳腺导管开口堵塞，乳腺导管上皮细胞脱落及大量类脂分泌物积聚于导管内而导致其扩张，积聚物分解产生化学性物质刺激导管壁而引起管壁炎性细胞浸润和纤维组织增生，此种病变逐渐扩展累及部分乳腺而形成肿块，有时炎症呈急性发作则成脓肿，脓液中常夹有粉渣样物排出，脓肿破溃后可形成瘘管。

二、诊　断

（一）临床表现

均在非哺乳期、非妊娠期发病，多见于青春期后任何年龄女性，大多数病人有先天性乳头凹陷或畸形。单侧乳房发病多见，少数病人亦有双侧乳房先后发病，呈慢性经过，病情表现多样，病程长达数月或数年。

1. 乳头溢液　本病早期多表现为间歇性、自发性的乳头溢液，持续时间较长。溢液性状多为浆液性，还可是乳汁样、脓血性或血性。乳窍多有粉刺样物或油脂样物分泌，并带有臭味。

2. 乳房肿块　本病最常见之表现。起病突然，发病迅速。患者可自觉乳房局部疼痛不适，有刺痛或钝痛，并发现肿块。肿块多位于乳晕区，或向某一象限伸展。肿块大小不等，大多小于3cm，个别可达10cm以上。肿块形状不规则，质地硬韧，表面可呈结节样，边界欠清，无包膜，常与皮肤粈连，但无胸壁固定，可推移。继则肿块局部可出现红肿热痛，红肿范围可迅速扩大，若炎症得不到控制，则可形成脓肿；有的乳房皮肤水肿，呈橘皮样变；有的可伴患侧腋下淋巴结肿大、压痛。一般无全身发热。也有些患者一直以乳房肿块为主诉，持续时间可达数年，始终无明显的红肿表现。

3. 乳腺瘘管　脓肿自溃或切开后，常反复流脓并夹有粉渣样物，常形成与乳头相通的瘘管，经久不愈。

（二）实验室及辅助检查

1. 乳腺 X 线钼靶摄片　在乳晕周围及其他部位可见腺体密度不均匀性增高，边缘不清，形态不规则，乳晕周围皮肤增厚，偶尔见片状钙化灶。

2. 乳头溢液涂片　在脓血性和乳汁样溢液涂片中，可见到大量的白细胞、吞噬细胞、组织细胞、淋巴细胞及浆细胞，腺上皮细胞可因炎症而有形态上的改变。

3. 乳腺肿块细针穿刺抽吸细胞学检查　抽吸发现多种细胞混杂，浆细胞较多见，还有其他炎性细胞。

三、鉴别诊断

1. 乳岩　粉刺性乳痈在急性炎症期易与炎性乳腺癌相混淆，炎性乳腺癌多见于妇女妊娠期及哺乳期，乳房迅速增大，发热，皮肤呈红色或紫红色，弥漫性肿大，无明显肿块，同侧腋窝淋巴结明显肿大，质硬固定，病变进展迅速，预后不良，甚至于发病数周后死亡。

2. 乳晕部痈疖　粉刺性乳痈在急性期局部有红肿热痛等炎症反应，常被误诊为乳晕部一般痈疖，根据素有乳头凹陷，反复发作的炎症以及切开排脓时脓液中夹有粉渣样或油脂样物等特点，可与一般乳房部痈疖相鉴别。

3. 乳衄（导管内乳头状瘤）　导管内乳头状瘤有乳头溢液，呈血性及淡黄色液体，有时乳晕部触到绿豆大圆形肿块，易与粉刺性乳痈相混淆。但无乳头凹陷畸形，乳孔无粉渣样物排出，肿块不会化脓。

4. 乳漏（乳房部漏）　多为急性乳腺炎，乳房蜂窝织炎或乳房结核溃后形成，病变在乳房部，瘘管与乳孔多不相通，无乳头凹陷畸形。

此外，还应注意与乳痨、乳癖及乳核相鉴别。

四、治　疗

中医药治疗本病有良好的疗效，宜首选。乳头溢液患者，宜寻找病因，适当对症处理。乳房肿块尚未成脓时，促其消散。化脓成瘘管者，可采用中医内服外治结合治疗。

（一）辨证论治

1. 肝经郁热证

证候：乳头凹陷、乳晕部结块红肿疼痛；伴发热，头痛，大便干结，尿黄；舌质红，舌苔黄腻，脉弦数或滑数。

治法：疏肝清热、活血消肿。

方药：柴胡清肝汤加减。乳房结块红肿疼痛明显者，加白花蛇舌草、山楂；乳头有血性溢液者，加茜草炭、牡丹皮、生地榆、仙鹤草；乳头溢液呈水样者，加生薏苡仁、茯苓；脓成者，加白芷、皂角刺。

2. 正虚邪滞证

证候：脓肿自溃或切开后久不收口，脓水淋漓形成乳漏，时愈时发，局部有僵硬肿块；舌质淡红或红，舌苔薄黄，脉弦。

治法：扶正托毒。

方药：托里消毒散加减。局部红肿者，加白花蛇舌草、蒲公英；乳头见脂质样分泌物者，加生山楂、虎杖、丹参等。

（二）外治疗法

1. 初起 用金黄膏外敷。

2. 成脓 切开引流，术后创口用八二丹药捻引流，红油膏或金黄膏盖贴。

3. 形成瘘管 待急性炎症消退后，可根据情况选用切开法、挂线法及垫棉法等。

（三）其他疗法

1. 手术治疗 可作乳腺区段切除术。少数年龄较大，肿块较大或皮肤粘连严重或形成多个窦道者，可行皮下乳腺切除术或乳房单纯切除术。

2. 西药治疗 感染严重时可用甲硝唑与其他广谱抗生素联合应用。

五、预防与调护

（1）经常保持乳头清洁，清除分泌物。

（2）保持心情舒畅。忌食辛辣炙煿之物。

（3）发病后积极治疗，形成瘘管后宜及时手术，以防止病情加重。

第四节 乳 痨

乳痨是乳房部的慢性化脓性疾病，因其病变后期常有虚劳表现而命名。其溃后脓液稀薄如痰，又名乳痰。乳痨病名首见于《外科理例》。相当于西医的乳房结核。其特点是起病缓慢，初起乳房内有一个或数个如梅李的肿块，其边界不清，皮肉相连，日久破溃，脓液清稀且夹有败絮样物，常伴有阴虚内热之证。

一、病因病机

多由素体肺肾阴虚，阴虚火旺，灼津为痰，痰火凝结而成核；或由情志内伤，肝郁化火，耗伤阴液，更助火势；或肝气犯脾，脾失健运，痰湿内生，阻滞乳络而成；或因肺痨、瘰疬等病所继发。

二、诊 断

（一）临床表现

乳痨多见于20～40岁的已婚体弱妇女，并常有其他部位的结核病史。

1. 初起 乳房部偏上方出现一个或数个结节状肿块，大小不等，边界不清，质硬不坚，推之可动，不痛或微痛，皮色不变，全身症状不明显。

2. 成脓 病情进展缓慢，数月后肿块渐大，与皮肉相连，推之不动，甚者皮肤呈橘皮样改变或乳头内陷，并有压痛或隐痛，皮色不红或微红。若肿块变软，按之应指，则已形成脓肿，可有胸胁、腋下结块肿大。常伴潮热颧红，形瘦食少，夜寐盗汗等症，舌苔白或黄，脉数等。

3. 溃后 脓肿溃破后，形成一个或数个溃疡，流出败絮样稀薄脓液，局部有潜行性空腔或窦道。伴身体瘦弱，潮热盗汗、食欲减退、神疲乏力等全身症状，舌质红而少苔，脉象细数等。

（二）实验室及辅助检查

活动期血液红细胞沉降率加快；结核菌素试验呈阳性；脓液涂片可找到结核杆菌。必要时还可作病理切片检查，以明确诊断。

三、鉴别诊断

1. 乳岩 为乳房部恶性肿瘤。常见于 40～60 岁妇女，乳房内无痛性肿块，逐渐增大，肿块坚硬，表面高低不平，针吸细胞学检查或病理切片检查可明确诊断。

2. 乳痈 乳房肿块初起红热不显，化脓缓慢，但酿脓时疼痛剧烈，伴高热口渴，脓出黄稠。

四、治 疗

原则上常规应用抗痨药物。中医多应用解郁化痰、软坚散结、养阴清热等方法治疗。

（一）辨证论治

1. 气滞痰凝证

证候：多见于初起阶段。乳房肿块，形如梅李，不红不热，质地硬韧，不痛或微痛，推之可动；或伴心情不畅，胸闷胁胀；舌质正常，苔薄腻，脉弦滑。

治法：疏肝解郁，滋阴化痰。

方药：开郁散合消瘰丸加减。胁胀胸闷者，加川楝子、八月札。

2. 正虚邪恋证

证候：多见于化脓或溃后阶段。乳房结块渐大，皮色暗红，肿块变软，溃后脓水稀薄夹有败絮状物质，日久不敛，形成窦道；伴面色㿠白，神疲乏力，食欲不振；舌淡，苔薄白，脉虚无力。

治法：托里透脓。

方药：托里消毒散加减。食欲不振者，加炒白扁豆、六神曲、炒山楂。

3. 阴虚痰热证

证候：溃后脓出稀薄，夹有败絮状物质，形成窦道，久不愈合；伴潮热颧红，干咳痰红，形瘦食少；舌质红，苔少，脉细数。

治法：养阴清热。

方药：六味地黄汤合清骨散加减。痰中带血者，加旱莲草、桑白皮。

（二）外治疗法

1. 初起 用阳和解凝膏掺桂麝散或黑退消敷贴。

2. 成脓 波动明显有脓者宜切开排脓。

3. 溃后 七三丹、八二丹药线引流，红油膏盖贴；腐脱肉鲜，改用生肌散、生肌玉红膏。形成瘘管，用白降丹或红升丹药捻条插入，脓尽后改用生肌散。

（三）其他疗法

1. 抗结核药 常选异烟肼、利福平联合用药。

2. 中成药 小金丹或小金片，每次 4 片，每日 3 次，吞服。芩部丹，每次 4 片，每日 3 次，吞服。内消瘰疬丸，每日 4.5g，每日 2 次，吞服。

3. 针灸 百劳穴（第 5 颈椎旁开 1 寸）、肝俞、膈俞，先针后灸。

4. 挑刺 用三棱针挑断白色肌纤维可治本病。在肝俞、膈俞、胆俞、三焦俞挑刺。1 个月为一个疗程。

五、预防与调护

（1）积极治疗原发结核病灶。

（2）患者必须坚持用药，不能擅自停药，要按医嘱完成疗程。
（3）保持心情舒畅，情绪稳定。
（4）增加营养食物，忌食鱼腥发物、辛辣刺激之品。

第五节 乳　　漏

（彩图8-1）

乳漏是乳房部或乳晕部疮口脓水淋漓不断，久不收口所形成的病理性管道（彩图8-1）。对本病的记载最早见于《诸病源候论》。乳漏之名首见于《外科启玄》。相当于西医的乳房部窦道或乳头瘘。其特点是疮口脓水淋漓，或夹有乳汁或豆腐渣样分泌物，溃口经久不愈。乳晕部漏常见于未婚妇女，病程较长；乳房部漏多见，预后较好。

一、病因病机

1. 乳房部漏　多因产后体虚，乳痈、乳发失治，脓毒旁窜；或切开不当，损伤乳络，乳汁从疮口溢出，以致长期流脓、溢乳而形成；或因乳痨溃后，身体虚弱，日久不愈所致。

2. 乳晕部漏　多因乳头内缩凹陷感染毒邪，或脂瘤染毒溃脓疮口久不愈合而成。乳晕为乳络聚会之所，此处生痈，最易伤及乳络而成漏。

二、诊　　断

（一）临床表现

1. 乳房部漏　有乳痈、乳发溃脓或切开病史，疮口经久不愈，常流乳汁或脓水，周围皮肤潮湿浸淫。若因乳痨溃破成漏，疮口多为凹陷，周围皮肤紫暗，脓水清稀或夹有败絮样物质，或伴有潮热、盗汗、舌质红、脉细数等症。

2. 乳晕部漏　多发于非哺乳或非妊娠期的妇女，亦可偶见于男子。常伴有乳头内缩，并在乳头旁（乳晕部）有结块，红肿疼痛，全身症状较轻；成脓溃破后，脓中兼有灰白色脂质样物，往往久不收口。若用球头银丝从疮孔中探查，银丝球头多可从乳窍中穿出。亦有愈合后在乳窍中仍有粉质外溢，带有臭气；或愈后疮口反复红肿疼痛而化脓者。

（二）实验室及辅助检查

乳腺导管或瘘管X线造影常有助于明确管道的走向、深度及支管情况，也可用探针探查。溃口内脓液涂片或细菌培养及药敏试验，有助于判定乳漏的性质并指导用药。

三、鉴别诊断

主要是对其原发病的鉴别，以便治疗。

四、治　　疗

乳漏的治疗以外治为主，内治起辅助作用。治疗的关键在于要了解瘘管管道的走向及分支情况。乳痨所致的乳漏，应配合抗结核药物治疗。

（一）辨证论治

1. 余毒未清证

证候：乳房部或乳晕部漏，反复红肿疼痛，疮口常流乳汁或脓水，经久不愈，局部有僵肿结块，周围皮肤潮湿浸淫；舌红，苔薄黄，脉滑数。

治法：清热解毒。

方药：银花甘草汤加减。溃口日久难敛者，加生黄芪、白术；局部僵肿结块者，加皂角刺、莪术。

2. 正虚毒恋证

证候：疮口脓水淋漓或漏乳不止，疮面肉色不鲜；伴面色无华，神疲乏力，食欲不振；舌淡红，苔薄，脉细。

治法：扶正托毒。

方药：托里消毒散加减。食欲不振者，加六神曲、鸡内金；乳汁量多者，重用麦芽、山楂。

3. 阴虚痰热证

证候：脓出稀薄，夹有败絮状物质，疮口久不愈合，疮周皮色暗红；伴潮热颧红，干咳痰红，形瘦食少；舌红，苔少，脉细数。

治法：养阴清热。

方药：六味地黄汤合清骨散加减。潮热颧红，干咳痰红者加百合、炙百部。

（二）外治疗法

1. 腐蚀法 先用提脓祛腐药，如八二丹或七三丹药捻，外敷红油膏。脓尽后改用生肌散、生肌玉红膏，必须使创面从基底部长起。

2. 垫棉法 适用于疮口漏乳不止和乳房部漏脓腐脱尽后，以促进疮口愈合。

3. 切开疗法 适用于浅层瘘管及腐蚀法失败者。乳晕部乳漏手术的关键是切开通向乳头孔的瘘管或扩张的乳腺导管。切开后创面用药同"腐蚀法"。

4. 挂线疗法 适用于深层瘘管，常配合切开疗法。现已少用。

5. 拖线疗法 适用于瘘管单一又不宜切开或挂开时。拖线必须待脓腐脱净后方能拆除，并加用垫棉法或绑缚法促使管腔闭合。

五、预防与调护

（1）乳痈、乳发等病应及时彻底治疗，以防脓毒内蓄，损伤乳络形成乳漏。

（2）正确掌握乳痈切开的部位，切口的方向和大小，以免误伤乳络成漏。

（3）注意精神调摄和饮食营养，增强体质，以利疾病康复。

第六节 乳　　癖

乳癖是发生于乳房组织的既非炎症也非肿瘤的良性增生性疾病。相当于西医的乳腺增生病。其特点是单侧或双侧乳房疼痛并出现肿块，乳痛和肿块与月经周期及情志变化密切相关。乳房肿块大小不等，形态不一，边界不清，质地不硬，活动度好。好发于25～45岁的中青年妇女，其发病率占乳房疾病的75%。本病有一定的癌变危险，尤其对伴有乳癌家族史的患者，更应引起重视。

一、病因病机

1. 肝气不舒 由于情志不遂，忧郁不解，肝气郁结，气血运行失常；或肝病犯脾，脾失健运，痰湿内生，以致气滞、血瘀、痰凝互结于乳房而成。

2. 肝肾不足、冲任失调 因肝肾不足，冲任失调，使气血瘀滞，或阳虚痰湿内结，经脉阻塞，而致乳房结块、疼痛、月经不调。

二、诊　　断

（一）临床表现

本病多发生于25～45岁的中青年妇女，城市妇女的发病率高于农村妇女。社会经济地位高或受教育程度高、月经初潮年龄早、低孕产状况、初次怀孕年龄大、未授乳和绝经迟的妇女为本病的高发人群。

1. 乳房疼痛 多数患者有乳房或乳头疼痛，少数患者无明显症状。疼痛性质以胀痛为主，也有刺痛、隐痛或钝痛。痛甚者不可触碰，行走或活动时也有乳痛。疼痛部位较弥散，常涉及胸胁部或肩背部，甚至影响上肢活动。疼痛常在月经前加剧，经后疼痛减轻，或疼痛随情绪波动而变化。有些患者还可伴有乳头疼痛和作痒，乳痛重者影响工作或生活。

2. 乳房肿块 可发生于单侧或双侧，以双侧多见。肿块分布范围较广，尤以外上象限为多。肿块的质地中等或质硬不坚，表面光滑或呈颗粒状，活动度好，大多伴有压痛。肿块的大小不一，直径一般在1～2cm，大者可超过3cm。肿块的形态常可分为以下四种类型：

（1）片块型：肿块呈厚薄不等的片块状、圆盘状或长圆形，数目不一，质地中等或有韧性，边界清，活动度良好。

（2）结节型：肿块呈扁平或串珠状结节，形态不规则，边界欠清，质地中等或偏硬，活动度好。亦可见肿块呈米粒或砂粒样结节。

（3）混合型：有结节、条索、片块、砂粒样等多种形态肿块混合存在者。

（4）弥漫型：肿块分布超过乳房三个象限者。

乳房肿块可于经前期增大变硬，经后稍见缩小变软。个别患者还可伴有乳头溢液，呈白色或黄绿色，或呈浆液状。乳房疼痛和乳房肿块可同时出现，也可先后出现，或以乳痛为主，或以乳房肿块为主。患者还常伴有月经失调，心烦易怒等症状。

本病极大部分患者较长时间内均属良性增生性病变，预后好。部分年轻患者有可能在乳腺增生病变基础上形成纤维腺瘤。少部分患者或少部分病变要警惕有恶变的可能。

（二）实验室及辅助检查

乳房钼靶X线摄片、超声波检查及红外线热图像有助于诊断和鉴别诊断。对于肿块较硬或较大者，可考虑做组织病理学检查。

三、鉴别诊断

1. 乳岩 常无意中发现肿块，不痛，逐渐长大，肿块质地坚硬如石，表面高低不平，边缘不整齐，常与皮肤粘连，活动度差，患侧淋巴结可肿大，后期溃破呈菜花样。

2. 乳核 多见于年轻女性，可单发或多发。肿块质地中等，表面光滑，边界清晰，活动度佳，一般无明显疼痛。

四、治　　疗

止痛与消块是治疗本病之要点。根据具体情况进行辨证论治。对于长期服药而肿块不消反而增大、且质地较硬、边缘不清，疑有恶变者，应手术切除。

（一）辨证论治

1. 肝郁痰凝证

证候：多见于青壮年妇女，乳房肿块随喜怒消长；伴有胸闷胁胀，善郁易怒，失眠多梦，心烦口苦；苔薄黄，脉弦滑。

治法：疏肝解郁，化痰散结。

方药：逍遥蒌贝散加减。胸闷胁胀，善郁易怒者，加川楝子、八月札；失眠多梦，心烦口苦者，加合欢皮、黄连。

2. 冲任失调证

证候：多见于中年妇女，乳房肿块月经前加重，经后缓减；伴有腰酸乏力，神疲倦怠，月经失调，量少色淡，或闭经；舌淡，苔白，脉沉细。

治法：调摄冲任。

方药：二仙汤合四物汤加减。月经量少者，加益母草、鸡血藤；经前乳痛明显者，加柴胡、川楝子。

（二）外治疗法

中药局部外敷于乳房肿块外，多为辅助疗法，如用阳和解凝膏掺黑退消或桂麝散盖贴；或以生白附子或鲜蟾蜍皮外敷，或用大黄粉以醋调敷。若对外用药过敏者，应忌用之。

五、预防与调护

（1）应保持心情舒畅，生活起居有规律，注意劳逸结合。

（2）多食新鲜水果和蔬菜，控制高脂肪食物摄入。

（3）及时治疗月经失调等妇科疾患和其他内分泌疾病。

（4）对发病高危人群要重视定期检查。

第七节 乳 疬

（彩图 8-2）乳疬是发生于男女儿童或中老年男性的乳房异常发育性疾病。相当于西医的乳房异常发育症。其特点是单侧或双侧乳晕中央有扁圆形肿块，质地中等，有轻压痛。分男性乳房异常发育症和儿童乳房异常发育症两类，前者见于中老年男性，后者见于男女儿童。

一、病因病机

本病主要由肝郁肾亏、痰瘀凝结而成。男子由于肾气不充，肝失所养；女子因冲任失调，气滞痰凝所致。中老年男性发病多因年高肾亏，或房劳伤肾，虚火自炎，或情志不畅，气郁化火，皆能灼津炼液成痰，导致痰火互结而成。

二、诊 断

（一）临床表现

好发于 50～70 岁的中老年男性，10 岁以前的女孩，13～17 岁的男孩。一侧或双侧乳晕部发生一个扁圆形结块，形如棋子，质地中等或韧硬，边界清楚，推之可动，有轻触痛。有些男子乳房变大增厚，状如妇乳（彩图 8-2），或伴乳头溢液，多为乳汁样，部分男性患者伴有女性化征象，如发音较高，面部无须，臀部宽阔，阴毛按女性分布等特征。老年人或可有睾丸萎缩、前列腺肿瘤或肝硬化等。有些患者有长期使用雌性激素类药物史。部分病人肿块会自行消失。

（二）实验室及辅助检查

针对可能病因进行肝功能、性激素等检测，卵巢、睾丸、前列腺等 B 超检查，骨龄判别等。

三、鉴别诊断

男性乳岩 乳晕下有质硬无痛性肿块，并迅速增大，与皮肤及周围组织粘连固定，乳头内缩或破溃，乳头溢液呈血性者，可伴有腋下淋巴结肿大质硬。必要时可作组织病理检查以确诊。

四、治　疗

如因服用某些药物而致乳房肥大者，停药后即逐渐消退。有疼痛或其他兼症者，则应辨证治疗。如乳房明显肥大影响外貌者，可考虑手术治疗。

（一）辨证论治

1. 肝气郁结证

证候：性情急躁，遇事易怒，乳房肿块疼痛，触痛明显，胸胁牵痛；舌红，苔白，脉弦。

治法：疏肝散结。

方药：逍遥蒌贝散加减。肿块疼痛明显者，加八月札、陈皮。

2. 肾气亏虚证

证候：多见于中老年。轻者多无全身症状。重者，偏于肾阳虚，则见面色淡白，腰腿酸软，容易倦怠，舌淡，苔白，脉沉弱；偏于肾阴虚，则见头目眩晕，五心烦热，眠少梦多，舌红，苔少，脉弦细。

治法：补益肾气。

方药：偏于肾阳虚者，方用右归丸加小金丹；偏于肾阴虚者，方用左归丸加小金丹。乳房结块日久难消者，加山慈菇、制南星、莪术。

（二）外治疗法

用阳和解凝膏掺黑退消或桂麝散敷贴。

（三）其他疗法

1. 西药治疗 如为原发性者，可予以氯米芬、他莫昔芬等治疗。如为继发性者，针对不同病因，采用不同治疗措施。肝脏疾病引起者，应行保肝治疗；内分泌引起者，治疗内分泌疾病；药物引起者，应停服相关药物。

2. 手术治疗 男性患者乳房明显肥大影响外貌者，可考虑手术治疗。但对女性患者即使活检也要十分慎重。

五、预防与调护

（1）要保持乐观开朗，心情愉快，避免恼怒忧思。

（2）节制房事，平时应忌烟酒及辛辣刺激食物。

（3）避免服用对肝脏有损害的药物。有肝病者适当进行保肝治疗有助于本病的康复。

第八节　乳　核

（彩图 8-3）

乳核是指乳腺小叶内纤维组织和腺上皮的良性肿瘤。相当于西医的乳腺纤维腺瘤。其特点是乳中结核，形如丸卵，边界清楚，表面光滑，推之活动。本病多发于20～25岁青年妇女。历代文献将本病归属"乳癖""乳痞""乳中结核"的范畴。

一、病因病机

本病多因情志内伤，肝气郁结，或忧思伤脾，运化失司，痰浊内生，痰瘀互结乳房所致；或冲任失调，气滞血瘀痰凝，积聚乳房胃络而成。

二、诊　　断

（一）临床表现

本病女性多发。高发年龄为20～25岁，其次为15～20岁和25～30岁。

肿块常单个发生，或多个在单侧或双侧乳房内同时或先后出现。乳房各个象限均可发生，但以外上象限多见。肿块形状呈圆形或椭圆形，小如黄豆，大如鸡卵，边界清楚，质地坚实，表面光滑，按之有硬橡皮球之弹性，活动度大，触诊常有滑脱感（彩图8-3）。

肿块一般无疼痛感，少数可有轻微胀痛，但与月经无关。一般生长缓慢，妊娠期可迅速增大，应排除恶变可能。

（二）实验室及辅助检查

1. B超检查　肿块边界清楚和完整，有一层光滑的包膜。内部回声分布均匀，后方回声多数增强。

2. 钼钯X线摄片　可见边缘整齐的圆形或椭圆形致密肿块影，边缘清楚，四周可见透亮带，偶见规整粗大的钙化点。

三、鉴别诊断

本病当与乳岩、乳癖相鉴别。

四、治　　疗

对单发纤维腺瘤的治疗以手术切除为宜，对多发或复发性纤维腺瘤可试用中药治疗，可起到控制肿瘤生长，减少肿瘤复发，甚至消除肿块的作用。

（一）辨证论治

1. 肝气郁结证

证候：肿块较小，发展缓慢，不红不热，不觉疼痛，推之可移；伴胸闷叹息；舌质正常，苔薄白，脉弦。

治法：疏肝解郁，化痰散结。

方药：逍遥散加减。乳房肿块日久者，加石见穿、白芥子、全瓜蒌、制半夏。

2. 血瘀痰凝证

证候：肿块较大，坚硬木实，重坠不适；伴胸闷牵痛，烦闷急躁，或月经不调、痛经等；舌质暗红，苔薄腻，脉弦滑或弦细。

治法：疏肝活血，化痰散结。

方药：逍遥散合桃红四物汤加山慈菇、海藻。月经不调者，加淫羊藿、仙茅；肿块质硬者，加山慈菇、海藻。

（二）外治疗法

阳和解凝膏掺黑退消外贴，7天换药1次。

（三）其他疗法

手术治疗　一般应做手术切除，尤其是绝经后或妊娠前发现肿块者，或服药治疗期间肿块继续增大者。术后均需做病理检查，有条件应及时做冰冻切片检查。

五、预防与调护

（1）注意调摄情志，避免郁怒，保持乐观情绪。本病恶变倾向较小，应解除忧虑。
（2）定期检查，发现肿块及时诊治。
（3）适当控制厚味炙煿食物。

第九节　乳　衄

乳衄是以乳窍溢出血性或其他性状的液体，乳头或乳晕部触及可活动的质软、不痛肿块为主要表现的一种乳房疾病。本病最早记载于《疡医大全》："妇女乳房并不坚肿结核，惟乳窍常流鲜血，此名乳衄。"多发生于40～50岁经产妇女，偶见男性，多见于单侧乳房发病，双侧发病者较少。引起乳衄的疾病有多种，如乳腺导管内乳头状瘤、乳腺癌、乳腺增生病等。乳腺导管内乳头状瘤包括大导管内乳头状瘤和多发性导管内乳头状瘤，前者发生在大乳管近乳头的壶腹部，后者发生在乳腺的中小导管内。本节所讨论的乳衄是指大导管内乳头状瘤。

一、病因病机

多由忧思郁怒，肝气不舒，郁久化火，迫血妄行，导致乳窍流血；或因思虑伤脾，统血无权，血流胃经，溢于乳窍而成。

二、诊　断

（一）临床表现

乳头溢出血性液体是本病最常见的表现，约占80%。溢液是自发性、持续性或间歇性存在的。临床上常用手指在乳晕区按顺序进行轻压，见到溢液的位置即病变导管所在之处，这对手术选择切口和寻找肿瘤部位都有重要的指导意义。有1/3～1/2的病例，经仔细检查可以发现乳内肿块。大导管内乳头状瘤的肿块一般常位于乳晕区，呈结节状或条索状，质地较软。按压肿块常见少量暗红色液体从相应的导管口溢出，有时排出分泌物较多后肿块会缩小或消失。

（二）实验室及辅助检查

做乳腺导管内窥镜、乳腺导管造影及乳头分泌物细胞学检查，有助于诊断。

三、鉴别诊断

1. 乳岩　可见到乳头血性溢液，其溢液多为单侧单孔，常伴明显肿块，且多位于乳晕区以外，肿块质地坚硬，活动度差，表面不光滑。

2. 乳癖　部分患者可伴有乳头溢液，常为双侧多孔溢液，以浆液性为多，血性较少，且有乳房肿块，并有周期性乳房疼痛等症。

四、治　疗

手术治疗为主，药物治疗为辅。手术关键是切除病变乳管。

（一）辨证论治

1. 肝郁化火证

证候：乳窍流血色鲜红或暗红，乳晕部可扪及肿块，压痛明显；伴性情急躁，乳房及两胁胀痛，胸闷嗳气，口中干苦，失眠多梦；舌质红，苔薄黄，脉弦。

治法：疏肝解郁，清热凉血。

方药：丹栀逍遥散加减。血色鲜红加生地、小蓟；乳房胀痛加橘叶、川楝子、香附；肿块不消加山慈菇、土贝母、牡蛎。

2. 脾不统血证

证候：乳窍溢液色淡红或淡黄，乳晕部可扪及肿块，压痛不甚；伴多思善虑，面色少华，神疲倦怠，心悸少寐，纳少；舌质淡，苔薄白，脉细。

治法：健脾养血。

方药：归脾汤加减。心烦不寐加柏子仁、炒枣仁；食欲不振加太子参、橘叶、砂仁等。

（二）其他疗法

原则上以手术为主，药物治疗只能改变一般症状。

对单发的乳管内乳头状瘤一般切除整个病变导管即可，但必须做石蜡切片检查，因为冰冻切片检查有时不易区别乳头状瘤和乳头状癌。对年龄较大且乳管上皮增生活跃或间变者，可行单纯乳房切除术。若有恶变者，则按乳腺癌手术。

五、预防与调护

（1）注意精神调摄，性情开朗乐观。生活起居有规律，并劳逸结合。

（2）宜穿戴棉质白色内衣，换洗时注意观察有无污迹。如发现乳头有溢液或乳内有肿块，应及时就医，积极治疗。

第十节　乳　岩

乳岩是指乳房部的恶性肿瘤。发生在乳房部的肿块，高低不平，坚硬如石，状如山岩，故名"乳岩"。本病病名首见于《校注妇人良方》，但以《外科正宗》记载最详："又忧郁伤肝，思虑伤脾，积想在心，所愿不得志者，致经络痞涩，聚结成核，初如豆大，渐弱棋子；半年一年，二载三载，不疼不痒，渐渐而大，始生疼痛，痛则无解，日后肿如堆栗，或如覆碗，紫色气秽，渐渐溃烂，深者如岩穴，凸者若泛莲，疼痛连心，出血则臭，其时五脏俱衰，四大不救，名曰乳岩。"相当于西医的乳腺癌。其特点是乳房肿块，质地坚硬，推之不移，按之不痛，表面不光滑，凹凸不平，或乳头溢血，晚期溃烂，凹如泛莲。目前已成为女性最常见的恶性肿瘤之一。无生育史或无哺乳史、月经过早来潮或绝经期愈晚、有乳腺癌家族史的妇女，乳腺癌的发病率相对较高。男性乳腺癌较少发生。

一、病因病机

1. 忧思郁怒，情志内伤　乳部属肝胃二经，恚怒忧思，肝脾两伤。肝伤气郁则易化火；脾伤健运失职则易生痰；有形之痰浊与无形之气火相互交凝，聚结成核，日积月累，发为本病。

2. 肝肾不足，冲任失调 血海不足，月经不调，则气血虚衰，运行不畅而致气滞血瘀，阻于乳络而生。乳岩多见于绝经期前后者，与冲任失调关系更大。

3. 六淫内侵，痰瘀毒结 外感六淫，邪毒蕴结，或与痰、瘀互结，蕴阻于乳络，日久化生癌毒而成。也有肝肾阴虚，阴虚则火旺，火旺则灼津炼液，痰毒瘀血互结乳房而成者。

4. 正气不足，气血两虚 正气不足，则易感受邪气的侵袭，邪客于乳络，致使乳中经络痞塞，气滞血瘀，而发生本病。

5. 饮食不节，脾胃受损 恣食肥甘厚腻，损伤脾胃，运化失调，致使痰浊内生，积聚日久，凝结成核，痞阻于乳中，而成乳岩。

二、诊　断

（一）临床表现

1. 硬癌 占乳岩60%~70%，恶性程度高，多发于乳房外上象限。初起常为乳房内无痛肿块，边界不清，质地坚硬，表面不光滑，不易推动，常与皮肤粘连，出现病灶中心酒窝征，个别可伴乳头溢液。中后期随着癌肿逐渐增大，产生不同程度疼痛，皮肤可呈橘皮样水肿、变色；病变周围可出现散在的小肿块，状如板栗；乳头内缩或抬高，偶可见到皮肤溃疡。晚期，乳房肿块溃烂，疮口边缘不整齐，中央凹陷似岩穴，有时外翻似菜花，时渗紫红血水，恶臭难闻。癌肿转移至腋下及锁骨上时，可触及散在、数目少、质硬无痛的肿物，以后渐大，互相粘连，融合成团，继而出现形体消瘦，面色苍白，憔悴等恶病质貌。

2. 炎性癌 临床少见，多发于青年妇女，半数发生在妊娠或哺乳期。起病急骤，乳房迅速增大，皮肤水肿、充血，发红或紫红色，发热，但没有明显的肿块可扪到。转移甚广，对侧乳房往往不久即被侵及，并很早出现腋窝部、锁骨上淋巴结肿大。本病恶性程度极高，病程短促，常于一年内死亡。

3. 湿疹样癌 临床较少见，其发病率约占女性乳腺癌的0.7%~3%。临床表现像慢性湿疮，乳头和乳晕的皮肤发红，轻度糜烂，有浆液渗出因而潮湿，有时覆盖着黄褐色的鳞屑状痂皮。病变的皮肤甚硬，与周围分界清楚。多数患者感到奇痒，或有轻微灼痛。中期，数年后病变蔓延到乳晕以外皮肤，色紫而硬，乳头凹陷。后期，溃后易于出血，乳头蚀落，疮口凹陷，边缘坚硬，乳房内也可出现坚硬的肿块。

（二）实验室及辅助检查

1. 钼靶X线摄片 癌肿可见致密的肿块阴影，大小比实际触诊要小，形态不规则，边缘呈现毛刺状或结节状，密度不均匀，可有细小成堆的钙化点，常伴血管影增多增粗，乳头回缩，乳房皮肤增厚或凹陷。

2. B超检查 可见实质性占位病变。病理切片检查，可帮助确诊。

3. 病理组织学检查 是确诊乳癌的最可靠的方法。可直接切除活检，也可在术中切除后，快速冰冻病理切片。

三、鉴别诊断

1. 乳癖 好发于30~45岁女性。月经期乳房疼痛，胀大。有大小不等的结节状或片块状肿块，边界不清，质地柔韧，常为双侧性。肿块和皮肤不粘连。

2. 乳核 多见于20~30岁的女性。肿块多发生于一侧，形如丸卵，表面坚实光滑，边界清楚，活动度好，可推移。病程进展缓慢。

3. 乳痨 好发于20~40岁女性。肿块可1个或数个，质坚实，边界不清，和皮肤粘连，肿块成脓时变软，溃破后形成瘘管，经久不愈。

四、治　疗

早期诊断是乳岩治疗的关键。原则上以手术治疗为主。中医药治疗多用于晚期患者，特别对手术后患者有良好的调治作用，对放、化疗有减毒增效作用，可提高病人生存质量，或延长生存期。

（一）辨证论治

1. 肝郁痰凝证

证候：情志抑郁，或性情急躁，胸闷胁胀，或伴经前乳房作胀或少腹作胀；乳房部肿块皮色不变，质硬而边界不清；苔薄，脉弦。

治法：疏肝解郁，化痰散结。

方药：神效瓜蒌散合开郁散加减。经前乳痛者，加八月札、石见穿。

2. 冲任失调证

证候：经事紊乱，素有经前期乳房胀痛，或婚后从未生育，或有多次流产史；乳房结块坚硬；舌淡，苔薄，脉弦细。

治法：调摄冲任，理气散结。

方药：二仙汤合开郁散加减。乳房结块坚硬者，加山慈菇、制南星、鹿角片。

3. 正虚毒炽证

证候：乳房肿块扩大，溃后愈坚，渗流血水，不痛或剧痛；精神萎靡，面色晦暗或苍白，饮食少进，心悸失眠；舌紫或有瘀斑，苔黄，脉弱无力。

治法：调补气血，清热解毒。

方药：八珍汤加减。酌加半枝莲、白花蛇舌草、石见穿、露蜂房等清热解毒之品。

4. 气血两亏证

证候：多见于癌肿晚期或手术、放化疗后，病人形体消瘦，面色萎黄或㿠白，头晕目眩，神倦乏力，少气懒言，术后切口皮瓣坏死糜烂，时流渗液，皮肤灰白，腐肉色暗不鲜；舌质淡，苔薄白，脉沉细。

治法：补益气血，宁心安神。

方药：人参养荣汤加味。切口色暗者，加生黄芪、党参。

5. 脾虚胃弱证

证候：手术或放化疗后，食欲不振，神疲肢软，恶心欲呕，肢肿怠倦。

治法：健脾和胃。

方药：参苓白术散加减。食欲不振者，加炒麦芽、鸡内金、炒山楂；恶心呕吐者，加姜半夏、姜竹茹、陈皮；口腔黏膜糜烂，牙龈出血者，加麦冬、知母、一枝黄花。

6. 气阴两虚证

证候：多见于手术、放疗或化疗后，形体消瘦，短气自汗或潮热盗汗，口干欲饮，纳谷不馨，夜寐易醒；舌红少苔，脉细或细数。

治法：益气健脾，养阴清热。

方药：四君子汤合知柏地黄丸加减。口干欲饮者，加天花粉、天冬；纳谷不馨者，加炒麦芽、鸡内金、炒山楂。

（二）外治疗法

1. 乳房肿块　适用于有手术禁忌证，或已远处广泛转移，已不适宜手术者。初起用阿魏消痞膏外贴；溃后用海浮散或冰狮散、红油膏外敷；坏死组织脱落后，改用生肌玉红膏、生肌散外敷。

2. 术后创面不愈合或皮瓣坏死 外敷九一丹、红油膏，必要时蚕食修剪局部少量坏死、腐脱组织，创面腐肉脱尽后改用生肌散、白玉膏。

3. 术后患肢水肿 外敷皮硝，每日2次。

4. 化疗后静脉炎 外敷金黄膏或青黛膏，每日1次。

5. 皮肤放射性溃疡 外涂清凉油乳剂，每日4～5次。

（三）其他疗法

1. 手术治疗、化疗、放疗 手术仍是乳腺癌治疗的首选方法，近年手术范围渐趋缩小，配以大化疗、大放疗，采用新辅助化疗、联合化疗及众多的化疗新药进一步提高了疗效。但正确掌握适应证、合理治疗依然十分重要。

2. 内分泌治疗 主要适用于ER、PR阳性患者。起效缓慢，作用持久，耐受性较好，一般需用药5年。主要有雌激素拮抗剂、芳香化酶抑制剂、LH-RH类似物及孕激素等，近年在乳腺癌综合治疗中的地位不断上升。

3. 中成药 犀黄丸，每次3g，每日2次；醒消丸，每次3g，每日2次；小金丹，每次0.6g，每日2次。

五、预防与调护

（1）普及防癌知识宣传，推广和普及乳房自我检查。

（2）重视乳腺癌高危人群的定期检查。

（3）积极治疗乳腺良性疾病。

附：常见乳房肿块鉴别表

病名	乳核（乳腺纤维腺瘤）	乳衄（乳腺大导管内乳头状瘤）	乳岩（乳腺癌）	乳癖（乳腺增生病）
好发年龄	20～25岁多见	40～50岁多见	40～60岁多见	25～45岁多见
肿块特点	大多为单个，也可有多个，圆形或卵圆形，边缘清楚，表面光滑，质地坚实，生长比较缓慢	多在乳头附近，单个绿豆大小，圆形肿块，边缘清楚，质地软或中等	多为单个，形状不规则，边缘不清楚，质地硬或不均匀，生长速度较快	常为多个，双侧乳房散在分布，形状多样，片状、结节、条索，边缘清或不清，质地软或韧或有囊性感
疼痛	无	可有压痛	少数病例有疼痛	明显胀痛，多有周期性或与情绪变化有关
与皮肤及周围组织粘连情况	无粘连	无粘连	极易粘连，皮肤呈"酒窝"征或"橘皮样变"	无粘连
活动度	好，用手推动时有滑脱感	可活动	早期活动度可，中期及晚期肿块固定	可活动
乳头及分泌物情况	乳头正常；无分泌物	乳头正常；常有血性分泌物溢出，多为单孔	乳头可缩回或被牵拉；可有分泌物溢出，血性或水样，多为单孔	乳头正常；部分有分泌物溢出或挤压后才有，多为乳汁样或浆液样，常为双侧多孔
淋巴结肿大	无	无	可有同侧腋窝淋巴结肿大，质地硬，活动差	无

第九章 瘿

第一节 概论

瘿是以颈前结喉两侧出现肿、结块性疾病的总称。古人云："瘿，婴也，在颈婴喉也。"瘿有缠绕之意，因在颈绕喉而生，状如璎珞，故名。其特点是：发于甲状腺部，或为漫肿，或为结块，或有灼痛，多数皮色不变，可随吞咽动作上下移动，或伴有烦热、心悸、多汗及月经不调，甚至闭经等症状。相当于西医甲状腺疾病的总称，包括单纯性甲状腺肿、甲状腺腺瘤、甲状腺囊肿、甲状腺癌、甲状腺炎及甲状腺功能亢进等。

在古代文献中，根据其临床表现以及与五脏的配属关系，分为五瘿：气瘿、肉瘿、石瘿、血瘿、筋瘿，其中血瘿、筋瘿多属颈部血管瘤以及气瘿与石瘿的合并症。现代一般分为气瘿、肉瘿、石瘿、瘿痈4种。

一、解剖生理概要

甲状腺分左右两叶，覆盖并黏附在喉和气管起始部的两侧，吞咽时亦随之上下移动。甲状腺的两叶由甲状腺峡部联着，其位置一般在第二和第三气管软骨环之前。甲状腺峡部常有一垂直向上的锥状叶，为胎生初期甲状腺舌骨的残余物，常伸至环状和甲状软骨前方。在甲状腺左右两叶的背面，附着四个甲状旁腺，腺体呈圆形或卵圆形，扁平，长5～6mm，宽3～4mm，厚约2mm，重30～45mg。正常成人甲状腺内含有约7mg的碘。

甲状腺的主要生理功能是将无机碘化合物合成甲状腺素，这是一种有机结合碘。甲状腺激素对能量代谢和物质代谢都有显著影响，不但加速一切细胞的氧化率，全面提高人体的代谢，且同时促进蛋白质、碳水化合物和脂肪的分解。此外，还影响体内水的代谢，促进尿量的排出增多。在甲状腺功能减退时，会引起人体代谢的全面降低以及体内水的积蓄，临床上出现黏液性水肿。

二、与脏腑经络关系

瘿的病位，在颈前结喉两侧的颈靥部，即甲状腺部。颈前属任脉所主，任脉起于少腹中极穴之下，沿腹和胸部正中线直上，抵达咽喉，再上至峡部，经过面部进入两目；颈部也属督脉，盖督脉其循少腹直上者，贯脐中央，上贯心，入喉；任督两脉皆系于肝肾，且肝肾之经脉皆循喉咙。故颈前部位与任、督、肝、肾经络有一定的联系。在瘿病治疗中，结合病位的经络所属辨证施治，对指导治疗有一定意义。

三、病因病机

瘿病的发病原因，总的来说，不外乎正气不足，外邪入侵，而在疾病的发生过程中形成气滞、血瘀、痰凝等病理变化。常见的病因病机如下：

1. 气滞　因饮食过偏或情志抑郁，影响气的正常运行，造成气的功能失调，形成气滞、气郁。气滞、气郁日久，积聚成形，或与外来或内生致病因素合邪为病，导致肿块的发生，如蕴结于颈部喉结两侧而为气瘿。

2. 血瘀　气为血之帅，气行则血行，气滞则血凝。气滞不畅或气虚无以推动血之运行，日久必致血液阻滞凝结，形成瘀结肿块。

3. 痰凝　肝气郁滞，横逆犯脾，脾失健运，痰湿内生。或因外邪所侵，或因情志内伤，或因体质虚弱，而使气机阻滞，津液积聚为痰，痰的生成与肺、脾、肾、肝关系密切，而以上四脉均循行于喉颈部，痰循经结于颈部则成瘿。

4. 痰火郁结　多因肝郁胃热，风温风火客于肺胃，积热上壅，热毒灼津为痰，痰火凝聚，搏结于颈，而成瘿痈。

5. 冲任失调　冲脉为总领诸经气血之要冲，能调节十二经气血，任脉主一身之阴经。冲任失调，肝木失养，肾阴不足，可引起心悸、烦热、多汗及月经不调等一系列相应症状发生。

四、检查方法

（一）一般检查

嘱患者端坐，双手放于两膝，显露颈部并使患者头部略为俯下，使颈前部肌肉和筋膜松弛。

1. 望诊　检查者位于患者对面观察颈部，如两侧是否对称，有无肿块隆起，注意其位置、大小、形态，有无血管充盈等。

2. 触诊　可位于患者对面也可站在病人后面，双手放于甲状腺部触摸。一般先触摸健康部位，然后触摸肿块部位，要注意肿块位置、大小、数目、硬度、光滑度、活动度、有否压痛、边界是否清晰，并检查肿块是否随吞咽动作上下移动。触诊时还要注意有无震颤，气管有无移位，颈部淋巴结是否肿大等。

3. 听诊　甲状腺功能亢进时，局部可听到收缩期连续性血管杂音。颈部非甲状腺肿块，不随吞咽动作上下移动，常见的有炎性淋巴结肿大、先天性颈部囊状淋巴管瘤、腮腺混合瘤、恶性肿瘤颈部淋巴结转移灶等，应予以鉴别。

（二）辅助检查

1. 基础代谢率测定　对肉瘿或气瘿合并甲状腺功能亢进时，需测定基础代谢率，一般可根据脉压和脉率，在清晨空腹静卧时反复进行测定。常用的计算公式为

$$基础代谢率(\%) = (脉率 + 脉压) - 111$$

基础代谢率正常值为 ±10%，当基础代谢率在 20% 以上时，提示有甲状腺功能亢进。

2. 血清 T_3 和 T_4 含量测定　甲状腺功能亢进时，血清 T_3 可高于正常 4 倍左右，而 T_4 仅为正常的 2 倍半，因此，T_3 测定对甲亢的诊断具有较高的敏感性。

3. 甲状腺摄 ^{131}I 率测定　给正常人 ^{131}I，则在 24 小时内能被甲状腺摄取 30% ~ 40%，如 2 小时内甲状腺所摄取的 ^{131}I 为人体总量的 25% 以上，或 24 小时内为人体总量的 50% 以上，且 ^{131}I 高峰提前出现，都表示甲状腺功能亢进。

4. B 超扫描　甲状腺扪及结节时首选 B 型超声扫描，能区别结节的囊肿性或实体性。

5. 核素扫描　实体性结节应常规进行核素扫描检查，如为冷结节，则有 10% ~ 20% 可能为癌肿。

五、治　疗

瘿的治疗主要分为药物治疗和手术治疗两大类。瘿痈和慢性淋巴细胞性甲状腺炎一般采用药物治疗；气瘿和肉瘿可以药物治疗，必要时手术；石瘿首选手术，术后或不能手术者使用药物治疗。

（一）辨证论治

结合瘿病的发病因素，将瘿病的辨证治疗要点分述于下：

1. 理气解郁　适用于发病与精神因素有关的病人，病变在肝经部位。结块漫肿软绵，或坚硬如石，或见急躁易怒，胸胁胀痛，喜太息，舌苔薄白，脉弦滑。方如逍遥散、四海舒郁丸。常用药物有柴胡、川楝子、延胡索、香附、青皮、陈皮、木香、八月扎、砂仁、枳壳、郁金等。

2. 活血祛瘀　适用于肿块色紫坚硬，表面凸凹不平，或肿块表面青筋盘曲或网布红丝，推之不移，痛有定处，肌肤甲错，舌紫暗，有瘀点瘀斑，脉濡涩或沉细。方如桃红四物汤。常用药物有桃仁、红花、赤芍、丹参、三棱、莪术、泽兰、乳香、没药、土鳖虫、血竭等。

3. 化痰软坚　适用于结块位于皮里膜外，按之坚实或有囊性感，患处不红不热，咽喉如有梅核堵塞，胸膈痞闷，女性患者常见月经不调，舌苔薄腻，脉滑。方如海藻玉壶汤、通气散坚丸。常用药物有海藻、昆布、夏枯草、海蛤壳、海浮石、生牡蛎、半夏、贝母、黄药子、山慈菇、白芥子等。

4. 清热化痰　适用于颈部肿胀疼痛，色红灼热，舌红，苔黄，脉滑数。方如柴胡清肝汤。常用药物有柴胡、夏枯草、栀子、象贝母、青皮、黄芩、海蛤粉、瓜蒌仁、天花粉、连翘等。

5. 调摄冲任　适用于气瘿漫肿，面色无华，腰酸肢冷，月经量少色淡，甚或闭经，舌淡，苔白，脉沉细。方如右归饮。常用药物有熟地、仙茅、淫羊藿、杜仲、枸杞、菟丝子、肉桂、附子等。

（二）其他治疗

1. 药物治疗　常见药物有碘制剂、甲状腺素、激素类、抗生素等。

2. 手术治疗　对于石瘿应早期诊断，尽早手术治疗；气瘿、肉瘿后期出现压迫症状或伴有甲亢，药物治疗无效，或疑有恶变者，亦应手术治疗。根据疾病的不同可分别行甲状腺腺瘤摘除术、甲状腺大部切除术、甲状腺全切加颈淋巴结清扫术等。

(彩图 9-1)

第二节　气　瘿

气瘿是以颈前漫肿或结块，按之柔软，其内似有积气，可随喜怒而消长为主要表现的甲状腺肿大性疾病。俗称"大脖子"病，《诸病源候论》有云："气瘿之状，颈下皮宽，内结突起，腽腽然，亦渐长大，气结所成也，"其特点是颈前结喉两侧弥漫性肿大，多伴有结块，质地不硬，皮色如常。在我国，本病多流行于离海较远的高原地区，尤以云贵高原和陕西、山西、宁夏等地区居民多见；平原地带亦有散发。相当于西医的单纯性甲状腺肿、地方性甲状腺肿。

一、病因病机

本病的发生多与居住环境、情志内伤、先天禀赋等因素有关。

1. 水土因素　居住于高山地区，环境恶劣，外部邪气入于脉中，搏结颈下而成。《诸病源候论》云："瘿者，由忧患气结所生，亦曰饮沙水，沙随气入于脉，搏颈下而成之。"

2. 肝郁气滞　忧患气结，情志抑郁，肝失调达，肝郁气滞，横逆犯脾，脾失健运，痰浊内生，痰气互结，循经上行，结于喉结之处而成。

3.肾气亏损 妇女经期、胎前产后、绝经期，肾气受损，正气不足，外邪乘虚侵入，亦能引起本病。

西医学认为，本病的发生与甲状腺素原料(碘)的缺乏、甲状腺素需要量的增高、甲状腺素合成和分泌的障碍有关。而碘的缺乏是引起单纯性甲状腺肿的主要因素。

二、诊　　断

（一）临床表现

多发于高原山区，好发于青春发育期，女性发病率略高于男性，尤以怀孕期及哺乳期的妇女多见，在流行地区常见于学龄儿童。

气瘿从颈块的形态上可分为弥漫性和结节性两种：

1.弥漫性气瘿 颈部两侧呈弥漫性肿大，但仍显示正常甲状腺形状。一般来说，弥漫性肿大者肿势逐渐增大，边缘不清，无疼痛感，皮色如常，按之柔软，可随吞咽上下移动（彩图9-1）。有的因肿胀过大而下垂，感觉局部沉重。

2.结节性气瘿 主要发生于流行地区。在弥漫性肿大的基础上出现一个或数个大小不等的结节，质地较软，可以随吞咽动作上下移动。常在一侧较显著，囊肿样变结节若并发囊内出血，结节可在短期增大。结节性肿大者，结节常为多个，表现为凹凸不平，随吞咽上下移动。

若肿块进一步发展可成巨大甲状腺肿，可压迫气管、食管、血管、神经等而引起各种症状：

（1）压迫气管，比较常见。自一侧压迫，可使气管向他侧移位或变弯曲；自两侧压迫，气管变为扁平，由于气管内腔变窄，呼吸发生困难。

（2）压迫食管，可引起吞咽不适感，但不会引起梗阻症状。

（3）压迫颈深部大静脉，可引起头颈部的血液回流受阻，出现颈部和胸前表浅静脉的明显扩张。

（4）压迫喉返神经，可引起声带麻痹，患者发音嘶哑。

（二）辅助检查

超声检查 超声波探测可显示对称、均匀性甲状腺增大，规则或有囊肿。

三、鉴别诊断

1.肉瘿 甲状腺肿块多呈球状，边界清楚，质地柔韧。

2.瘿痈 有急性发病史；甲状腺肿痛，质地较硬，伴发热、吞咽疼痛等全身症状。

四、治　　疗

一般采用内治法，治疗以疏肝解郁、化痰软坚为原则，常选用含碘丰富的海藻、昆布等药物。病久入络，形成结节时，宜加用活血化瘀散结之品。

（一）辨证论治

1.肝郁气滞证

证候：颈部弥漫性肿大，边缘不清，随喜怒消长，皮色如常，质软无压痛，肿块随吞咽动作上下移动；瘿肿过大时有沉重感，或伴有呼吸困难，咽下不适，声音嘶哑；伴急躁易怒，善太息；舌淡红，苔薄，脉沉弦。

治法：疏肝解郁，化痰软坚。

方药：四海舒郁丸加减。怀孕期或哺乳期，加菟丝子、首乌、补骨脂。

2. 肝郁肾虚证

证候：颈粗瘿肿，皮宽质软；伴神情呆滞，倦怠畏寒，肢冷，性欲下降；舌淡，脉沉细。

治法：疏肝补肾，调摄冲任。

方药：四海舒郁丸合右归饮加减。

（二）其他疗法

1. 单味药 本病主要因摄碘不足而引起，故常服含碘的食物即可预防、治疗本病。如海带50g，水煎服并吃下，每日1次；黄药子15g，水煎，每日2次，每次150ml口服等。

2. 针刺治疗 取主穴曲池、阿是穴，配穴天突。肿大的甲状腺两侧选出对称点，即阿是穴，针刺1～1.5寸，有针感后退针，再刺曲池，隔日1次，15次为一个疗程。或用耳针，取肾上腺、内分泌区，每日1次，15次为一个疗程。

3. 手术治疗 瘿肿巨大而伴明显压迫症状者，可做甲状腺部分切除术。但发于青春期者(青春期单纯性弥漫性甲状腺肿)不宜手术治疗。

五、预防与调护

（1）在流行地区内，除改善水源外，还应强制推广食用碘化食盐。

（2）青春发育期、妊娠期、哺乳期、绝经期妇女，应多食富含碘质的海产动植物。

（3）平时保持心情舒畅，勿郁怒动气。

第三节 肉　瘿

（彩图9-2）　　肉瘿是瘿病中较常见的一种，其临床特点是颈前喉结一侧或两侧结块，柔韧而圆，如肉之团，随吞咽动作而上下移动，发展缓慢。好发于中青年女性。本病病名首见于《三因极一病证方论》。相当于西医的甲状腺腺瘤或囊肿，属甲状腺的良性肿瘤。

一、病因病机

由于忧思郁怒，气滞、痰湿、瘀血凝结而成。情志抑郁，肝失条达，气滞血瘀；或忧思郁怒，肝旺侮土，脾失运化，痰湿内蕴。气滞、湿痰、瘀血随经络而行，留注于任、督，汇集于结喉，聚而成形，乃成肉瘿。

总之，情志不遂是本病的诱发因素，气滞、痰凝是本病病机特点。

西医学对本病的病因认识尚不清楚，有的学者认为，甲状腺瘤是由甲状腺内残存的胚胎细胞发展而形成。

二、诊　断

（一）临床表现

本病多见于40岁以下的中青年女性。

在结喉正中一侧或双侧有单个肿块，呈圆形或椭圆形，表面光滑，质韧有弹性，可随吞咽而上下移动，生长缓慢，一般无任何不适，多在无意中发现（彩图9-2）。若肿块增大，可感到憋气或有压迫感。部分患者可发生肿物突然增大，并出现局部疼痛，是因乳头状囊性腺瘤囊内出血所致。巨大的肉瘿可压迫气管，使之移位，但很少发生呼吸困难和声音嘶哑。

部分患者可伴有急躁、心悸、易汗、脉数、月经不调、手部震颤等；或出现能食善饥、体重减轻、形体消瘦、神疲乏力、脱发、便溏等甲状腺功能亢进征象。少数患者可发生癌变。

（二）辅助检查

1. B超 显示甲状腺内有实质性肿块，或有液性暗区。

2. 甲状腺同位素 ^{131}I 扫描 多显示温结节，囊肿多为凉结节，伴甲亢者多为热结节。

三、鉴别诊断

1. 甲状舌骨囊肿 肿块位于颈部正中，位置较低，常在胸锁关节上方；一般不随吞咽动作上下移动，但随伸舌动作上下移动。

2. 颈痈 多位于颈部外侧，且多靠近颌部；局部白肿热痛，随时间推移，肿块皮色转红，疼痛加重，逐渐变软，按之应指；常伴有恶寒、发热、头痛、全身不适等症状。

3. 瘿痈 急性发病，颈部弥漫性肿大，色红灼热，自觉疼痛，肿块边界不清，有触压痛；颈部肿块出现或增大时，常有寒战高热。发病前多有上呼吸道感染病史。

4. 石瘿 多见于40岁以上患者。多年存在的颈部肿块，突然迅速增大，坚硬如石，表面凹凸不平，随吞咽动作而上下的移动度减少，或固定不移。

四、治　疗

一般多采用内治法，以理气解郁、化痰软坚为主。

（一）辨证论治

1. 气滞痰凝证

证候：颈部一侧或两侧肿块呈圆形或卵圆形，不红、不热，随吞咽动作上下移动；一般无明显全身症状，如肿块过大可有呼吸不畅或吞咽不利；舌淡，苔薄腻，脉弦滑。

治法：理气解郁，化痰软坚。

方药：逍遥散合海藻玉壶汤加减。胸闷不舒，加香附、瓜蒌以理气宽胸；心悸、易汗，加茯神、枣仁、熟地以养心安神；手颤，加钩藤、珍珠母、白芍以养阴柔肝祛风。

2. 气阴两虚证

证候：颈部肿块柔韧，随吞咽动作上下移动；常伴有急躁易怒、汗出心悸、失眠多梦、消谷善饥、形体消瘦、月经不调、手部震颤等；舌红，苔薄，脉弦。

治法：益气养阴，软坚散结。

方药：生脉散合海藻玉壶汤加减。失眠者，加茯神、珍珠母；急躁、手抖者，加石决明、钩藤。

（二）外治疗法

阳和解凝膏掺黑退消或桂麝散外敷。

（三）其他疗法

1. 针刺治疗 取定喘穴，隔日针刺一次。

2. 手术治疗 多发结节的肉瘿，内服药治疗3个月以上而症状无改善者，或伴有甲状腺功能亢进，或近期肿块增大较快，有恶变倾向者，应及时考虑手术治疗，并行冰冻切片病理检查，以判定有无恶变。

五、预防与调护

（1）保持心情舒畅，避免忧思郁怒。

（2）手术患者注意伤口出血，预防喉痉挛发生。
（3）高原山区居民应使用含碘食盐或进食含碘食物。

第四节 瘿 痈

瘿痈是瘿病中的感染性炎症疾病。相当于西医的急性甲状腺炎、亚急性甲状腺炎。其特点是结喉两侧结块、肿胀、疼痛，伴有发热，起病急骤。女性发病多于男性，以 30～50 岁为发病高峰。

（彩图 9-3）

一、病因病机

多因风温、风火客于肺胃，或内有肝郁胃热，积热上壅，灼津为痰，蕴阻经络，以致气血运行不畅，气血痰热凝滞于肺胃之外系，结于喉部而成。

二、诊 断

（一）临床表现

多见于中年女性。发病前多有咽痛、鼻塞、头痛、全身酸痛等上呼吸道感染病史。

颈部肿胀、疼痛，质地坚硬，有压痛（彩图 9-3）；疼痛可波及耳部、枕部，吞咽时加重；严重者可有声音嘶哑、呼吸困难、吞咽困难等；严重者可化脓。

可有发热、畏寒等，严重者则高热、寒战；病情轻者可无发热等症状。

（二）实验室及辅助检查

1. 血常规检查 白细胞总数及中性粒细胞增高。

2. B 超检查 有助于了解甲状腺肿大和结节情况。

三、鉴别诊断

1. 颈痈 多发于颈部两侧，靠近颌部，初起形如鸡卵，肿痛灼热，易脓易溃。常见于儿童。

2. 锁喉痈 急性发病，颈部红肿绕喉，根脚散漫，坚硬灼热疼痛，来势猛烈，甚则呼吸困难，汤水难下，全身症状较危重。多见于儿童。

四、治 疗

本病以内治为主，以疏肝清热、化痰散结为治疗原则。

（一）辨证论治

1. 风热痰凝证

证候：局部结块疼痛明显，色红灼热；伴恶寒发热，头痛，口渴，咽干；苔薄黄，脉浮数或滑数。

治法：疏风清热化痰。

方药：牛蒡解肌汤加减。热甚者，加石膏、知母；夏季发病，舌苔厚腻者，加藿香、佩兰等。

2. 气滞痰凝证

证候：肿块坚实，轻度作胀，重按才感疼痛，其痛牵引耳后枕部，或有喉间梗塞感，痰多，一般无全身症状；苔黄腻，脉弦滑。

治法：疏肝理气，化痰散结。

方药：柴胡舒肝汤加减。

（二）外治疗法

1. 初期 宜用箍围药，如金黄散、四黄散、双柏散、玉露散，冷开水或蜂蜜调成糊状外敷，每日1~2次。

2. 脓肿期 肿块处有明显波动感者，可切开引流或穿刺抽脓。八二丹药线引流，金黄膏外敷。

3. 愈合期 脓净后可用生肌散外敷，促进伤口愈合。

（三）其他疗法

对高热和中毒症状严重者，应配合抗生素，并适当补充液体。

五、预防与调护

（1）加强体育锻炼，增强机体抵抗力，减少上呼吸道感染的发生。

（2）保持心情舒畅，忌恚怒，少食辛辣之品。

（3）病重者宜卧床休息，注意保持呼吸道通畅。手术患者注意伤口出血，并预防气管痉挛发生。

第五节 石 瘿

瘿病坚硬如石不可移动者，称为石瘿。其特点是结喉两侧结块，坚硬如石，凹凸不平，推之不移。故《三因方》说："坚硬不可移者，名曰石瘿。"相当于西医的甲状腺癌。好发于40岁以上中年人。本病较常见，约占全身恶性肿瘤的1%。

（彩图9-4）

一、病因病机

由于情志内伤，肝气郁结，脾失健运，痰湿内生，气郁痰浊结聚不散，气滞则血瘀，积久瘀凝成毒，气郁、痰浊、瘀毒三者互结，上逆于颈部而成。亦有由气瘿、肉瘿日久转化而来。

西医学认为，本病的发生与遗传、核辐射、自身免疫功能失调、高碘饮食等因素有关。

二、诊 断

（一）临床表现

多见于40岁以上患者，女多于男，或既往有肉瘿病史。颈前多年存在的肿块，生长迅速，质地坚硬如石，表面凹凸不平，推之不移，并可出现吞咽时移动受限。可伴有疼痛，若颈丛神经浅支受侵，则耳、枕、肩部剧痛。若肿块压迫，引起喉头移位或侵犯喉部神经时，可引起呼吸或吞咽困难，甚或发生声音嘶哑。若侵蚀气管造成溃疡时，可有咳血。颈部静脉受压时，可发生颈部静脉怒张与面部浮肿（彩图9-4）。

（二）分类

临床按病理表现可分类如下。

1. 乳头状腺癌 为最常见的甲状腺癌，多见于青年女性。此型生长缓慢，属低度恶性。转移多在颈部淋巴结。

2. 滤泡状腺癌 多见于中年人。此型发展较迅速，属中度恶性。主要转移途径是从血液到达肺和骨。

3. 未分化癌 多见于老年人。此型发展迅速，属高度恶性。发病早期即可发生局部淋巴结转移，或侵犯喉返神经、气管或食管，并常经血液转移至肺、骨等处。

4. 髓样癌 此型恶性程度中等。较早出现淋巴结转移，且可血行转移到肺。

（三）实验室及辅助检查

甲状腺同位素 ^{131}I 扫描，多显示为凉结节（或冷结节）。B超检查甲状腺低回声结节、边缘不规则、侵犯甲状腺外、结节内血流紊乱、有微小钙化、淋巴结门结构消失等有助于诊断。肿块局部针吸细胞学检查及病理切片检查可明确诊断。

三、鉴别诊断

1. 瘿痈 急性发病，病前多有上呼吸道感染等病史。颈前肿大呈弥漫性，边界不清，质硬，有压痛，常伴发热、吞咽疼痛等全身症状。

2. 肉瘿 颈前肿物多呈圆形或卵圆形，边界清楚，质地柔韧，表面光滑，随吞咽动作而上下移动。

四、治疗

本病一旦确诊，应及早进行手术治疗。若不宜手术以及术后、同位素消融治疗后等体质虚弱、伴有肿物残留等，可配合中医药内治。

（一）辨证论治

1. 痰瘀内结证

证候：颈部结块迅速增大，坚硬如石，高低不平，推之不移，但全身症状尚不明显；舌暗红，苔薄黄，脉弦。

治法：解郁化痰，活血消坚。

方药：海藻玉壶汤加减。

2. 瘀热伤阴证

证候：石瘿晚期，或溃破流血水，或颈部他处发现转移性结块，或声音嘶哑，形倦体瘦；舌紫暗，或见瘀斑，脉沉涩。

治法：和营养阴，活血通络。

方药：通窍活血汤合养阴清肺汤加减。短气乏力者，加黄芪、太子参；食少纳呆者，加茯苓、神曲、白术、鸡内金；失眠多梦心烦者，加丹参、百合、知母。

（二）外治疗法

阳和解凝膏掺阿魏粉敷贴。肿块疼痛灼热者，可用生商陆根捣烂外敷。

（三）其他疗法

1. 手术治疗 石瘿一经确诊，宜早期施行根治性切除术。

2. 放射治疗

（1）放射线外照射：适用于未分化癌。

（2）放射性同位素碘：适用于治疗甲状腺癌远处转移，一般需先切除全部甲状腺。

五、预防与调护

（1）肉瘿患者久治不愈，或结节突然增大变硬者，宜及早手术治疗，以防恶变。

（2）小儿患瘿肿硬者，因恶变率甚高，应早期手术切除。

（3）保持心情舒畅，树立战胜疾病的信心。

第十章 瘤、岩

第一节 概 论

瘤者，流滞不去之义。凡瘀血、痰滞、浊气停留于人体组织之中所形成的赘生物均称为瘤。其特征为体表局限性肿块，推之可动，生长缓慢，一般没有自觉症状。瘤之病名始见于《灵枢·刺节真邪》，记载有筋瘤、肠瘤、脊瘤、肉瘤等，其中内脏肿瘤，后世文献多归属于癥瘕范畴。之后宋代《三因极一病证方论》又将其分为骨瘤、脂（粉）瘤、肉瘤、脓瘤、血瘤及石瘤六种。此外，《医宗金鉴·外科心法要诀》将其分为六种，即：气瘤、血瘤、筋瘤、肉瘤、骨瘤、脂瘤。本章所述的气瘤、血瘤、肉瘤等，部分相当于西医的体表良性肿瘤；脂瘤相当于西医的皮脂腺囊肿；筋瘤相当于西医的静脉曲张（本章不作介绍）；而骨瘤相当于西医的骨肿瘤（本章亦不作介绍）。

岩是发生于体表的恶性肿物的统称，为外科疾病中最凶险者。因其质地坚硬，表面凹凸不平，形如岩石而得名。古代"癌""岩""嵒""巖"等字义相同且通用。对岩的描述始见于《肘后备急方》的"石痈"，《诸病源候论》《千金要方》等亦以"石痈"称之，宋元以后多称其为岩，如乳岩、肾岩。但也有一些不以岩命名者，如失荣、舌菌、唇茧、翻花疮等。其临床特点是：多发于中老年人，局部肿块坚硬，高低不平，皮色不变，推之不移，溃烂后如翻花石榴，色紫恶臭，疼痛剧烈，难于治愈，预后不良，故有绝症之称。本章所述之失荣是比较常见的一种，相当于西医的颈部原发性恶性肿瘤和颈部淋巴结转移癌。

瘤与岩同为体表肿瘤，在辨治上有一些共性。但瘤与岩又有着本质的不同，即良性与恶性的不同，因此两者在临床表现、病程、预后等方面均有很大不同。

由于解剖特点等因素，本章论述气瘤、血瘤、肉瘤、脂瘤、失荣五种代表性疾病。

一、病因病机

瘤、岩是全身性疾病的局部表现，其发病原因较复杂，但归纳起来不外内因、外因两个方面。外因为六淫之邪，内因为正气不足和七情所伤。由于致病因素的作用，导致机体阴阳失调，脏腑功能障碍，经络阻塞，气血运行失常，气滞血瘀，痰凝毒聚等相互交结而导致瘤、岩的发生。兹将其常见病因病机分述如下：

1. 六淫之邪 六淫之邪为四时不正之气，乘虚内侵，导致气血凝结，阻滞经络，影响内脏的正常功能，邪浊与郁气、积血相合为病，留积不散，久之结为瘤、岩。

2. 情志因素 情志郁结，七情所伤，情绪抑郁不畅，内脏的气机失于正常运行，气滞日久，必致血瘀，气滞血瘀长期蕴结不散，可逐渐形成瘤、岩。

3. 脏腑失和 脏腑功能失和，正气虚弱，邪气留滞而致气滞血瘀，痰凝毒聚，互相搏结而致瘤、岩。

4. 饮食因素 饮食不节，恣食辛辣厚味，脾胃受损，水湿不化，津液不布，湿蕴日久，久成湿毒，或兼受邪火熬灼，凝结成痰，痰浊积聚而为瘤、岩。

5. 先天因素 指在人出生以前就已经潜伏着的可能导致瘤、岩发生的因素，如肝藏血不足，血行不畅，则易致气血凝滞，久则集聚为瘤、岩。

上述病因病机中，瘤主要是邪气偏盛，岩主要是正气不足，即机体抗病力减低。加之邪毒侵袭，日积月累，导致瘤岩的形成，正如明·李中梓《医宗必读》所言："积之成者，正气不足，而后邪气踞之。"总之，瘤岩病因病机的特点是：本虚而标实，正气亏虚为本，气滞、血瘀、痰凝、湿热或阴毒结聚为标。

西医学认为，瘤、癌是由多种原因引起人体细胞的增生而形成的异常新生物。这种增生组织的细胞具有异常的结构和功能，其生长能力旺盛，与整个身体的代谢不协调，对人体的危害很大。由正常细胞增生而转变为癌细胞的过程叫作"癌变"，这个转变过程的本质、原理及经过，叫作"癌变原理"，即癌的发病机理。目前尚未能找出恶性肿瘤的单一病因，但多数学者认为，除了各种致癌因素以外，癌症的发病与病人的易感性和遗传因素密切相关。

二、诊 断

（一）临床表现

1. 肿块 了解肿块的部位、大小、数目、形态、质地、边界、活动度、光滑度、有无压痛以及皮肤的颜色和温度等。良性肿物多为圆形或椭圆形，如肉瘤可呈分叶状，一般与皮肤或基底无粘连；脂瘤可与皮肤粘连，活动可，边界清楚，质地韧实；肉瘤和气瘤质软，表面一般光滑。恶性肿瘤如失荣，质地坚硬，活动差，表面凹凸不平，可与皮肤及基底粘连，边界不清；皮肤癌多为菜花状。血瘤及脂瘤染毒等局部皮肤发红。

2. 溃疡 岩肿后期可溃破，溃疡边缘隆起外翻，基底凹凸不平，颜色晦暗，有脓血，气味恶臭等。体表良性肿瘤和体表恶性肿瘤初起一般无全身症状。淋巴瘤初期可有发热等症状。恶性肿瘤后期可出现恶病质等明显的全身症状。

（二）实验室及辅助检查

可根据病情选择B超、CT、放射线检查等，病理学检查可以明确诊断。

三、治 疗

（一）辨证论治

1. 气郁痰凝证

证候：局部肿块硬韧，尚可活动，患部皮色不变，无痛；伴有胸闷，胁胀纳差，精神抑郁等症状；舌质淡红，苔薄白或微黄腻，脉细弦。

治法：理气解郁，化痰散结。

方药：开郁散、通气散坚丸加减。

2. 寒痰凝聚证

证候：局部肿块质硬，表面光滑有弹性，肿块活动度较差，患部皮肤色白，无痛，肤温不高；伴周身倦怠，胸闷不舒，畏寒怕冷；舌质淡，苔白或白腻，脉沉而滑。

治法：温经散寒，化痰散结。

方药：阳和汤加减。

3. 毒热蕴结证

证候：肿块增大，压痛，患处皮肤色红，肤温较高，或肿块溃烂，状如翻花时流血水，痛如火燎，分泌物有恶臭味；伴发热，心烦，口渴，尿黄，大便干结；舌质红，少苔或苔黄，脉弦滑或滑数。

治法：清热解毒，软坚散结。

方药：五味消毒饮合当归芦荟丸加减。

4. 气血瘀滞证

证候：肿块坚硬，表面高低不平，推之不动，自觉疼痛或刺痛及胀痛，局部青筋显露；伴胁胀不适，易烦躁；舌质暗红或有瘀斑，苔薄黄，脉弦或涩。

治法：活血化瘀，软坚散结。

方药：活血散瘀汤或散肿溃坚汤加减。

5. 正虚邪实证

证候：多见于岩的晚期。肿块增大，增多，有邻近或远处转移，或岩肿溃烂，渗流血水，疮面灰暗，高低不平，易出血，久不收口；伴全身消瘦，发热，面色㿠白，身体倦怠，不思饮食等；舌质淡红，苔薄而微黄或少苔、无苔，脉细数。

治法：益气养血，解毒散结。

方药：保元汤或生脉饮合散肿溃坚汤加减。

（二）外治疗法

（1）可辨证选用阳和解凝膏、冲和膏、金黄膏、阳毒内消散、阴毒内消散、桂麝散、红灵丹等外敷。

（2）紫金锭、小金丸、新癀片等可分别研末，以茶水调涂肿块部位。

（3）对于溃疡面，可选用红升丹、白降丹或三品一条枪药线等，使癌瘤组织分离、脱落，外敷藤黄膏。腐肉已尽可用生肌白玉膏或生肌玉红膏。

（三）其他疗法

1. 手术治疗 根据病情选择手术，以切除肿块为目的。

2. 激光与冷冻疗法 可使癌性溃疡的癌组织坏死脱落。

3. 放疗与化疗 选用放射治疗，对癌细胞敏感者，可直接杀灭癌细胞，疗效较好，并可适当应用抗肿瘤化疗药品。

四、预防与调护

（1）保持心情舒畅，切忌七情过度。

（2）保护与改善环境，有效防止污染，避免接触放射与化学毒性物质。

（3）对于肿块及溃疡等要及时检查，以便早期发现，早期治疗。

（4）对癌瘤病人重视精神护理，解除患者的紧张情绪和精神负担。

（5）节制烟酒，加强营养，适当锻炼，有益于抗病能力的提高。

第二节 气　　瘤

气瘤是发生在皮肤间的多发柔软肿物。其临床特点是皮肤间发生单个或多个柔软肿核，按之凹陷，放手凸起，状若有气，皮色如常或有褐色斑。相当于西医的皮 （彩图10-1）

肤神经纤维瘤。

一、病因病机

肺主气，主一身之表，由于元气不足，肺气失于宣和，以致气滞痰凝，营卫不和，痰气凝聚肌表，积久成形，发为气瘤。病久可损伤正气。

西医学认为，本病与遗传有关，具有家族倾向性。

二、诊　　断

（一）临床表现

本病大多自幼发生，青春期后病情加重，年龄愈大病情也愈重。好发于躯干部，亦常见于面部及四肢。瘤自皮肤肿起，生长缓慢，为多发性，数目可从数个至千余个不等，大小差异很大，从米粒大至拳头大，质地或硬或软，但多数质软，用手指压之凹陷，去除压力后即能弹起（彩图10-1）。部分头颈及四肢部的多发性气瘤可见局部皮肤、皮肤下组织水肿，过度增生、增厚、发硬而失去弹性。瘤的皮色不变，有的或带淡红色；另一种为先发生大小不一的褐色斑片，而后再发生赘瘤，色素斑和赘瘤可在同一部位，也可在不同部位同时发生。

（二）实验室及辅助检查

切取或切除肿瘤取活体组织行病理切片检查，可确诊。

三、鉴别诊断

1. 肉瘤　部分肿块生于皮下，质软，类似气瘤，但多数呈分叶状，无压缩性，且不能将其挤入皮下。

2. 血瘤　肿物柔软，境界不清，触之如海绵状，或肿块表面色泽鲜红或紫暗，加压时不能褪色。

四、治　　疗

本病一般肿瘤数目较多且多为良性，有少数可发生恶变，临床上以内治法为主，对疑有恶变的肿瘤应及时手术治疗。

（一）辨证论治

痰气凝结证

证候：气瘤多发生于躯干部，也常见于面部及四肢，瘤大小数目不一，质地柔软而有弹性，生长缓慢，皮色不变，无疼痛感。

治法：通气宣肺，化痰开结。

方药：通气散坚丸加减。

（二）外治疗法

多发的气瘤一般不需要外治。

（三）其他疗法

1. 手术疗法　气瘤多为多发性良性肿瘤，可不施行手术。若气瘤发于面部，有损面容，或发生于肢体，妨碍肢体活动时，或某些气瘤有恶变趋势，可行手术治疗。确认有恶变者，术后宜配合放射治疗、化疗、中药治疗。

2. 结扎疗法　若顶大蒂小者，可用双套结结扎治疗。

五、预防与调护

（1）调情志，保持心情舒畅，避免过度忧郁。

（2）避免挤压肿物和局部受伤，以防破溃出血和继发感染。一旦肿物破溃出血要做好止血。

第三节 血 瘤

血瘤是因体表血络扩张、纵横丛集而形成的一种良性体表肿瘤。血瘤病名首见（彩图10-2）于《外台秘要》，古代文献又名血丝瘤。其临床特点是出生时或生后不久，皮肤上发生肿块，病变局部色泽鲜红或暗紫，或呈局限性柔软肿块，边界不清，触之如海绵状，色红而内含血丝，破皮则血流难止。相当于西医的血管瘤，常见的有毛细血管瘤及海绵状血管瘤，多为先天性疾病。

一、病因病机

中医认为心主血脉，脾统血，肝藏血，肾藏精，精血可相互转化。血瘤发病，多与火邪为患密切相关。

1. 肾伏虚火 两精相搏，以气相传，因禀受父母肾中之伏火，而引动心、肝之火，迫血妄行，复感外邪，相搏而瘀结成瘤。

2. 心火妄动 心主血脉，心属火脏。心火妄动，逼血入络，血热妄行，脉络扩张，纵横丛集成瘤。《薛氏医案·外科枢要》说："心裹血而主脉，……若劳役火动，阴血沸腾，外邪所搏而为肿者，其自肌肉肿起，久而有赤缕，或皮俱赤，名曰血瘤。"过于劳累，可耗伤肾阴及津液，肾水不能上济心火，致心火亢盛，煎熬阴血，迫血离经妄行，复感寒湿之邪凝聚成瘤。

3. 肝火燔灼 郁怒伤肝，肝气郁结，气郁化火，火逼肝血，血热妄行，离络溢肤而成血瘤；或疏泄太过，肝火内动，必燔阴血，阴血沸腾走窜，感受寒湿之邪，相搏而成血瘤。

4. 脾不统血 脾为气血化生之源，又可统摄血液。若脾气亏虚，则统摄失司，血液可以离经；脾虚运化失职，水湿凝聚生痰，离经之血与痰相搏，瘀积而成血瘤。

西医认为血管瘤是由残余的中胚叶或血管细胞形成，属先天性疾患。

二、诊 断

（一）临床表现

血瘤多好发于婴儿和儿童。

1. 毛细血管瘤 多在出生后1～2个月内出现，部分在5岁左右自行消失，多发生在颜面、颈部，可单发，也可多发。多数表现为在皮肤上有红色丘疹或小的红斑，逐渐长大，界限清楚，大小不等，质软可压缩，色泽为鲜红色或紫红色，压之可褪色，抬手复原。

2. 海绵状血管瘤 表现为质地柔软似海绵，常呈局限性半球形、扁平或高出皮面的隆起物（彩图10-2），肿物有很大压缩性，可因体位下垂而充盈，或随患肢抬高而缩小，在瘤内有时可扪及颗粒状的静脉石硬结，外伤后可引起出血，继发感染，形成慢性出血性溃疡。

（二）辅助检查

血管造影或B超检查有助于确定海绵状血管瘤的病变范围和程度。

三、鉴别诊断

血痣 指压其色泽和大小无明显改变,应与毛细血管瘤区别。

四、治疗

瘤体局限者可行手术切除,中医可辨证论治,或配合外治和其他疗法。

(一)辨证论治

1. 心火妄动证

证候:瘤体色泽鲜红,按之灼热;伴烦躁不安,易口舌生疮,面赤口渴,小便短赤,大便秘结;舌红,苔薄黄,脉数有力。

治法:清心泻火,凉血散瘀。

方药:芩连二母丸合泻心汤。

2. 肾伏郁火证

证候:血瘤与生俱来,多见于颜面、颈部,瘤体表面灼热;伴五心烦热,潮热盗汗,发育迟缓,尿黄便干;舌红,苔少,脉细数。

治法:滋阴降火,凉血化瘀。

方药:凉血地黄汤合六味地黄丸。

3. 肝经火旺证

证候:多发于头面或大腿部,肿块呈丘疹或结节状,表面呈红色,易出血,常因情志不遂或郁怒而发生胀痛;可伴心烦易怒,咽干口苦等症;舌质红,苔微黄,脉弦细数。

治法:清肝泻火,祛瘀解毒。

方药:丹栀逍遥散合清肝芦荟丸加减。

4. 脾统失司证

证候:肿瘤体积不大,边界不清,表面色红,好发于下肢,质地柔软易出血,无疼痛;伴肢软乏力,面色萎黄,纳食不佳等;舌质淡,苔白或白腻,脉细。

治法:健脾益气,化湿解毒。

方药:顺气归脾丸加减。

(二)外治疗法

(1)浅表小面积、非头面部及关节部位的毛细血管瘤及海绵状血管瘤,可予五妙水仙膏局部外敷,腐蚀瘤体。

(2)清凉膏合藤黄膏外敷,包扎固定,每日换药1次,以促其消散。

(3)若不慎损伤瘤体,引发出血者,可用云南白药掺敷伤口,既可止血,又具消散作用。

(三)其他疗法

1. 注射疗法 消痔灵注射液加1%普鲁卡因按1:1比例混合后注入瘤体,缓慢注入,至整个瘤体稍高起为止。每次用药3~6ml。隔1周可再注射1次。若瘤体尚未发硬萎缩,可用消痔灵2份,普鲁卡因1份,如上法进行注射。

2. 手术治疗 孤立病变可行手术切除。对病在头面部者要注意美容,以防术后瘢痕过大。

3. 其他局部疗法 毛细血管瘤可予液氮冷冻、浅层X线照射、-32磷敷贴等局部疗法治疗。

五、预防与调护

（1）妊娠期间勿过食辛辣厚味，以免化热，引动胎火。
（2）注意保护瘤体，避免挤压或擦伤而导致出血或继发感染。

第四节 肉 瘤

肉瘤是发于皮里膜外、由脂肪组织过度增生而形成的良性肿瘤。其特点是软似绵，肿似馒，按之稍软，皮色不变，不紧不宽，如肉之隆起，无痛。本病好发于成年人，相当于西医的脂肪瘤，而不同于西医学所称的肉瘤。西医所称的肉瘤是指发生于软组织的恶性肿瘤，如脂肪肉瘤、纤维肉瘤等，与本病有质的区别，临证中不可混淆。

（彩图10-3）

一、病因病机

本病多因郁滞伤脾，痰气凝结所致。

1. 脾虚痰湿 脾主肌肉，又主运化，思虑过度或饮食劳倦伤脾，脾失运化，痰湿内生，脾气不行，津液凝聚为痰，痰气郁结发为肉瘤。

2. 肝郁痰凝 郁怒伤肝，肝失疏泄，肝克脾土，肝脾不和，气机不畅，痰血阻滞，逆于肉里，乃生肉瘤。

二、诊 断

（一）临床表现

多见于成年人，可发于身体各部有脂肪组织的地方，大多位于皮下组织内，好发于肩、背、腹、臀及前臂皮下。

肿块大小不一，呈圆形或椭圆形，质地柔软，富有弹性，边界清楚，与皮肤无粘连，呈扁平团块状或分叶状，推之可移动，基底较广阔。生长缓慢，一般无疼痛（彩图10-3）。

多发者常见于四肢、胸或腹部，呈多个较小的圆形或卵圆形结节，质地较一般肉瘤稍硬，可伴有压痛。

（二）辅助检查

B超检查 可了解肿块的大小、数目，并可明确肿块为实质性。

三、鉴别诊断

1. 气瘤（神经纤维瘤） 常见于皮肤或皮下组织，单发或多发，肿块呈结节状，与神经走行有关，硬韧而有弹性。必要时可做活组织检查进行鉴别。

2. 血瘤 血瘤中的海绵状血管瘤也表现为质地柔软的肿块，但血瘤皮色鲜红或暗红，皮温较高，用手压破肿瘤能压缩变小，去压后复原。血瘤较深，皮色如常者，可用穿刺抽液法明确诊断。

四、治 疗

瘤体较小者，可暂行观察，不予特殊治疗。瘤体较大者，宜手术予以切除。肉瘤之多发者，可将其较大者或有症状者手术切除，可配合内服药物治疗。

（一）辨证论治

1. 脾虚痰湿证

证候：瘤体较大，软如棉，肿如馒，无触痛，喜温喜按；常伴面色萎黄，精神疲倦，气短懒言；舌淡，苔薄白，脉缓弱。

治法：健脾宽中，燥湿化痰。

方药：归脾丸合二陈汤加减。

2. 肝郁痰凝证

证候：瘤体较小，常为多发性，质地稍硬，轻度触痛；常伴精神抑郁，心烦易怒，胸闷，善太息；舌红，苔薄黄，脉弦。

治法：疏肝行气，解郁散结。

方药：十全流气饮加减。

（二）外治疗法

用阳和解凝膏掺黑退消外敷。

（三）其他疗法

手术治疗　对有明显增大趋势，或伴有疼痛，或瘤体较大者，宜行手术切除。

五、预防与调护

（1）瘤体较小者，宜在医生指导下观察随访。如有明显增大，则宜及时接受治疗。

（2）注意合理饮食，勿过食辛辣炙煿、肥甘厚味之品。

（3）调畅情志，节制恼怒。

（彩图10-4）

第五节　脂　　瘤

脂瘤又称粉瘤，是皮脂腺中皮脂瘀积扩张而形成的圆形肿块，因其溃破后，有粉渣样物质溢出，故名脂瘤。俗称豆腐渣瘤。如因感染而化脓，古代文献又称脓瘤。其特点是肿物为球状囊肿与表皮粘连，瘤中心有毛囊小孔，能挤出有臭味的脂浆。多见于青壮年，好发于皮脂腺、汗腺丰富的部位。相当于西医的皮脂腺囊肿。

一、病因病机

1. 痰气凝结　汗腺堵塞，疏于洗涤，腠理津液停聚不散，日久聚而成瘤；或肝郁脾虚，运化失司，湿浊化痰，痰气凝结而成。

2. 痰湿化热　若抓破染毒，痰湿化热，则脂瘤红、肿、热、痛，甚或酿脓，形成溃疡。

二、诊　　断

脂瘤常发生在头面、项背、臀部等处，位于皮肤浅层。

肿物呈半球状隆起，小者如豆粒，大者如鸡卵，界限明显，形圆质软。肿物与表皮粘连，肿物的皮肤变薄发亮，但与深部组织不粘连，故推之可移动，表面可稍变薄，其中央部有一针头大小开口，常略带蓝黑色，用力挤之，有白色油腻性粉渣样物溢出，略带臭气，仔细触摸有捻泥感（彩图10-4）。肿物生长缓慢，可终年存在，一般无自觉症状。

局部不洁或外伤染毒，则局部出现红、肿、热、痛，并可化脓，甚至出现发热、恶寒、头痛等全身症状。

三、鉴别诊断

肉瘤 四肢表浅的肉瘤肿块与脂瘤相似。但肉瘤与皮肤无粘连，瘤体与皮肤间可推移，表面无黑色小孔，且肉瘤质地、张力均较脂瘤小。

四、治疗

本病以手术治疗为主，可配合中医辨证论治或其他疗法。

（一）辨证论治

1. 痰气凝结证

证候：脂瘤表皮中央有黑点；常伴咽喉如有梅核堵塞，胸膈痞闷，情志抑郁，急躁易怒；舌淡、苔腻，脉滑。

治法：理气化痰散结。

方药：二陈汤合四七汤加减。

2. 痰湿化热证

证候：瘤体红肿、灼热、疼痛，甚至作脓跳痛；伴发热，恶寒，头痛，尿黄，舌红、苔黄，脉数；

治法：清热利湿，活血行瘀。

方药：龙胆泻肝汤合仙方活命饮加减。

（二）外治疗法

1. 未染毒的脂瘤 应首选手术切除。对已染毒但未酿脓的脂瘤，可用金黄膏或玉露散外敷。

2. 已成脓的脂瘤 应做十字切开引流，清除皮脂和脓液，再用棉球蘸适量升丹粉或七三丹，或用稀释后的白降丹塞入腔内，化去脂瘤包囊，待囊壁被完全腐蚀，并清除坏死组织后再用生肌药收口。

（三）其他疗法

手术治疗将脂瘤完全切除，是最有效的治疗方法。脂瘤染毒后，应等红肿消退后再手术。

五、预防与调护

（1）忌食辛辣刺激性食物，少食油腻。

（2）勤洗澡，避免碰撞挤压肿块，以免感染。

第六节 失 荣

失荣是指发生于颈部或耳前后的原发性或继发性恶性肿瘤。因其病变后期出现面容憔悴，形体消瘦，状如树木之枝枯皮焦，失去荣华者，称为失荣。其特点是颈部肿块，坚硬如石，推之不移，身体消瘦。相当于西医的颈部淋巴结转移癌和原发性恶性肿瘤。多见于40岁以上的男性，属古代外科四大绝症之一。

一、病因病机

因足少阳胆经循行于耳之前后，肝与胆相表里，故失荣的发生与肝胆关系密切。如七情内伤，忧思郁怒，肝失条达，气机不舒，气滞血瘀，阻于胆经颈络，则结为肿块；或脾虚运化失司，水湿津液凝聚为痰，痰瘀脏毒凝结于少阳、阳明之络，可发为本病。

二、诊　　断

（一）临床表现

失荣属原发性颈部恶性肿瘤者，颈部肿块的特点是生长快，质地坚硬，早期呈圆形或椭圆形，表面不粘连，可活动；后期体积增大，数量增多，汇合成团块或连接成串，呈结节状，表面不平，固定。临床上鼻咽、口腔部癌肿转移至颈部的情况也比较多。由鼻咽癌转移者吞咽困难，疮面臭秽，痛剧。

（二）实验室及辅助检查

进行全面细致的体格检查，寻找原发病灶或做活组织病理检查以协助确诊。

三、鉴别诊断

1. 瘰疬　本病虽肿块部位也在颈部及耳后，但起病缓慢，初起结块质地较软，推之活动，溃后有脓及豆渣状物。

2. 肉瘿　本病发病部位在喉结左右或正中，肿物呈半球状，可随吞咽动作而做上下移动，生长缓慢，无溃烂。

四、治　　疗

（一）辨证论治

1. 气郁痰结证

证候：颈部或耳前、耳后有坚硬之肿块，肿块较大聚结成团，与周围组织粘连而固定，有轻度刺痛或胀痛，颈项牵扯感，活动转侧不利，患部皮色暗红微热；伴胸闷胁痛，心烦口苦等症；舌质红，苔微黄腻，脉弦滑。

治法：理气解郁，化痰软坚。

方药：化痰开郁方加减。

2. 阴毒结聚证

证候：颈部肿块坚硬，不痛不胀，尚可推动，患部初起皮色如常，以后可呈橘皮样变；伴畏寒肢冷，纳呆便溏；舌质淡，苔白腻，脉沉细或弦细。

治法：温阳散寒，化痰软坚。

方药：阳和汤加减。

3. 瘀毒化热证

证候：颈部岩肿迁延日久，肿块迅速增大，中央变软、周围坚硬，溃破后渗流血水，状如翻花，并向四周漫肿，范围可波及面部、胸部、肩背等处；伴疼痛，发热，消瘦，头颈活动受限；舌质红，苔黄，脉数。

治法：清热解毒，化痰散瘀。

方药：五味消毒饮合化坚二陈丸加减。

4. 气血两虚证

证候：颈部肿块溃破以后，长期渗流脓血，不能愈合，疮面苍白水肿，肉芽高低不平，胬肉翻花；伴低热，乏力，消瘦等；舌质淡，苔白或无苔，脉沉细。

治法：补益气血，解毒化痰。

方药：八珍汤合四妙勇安汤加减。

（二）外治疗法

（1）早期颈部硬肿为气郁痰结证者，可外贴太乙膏；或外敷天仙子膏，取天仙子50g，用醋、蜜各半调敷；1日换1次。

（2）早期颈部硬肿若为阴毒结聚者，可外贴阳和解凝膏或冲和膏。

（3）岩肿溃破胬肉翻花者，可用白降丹掺于疮面，其上敷太乙膏。若溃久气血衰败，疮面不鲜，可用神灯照法，疮面掺阴毒内消散，外敷阳和解凝膏。

（三）其他疗法

局部病变可用X线放射治疗或配合全身化疗、手术治疗等。

五、预防与调护

（1）加强营养，提高机体抗病能力。

（2）保持心情舒畅，避免精神刺激。

（3）加强疮面护理，做到及时换药。

第十一章　皮肤及性传播疾病

第一节　概　　论

皮肤由表皮、真皮和皮下组织组成，其间含有血管、淋巴管、神经、肌肉及皮肤附属器等。发生于人体皮肤、黏膜及皮肤附属器的疾病统称为皮肤病。性传播疾病是指通过性接触、类似性行为及间接接触所感染的一组传染性疾病，简称为"性病"，过去又称为"花柳病"。皮肤病的病种很多，目前已认识的约有1500多种，常见病亦达200～300种，为中医外科学的重要组成部分。过去称梅毒、淋病、软下疳、性病性淋巴肉芽肿及腹股沟肉芽肿为"经典性病"。1975年世界卫生组织（WHO）正式决定使用性传播疾病（STD）来代替旧名，病种增加了非淋菌性尿道炎、生殖器疱疹、艾滋病（AIDS）、尖锐湿疣等20多个病种。本章选入临床常见病种30个，涉及多个类型。

一、病因病机

皮肤病的病因病机虽然复杂，但归纳起来不外乎内因、外因二类。外因主要是风、湿、热、虫、毒；内因主要是七情内伤、饮食劳倦和肝肾亏损。其病机主要因气血不和、脏腑失调、邪毒结聚而致生风、生湿、化燥、致虚、致瘀、化热、伤阴等。性传播疾病主要由性接触染毒致病，属特殊病种，其病因病机分述于各病中。

1. 风　很多皮肤病都与风邪有着密切关系。风邪可以单独直接致病，也可以与他邪合而致病。人体腠理不密、卫气不固时，风邪乘虚入侵，阻于皮肤，邪毒结聚，内不得疏通，外不得表解，使营卫不和，气血运行失常，肌肤失于濡养，则可致生皮肤病。风邪所致皮肤病，其病变多具有发生迅速，骤起骤消，游走不定，泛发全身或多发头面，皮肤干燥、脱屑、瘙痒等特点。常见皮损有风团、丘疹、脱屑等。临床上风邪常与他邪相兼为病，若皮损色白，遇寒易发，苔薄白，脉浮紧者为风寒；皮损色红，遇热易发，苔薄黄，脉浮数者，为风热。

2. 湿　湿有内湿、外湿之分，皮肤病以外湿居多，但有时外湿与内湿相合致病。湿邪侵入肌肤，郁结不散，与气血相搏，多发生疱疹、瘙痒、渗液、糜烂等。湿邪所致的皮肤病，其皮肤损害为水疱，或为多形性，或皮肤糜烂，或浸淫四窜，滋水淋漓，多患病于下部，病程缠绵，难以速愈。若与内湿相合，则常伴有胸闷、纳差、肢体沉重，苔白腻，脉濡缓等症状；若湿邪与寒邪相合，则伴有四肢乏力，一身肌肉疼痛，四肢受凉则肢端发冷、苍白或紫暗，苔薄白，脉迟缓等症状。

3. 热　热为阳邪，火热同源。热为火之渐，热微则痒；火为热之甚，热盛则痛。外感热邪，或脏腑实热，蕴郁肌肤，不得外泄，熏蒸肌表，均可发生皮肤病。皮肤损害多以红斑、红肿、脓疱、糜烂为主，自觉瘙痒或疼痛。火、热同属阳邪，只是轻重的区别，火热之邪性喜炎上，发病暴速，蔓延也快，故热邪致病多发于人体上部，化火则易灼伤营血；热盛则灼烁肌肤而红热灼痛，常伴身热、口渴、便秘、尿赤、苔黄、脉数等症状。

4. 虫 由虫致生的皮肤病多种多样，虫不同则皮损也不相同。一为皮肤中寄生虫直接致病，如疥虫引起的疥疮，真菌则可引起手癣、足癣、体癣、甲癣等病；一为由昆虫的毒素侵入或过敏引起的皮肤病，如蚊虫、臭虫、螨虫、虱子叮咬所致的损伤和虫咬皮炎。此外，尚可由肠道寄生虫过敏及禽类寄生虫毒、桑毛虫毒、松毛虫毒等引起皮肤病等，在临床中均较常见。中医文献中对部分皮肤病认为是虫蚀所致，尤其是《诸病源候论》中所载因虫所致 11 种皮肤病，谈及有虫者约占 10 种。由于古代条件所限，将真菌所致皮肤病也归为虫蚀为患；或以虫来形容皮肤病的瘙痒，如"痒如虫行"，而皮损中实非有虫，应予以区别。由虫引起的皮肤病，其症状是皮肤瘙痒甚剧，有的表现为糜烂，有的能互相传染，有的可伴局部虫斑、脘腹疼痛，大便中可查到虫卵等。

5. 毒 由毒邪引起的皮肤病可分为食毒、药物毒、虫毒、漆毒等。其病机不外乎中毒或禀赋不耐而对某物质过敏而成。由毒邪引发的皮肤病，发病前有食"毒"物史或曾内服某种药物，或接触某种物质，或有毒虫叮咬史，需经过一定的潜伏期后方发病。其症状是皮损表现为灼红、肿胀、丘疹、水疱、风团、糜烂等多种形态，或痒或痛，轻症则局限一处，重症则泛发全身。避免接触或停用上述毒邪来源后，其病来势急而去也快。有病情严重者，皮肤暴肿，起大疱，破流滋水，皮肤层层剥脱，甚则危及生命，不可忽视，如药物毒。

6. 血瘀 为皮肤病重要的病因病机。凡外感六淫、内伤七情，均可导致气机不畅，气为血帅，血随气行，气滞则血凝，日久则成瘀。血瘀证候多见于慢性皮肤病，其特点为皮损色暗、紫红、青紫，或出现肌肤甲错、色素沉着、瘀斑、肥厚、结节、肿块、瘢痕、脱发、舌紫或有瘀点、脉弦涩等。

7. 血虚风燥 亦为皮肤病的重要病机。多种慢性皮肤病因长期皮肤瘙痒，寝食不安，脾虚食减，脾胃失其健运，阴血失其化源，以致血虚生风化燥；或风湿郁久，郁而化热化火，伤其阴血，阴血亏虚，导致血虚风燥；或本虚病久导致血虚风燥。由于血虚则不能濡养肌肤，肤失濡润，血虚生风化燥，风邪逗留肌肤，可引起皮肤干燥、脱屑、瘙痒、粗糙等情况。血虚风燥临床症状表现为病期较长，皮损干燥、肥厚、粗糙、脱屑、瘙痒，伴有头晕目眩、面色苍白、苔薄、脉濡等。血虚风燥常见于牛皮癣、白疕、慢性湿疮、风瘙痒、鱼鳞病等慢性病久之皮肤病。

8. 肝肾不足 脏腑失调是皮肤病重要的病因病机，其中以肝肾不足为多见。肝藏血，开窍于目，在体为筋，其华在爪，其色属青；肾藏精，为先天之本，为生殖发育之源，开窍于耳，其荣在发，其色黑。肝血虚，爪甲失养，则指甲肥厚、干燥、变脆；肝虚血燥，筋气失荣，则生疣目；肝经火郁血滞，可致血痣。肾精不充，发失其养，则毛发干枯易脱；肾虚，本色上泛，则面生鼾黑斑。因肝肾不足所致的皮肤病，其特点是：大多呈慢性过程，其皮损有干燥、肥厚、粗糙、脱屑，或伴毛发枯槁、脱发、色素沉着、指甲受损，或伴生疣目、血痣等；且其皮肤病的发生、发展常同患者的生长、发育、妊娠、月经等有关，并伴有全身症状，如兼见头晕目眩、耳鸣、面部烘热、腰膝酸软、失眠多梦、遗精、舌红少津、苔少或光剥、脉弦细等，为肝肾阴虚；如兼见面色淡白、畏寒怕冷、四肢不温、腰膝酸软、头昏耳鸣、阳痿、舌苔白、舌体胖、边有齿痕、脉沉细等，为肾阳不足。

二、辨 证

皮肤病在发病过程中，往往不是由单一原因所引起，常为两个或两个以上的病因共同作用下形成。故皮肤病的辨证，首先是对病情进行周密的调查，运用四诊八纲的辨证方法收集资料，然后经过综合归纳，比较分析，区别真假现象，认识疾病本质，才能作出正确的结论。

（一）辨皮肤病的常见症状

皮肤病在发病过程中，可产生一系列的自觉症状和他觉症状，是皮肤病辨证的主要依据，亦是诊断皮肤病的重要依据。

1. 自觉症状　皮肤病的自觉症状是指患者的主观感觉的不适感，取决于皮肤病的性质、病情轻重以及患者个体的差异等。最常见的症状是瘙痒，其次是疼痛，此外尚有灼热、麻木、蚁行感等。

（1）瘙痒：可由多种因素引起，但着重在"风"邪的辨证。一般急性皮肤病的瘙痒多由外风所致，故其有症状流窜不定、泛发而起病迅速的特点，可有风寒、风热、风湿热的不同。风寒所致瘙痒，遇寒加重而皮疹色白，兼畏寒、脉浮紧等症状；风热所致瘙痒，皮疹色红，遇热加重，可有恶风、口渴、脉浮数等症状；风湿热所致瘙痒，抓破有渗液或起水疱或起苔藓等。此外，营血有热所致瘙痒，皮损色红灼热，见丘疹、红斑、风团，瘙痒剧烈，抓破出血，并有心烦不安，舌红绛，脉细数等症状。

慢性皮肤病的瘙痒原因复杂，寒、湿、痰、瘀、虫淫、血虚风燥等因素均可致瘙痒。寒证瘙痒除因寒邪外袭外，尚可由脾肾阳虚生内寒而致瘙痒，兼见形寒肢冷、腹胀、大便溏稀、腰膝酸痛等症状，皮疹色红，发热症状不明显，或呈寒性结节、溃疡等；湿热所致瘙痒可表现为慢性湿疮，少量流滋或出现水疱；瘀血所致瘙痒可见紫斑、色素沉着等；瘀血夹湿所致瘙痒剧烈，皮损结节坚硬，顽固难愈；痰邪所致瘙痒则常出现结节；血虚风燥及肝肾阴虚所致瘙痒常有血痂或糠秕样脱屑，皮肤干裂，苔藓样变等；虫淫所致瘙痒，痒如虫行或蚁走，阵阵奇痒难忍，且多具传染性。

（2）疼痛：皮肤病有疼痛症状者不多，一般多由寒邪或热邪或痰凝血瘀，阻滞经络不通所致，"通则不痛，痛则不通"。寒证疼痛表现为局部青紫，疼痛遇寒加剧，得温则缓；热证疼痛有红肿、发热与疼痛性皮损；痰凝血瘀疼痛可有痰核结节或瘀斑、青紫，疼痛位置多固定不移。此外，在有些较重的皮肤病后期或年老体弱、气血虚衰的蛇串疮患者，虽皮肤损害已愈，但后遗疼痛，且较剧烈，属虚证兼气滞血瘀疼痛。

（3）灼热感、蚁行感、麻木感：为皮肤病较特殊的局部自觉症状。灼热感为热邪蕴结或火邪炽盛，炙灼肌肤的自觉感受，常见于急性皮肤病。蚁行感与瘙痒感颇为近似，但程度较轻，由虫淫为患或气血失和所致。麻木感常见于一些特殊的皮肤病，如麻风病的皮损，有的慢性皮肤病后期也偶见麻木的症状，一般认为麻木为血虚或毒邪入侵或湿痰瘀血阻络，导致经脉失养，或气血凝滞，经络不通所致。

2. 他觉症状　皮肤病的他觉症状是指皮肤损害被他人用视觉或触觉检查到的病变，以表现在患部的皮肤损害最具诊断意义。皮肤损害也称皮疹，可发于皮肤及黏膜，病变常有一定的形态，它们都是由一些基本损害所构成，掌握这些基本损害的特点，对皮肤病的诊断、辨证治疗都很重要。

（1）原发性皮损：原发性皮损是皮肤病在其病变过程中，直接发生及初次出现的皮损，有斑疹、丘疹、风团、结节、疱疹、脓疱等。

1）斑疹：为局限性皮肤明显的颜色变化，不隆起，也不凹陷。面积大而成片的称斑片。分为红斑、色素沉着斑、色素减退斑。红斑：常见于丹毒、药毒等皮肤病，压之褪色者多属血热；压之不褪色者除血热外，尚兼血瘀；红斑稀疏者为热轻，密集者为热重，红而带紫为热毒炽盛。色素沉着斑：如黄褐斑，是由于肝肾不足，气血瘀滞所致。色素减退斑：最常见者为白驳风，多由气血凝滞或血虚兼风邪所致。

2）丘疹：为高出皮面的实性丘形小粒，直径一般小于1cm，多为风热、血热所致。丘疹数目多少不一，有散在分布的，有的互相融合而成扁平隆起的片状损害称斑块。丘疹顶端扁平的称扁平丘疹，常见于扁瘊、牛皮癣、湿疮、接触性皮炎等。介于斑疹与丘疹之间，稍有隆起的皮损称斑丘疹。丘疹顶部有较小水疱或脓疱时，称丘疱疹或丘脓疱疹。

3）风团：为皮肤上局限性水肿隆起，常突然发生，迅速消退，一般消退后不留任何痕迹，发作时伴有剧痒。有红色与白色之分，红色者为风热所致，白色者为风寒所致。常见于瘾疹。

4）结节：为大小不一、境界清楚的实质性损害，质较硬，深在皮下或高出皮面，多由气血凝滞所致，常见于结节性红斑、结节性痒疹等病。

5）疱疹：为内有腔隙、含有液体、高出皮面的损害。水疱内含有血样液体者称血疱。水疱为白色，血疱为红色或紫红色。疱疹的疱壁一般较薄易破，破后形成糜烂，干燥后结痂脱屑。疱疹常发于红斑之上，多属湿热或热毒所致，常见于湿疮、接触性皮炎、虫咬皮炎等。

6）脓疱：疱内含有脓液，其色呈浑浊或为黄色，周围常有红晕，疱破后形成糜烂，溢出脓液，结脓痂。多因湿热或热毒炽盛所致，常见于脓疱疮等。

（2）继发性皮损：是原发性皮损经过搔抓、感染、治疗处理和在损害修复过程中演变而成，有鳞屑、糜烂、溃疡、痂、抓痕、皲裂、苔藓样变、色素沉着、皮肤萎缩等。

1）鳞屑：为表皮角质层的脱落，大小、厚薄不一，小的呈糠秕状，大的为直径数厘米或更大的片状。急性病后见之，多为余热未清；慢性病见之，多由血虚生风、生燥，皮肤失其濡养所致。

2）糜烂：为局限性的表皮缺损，系由疱疹、脓疱的破裂，痂皮的脱落等露出的红色湿润面，多属湿热为患。糜烂因损害较浅，愈合较快，且不留瘢痕。

3）溃疡：为皮肤或黏膜深层真皮或皮下组织的局限性缺损。溃疡大小不一，疡面有脓液、浆液或血液，基底可有坏死组织。多为热盛肉腐而成，常见于疮疖、外伤染毒等溃烂后形成，愈后留有瘢痕。

4）痂：皮肤损害处的渗液、滋水、渗血或脓液与脱落组织及药物等混合干燥后即形成痂。脓痂为热毒未清；血痂为血热络伤，血溢所结；滋痂为湿热所致。

5）抓痕：由搔抓将表皮抓破、擦伤而形成的线状损害，表面结成血痂，皮肤瘙痒，多由风盛或内热所致。

6）皲裂：为皮肤上的线形坼裂，多由血虚风燥所致。多发于掌趾、指趾、口角等，常见于脚癣皮损角化增厚者。

7）苔藓样变：为皮肤增厚、粗糙、皮纹加宽、加深、干燥、局限性边界清楚的大片或小片损害。多由血虚风燥、肌肤失养所致，常为一些慢性瘙痒性皮肤病的主要表现，如牛皮癣、慢性湿疮等。

8）色素沉着：为皮肤中色素增加所致，多呈褐色、暗褐色或黑褐色。色素沉着有的属原发皮损，多由肝火、肾虚引起，如黄褐斑、黑变病等；有的属继发皮损，多因气血失和所致，常见于一些慢性皮肤病之后期局部皮肤色素沉着，如风热疮、固定型药疹等。

9）萎缩：为皮肤的结构成分减少、变薄所致。表皮萎缩时皮肤呈半透明羊皮纸样外观，皮纹变浅或消失，其下血管较为清晰可见；真皮或皮下脂肪萎缩时皮肤呈局限性凹陷，皮纹不变。常见于一些慢性皮肤病的皮损表现，多因气血两虚，营卫失和，肌肤失于濡养而成。

（二）辨皮肤病的性质

按照临床表现来分，皮肤病的性质主要分为急性、慢性两大类，急性者大多为实证，慢性者以虚证为主。

1. 急性皮肤病　大多发病急骤，皮损表现为红、热、丘疹、疱疹、风团、脓疱、糜烂等，伴有渗液或脓液、鳞屑等。发病原因大多为风、湿、热、虫、毒，以实证为主。其与内脏关系中，一般与肺、脾、心三脏的关系最为密切。《内经》指出："诸痛痒疮，皆属于心。"因心主热，火之化，热甚则疮痛，热微则疮痒；《诸病源候论》说："肺主气，候于皮毛；脾主肌肉。气虚则肤腠开，为风湿所乘；内热则脾气温，脾气温则肌肉生热也。湿热相搏，故头面身体皆生疮也。"

2. 慢性皮肤病　大多发病缓慢，皮损表现为苔藓样变、色素沉着、皲裂、鳞屑等，或伴有脱发、指（趾）甲变化。发病原因大多为血瘀或营血不足，肝肾亏损，冲任不调，以虚证为主。其与内脏关系中，一般与肝、肾两脏关系最为密切。肝主藏血，血虚则生风生燥，肤失濡养而为病；肾主藏精，黑色属肾，发为肾之所华，肾精不足则可产生皮肤的色素改变以及脱发等病。

三、治　　法

依据皮肤病发生的病因病机、皮损特点、患者体质、病情轻重，采用辨证论治、内外合治的原则进行治疗，以期达到早日康复的目的。但皮肤病是人体全身性疾病在皮肤上的表现，许多全身性疾病可反映在皮肤上；而皮肤上的局部刺激也可引起全身性病变。因此，中医治疗皮肤病主张"治外必本诸内"，局部与整体并重。治疗方法分内治、外治两大类，在临床应用时，必须根据患者的体质情况以及不同的致病因素和皮损形态，然后拟定内治和外治的法则。

（一）内治法

1. 祛风法

（1）疏风清热：用于风热证。方选银翘散、桑菊饮、消风散。常用药物如荆芥、防风、蝉衣、牛蒡子、银花、连翘、桑叶、菊花、黄芩、生地、栀子等。

（2）疏风散寒：用于风寒证。方选麻黄汤、桂枝麻黄各半汤。常用药物如麻黄、桂枝、羌活、防风等。

（3）祛风胜湿：用于风湿证。方选独活寄生汤。常用药物如细辛、防风、独活、桑寄生、秦艽、茯苓等。

（4）祛风潜镇：用于风邪久羁证、顽癣类皮肤病。常用药物如乌梢蛇、蝉衣、僵蚕、全蝎等，用于血虚肝旺证或疣类皮肤病；或由皮肤病所引起的神经痛，方选天麻钩藤饮，常用药物如牡蛎、磁石、珍珠母、石决明、钩藤、白芍等。

2. 清热法

（1）清热解毒：用于实热证。方选五味消毒饮、黄连解毒汤。常用药物如银花、蒲公英、连翘、黄连、黄芩、栀子、黄柏、板蓝根等。

（2）清热凉血：用于血热证。方选犀角地黄汤、化斑解毒汤。常用药物如山栀子、黄连、赤芍、丹皮、槐花、鲜生地、紫草、玄参、知母等。

3. 祛湿法

（1）清热利湿：用于湿热证和暑湿证。方选茵陈蒿汤、龙胆泻肝汤、萆薢渗湿汤。常用药物如茵陈、车前草、山栀子、萆薢、生薏苡仁、滑石、黄柏等。

（2）健脾化湿：用于脾湿证。方选除湿胃苓汤。常用药物如苍术、厚朴、陈皮、生薏苡仁、藿香、佩兰等。

（3）滋阴除湿：用于渗利伤阴证。方选滋阴除湿汤。常用药物如生地、当归、玄参、茯苓、泽泻、黄柏等。

4. 润燥法

（1）养血润燥：用于血虚风燥证。方选四物汤、当归饮子。常用药物如熟地、当归、川芎、白芍、女贞子、何首乌、小胡麻等。

（2）凉血润燥：用于血热风燥证。方选凉血消风散。常用药物如生地、丹皮、赤芍、当归、丹参、槐花、白茅根、紫草、生石膏等。

5. 活血法

（1）理气活血：用于气滞血瘀证。方选桃红四物汤、通络活血方。常用药物如归尾、赤芍、桃仁、红花、香附、郁金、青皮等。

（2）活血化瘀：用于瘀血凝结证。方选通窍活血汤、血府逐瘀汤。常用药物如川芎、桃仁、红花、泽兰、牛膝、水蛭等。

6. 温通法

（1）温阳通络：用于寒湿阻络证。方选当归四逆汤、独活寄生汤。常用药物如麻黄、桂枝、羌活、独活、制川乌、红花、细辛、牛膝等。

（2）通络除痹：用于寒凝皮痹证。方选阳和汤、独活寄生汤。常用药物如麻黄、肉桂、干姜、白芥子、独活、鹿角胶等。

7. 软坚法

（1）消痰软坚：用于痰核证。方选海藻玉壶汤。常用药物如半夏、贝母、陈皮、青皮、海藻、昆布等。

（2）活血软坚：用于瘀阻结块证。方选活血散瘀汤加减。常用药物如当归、川芎、赤芍、桃仁、三棱、莪术等。

8. 补肾法

（1）滋阴降火：用于阴虚内热证或肝肾阴虚证。方选知柏地黄汤、大补阴丸。常用药物如生地、玄参、麦冬、山萸肉、龟板、女贞子、旱莲草、知母、黄柏等。

（2）温补肾阳：用于脾肾阳虚证。方选肾气丸、右归丸。常用药物如肉桂、附子、枸杞子、菟丝子、巴戟天、仙茅、淫羊藿等。

（二）外治法

皮肤病的病变部位多在皮肤或黏膜，采用各种外治法可以减轻患者的自觉症状，并使皮损迅速消退，有些皮肤病单用外治即可达到治疗目的。因此，外治法在皮肤病的治疗中十分重要。在使用外治法时，同一皮肤病若皮损情况不同，外治方药也不同；不同性质的皮肤病，若皮损表现相同，处理则可以相仿。掌握了外治的一些基本原则，选用正确治疗药物及剂型在临床中进行辨证施治。皮肤病外治可分药物外治和非药物外治，本节重点论述药物外治疗法。

1. 常用剂型

（1）溶液：是将单味药或复方加水煎熬至一定浓度，将药渣过滤，滤后留下的药物水溶液。具有清洁、止痒、消肿、收敛、清热解毒的作用。适用于急性皮肤病，渗出较多或脓性分泌物多的皮损，或伴轻度痂皮性损害。可用于浸渍（湿敷）和熏洗。常用药物如苦参、黄柏、马齿苋、龙胆草、蛇床子、生地榆、野菊花、蒲公英、甘草等煎出液；或10%黄柏溶液、生理盐水及蒸馏水等。溶液剂用于湿敷是治疗皮肤病常用的方法，适用于急性红肿、渗出、糜烂的皮损，或浅表溃疡。使用时将5~6层消毒纱布置于药液中浸透，稍挤拧至不滴水为度，敷于患处，一般每1~2小时换1次即可；如渗液不多，可4~5小时换1次。溶液熏洗应注意温度适宜，一般以40℃左右为宜，避免温度过高引起皮肤烫伤，温度过低则疗效不佳。

（2）粉剂（又名散剂）：是将单味药或复方研成极细粉末的制剂。具有保护、吸收、蒸发、干燥、止痒的作用。适用于无渗液性的急性或亚急性的皮炎类皮肤病。常用药物如青黛散、六一散、九一丹、滑石粉、止痒扑粉等。用法为每日3~5次扑患处。

（3）洗剂（又名混悬剂、悬垂剂）：是水和粉剂混合在一起的制剂，相互不溶，久置后一些不溶于水的药粉沉淀于水底。有清凉止痒、保护、干燥、消斑解毒之功。适应证同粉剂。常用药物如三黄洗剂、炉甘石洗剂、颠倒散洗剂、痤疮洗剂等。如止痒可加1%薄荷脑、樟脑、冰片等；杀菌可加10%九一丹或5%~10%硫黄。凡小儿面部皮损广泛及冬天最好不用薄荷脑、樟脑、冰片等清凉药物。使用时需振荡摇匀混合液，每日4~6次搽于患处。

（4）酊剂：是将药物浸泡于75%乙醇或白酒中，密封7～30天后滤过即成的酒浸剂（也有用醋浸泡的醋剂）。具有收敛散风、活血化瘀、消肿止痛、杀菌止痒、溶解皮脂、刺激色素生长等作用。适用于脚湿气、鹅掌风、体癣、脱发、色素脱失性皮肤病及慢性瘙痒性皮肤病等。常用药物如复方土槿皮酊、1号癣药水、补骨脂酊、百部酊等。用法为用棉棒蘸药液直接外涂皮损区，每日1～3次。凡急性炎症性皮肤病破皮糜烂者以及头面、会阴部皮肤薄嫩处禁用，用后易引起皮肤烧灼及剧痛。

（5）油剂：是将药物放在植物油中煎炸后滤过的油剂和用植物油或药油与药粉调和成糊状的油调剂。具有润泽保护、软化结痂、解毒收敛、止痒生肌的作用。适用于亚急性皮肤病中有糜烂、渗出、鳞屑、结痂、脓疱、溃疡的皮损。常用药物如蛋黄油、紫草油、青黛散油、三石散油等。常用的植物油为麻油、菜籽油、花生油、茶油等，以麻油最佳，有清凉润肤之功。用法为每日外搽患处2～3次。

（6）软膏：是将药物研成细末，用凡士林、羊毛脂、猪脂或蜂蜜、蜂蜡等作为基质调成的均匀、细腻半固体状的剂型。具有保护、润滑、杀菌、止痒、去痂的作用。适用于一切慢性皮肤病具有结痂、皲裂、苔藓样变等皮损者。常用药物如青黛膏、疯油膏、5%硫黄软膏等。用法为每日外搽2～3次，或涂于纱布上敷贴于患部再加包扎，去痂时宜厚涂。用于皲裂、苔藓样变皮损时，如加用热烘疗法效果更好。凡滋水较多、糜烂较重的皮损，不宜外涂或敷贴软膏。

此外，在临床中乳剂、凝胶剂、气雾剂也较为常用，疗效亦佳。

2. 使用原则

皮肤病的外用药物使用原则是要根据皮肤损害的表现来选择适当的剂型和药物。

表 11-1 外用药物剂型选择应用表

皮肤损害	选用剂型
斑	洗剂、软膏
丘疹	洗剂
水疱	粉剂、洗剂
脓疱	粉剂、洗剂
结节	软膏
风团	洗剂
痂	油剂、软膏
抓痕	洗剂
鳞屑	油剂、软膏
糜烂	溶液湿敷（用于渗液多者）；洗剂（用于渗液少者）
皲裂	软膏
苔藓样变	软膏

(1) 要根据病情阶段用药：皮肤炎症在急性阶段，若仅有红斑、丘疹、水疱而无渗液、糜烂者，宜用洗剂、粉剂、乳剂；若有大量渗液或明显红肿，则用溶液湿敷为宜。皮肤炎症在亚急性阶段，渗液与糜烂很少，红肿减轻，有鳞屑和结痂，则用油剂为宜。皮肤炎症在慢性阶段，有浸润肥厚、角化过度时，则用软膏为主。可参照表11-1的外用药物剂型选择用药。

(2) 要根据疾病性质用药：有感染时先用清热解毒、抗感染制剂控制感染，然后再针对原来皮损选用药物。

(3) 用药宜先温和后强烈：先用性质比较温和的药物，尤其是儿童或女性患者不宜采用刺激性强、浓度高的药物。面部、阴部皮肤慎用刺激性强的药物。

(4) 用药浓度宜先低后浓：先用低浓度制剂，根据病情需要再提高浓度。一般急性皮肤病用药宜温和安抚，顽固性慢性皮损可用刺激性较强和浓度较高的药物。

(5) 随时注意用药反应：一旦出现过敏或中毒等不良反应，应立即停用，并给予及时处理。

(6) 外用软膏时需注意：外涂软膏在第二次涂药时，需用棉花蘸上各种植物油或石蜡油轻轻揩去上一次所涂的药膏，然后再涂药膏，切不可用汽油或肥皂、热水擦洗。

（三）针刺疗法

针刺治疗皮肤病有很好的应用前景，范围较广泛，容易推广。体针与耳针有止痒、止痛、镇静、安眠、消炎、促进毛发生长、调节血管舒缩、内分泌紊乱等作用。体针常用穴位如：上肢取穴曲池、列缺、合谷；下肢取血海、阴陵泉、三阴交；躯干取穴肺俞、心俞、膈俞、脾俞。耳针常用穴位：取穴肺、皮质下、神门、肾上腺、交感等穴，或取病变相应的部位。其手法为：体针可提插重刺激，留针15～20分钟，每日1次；耳针可捻转后留针20分钟，每日1次。适用于湿疮、瘾疹、牛皮癣等。梅花针轻叩击15～20分钟，两日1次，适用于油风、局限性神经性皮炎（牛皮癣）。火针具有清热、解毒、活血、通络、散瘀、止痛、止痒及软坚散结等功效，一般用针灸针或1ml注射器在酒精灯外焰烧红、白后，局部快速点刺皮损部位，适用于痤疮、带状疱疹、带状疱疹后遗神经痛、扁平疣、色素脱失性皮肤病、慢性瘙痒性皮肤病及慢性肥厚性皮肤病等。

四、预防与调护

（一）预防

（1）讲究卫生，养成良好的卫生习惯。
（2）加强修养，提高对不良社会风气的抵制能力，做到洁身自好。
（3）传染性皮肤病要隔离治疗。
（4）一旦染上性传播疾病，要及时到正规医院进行明确诊断，男、女双方同时治疗。

（二）调护

（1）患病期间保持心情平静，饮食清淡，适当运动，以利身体康复。
（2）过敏性疾病要忌口，尤其是辛辣、鱼腥发物严禁摄入。
（3）药物过敏者要停止一切药物，及时到正规医院诊治。
（4）皮肤干燥者，洗澡次数不宜过多，水温不宜过高，忌用浴液，以免加重皮肤病。
（5）护肤品要恰当选择，宜以儿童用品为妥。切忌盲目追求广告宣传品。

第二节 热 疮

（彩图 11-1）

热疮是发热后或高热过程中在皮肤黏膜交界处所发生的急性疱疹性皮肤病。相当于西医的单纯疱疹。其特点是：皮损为成群的水疱，有的互相融合，多在1周后痊愈，易于复发，好发于口唇、鼻孔周围、面颊、外阴等皮肤黏膜交界处。本病多见于高热患者的发病过程中，如感冒、猩红热、疟疾等。《圣济总录》中说："热疮本于热盛，风气因而乘之，故特谓之热疮。"

一、病因病机

本病多因外感风温热毒，阻于肺胃二经，蕴蒸皮肤而生；或由肝经湿热下注，阻于阴部而成疮；或因反复发作，热邪伤津，阴虚内热所致。

西医学认为，本病是由单纯疱疹病毒（HSV）引起。发热、日晒、月经来潮、妊娠、肠胃功能障碍等常为诱发因素。

二、诊　　断

本病好发于皮肤黏膜交界处，常见于口角、唇缘、鼻孔周围、面颊及外阴等部位。皮损初起为红斑，灼热而痒，继而形成针头大小簇集成群的水疱，内含透明浆液，破裂后露出糜烂面，逐渐干燥，结痂脱落而愈，留有轻微色素沉着（彩图 11-1）。病程 1～2 周，易反复发作。一般无全身不适感。发病前患处皮肤有发紧、烧灼、痒痛感。发于眼部者，常有刺痒、疼痛、怕冷、发热等风热毒盛的症状；发于口角唇缘或口腔黏膜者，可引起颌下或颈部臖核肿痛；发于外阴者，水疱易糜烂染毒，可伴有发热、便干、溲赤、尿频、尿痛、苔黄、脉数等湿热下注的症状；发于孕妇者，易引起早产、流产及新生儿热疮等；反复发作多年不愈者，常有咽干、口渴、舌红、脉数等阴虚内热的症状。

三、鉴别诊断

1. 蛇串疮　皮损为多个成群的水疱，多沿单侧神经走向排列成带状，疱群间有正常皮肤间隔，刺痛明显，愈后多不再发。

2. 黄水疮　好发于面部、四肢等暴露部位，初起为水疱，继而形成脓疱，疱破结痂较厚，呈灰黄色，有传染性。

四、治　　疗

本病以清热解毒养阴为主要治法。初发以清热解毒治之；反复发作者，以扶正祛邪并治。

（一）辨证论治

1. 肺胃热盛证

证候：群集小疱，灼热刺痒；可伴轻度周身不适，心烦郁闷，大便干，小便黄；舌红，苔黄，脉弦数。

治法：疏风清热。

方药：辛夷清肺饮合竹叶石膏汤加减。

2. 湿热下注证

证候：疱疹发于外阴，灼热痛痒，水疱易破糜烂；可伴有发热，尿赤、尿频、尿痛；苔黄，脉数。

治法：清热利湿。

方药：龙胆泻肝汤加板蓝根、紫草、玄胡等。

3. 阴虚内热证

证候：间歇发作，反复不愈；伴口干唇燥，午后微热；舌红，苔薄，脉细数。

治法：养阴清热。

方药：增液汤加板蓝根、马齿苋、紫草、石斛、生薏苡仁。

（二）外治疗法

（1）初起者局部酒精消毒，用三棱针或一次性 5 号注射针头浅刺放出疱液。

（2）局部外用药以清热、解毒、燥湿、收敛为主。可用紫金锭磨水外搽，或金黄散蜂蜜调敷，或青吹口散油膏、黄连膏外涂，每日 2～3 次。水疱破溃，有糜烂、渗出者，可用马齿苋冷湿敷，每日 2～3 次。皮损结痂者，可外用青黛膏、黄连膏或湿润烧伤膏等外搽。

（三）其他疗法

局部可外用 3% 阿昔洛韦水剂或乳剂，或 1% 喷昔洛韦乳膏等。病情严重者可口服阿昔洛韦或泛昔洛韦，连服7天。重症者静脉注射阿昔洛韦。反复发作者需长时间口服阿昔洛韦，亦可试用免疫调节剂，如干扰素等。

五、预防与调护

（1）饮食宜清淡，忌辛辣炙煿、肥甘厚味之品。
（2）多饮水，多吃蔬菜、水果，保持大便通畅。
（3）保持局部清洁，促使干燥结痂，防止继发感染。结痂后宜涂软膏，防其痂壳裂开。
（4）对反复发作者，应避免诱发因素。

第三节 蛇 串 疮

蛇串疮是一种皮肤上出现成簇水疱，多呈带状分布，痛如火燎的急性疱疹性皮肤病。本病多发于胸胁部，故又名"缠腰火丹"，亦称为"火带疮"、"蛇丹"、"蜘蛛疮"等。相当于西医学的带状疱疹。其特点是：皮肤上出现红斑、水疱或丘疱疹，累累如串珠，排列成带状，沿一侧周围神经分布区出现，局部刺痛或伴臀核肿大。多数患者愈后很少复发，极少数病人可多次发病。好发于成人，老年人病情尤重。

一、病因病机

由于情志内伤，肝气郁结，久而化火，肝经火毒蕴积，夹风邪上窜头面而发；或夹湿邪下注，发于阴部及下肢；火毒炽盛者多发于躯干。年老体弱者，常因血虚肝旺，湿热毒蕴，导致气血凝滞，经络阻塞不通，以致疼痛剧烈，病程迁延。总之，本病初期以湿热火毒为主，后期是正虚血瘀兼夹湿邪为患。

西医学认为，带状疱疹与水痘是出同一病毒即水痘-带状疱疹病毒引起的不同疾病。

二、诊 断

好发于春秋季节，以成年患者居多。

发病初期，其皮损为带状的红色斑丘疹，继而出现粟米至黄豆大小簇集成群的水疱，累累如串珠，聚集一处或数处，排列成带状，疱群之间间隔正常皮肤，疱液初澄明，数日后疱液混浊化脓，或部分破裂，重者有出血点、血疱或坏死。轻者无皮损，仅有刺痛感，或稍潮红，无典型的水疱。皮损好发于腰肋部、胸部或头面部，多发于身体一侧，常单侧性沿皮神经分布，一般不超过正中线（彩图11-2）。发于头面部者，尤以发于眼部和耳部者病情较重，疼痛剧烈，伴有附近臀核肿痛，甚至影响视力和听觉。

发病前患部皮肤常有感觉过敏，皮肤灼热刺痛，伴全身不适、疲乏无力、轻度发热等前驱症状，疼痛有的伴随皮疹同时出现，有的疼痛发生1~3天后或更长时间才出现皮疹。皮肤刺痛轻重不等，儿童疼痛轻微，年老体弱者疼痛剧烈，常扩大到皮损范围之外，部分中老年患者皮损消退后可遗留顽固性神经痛，常持续数月，甚至更长时间。病程2周左右，老年人3~4周。

三、鉴别诊断

热疮 多发生于皮肤黏膜交界处，皮疹为针头大小到绿豆大小的水疱，常为一群，1周左右痊愈，但易复发。

四、治　疗

本病治疗以清热利湿、行气止痛为主要治法。初期以清热利湿为主；后期以活血通络止痛为主；体虚者以扶正祛邪与通络止痛并用。

（一）辨证论治

1. 肝经郁热证

证候：皮损鲜红，灼热刺痛，疱壁紧张；口苦咽干，心烦易怒，大便干燥或小便黄；舌质红，苔薄黄或黄厚，脉弦滑数。

治法：清泄肝火，解毒止痛。

方药：龙胆泻肝汤加紫草、板蓝根、延胡索等。发于头面者，加牛蒡子、野菊花；有血疱者，加水牛角粉、牡丹皮；疼痛明显者，加制乳香、制没药。

2. 脾虚湿蕴证

证候：皮损色淡，疼痛不显，疱壁松弛；口不渴，食少腹胀，大便时溏；舌淡或正常，苔白或白腻，脉沉缓或滑。

治法：健脾利湿，解毒止痛。

方药：除湿胃苓汤加减。发于下肢者，加牛膝、黄柏；水疱大而多者，加土茯苓、萆薢、车前草。

3. 气滞血瘀证

证候：皮疹减轻或消退后局部疼痛不止，放射到附近部位，痛不可忍，坐卧不安，重者可持续数月或更长时间；舌暗，苔白，脉弦细。

治法：理气活血，通络止痛。

方药：柴胡疏肝散合桃红四物汤加减。心烦眠差者，加珍珠母、牡蛎、山栀子、酸枣仁；疼痛剧烈者，加延胡索、制乳香、制没药、蜈蚣等。

（二）外治疗法

（1）初起用二味拔毒散调浓茶水外涂；或外敷玉露膏；或外搽双柏散、三黄洗剂、清凉乳剂（麻油加饱和石灰水上清液充分搅拌成乳状），每日3次；或鲜马齿苋、野菊花叶、玉簪花叶捣烂外敷。

（2）若水疱不破或水疱较大者，可用三棱针或消毒空针刺破，吸尽疱液或使疱液流出，以减轻胀痛不适感。

（3）水疱破后，用黄连膏、四黄膏或青黛膏外涂；有坏死者，用九一丹或海浮散换药。

（三）其他疗法

1. 针刺治疗

视频：火针治疗蛇串疮

（1）体针、耳针：取穴内关、阳陵泉、足三里、阿是穴等，局部周围卧针平刺（围针），留针30分钟，每日1次。疼痛日久者加支沟，或加耳针刺肝区，埋针3天。

（2）火针：患处皮损消毒后，用毫针在点燃的酒精棉球或酒精灯外焰烧至白亮，快速点刺阿是穴。急性期以点刺皮损为主：皮损为水疱、红斑，用棉签清理疱液，针刺宜浅、不宜过深，刺破表皮即可，根据皮疹情况，2～3日1次；水疱消退及后遗神经痛阶段：针刺可较急性期稍深，如疼痛未明显缓解，可2～3日后在未点刺疼痛部位继续施针。

2. 放血拔罐治疗　适用于带状疱疹后遗神经痛，具体可采用火罐、走罐、闪罐等方法作用于病变部位皮肤；亦可联合火针或七星针叩刺疗法，先在疼痛区域进行局部点刺放血，再行拔罐疗法，每日或隔日 1 次。

3. 西药治疗

（1）抗病毒药物：应及早应用，可用阿昔洛韦或泛昔洛韦口服；皮疹广泛严重者可静脉滴注阿昔洛韦，5～7 日为一个疗程。

（2）止痛药物：可选索米痛片、布洛芬、吲哚美辛、双氯芬酸、戴芬等。也可选择阿司匹林。

（3）糖皮质激素：尚存在争议。有学者认为早期使用可减轻疼痛，最好是起病 5～7 日内应用。一般应用泼尼松 20～30mg/d，分 2～3 次口服，连用 3～7 日。

五、预防与调护

（1）注意休息，避免劳累，增强机体抵抗力。

（2）发病期间应保持心情舒畅，以免肝郁气滞化火加重病情。

（3）生病期间忌食肥甘厚味和鱼腥海味之物，饮食宜清淡，多吃蔬菜、水果。

（4）忌用热水烫洗患处，内衣宜柔软宽松，以减少摩擦。

（5）皮损局部保持干燥、清洁，忌用刺激性强的软膏涂敷，以防皮损范围扩大或加重病情。

第四节　疣

疣是一种发生于皮肤浅表的良性赘生物。因其皮损形态及发病部位不同而名称各异，如发于手背、手指、头皮等处者，称千日疮、疣目、枯筋箭或瘊子；发 （彩图 11-3~7）
于颜面、手背、前臂等处者，称扁瘊；发于胸背部有脐窝的赘疣，称鼠乳；发于足跖部者，称跖疣；发于颈周围及眼睑部位，呈细软丝状突起者，称丝状疣或线瘊。本病西医学亦称疣，一般分为寻常疣、扁平疣、传染性软疣、掌跖疣和丝状疣等。尖锐湿疣归入性传播疾病内讨论。

一、病因病机

本病多由风热毒邪搏于肌肤而生；或怒动肝火，肝旺血燥，筋气不荣，肌肤不润所致。其中跖疣多由局部气血凝滞而成，外伤、摩擦常为其诱因。正如《外科正宗》所说："枯筋箭乃忧郁伤肝，肝无荣养，以致筋气外发。"

西医学认为，疣是人乳头瘤病毒（HPV）感染引起的表皮良性赘生物。直接接触感染、外伤和细胞免疫功能低下或缺陷是人乳头瘤病毒易感的重要因素。

二、诊　　断

1. 疣目　相当于西医学的寻常疣。多发于儿童及青年。最初为一个针头大至绿豆大的疣状赘生物，呈半球形或多角形，突出表面，色灰白或污黄，表面蓬松枯槁，状如花蕊，粗糙而坚硬（彩图 11-3）。以后体积渐次增大，发展成乳头状赘生物，此为原发性损害，称母瘊。此后由于自身接种，数目增多，一般为二三个，多则十余个至数十个不等，有时可呈群集状。好发于手背、手指，也可见于头面部。病程慢性，有自然消退者。一般无自觉症状，常因搔抓、碰撞、摩擦破伤而易出血。

2. 扁瘊　相当于西医学的扁平疣。多发于青年男女，故又称青年扁平疣。皮损为表面光滑的扁平丘疹，针头、米粒到黄豆大小，呈淡红色、褐色或正常皮肤颜色。数目很多，散在分布，或簇集成群，有的互相融合，常因搔抓沿表皮剥蚀处发生而形成一串新的损害（彩图 11-4）。好发于颜面部和手背。一般无自觉症状，偶有瘙痒感，有时可自行消退，但也可复发。

3. 鼠乳 相当于西医学的传染性软疣。多见于儿童。皮损为半球形丘疹，米粒到黄豆、豌豆大小；中央有脐凹，表面有蜡样光泽，挑破顶端可挤压出白色乳酪样物质；数目不定，数个到数十个不等，呈散在性或簇集性分布，但不相互融合（彩图11-5）。好发于躯干和面部。有轻度传染性，愈后不留瘢痕，可自行消失。

4. 跖疣 相当于西医学的掌跖疣。发生在手掌、足底或指（趾）间。皮损为角化性丘疹，中央稍凹，外周有稍带黄色高起的角质环，除去表面角质后，或见疏松的白色乳头状角质物，掐或挑破后易出血，数目多时可融合成片（彩图11-6）。有明显的压痛，用手挤压则疼痛加剧。常在外伤部位发生，足部多汗者易生本病。

5. 丝状疣 中年妇女较多见。多生于颈项或眼睑部位。皮损为单个细软的丝状突起，呈褐色或淡红色，可自行脱落，不久又可长出新的皮损（彩图11-7）。一般无自觉症状。

三、鉴别诊断

1. 扁平苔藓 与扁瘊相鉴别。本病多发于四肢伸侧、背部、臀部；皮疹为多角形扁平丘疹，表面有蜡样光泽，多数丘疹可融合成斑片，色呈暗红色；一般瘙痒较重。

2. 鸡眼 与跖疣相鉴别。鸡眼多生于足底和趾间；损害为圆锥形的角质增生，表面为褐黄色鸡眼样的硬结嵌入皮肉；压痛明显，步履疼痛。

3. 胼胝 与跖疣相鉴别。胼胝也发于跖部受压迫处；为不整形角化斑片，中厚边薄，范围较大，表面光滑，皮纹清晰；疼痛不甚。

四、治　　疗

本病以清热解毒散结为主要治法。扁平疣、疣目宜内外合治，其余疣多采用外治为主。

（一）辨证论治

1. 疣目

（1）风热血燥证

证候：疣目结节如豆，坚硬粗糙，大小不一，高出皮肤，色黄或红；舌红，苔薄，脉弦数。

治法：养血活血，清热解毒。

方药：治瘊方加板蓝根、夏枯草。

（2）湿热血瘀证

证候：疣目结节疏松，色灰或褐，大小不一，高出皮肤；舌暗红，苔薄，脉细。

治法：清化湿热，活血化瘀。

方药：马齿苋合剂加薏苡仁、冬瓜仁。

2. 扁瘊

（1）风热蕴结证

证候：皮疹淡红，数目较多，或微痒，或不痒，病程短；伴口干不欲饮；舌红，苔薄白或薄黄，脉浮数或弦。

治法：疏风清热，解毒散结。

方药：马齿苋合剂加木贼草、郁金、浙贝母、板蓝根。

（2）热瘀互结证

证候：病程较长，皮疹较硬，大小不一，其色黄褐或暗红，不痒不痛；舌红或暗红，苔薄白，脉沉弦。

治法：活血化瘀，清热散结。

方药：桃红四物汤加生黄芪、板蓝根、紫草、马齿苋、浙贝母、薏苡仁。

疣目、扁瘊皮损少者及鼠乳、掌跖疣、丝状疣均不需内服治疗。

（二）外治疗法

各种疣均可选用木贼草、板蓝根、马齿苋、香附、苦参、白鲜皮、薏苡仁等中药，煎汤趁热洗涤患处，每日2～3次，可使部分皮疹脱落。

1. 疣目

（1）推疣法：用于治疗头大蒂小，明显高出皮面的疣。在疣的根部用棉花棒与皮肤平行或呈30°角向前推进，用力均匀不宜猛。有的疣体仅用此法即可推除，推除后创面压迫止血；或掺上桃花散少许，并用纱布盖贴，胶布固定。

（2）鸦胆子散敷贴法：先用热水浸洗患部，用刀刮去表面的角质层，然后将鸦胆子仁5粒捣烂敷贴，用玻璃纸及胶布固定，3天换药1次。

（3）荸荠或菱蒂摩擦法：荸荠削去皮，用白色果肉摩擦疣体，每日3～4次，每次摩擦至疣体角质层软化、脱掉、微有痛感及点状出血为止，一般数天可愈。或取菱蒂长约3cm，洗去污垢，在患部不断涂擦，每次2～3分钟，每日6～8次。

（4）半夏疗法：可用生半夏研末，加白糖少许，冷开水调成糊，涂于疣顶上，3天上药1次，渐见脱落。

2. 扁瘊

（1）洗涤法：用内服方的第二煎汁外洗，以海螵蛸蘸药汁轻轻擦洗疣体，使之微红为度，每日2～3次。

（2）鸦胆子涂法：用鸦胆子仁油外涂患处，每日1次。用于治疗散在扁瘊，防止正常皮肤受损。

3. 鼠乳

（1）挑刺法：用消毒针头挑破患处，挤尽白色乳酪样物，再用碘酒或浓苯酚溶液点患处。若损害较多，应分批治疗，注意保护周围皮肤。

（2）刮疣法：先局部消毒后用刮匙刮去疣体，部分大的疣体刮除后会有创面渗血，用棉棒压迫止血即可，亦可在创面上撒涂珍珠粉。

4. 跖疣

（1）外敷法：用千金散局部外敷；亦可用乌梅肉（将乌梅用盐水浸泡1天，混为泥状）每次少许敷贴患处；或用鸦胆子仁捣烂如泥，外敷疣上包扎，3～5日换药1次即可。

（2）手术疗法：常规消毒，局麻下先以刀尖在疣与正常组织交界处修割，然后用止血钳钳住疣体中央，向外拉出，可以见到一个疏松的软蕊，但软蕊周围不易挖净而易复发，故挖后可敷腐蚀药，如千金散或鸡眼膏。敷药时间不宜过长，一般5～7天即可，否则腐蚀过深会影响愈合。

5. 丝状疣 除采用推疣法外，亦可用细丝线或头发结扎疣的根底部，数日后即可自行脱落。数目少者，可用激光烧灼。

（三）其他疗法

1. 针灸治疗

（1）针刺：适用于疣目、跖疣。用针尖从疣顶部刺入达到基底部，四周再用针刺以加强刺激，针后挤出少许血液，有效者3～4天可萎缩，逐渐脱落。

（2）艾灸：疣目少者可用艾炷着疣上灸之，每日1次，每次3壮，至脱落为止。

（3）火针：适用于疣目、扁瘊、跖疣、丝状疣。选用毫针在酒精灯上烧至发白，迅速垂直点刺疣体顶端，疣体小者点刺1次即可，疣体大者需反复点刺2～3次，并用消毒棉签拭去疣体，一般1周左右自行脱落，若未完全去除，可再行火针治疗。

2. 物理疗法 根据适应证可采取冷冻、微波、电灼、激光等物理疗法，但多用于皮损数目较少者。应用时不宜过深，以免影响预后，或形成过大的瘢痕。

3. 西药治疗 外用干扰素、维A酸霜、咪喹莫特乳膏等；皮损泛发者可使用阿昔洛韦等核苷类抗病毒药，或使用胸腺肽、卡介菌等免疫调节剂。

五、预防与调护

（1）扁瘊忌搔抓，抓破后损害加重。
（2）疣目应避免摩擦或挤压，以防出血。生于甲下者，疼痛异常，宜早治。
（3）跖疣应避免挤压。
（4）鼠乳应保持局部清洁，抓破后可自身接种，并应避免继发感染。

（彩图11-8）

第五节 黄 水 疮

黄水疮是一种发于皮肤有传染性的化脓性皮肤病。中医古代文献又称为滴脓疮、天疱疮等。相当于西医的脓疱疮。其特点是：皮损主要表现为浅在性脓疱和脓痂，好发于夏秋季节，有接触传染和自体接种的特性，在托儿所、幼儿园或家庭中传播流行。

一、病因病机

本病多因夏秋季节，气候炎热，湿热交蒸，暑湿热邪袭于肌表，以致气机不畅，疏泄障碍，熏蒸皮肤而成；若小儿机体虚弱，肌肤娇嫩，腠理不固，汗多湿重，暑邪湿毒侵袭，更易发病，且可相互传染。反复发作者，邪毒久羁，可造成脾气虚弱。

西医学认为，本病主要由凝固酶阳性的金黄色葡萄球菌感染所致，其次为溶血性链球菌感染引起，亦可出现两者混合感染。

二、诊 断

本病多发于夏秋季节，儿童尤为多见，有传染性。好发于头面、四肢等暴露部位，也可蔓延全身。

皮损初起为红斑，或为水疱，约黄豆、豌豆大小，经1～2天后，水疱变为脓疱，界限分明，四周有轻度红晕，疱壁极薄，内含透明液体，逐渐变成混浊。脓疱较大者，疱壁由紧张渐变弛缓，由于体位关系，疱内脓液沉积为脓清及脓渣两层，形成半月状坠积性脓疱。疱壁破裂后显出湿润而潮红的糜烂疮面，流出黄水，干燥后结成脓痂，痂皮逐渐脱落而愈，愈后不留瘢痕。脓液流溢之处又常引起新的脓疱发生（彩图11-8）。皮损处自觉瘙痒，破后形成糜烂时疼痛，常可引起附近臖核的肿痛。一般无全身症状，或有轻度不适；重者可有发热、口渴等全身症状。病程长短不一，少数可延至数月，入冬后病情减轻或痊愈。重者易并发严重疾病，如败血症、肺炎、急性肾炎等，甚至危及生命。

三、鉴别诊断

1. 水痘 多在冬、春季流行；全身症状明显；皮疹以大小不等发亮的水疱为主，疱大者可见脐窝，可并见红斑、疱疹、结痂等各种不同皮损。

2. 脓窝疮 常因虱病、疥疮、湿疹、虫咬性皮炎等继发感染而成；脓疱壁较厚，破后疱陷成窝，结成厚痂。

四、治疗

本病治疗以清暑利湿为主要治法。实证以祛邪为主；虚证以健脾为主。

（一）辨证论治

1. 暑湿热蕴证

证候：皮疹多而脓疱密集，色黄，四周有红晕，破后糜烂面鲜红，附近伴臀核肿大；或有发热，多有口干、便干、小便黄等；舌红，苔黄腻，脉濡数或滑数。

治法：清暑利湿解毒。

方药：清暑汤加马齿苋、藿香。若壮热者，加黄连、黄芩、山栀子；面目浮肿者，加桑白皮、猪苓、金钱草。

2. 脾虚湿滞证

证候：皮疹少而脓疱稀疏，色淡黄或淡白，四周红晕不显，破后糜烂面淡红；多伴有食少、面白无华、大便溏薄；舌淡，苔薄微腻，脉濡细。

治法：健脾渗湿。

方药：参苓白术散加冬瓜仁、广藿香。

（二）外治疗法

局部治疗原则：解毒、收敛、燥湿。

（1）脓液多者，选用马齿苋、蒲公英、野菊花、千里光等适量煎水湿敷或外洗。

（2）脓液少者，用三黄洗剂加入5% 九一丹混合摇匀外搽，每日3～4次；或青黛散或煅蚕豆荚灰外扑，或用麻油调搽，每日2～3次；颠倒散洗剂外搽，每日4～5次。

（3）局部糜烂者，用青黛散油外涂。

（4）痂皮多者，选用 5% 硫黄软膏或红油膏掺九一丹外敷。

（三）其他疗法

抗生素治疗 早期系统地使用抗生素以控制感染病灶，清除或减少细菌产生的外毒素。抗生素一般选用敏感的耐青霉素酶的半合成新型青霉素或广谱半合成青霉素，对青霉素过敏者可选用大环内酯类抗生素。

五、预防与调护

（1）讲究个人卫生，勤洗澡，勤换衣。

（2）病变处禁止水洗，如清洗脓痂，可用10% 黄柏溶液揩洗。

（3）炎夏季节每日洗澡1～2次，浴后扑痱子粉，保持皮肤清洁干燥。

（4）病变部位应避免搔抓，以免病情加重及传播。

（5）幼儿园、托儿所在夏季应对儿童作定期检查，发现患儿应立即隔离治疗，患儿接触过的衣服物品要进行消毒处理。

（彩图 11-9~17）

第六节 癣

癣是发生在表皮、毛发、指（趾）甲的浅部真菌性皮肤病。本病发生部位不同，名称各异。临床常见的癣病有发于头部的白秃疮、肥疮；发于手部的鹅掌风；发于足部的脚湿气；发于面、颈、躯干、四肢的圆癣、紫白癜风；发于指（趾）甲的鹅爪风等。癣都具有传染性、长期性和广泛性的特征，一直是皮肤病防治工作的重点。本节只讨论浅在的常见皮肤真菌病如头癣、手足癣、体癣、甲癣等。

一、病因病机

皮肤浅部癣之病因总由生活起居不慎而感染真菌，复因风、湿、热邪外袭，郁于腠理，淫于皮肤所致。病发于头皮、毛发，则发为白秃疮、肥疮；病发于趾丫，则发为脚湿气；发于手掌部，则为鹅掌风；发于体表、股阴间，则为紫白癜风、圆癣、阴癣；发于指（趾）甲，则为鹅爪风等。如表现为发落起疹，瘙痒脱屑者，多为风热盛所致；若见渗流滋水，瘙痒结痂者，多为湿热盛引起；若见皮肤肥厚、燥裂、瘙痒者，多由郁热化燥，气血不和，肤失营养所致。

西医学认为，头癣多因直接或间接接触携带致病菌的患者或动物而引起，其主要病原菌为毛癣菌属和小孢子菌属；手足癣多由皮肤癣菌如红色毛癣菌、须癣毛癣菌等感染引起；体癣主要以红色毛癣菌、石膏样毛癣菌和絮状毛癣菌为主；花斑癣多由糠秕马拉色菌致病，此菌为皮肤的正常菌群，在某些诱因如全身或局部使用皮质激素、慢性感染、营养不良等条件下侵犯皮肤；甲癣主要由皮肤癣菌感染引起，其次为酵母菌和非皮肤癣菌性真菌。

二、诊 断

（一）临床表现

1. 白秃疮 相当于西医的白癣。本病是头癣的一种，多见于学龄儿童，男性多于女性。皮损特征是在头皮有圆形或不规则的覆盖灰白鳞屑的斑片。病损区毛发干枯无泽，常在距头皮 0.3～0.8cm 处折断而呈参差不齐。头发易于拔落且不疼痛，病发根部包绕有白色鳞屑形成的菌鞘。自觉瘙痒。发病部位以头顶、枕部居多，但发缘处一般不被累及。青春期可自愈，秃发也能再生，不遗留瘢痕。

2. 肥疮 相当于西医的黄癣。本病为头癣中最常见的一种，俗称"黄癞"，多见于农村，好发于儿童。皮损多从头顶部开始，渐及四周，可累及全头部。初起为红色丘疹，或有脓疱，干后结痂蜡黄色。其特征是：有黄癣痂堆积，癣痂呈蜡黄色，肥厚，富黏性，边缘翘起，中心微凹，痂上有毛发贯穿，质脆易粉碎，有特殊的鼠尿臭。除去黄癣痂，其下为鲜红湿润的糜烂面，病变部位可相互融合，形成大片黄痂。病变区头发干燥，失去光泽（彩图 11-9）。久之毛囊被破坏而成永久性脱发。当病变痊愈后，则在头皮留下广泛、光滑的萎缩性瘢痕。病变四周约 1cm 处头皮不易受损。本病多由儿童期染病，延至成年始趋向愈，甚至终生不愈。少数糜烂化脓，常致附近出现臖核肿痛。

3. 鹅掌风 相当于西医的手癣。本病以成年人多见，男女老幼均可染病。多数为单侧发病，也可波及双手。夏天起水疱病情加重，冬天则枯裂疼痛明显。皮损特点是：初起为掌心或指缝水疱或掌部皮肤角化脱屑、水疱，水疱多透明如晶，散在或簇集，瘙痒难忍。水疱破后干涸，叠起白屑，中心向愈，四周继发疱疹，并可延及手背、腕部。若反复发作后，致手掌皮肤肥厚，枯槁干裂，疼痛，屈伸不利，宛如鹅掌（彩图11-10）。

4. 脚湿气 相当于西医的足癣。本病以脚丫糜烂瘙痒伴有特殊臭味而得名。若皮损处感染邪毒，足趾焮红肿痛，起疱糜烂渗液而臭者称"臭田螺"、"田螺疮"。我国南方地区气温高，潮湿，发病率高。多发于成年人，儿童少见。夏秋病重，多起水疱、糜烂；冬春病减，多干燥裂口。脚湿气主要发生在趾缝，也见于足底。以皮下水疱，趾间浸渍糜烂，渗流滋水，角化过度，脱屑，瘙痒等为特征。分为水疱型、糜烂型、脱屑型，但常以1～2种皮肤损害为主。

（1）水疱型：多发在足弓及趾的两侧，为成群或分散的深在性皮下水疱，瘙痒，疱壁厚，内容物清澈，不易破裂。数天后干燥脱屑或融合成多房性水疱，撕去疱壁可显示蜂窝状基底及鲜红色糜烂面（彩图11-11）。

（2）糜烂型：发生于趾缝间，尤以3、4趾间多见。表现为趾间潮湿，皮肤浸渍发白。如将白皮除去后，基底呈鲜红色。剧烈瘙痒，往往搓至皮烂疼痛、渗流血水方止。此型易并发感染（彩图11-12）。

（3）脱屑型：多发生于趾间、足跟两侧及足底。表现为角化过度，干燥，粗糙，脱屑，皲裂。常由水疱型发展而来，且老年患者居多（彩图11-13）。

水疱型和糜烂型常因抓破而继发感染，致小腿丹毒、红丝疔或足丫化脓，局部红肿，趾间糜烂，渗流腥臭滋水，胯下臖核肿痛，并可出现形寒发热、头痛骨楚等全身症状。

5. 圆癣 相当于西医的体癣。本病因皮损多呈钱币状、圆形，故名圆癣，亦称铜钱癣。发于股胯、外阴等处者，称阴癣（股癣）。以青壮年男性多见，多发于夏季，好发于面部、颈部、躯干及四肢近端。圆癣初起为丘疹或水疱，逐渐形成边界清楚的钱币形红斑，其上覆盖细薄鳞屑。病灶中央皮疹消退，呈自愈倾向，但向四周蔓延，有丘疹、水疱、脓疱、结痂等损害。圆癣的皮损特征为环形或多环形、边界清楚、中心消退、外围扩张的斑块。斑块一般为钱币大或更大，多发时可相互融合形成连环形（彩图11-14）。若发于腰间，常沿扎裤带处的皮肤多汗潮湿处传播，形成带形损害。

阴癣发于胯间与阴部相连的皱褶处，向下可蔓延到阴囊，向后至臀间沟，向上可蔓延至下腹部（彩图11-15）。由于患部多汗潮湿，易受摩擦，故瘙痒明显，发展较快，皮肤损害基本同圆癣。自觉瘙痒，搔抓日久皮肤可呈苔藓样变，病情多在夏季发作或扩大，入冬痊愈或减轻。

6. 紫白癜风 相当于西医的花斑癣，俗称汗斑。本病常发于多汗体质青年，可在家庭中互相传染。皮损好发于颈项、躯干、尤其是多汗部位以及四肢近心端；为大小不一、边界清楚的圆形或不规则的无炎症性斑块，色淡褐、灰褐至深褐色，或轻度色素减退，或附少许糠秕状细鳞屑，常融合成片（彩图11-16）。有轻微痒感，常夏发冬愈，复发率高。

7. 鹅爪风 相当于西医的甲真菌病，又称甲癣，即俗称的灰指甲。手足癣患者中约50%伴有本病，患病率随着年龄增长而升高，春冬季节容易发病或加重，夏秋季节多缓解。皮损特点为病变始于甲远端、侧缘或甲褶部，表现为甲颜色和形态异常，甲板失去光泽而呈灰白色，且明显增厚，高低不平，日久甲板变脆而易破损脱落（彩图11-17），一般无自觉症状，少数有轻度瘙痒，轻者只有1～2个甲受损，重者可全数累及，且容易复发。

（二）实验室检查

1. 真菌直接镜检 将取得的病变部鳞屑或分泌物，用氢氧化钾涂片镜检，方法简单、快速、较易掌握。但镜检仅能确定菌丝和孢子的有无，阳性表示真菌存在，且一次阴性不能完全否定。

2. 真菌培养 可将取得的病变部鳞屑或分泌物作鉴定菌种的培养。常用培养基为沙堡培养基，培养阳性后可转种到特殊培养基，根据形态、生化等特性进行菌种鉴定。深部真菌病需作病变组织的病理学检查。

三、鉴别诊断

1. 白屑风 须与白秃疮相鉴别。白屑风多见于青年人，症见病变部位白色鳞屑堆叠，梳抓时纷纷脱落，脱发而不断发；无传染性。

2. 白疕 须与白秃疮相鉴别。白疕皮损为较厚的银白色鳞屑性斑片，头发呈束状，刮去鳞屑可见渗血点；无断发现象。

3. 头部湿疮 须与肥疮相鉴别。头部湿疮有丘疱疹、糜烂、流滋、结痂等多形性损害；瘙痒；一般不脱发。

4. 手部湿疮 须与鹅掌风相鉴别。手部湿疮常对称发生；皮损多形性，边界不明显；痒剧；可反复发作。

5. 掌跖角化病 须与鹅掌风、脚湿气脱屑型相鉴别。本病多自幼年即发病；手掌、足底有对称性的角化和皲裂，无水疱等炎症反应。

6. 白癜风 须与紫白癜风相鉴别。白癜风皮损为纯白的色素脱失斑，白斑中毛发也白，边界明显；无痛痒；也不传染。

7. 风热疮 须与紫白癜风相鉴别。风热疮有母斑存在，然后继发子斑，皮疹淡红色，皮损长轴沿肋骨方向排列；瘙痒剧烈；有自限性。

四、治 疗

本病以杀虫止痒为主要治法，必须彻底治疗。癣病以外治为主，若皮损广泛，自觉症状较重，或抓破染毒者，则以内治、外治相结合为宜。抗真菌西药治疗有一定优势，可中西药合用。

（一）辨证论治

1. 风湿毒聚证

证候：肥疮、鹅掌风、脚湿气，症见皮损泛发，蔓延浸淫，或大部分头皮毛发受累，黄痂堆积，毛发脱而头秃；或手如鹅掌，皮肤粗糙，或皮下水疱；或趾丫糜烂、浸渍剧痒；苔薄白，脉濡。

治法：祛风除湿，杀虫止痒。

方药：消风散加地肤子、白鲜皮、威灵仙，或苦参汤加白鲜皮、威灵仙。

2. 湿热下注证

证候：脚湿气伴抓破染毒，症见足丫糜烂，渗流臭水或化脓，肿连足背，或见红丝上窜，胯下臀核肿痛；甚或形寒高热；舌红，苔黄腻，脉滑数。

治法：清热化湿，解毒消肿。

方药：湿重于热者，用萆薢渗湿汤；湿热兼瘀者，用五神汤；湿热并重者，用龙胆泻肝汤。

（二）外治疗法

1. 白秃疮、肥疮 采用拔发疗法。其方法为剪发后每日以0.5%明矾水或热肥皂水洗头，然后在病灶处敷药（敷药宜厚），可用5%硫黄软膏或雄黄膏，用薄膜盖上，包扎或戴帽固定。每日如上法换药1次。敷药1周病发比较松动时，即用镊子将病发连根拔除（争取在3天内拔完）。拔发后继续薄涂原用药膏，每日1次，连续2～3周。

2. 鹅掌风、脚湿气

（1）水疱型：可选用1号癣药水、2号癣药水、复方土槿皮酊外搽；二矾汤熏洗；王不留行30g、明矾9g，煎水浸泡；鹅掌风浸泡方或藿黄浸剂（藿香30g，黄精、大黄、皂矾各12g，醋1kg）浸泡。

（2）糜烂型：可选1：1500高锰酸钾溶液、3%硼酸溶液、二矾汤或半边莲60g煎汤待温，浸泡5分钟，次以皮脂膏或雄黄膏外搽；六一散9g，枯矾3g，研为细末，撒布在指（趾）缝内；或用五倍子、海螵蛸各等分，研为极细末，撒布患处。

（3）脱屑型：可选用以上软膏外搽，浸泡剂浸泡。荆芥18g、防风18g、红花18g、地骨皮18g、皂角30g、大枫子30g、明矾18g、米醋1500ml，每日泡半小时。如角化增厚较剧，可选用10%水杨酸软膏厚涂，外用油纸包扎，每晚1次，使其角质剥脱，然后再用抗真菌药物，也可用市售治癣中成药。

3. 圆癣 可选用1号癣药水、2号癣药水、复方土槿皮酊等外搽。阴癣由于患部皮肤薄嫩，不宜选用刺激性强的外用药物。若皮损有糜烂痒痛者，宜选用青黛膏外涂。

4. 紫白癜风 用密陀僧散，用茄子片蘸药涂搽患处，或用2号癣药水，或1%土槿皮酊外搽，每日2～3次。治愈后，继续用药1～2周，以防复发。

5. 鹅爪风 每日以小刀刮除病甲变脆部分，然后用棉花蘸2号癣药水或30%冰醋酸浸涂。或用鹅掌风浸泡方浸泡，白凤仙花捣烂敷病甲上，或采用拔甲方法。

（三）其他疗法

1. 头癣 内服药一般单独使用。①灰黄霉素：儿童5mg/(kg·d)，分3次口服，成人0.6～0.8g/d，1次或2次服，疗程21日。②伊曲康唑：儿童5mg/(kg·d)，疗程6周。灰黄霉素及伊曲康唑为脂溶性，多吃油脂食物可促进药物吸收。③特比萘芬：儿童体重<20kg者62.5mg/d，20～40kg者125mg/d，>40kg者250mg/d，疗程6周。肝功能不良者以上三种药物应慎用。

2. 手癣和足癣 内服药可选伊曲康唑、特比萘芬或氟康唑。伊曲康唑0.4g/d，连服1周；特比萘芬0.25g/d，连服1个月；氟康唑每次0.15g，每周1次，连服3～4次。对既往有肝脏病史者应慎用。外用咪唑类溶液或霜剂，亦可用水杨酸制剂，每日1～2次。皮肤干燥甚至皲裂者，用软膏剂，局部封包疗效更好。

3. 体癣和股癣 皮损较广泛者，内服药可选伊曲康唑、特比萘芬、氟康唑等。外用药物可选水杨酸苯甲酸酊、复方雷锁辛搽剂、10%冰醋酸溶液、1%～2%咪唑类霜剂或溶液、1%特比萘芬软膏等。每日1～2次，疗程2周以上。

4. 花斑癣 皮损面积广泛者，内服伊曲康唑0.2～0.4g/d，至真菌培养阴性为止，以后改为每月服1次伊曲康唑，每次0.2g，防止复发。外用可选5%～10%硫黄软膏、50%丙二醇、咪唑类及丙烯胺类霜剂或溶液，每日1～2次，连用2周。

5. 甲癣 可采用伊曲康唑间歇冲击疗法，0.4g/d，分2次口服，每月服药1周，连续2～3个疗程，但应注意检测肝功能。同时亦可以选用CO_2激光或He-Ne激光治疗甲癣。

五、预防与调护

（1）加强癣病基本知识的宣传，对预防和治疗要有正确的认识。

（2）注意个人、家庭及集体卫生。对幼儿园、学校、理发室、浴室、旅店等公共场所要加强卫生管理。

（3）对已有患者要早发现，早治疗，坚持治疗，巩固疗效。对患癣病的动物也要及时处理，以消除传染源。

（4）要针对不同癣病传染途径做好消毒灭菌工作。白秃疮、肥疮患者要注意理发工具及患者梳、帽、枕巾等的灭菌；脚湿气患者要注意保持足部干燥，勿与他人共用洗脚盆、浴巾、鞋袜等，鞋袜宜干爽透风，并经常洗涤、暴晒；圆癣、阴癣、紫白癜风患者的内衣、裤、床单等要常洗换、暴晒，并宜煮沸消毒。

（彩图 11-18、19）

第七节　虫咬皮炎

虫咬皮炎是被致病虫类叮咬，接触其毒液或虫体的毒毛而引起的一种皮炎。中医称为"恶虫叮咬伤"、"虫毒病"。较常见的致病虫有蠓、螨、隐翅虫、刺毛虫、跳蚤、虱类、臭虫、飞蛾、蜂等。其临床特点因致病虫不同而各有差异，主要表现为：皮肤上呈丘疹样风团，上有针尖大小的瘀点、丘疹或水疱，呈散在性分布。

一、病因病机

人体皮肤被昆虫叮咬，接触其毒液，或接触虫体的有毒毛刺，邪毒侵入肌肤，与气血相搏；或禀性不耐，过敏而成本病。

二、诊　　断

（一）临床表现

本病多见于昆虫滋生的夏秋季节，好发于暴露部位。尤以小儿及青少年多见。皮损以丘疹、风团或瘀点为多见，亦可出现红斑、丘疱疹或水疱，皮损中央常可见有刺吮点，散在分布或数个成群（彩图 11-18）。由于搔抓而水疱破裂，引起糜烂，有的可继发感染，或局部臀核肿大。自觉奇痒，灼热红肿或疼痛，一般无全身不适，严重者有畏寒发热，头痛、恶心、胸闷、呼吸困难等全身中毒症状。因本病致病虫类不同，其临床皮损表现也有差异。

1. 蠓虫皮炎　叮咬后局部出现瘀点和黄豆大小的风团，奇痒，个别发生水疱，甚至引起丘疹性荨麻疹。

2. 螨虫皮炎　粟米到黄豆大小的红色丘疱疹，或为紫红色的肿块或风团，有时可见到虫咬的痕迹，或因搔抓而有抓痕和血痂。

3. 隐翅虫线状皮炎　皮损多呈线状或条索状红肿，上有密集的丘疹、水疱或脓疱（彩图 11-19）。自觉灼热、疼痛。

4. 桑毛虫皮炎　皮损为绿豆到黄豆大小的红色斑丘疹、丘疱疹或风团，剧痒。

5. 松毛虫皮炎　皮损为斑疹、风团，间有丘疹、水疱、脓疱、皮下结节等。不少患者伴有关节红肿疼痛，甚至化脓，但脓液培养无细菌生长。

6. 蜂螫皮炎　患处有烧灼感，或显著的痛痒感。如被群蜂同时螫伤，可出现大面积的肿胀。可伴有头晕、恶心、呕吐等症状，严重者可晕厥。

（二）实验室检查

对疑似桑毛虫、松毛虫皮炎患者，可用立体显微镜直接检查，或以透明胶纸粘贴皮疹后用低倍显微镜检查，找到毒毛则可予以确诊。

三、鉴别诊断

1. 水疥（丘疹性荨麻疹）　儿童多见，皮损为绿豆或稍大淡红色丘疹，顶端有小水疱，周围有纺锤形红晕，自觉瘙痒。

2. 丹毒 虫咬皮炎红肿面积广泛时应与丹毒鉴别，丹毒发病多因皮肤黏膜破损，病初多伴有发热、恶寒、头痛、恶心等前驱症状，继而出现边界清楚的鲜红色水肿性红斑，表面紧张光亮，中心可有水疱，一般无瘙痒，疼痛明显。血常规示白细胞、中性粒细胞增高。

四、治　　疗

（一）辨证论治

热毒蕴结证

证候：皮疹较多，成片红肿，水疱较大，瘀斑明显，皮疹附近臀核肿大；伴畏寒，发热，头痛，恶心，胸闷；舌红，苔黄，脉数。

治法：清热解毒，消肿止痒。

方药：五味消毒饮合黄连解毒汤加地肤子、白鲜皮、紫荆皮。常用金银花、野菊花、蒲公英、紫花地丁、黄芩、黄连、黄柏、栀子。

（二）外治疗法

（1）初起红斑、丘疹、风团等皮损，用1%薄荷三黄洗剂（即三黄洗剂加薄荷脑1g）、全蝎软膏（黑龙江中医药大学附属第一医院院内制剂）外搽。

（2）生于毛发处者，剃毛后外搽50%百部酊杀虫止痒。

（3）感染邪毒，水疱破后糜烂红肿者，可用马齿苋煎汤湿敷，再用青黛散油剂涂搽；或外用颠倒散洗剂外搽。

（4）松毛虫、桑毛虫皮炎可用橡皮膏粘去毛刺，外涂5%碘酒。

（5）蜂螫皮炎应先拔去毒刺，火罐吸出毒汁，消毒后用紫金锭磨水外涂。

（三）其他疗法

（1）外涂1%～2%薄荷或炉甘石洗剂或5%樟脑乙醇止痒。隐翅虫皮炎外用肥皂水或1∶5000～1∶8000高锰酸钾溶液湿敷，再涂1∶10聚维酮碘溶液。虱病可用1% γ-666霜。

（2）内服可选抗组织胺药物。

五、预防与调护

（1）保持环境清洁卫生，消灭害虫。

（2）衣服、被褥应勤洗勤晒，防虫藏身。

（3）儿童户外玩耍时要涂防虫叮咬药物。

（4）发病期间忌海鲜鱼腥发物，多饮水，多吃蔬菜、水果，保持大便通畅。

第八节　疥　　疮

疥疮是由疥虫（疥螨）寄生在人体皮肤所引起的一种接触传染性皮肤病。俗称"虫疥""癞疥""干疤疥"等。继发感染者，称"脓窝疥"。其临床特点是：夜间剧痒，在皮损处有灰白色、浅黑色或普通皮色的隧道，可找到疥虫。（彩图11-20、21）

一、病因病机

疥疮是由人型疥虫通过密切接触而传染。其传染性很强，在家庭或集体宿舍中可相互传播，可因使用患者用过而未经消毒的衣服、被席、用具等传染而得。本病发生后，患者常伴有湿热之邪郁于肌肤的症状。

西医学的认识与中医学基本相同，疥螨俗称疥虫，种类很多，主要由人疥螨和动物疥螨致病。

二、诊　　断

（一）临床表现

本病传染性极强，冬春季多见。易在集体生活的人群中和家庭内流行。

皮损好发于皮肤薄嫩和皱褶处，如手指侧、指缝、腕肘关节屈侧、腋窝前缘、女性乳房下、少腹、外阴、腹股沟、大腿内侧等处。头面部和头皮、掌跖一般不易累及，但婴幼儿例外。皮疹主要为红色小丘疹、丘疱疹、小水疱、隧道、结节和结痂（彩图11-20）。水疱常见于指缝；结节常见于阴囊、少腹等处；隧道为疥疮的特异性皮疹，长约0.5mm，弯曲，微隆起，呈淡灰色或皮色，在隧道末端有1个针头大的灰白色或微红的小点，为疥虫隐藏的地方。如不及时治疗，迁延日久则全身遍布抓痕、结痂、黑色斑点，甚至脓疱。病久者男性皮损主要在阴茎、阴囊有结节（彩图11-21）；女性皮损主要在小腹、会阴部。患者常有奇痒，遇热或夜间尤甚，常影响睡眠。

（二）实验室检查

刮取皮损部位，阳性标本可找到疥螨或椭圆形、淡黄色的薄壳虫卵。

三、鉴别诊断

1. 寻常痒疹　好发于四肢伸侧；丘疹较大；多数自幼童开始发病；常并发腹股沟淋巴结肿大。

2. 皮肤瘙痒症　好发于四肢，重者可延及全身；皮损主要为抓痕、血痂和脱屑，无疥疮特有的丘疹、水疱和隧道。

3. 丘疹性荨麻疹　多见于儿童；好发于躯干与四肢；皮疹主要表现为红斑与风团，皮疹似梭形，顶部有小丘疹或小水疱。

4. 虱病　主要表现为躯干或会阴部位皮肤瘙痒及血痂，指缝无皮疹；在衣缝处或毛发部位常可找到虱子或虫卵。

四、治　　疗

（一）辨证论治

湿热蕴结证

证候：皮损以水疱为多，丘疱疹泛发，壁薄液多，破流脂水，浸淫糜烂，或脓疱多，或起红丝走窜，臀核肿痛；舌红，苔黄腻，脉滑数。

治法：清热化湿，解毒杀虫。

方药：黄连解毒汤合三妙丸加地肤子、白鲜皮、百部、苦参。常用黄芩、黄连、黄柏、栀子、苍术、牛膝。

（二）外治疗法

1. 硫黄软膏　硫黄为古今治疗疥疮的特效药物。目前临床上常用浓度5%～20%的硫黄软膏，小儿用5%～10%、成人用10%～15%的浓度，若患病时间长，可用20%的浓度，但浓度不宜过高，否则易产生接触性皮炎。具体的涂药方法是：先用川椒15g，白鲜皮、地肤子各30g，煎水外洗，或用温水肥皂洗涤全身后，再涂药。一般先搽好发部位，再涂全身。每日早、晚各涂1次，连续3天，第4天洗澡，换洗衣、被、床单，此为1个疗程。一般治1～2个疗程，停药后观察1周左右，如无新皮损出现，即为痊愈。因为疥虫卵在产生后1周左右才能发育为成虫，故治疗后观察以1周为妥。

2. 其他药物 亦可选用10%百部酊、雄黄膏、一扫光等外搽，方法同上。

（三）其他疗法

西药治疗 化脓感染者同时采用抗感染药物治疗。对结节性疥疮可外用泼尼松软膏及焦油制剂，或局部注射泼尼松龙混悬液，必要时可冷冻或切除。

五、预防与调护

（1）加强卫生宣传及监督管理，对公共浴室、旅馆、车船上的衣被应定期严格消毒。

（2）注意个人卫生，勤洗澡，勤换衣服，被褥常洗晒。

（3）接触疥疮患者后，用肥皂水洗手。患者所用衣服、被褥、毛巾等均须煮沸消毒，或在阳光下充分暴晒，以便杀灭疥虫及虫卵。

（4）彻底消灭传染源，注意消毒隔离。家庭和集体宿舍患者应分居，并积极治疗，以杜绝传染源。

（5）发病期间忌食辛燥鱼腥发物。

第九节　湿　疮

湿疮是一种过敏性炎症性皮肤病。本病相当于西医学的湿疹。其临床特点是：皮损对称分布，多形损害，剧烈瘙痒，有渗出倾向，反复发作，易成慢性等。本病男女老幼皆可发病，但以先天禀赋不耐者为多，无明显季节性。

（彩图11-22~24）

根据病程可分为急性、亚急性、慢性三类。急性湿疮以丘疱疹为主，炎症明显，易渗出；慢性湿疮以苔藓样变为主，易反复发作。根据皮损形态不同，名称各异，如浸淫全身、滋水较多者，称为"浸淫疮"；以丘疹为主者，称为"血风疮"或"粟疮"。根据发病部位的不同，其名称也不同，如发于耳部者，称为"旋耳疮"；发于手足部者，称为"疮疮"；发于阴囊部者，称为"肾囊风"或"绣球风"；发于脐部者，称为"脐疮"；发于肘、膝弯曲部者，称为"四弯风"；发于乳头者，称为"乳头风"。

一、病因病机

由于禀赋不耐，饮食失节，或过食辛辣刺激荤腥动风之物，脾胃受损，失其健运，湿热内生，又兼外受风邪，内外两邪相搏，风湿热邪浸淫肌肤所致。急性者以湿热为主；亚急性者多与脾虚湿恋有关；慢性者则多病久耗伤阴血，血虚风燥，乃致肌肤甲错。发于小腿者则常由经脉弛缓、青筋暴露，气血运行不畅，湿热蕴阻，肤失濡养所致。《医宗金鉴·血风疮》指出："此证由肝、脾二经湿热，外受风邪，袭于皮肤，郁于肺经，致遍身生疮。形如粟米，瘙痒无度，抓破时，津脂水浸淫成片，令人烦躁、口渴、瘙痒，日轻夜甚。"指出本病的发生与心、肺、肝、脾四经有密切的关系。

西医学认为，本病的病因尚不明确，可能与慢性感染病灶、内分泌及代谢改变、血液循环障碍、神经精神因素、遗传因素等内部因素相关；本病的发生亦可由外部因素诱发或加重，如食物、吸入物、动物毛皮、生活或工作环境、各种化学物质等。

二、诊　断

（一）临床表现

1. 急性湿疮　相当于西医的急性湿疹（彩图11-22）。

本病起病较快，皮损常为对称性、原发性和多形性（常有红斑、潮红、丘疹、丘疱疹、水疱、脓疱、流滋、结痂并存）。可发于身体的任何部位，亦可泛发全身，但常发于头面、耳后、手足、阴囊、外阴、肛门等，多呈对称分布。病变常为片状或弥漫性，无明显边界。皮损为多数密集的粟粒大小的丘疹、丘疱疹，基底潮红，由于搔抓，丘疹、丘疱疹或水疱顶端抓破后流滋、糜烂及结痂，皮损中心较重，外周有散在丘疹、红斑、丘疱疹，故边界不清。如不转化为慢性，1~2个月可脱去痂皮而愈。自觉瘙痒剧烈，搔抓、肥皂热水烫洗、饮酒、食辛辣发物均可使皮损加重，瘙痒加剧，重者影响睡眠。搔抓染毒多致糜烂、渗液、化脓，并可发生臖核肿大等。

2. 亚急性湿疮　相当于西医的亚急性湿疹（彩图11-23）。

常由急性湿疮未能及时治疗，或处理失当，病程迁延所致，亦可初发即呈亚急性湿疮。皮损较急性湿疮轻，以丘疹、结痂、鳞屑为主，仅有少量水疱及轻度糜烂。自觉剧烈瘙痒，夜间尤甚。

3. 慢性湿疮　相当于西医的慢性湿疹（彩图11-24）。

常由急性和亚急性湿疮处理不当，长期不愈，或反复发作而成。部分病人一开始即表现为慢性湿疮的症状。皮损多局限于某一部位，如小腿、手足、肘窝、膝窝、外阴、肛门等处。表现为皮肤肥厚粗糙，触之较硬，色暗红或紫褐，皮纹显著或呈苔藓样变。皮损表面常附有鳞屑，伴抓痕、血痂、色素沉着，部分皮损可出现新的丘疹或水疱，抓破后有少量流滋。发生于手足及关节部位者，常易出现皲裂，自觉疼痛，影响活动。患者自觉瘙痒，呈阵发性，夜间或精神紧张、饮酒、食辛辣发物时瘙痒加剧。病程较长，反复发作，时轻时重。

湿疮由于病因和性质有所不同，好发于某些特定部位，临床表现可有一定的特异性。常见特定部位的湿疮有以下几种：

（1）耳部湿疮：多发生在耳后皱襞处，也可见于耳轮上部及外耳道，皮损表现为红斑、流滋、结痂及皲裂，有时带脂溢性，常两侧对称。

（2）头部湿疮：多由染发剂、生发剂、洗发剂等刺激所引起。呈弥漫性，甚至累及整个头皮，可有脓性流滋，覆以或多或少的黄痂，痂多时可将头发黏结成团，或化脓染毒，发生臭味，甚至可使头发脱落。

（3）面部湿疮：常见于额部、眉部、耳前等处。皮损为淡色或微红的斑，其上有或多或少的鳞屑，常对称分布，自觉瘙痒。由于面部经常洗擦或应用化妆品刺激，病情易反复发作。

（4）乳房湿疮：主要见于女性。损害局限于乳头，表现为潮湿、糜烂、流滋，上覆以鳞屑，或结黄色痂皮，反复发作可出现皲裂，疼痛，自觉瘙痒，一般不化脓。

（5）脐部湿疮：皮损为位于脐窝的鲜红或暗红色斑片，或有糜烂、流滋、结痂，皮损边界清楚，不累及外周正常皮肤，常有臭味，自觉瘙痒，病程较长。

（6）手部湿疮：由于手是暴露部位，接触致病因素机会较多，故手部湿疮极为常见。好发于手背及指端掌面，可蔓延至手背和手腕部，皮损形态多样，边界不清，表现为潮红、糜烂、流滋、结痂。至慢性时，皮肤肥厚粗糙，因手指经常活动而皲裂，病程较长，顽固难愈。

(7) 阴囊湿疮：为湿疮中常见的一种。局限于阴囊皮肤，有时可延至肛周，甚至阴茎部。有潮湿型和干燥型两种，前者表现为整个阴囊肿胀、潮红、轻度糜烂、流滋、结痂，日久皮肤肥厚，皮色发亮，色素加深；后者潮红、肿胀不如前者，皮肤浸润变厚，呈灰色，上覆鳞屑，且有裂隙，因经常搔抓而有不规则小片色素消失，瘙痒剧烈，夜间更甚，常影响睡眠和工作。

(8) 小腿湿疮：好发于小腿下 1/3 内侧，常伴有青筋暴露，皮损呈局限性暗红色，弥漫密集丘疹、丘疱疹、糜烂、流滋，日久皮肤变厚，色素沉着。常伴发小腿溃疡。部分患者皮损中心色素减退，可形成继发性白癜风。

(9) 钱币状湿疮：是湿疮的一种特殊类型，因其皮损似钱币状而得名。常发于冬季，与皮肤干燥同时发生。皮损好发于手足背、四肢伸侧、肩、臀、乳房等处。皮损为红色小丘疹或丘疱疹，密集而呈钱币状，滋水较多。慢性者皮肤肥厚，表面有结痂及鳞屑，皮损的周围散发丘疹、水疱，常呈"卫星状"。自觉瘙痒剧烈，反复发作，不易治愈。

（二）辅助检查

有可疑的外因接触史者（如手部湿疮）可做皮肤斑贴试验以协助明确病因。

知识链接：皮肤斑贴试验

三、鉴别诊断

1. 接触性皮炎 须与急性湿疮鉴别（见表 11-2）。

表 11-2 急性湿疮与接触性皮炎鉴别表

	急性湿疮	接触性皮炎
病因	病因常不明确	常有明显的病因
部位	不固定，常对称发生	常限于接触部位
皮疹	多形性，丘疹、水疱等边界不清	较单一，有水肿、水疱，境界清楚
接触史	不明确	有
主要症状	瘙痒剧烈	瘙痒或灼热感
转归	常有复发倾向	去除病因则较快痊愈，不再接触即不复发

2. 牛皮癣 须与慢性湿疮相鉴别。本病好发于颈项、肘、尾骶部，皮损分布常不对称；有典型的苔藓样变，皮损倾向干燥；无多形性损害。

四、治　疗

（一）辨证论治

本病以清热利湿止痒为主要治法。急性者以清热利湿为主；亚急性者以健脾利湿为主；慢性者以养血润肤为主。

1. 湿热蕴肤证

证候：发病快，病程短，皮损潮红，有丘疱疹，灼热瘙痒无休，抓破渗液流脂水；伴心烦口渴，身热不扬，大便干，小便短赤；舌红，苔薄白或黄，脉滑或数。

治法：清热利湿止痒。

方药：龙胆泻肝汤合萆薢渗湿汤加减。常用龙胆、黄芩、栀子、泽泻、木通、车前子、当归、生地、柴胡、甘草、萆薢、薏苡仁、黄柏、牡丹皮、赤茯苓、滑石。若水疱多，破后流滋多者，加土茯苓、鱼腥草；热盛者，加黄连解毒汤；瘙痒重者，加紫荆皮、地肤子、白鲜皮。

2. 脾虚湿蕴证

证候：发病较缓，皮损潮红，有丘疹，瘙痒，抓后糜烂渗出，可见鳞屑；伴纳少，腹胀便溏，易疲乏；舌淡胖，苔白腻，脉濡缓。

治法：健脾利湿止痒。

方药：除湿胃苓汤或参苓白术散加紫荆皮、地肤子、白鲜皮。常用苍术、厚朴、陈皮、猪苓、泽泻、赤茯苓、白术、滑石、防风、栀子、木通、甘草、山药、白扁豆、莲子肉、薏苡仁、砂仁等。

3. 血虚风燥证

证候：病程久，反复发作，皮损色暗或色素沉着，或皮损粗糙肥厚，剧痒难忍，遇热或肥皂水洗后瘙痒加重；伴有口干不欲饮，纳差，腹胀；舌淡，苔白，脉弦细。

治法：养血润肤，祛风止痒。

方药：当归饮子或四物消风饮加丹参、鸡血藤、乌梢蛇。常用当归、白芍、川芎、生地、白蒺藜、防风、荆芥穗、何首乌、黄芪、白鲜皮、蝉蜕、柴胡、红枣、甘草。瘙痒不能入眠者，加珍珠母（先煎）、徐长卿、夜交藤、酸枣仁。

（二）外治疗法

本病外治宜用温和的药物，避免刺激皮肤而加重病情。

1. 急性湿疮 初起仅有潮红、丘疹，或少数水疱而无渗液时，外治宜清热安抚，避免刺激，可选用清热止痒的中药苦参、黄柏、地肤子、荆芥等煎汤湿敷，或用三黄洗剂、炉甘石洗剂外搽。若水疱糜烂、渗出明显时，外治宜收敛、消炎、促进表皮恢复，可选用黄柏、生地榆、马齿苋、野菊花等煎汤，或10%黄柏溶液，或2%～3%硼酸溶液冷敷，再用青黛散麻油调搽。急性湿疮后期滋水减少时，外治宜保护皮损，避免刺激，促进角质新生，清除残余炎症，可选黄连膏、青黛膏外搽。

2. 亚急性湿疮 外治原则为消炎、止痒、燥湿、收敛，选用青黛膏、3%黑豆馏油、5%黑豆馏油软膏外搽。

3. 慢性湿疮 外治原则以止痒、抑制表皮细胞增生为主，可选用各种软膏剂、乳剂，根据瘙痒及皮肤肥厚程度加入不同浓度的止痒剂、角质促成和溶解剂，一般可外搽5%硫黄软膏、10%～20%黑豆馏油软膏、全蝎软膏（黑龙江中医药大学附属第一医院院内制剂）。

（三）其他疗法

1. 针罐疗法 适用于慢性湿疮皮损肥厚者，方法为先以梅花针叩刺皮疹部位，以微渗血为度，再于叩刺局部行走罐疗法，隔日1次，7日为一个疗程。

2. 火针疗法 适用于慢性湿疹皮损肥厚、瘙痒剧烈者，以火针快速点刺皮损或瘙痒部位，做到稳、准、快，每周1～2次。

3. 敷脐疗法 取中药消风导赤散，将其粉碎混合成药末，每次取适量填脐，外用纱布、绷带固定，隔日换药，7日为一个疗程。

4. 自血疗法 适用于各种急慢性、顽固性湿疹，方法为抽取湿疹患者自身静脉血，随后直接进行肌内注射，每周2～3次。

5. 西药治疗

（1）内服西药：以抗炎、止痒为目的，可选用抗组胺药、镇静剂。如氯苯那敏、苯海拉明、多塞平、酮替芬、阿斯咪唑、氯雷他定、西替利嗪、咪唑斯汀等，可选其中1～2种药应用。急性期可选用钙剂、维生素C、硫代硫酸钠等静脉给药，或用普鲁卡因静脉封闭疗法。合并感染者，加用抗生素。

（2）外用西药：急性期无渗液者可用氧化锌油，渗出多者用3%硼酸溶液湿敷；当渗出减少时，可用糖皮质激素霜剂，可与油剂交替使用。亚急性期用糖皮质激素乳剂、糊剂。慢性期选用软膏、硬膏、涂膜剂。对顽固局限肥厚性损害可用糖皮质激素作局部皮内注射，1次/周，4～6次为一个疗程。

五、预防与调护

（1）急性湿疮忌用热水烫洗，忌用肥皂等刺激物洗患处。

（2）湿疮患者应避免搔抓，以防感染。

（3）应忌食辛辣、鱼虾、鸡、鹅、牛、羊肉等发物，亦应忌食香菜、韭菜、芹菜、姜、葱、蒜等辛香之品。

（4）急性湿疮或慢性湿疮急性发作期间，应暂缓预防注射各种疫苗和接种牛痘。

附：婴儿湿疮

婴儿湿疮是发于1～2岁婴儿的过敏性皮肤病。中医文献又称"奶癣""胎敛疮""恋眉疮"。本病相当于西医学的婴儿湿疹。其临床特点是：好发在头面，重者可延及躯干和四肢，患儿常有家族过敏史，多见于人工哺育的婴儿。

一、病因病机

由于禀性不耐，脾胃运化失职，内有胎火湿热，外受风湿热邪，两者蕴阻肌肤而成；或因消化不良、食物过敏、衣服摩擦、肥皂水洗涤刺激等而诱发。

二、诊　断

皮损好发于颜面，多自两颊开始，渐侵至额部、眉间、头皮，反复发作，严重者可侵延颈部、肩胛部，甚至遍及全身。皮损形态多样，分布大多对称，时轻时重。在面部者，初为簇集的或散在的红斑或丘疹；在头皮或眉部者，多有油腻性的鳞屑和黄色发亮的结痂。病轻者，仅有淡红的斑片，伴有少量的丘疹、小水疱和小片糜烂流滋；病重者，红斑鲜艳，水疱多，以糜烂流滋为主。转为亚急性者，水疱减少，为暗红色斑片，丘疹稀疏，附有鳞屑。若过分搔抓、摩擦、洗烫，则糜烂加重，流滋增多，并可向颈部、躯干、四肢蔓延。常因皮肤破损而继发感染，引起附近臀核肿痛，伴有发热、食欲减退、便干溲赤等全身症状。因剧痒患儿常用手搔抓，烦躁，哭闹不安，常影响健康和睡眠。

临床常根据发病年龄及皮损特点分为以下三型：

1. 脂溢型　多发于出生后1～2个月的婴儿。皮损在前额、面颊、眉周围，呈小片红斑，上附黄色鳞屑，颈部、腋下、腹股沟处常有轻度糜烂。停乳后可痊愈。

2. 湿型（渗出型）　多发于饮食无度、消化不良、外形肥胖、3～6个月的婴儿。皮损有红斑、丘疹、水疱、糜烂、流滋。易继发感染而有发热、纳呆、吵闹、臀核肿大等症状。

3. 干型（干燥型）　多发于营养不良而瘦弱或皮肤干燥的1岁以上婴儿。皮损潮红、干燥、脱屑，或有丘疹和片状浸润，常反复发作，迁延难愈。

三、治　疗

（一）辨证论治

1. 胎火湿热证

证候：皮肤潮红，红斑水疱，抓痒流滋，甚则黄水淋漓、糜烂，结黄色痂皮；大便干，小便黄赤；苔黄腻，脉滑数。

治法：凉血清火，利湿止痒。

方药：消风导赤汤加减。常用生地、赤芍、牛蒡子、白鲜皮、金银花、薄荷、木通、黄连、甘草。脂溢型者，加地骨皮、生山楂、白花蛇舌草；湿型者，加土茯苓、车前草、苍术、黄柏；干型者，加太子参、麦冬、女贞子。

2. 脾虚湿蕴证

证候：初起皮肤暗淡，继而出现成片水疱，瘙痒，抓破后结薄痂；患儿多有消化不良，大便稀溏，或完谷不化；舌淡，苔白或白腻，脉缓。

治法：健脾利湿。

方药：小儿化湿汤加土茯苓、鱼腥草。常用苍术、陈皮、茯苓、泽泻、炒麦芽、六一散、土茯苓。

（二）外治疗法

1. 脂溢型和湿型　用生地榆、黄柏煎水或马齿苋合剂、2%硼酸溶液外用冷湿敷，待流滋、糜烂减轻后，选用青黛散油、黄连油或蛋黄油外搽。

2. 干型　用三黄洗剂、黄柏霜外搽。

四、预防与调护

（1）应保持患儿皮肤清洁。

（2）避免外界冷热、衣物、强碱性肥皂、强效或激素类药物的刺激；修短患儿的指甲，避免因瘙痒抓伤而继发感染。

（3）哺乳期的母亲应尽量避免食用辛辣刺激腥发之物，并同时注意患儿乳制品及辅食的选择。

第十节　接触性皮炎

（彩图 11-25、26）

接触性皮炎是指因皮肤或黏膜接触某些外界致病物质所引起的皮肤急性或慢性炎症反应。在中医文献中没有一个统一的病名来概括接触性皮炎，而是根据接触物质的不同及其引起的症状特点而有不同的名称。如因漆刺激而引起者，称为"漆疮"，隋·巢元方《诸病源候论·疮病诸候·漆疮候》云："漆有毒，人有禀性畏漆，但见漆便中其毒"；因贴膏药引起者，称为"膏药风"（彩图 11-25）；接触马桶引起者，称为"马桶癣"等。其临床特点是：发病前均有明显的接触某种物质的病史，好发于接触部位，有边界清楚的皮损，可为红斑、丘疹、肿胀、水疱、甚至糜烂、渗出、结痂等，去除病因后可自行痊愈。

一、病因病机

由于患者禀赋不耐，皮肤腠理不密，接触某些物质，例如漆、药物、塑料、橡胶制品、染料和某些植物的花粉、叶、茎等，使毒邪侵入皮肤，蕴郁化热，邪热与气血相搏而发病。但体质因素是发病的主要原因，同一种物质，禀赋不耐者接触后发病，体质强盛者则不发病。正如《诸病源候论·疮病诸候·漆疮候》中所说："漆有毒，……亦有性自耐者，终日烧煮，竟不为害也"。

西医学认为，接触性皮炎分为原发刺激性接触性皮炎和变态反应性接触性皮炎两种。能引起接触性皮炎的物质很多，主要有动物性、植物性和化学性物质三种。本病的发病机制，目前尚未完全阐明。

二、诊 断

（一）临床表现

本病发生前有明显的接触史，均有一定的潜伏期，第一次在4～5天以上，再次接触发病时间缩短，多数在数小时或1天左右。但强酸、强碱等强烈的刺激物，可立即发生皮损而无潜伏期。一般急性发病，常见于暴露部位，如面、颈、四肢。皮损的形态、范围、严重程度取决于接触物质种类、性质、浓度、接触时间的久暂、接触部位和面积大小以及机体对刺激物的反应程度。

皮损边界清楚，多局限于接触部位，形态与接触物大抵一致。皮疹一般为红斑、肿胀、丘疹、水疱或大疱、糜烂、渗出等（彩图11-26），一个时期内以某一种皮损为主。若为强酸、强碱或其他强烈化学物质接触，常可引起坏死或溃疡。若发生在组织疏松部位，如眼睑、包皮、阴囊处则表现为皮肤局限性水肿，皮肤光亮，表面纹理消失，无明确边缘。若患者反应强烈，则皮疹不仅局限于接触部位，还可播散到其他部位，甚至泛发全身。自觉瘙痒，烧灼感，重者疼痛。少数患者伴有怕冷、发热、头痛、恶心等全身症状。病因去除和恰当处理后可在1～2周内痊愈。但反复接触或处理不当，可转变为亚急性或慢性，皮损表现为肥厚粗糙，呈苔藓样变。

（二）辅助检查

将可疑致敏物用适当溶剂配成一定比例的浓度做斑贴试验，若示阳性则提示患者对被试物过敏。

三、鉴别诊断

1. 急性湿疮 皮损为多形性，对称性分布，泛发性，边界不清楚，病程较长，易转变为慢性，无明显接触史。

2. 颜面丹毒 无异物接触史；全身症状严重，常有寒战、高热、头痛、恶心等症状；皮疹以水肿性红斑为主，形如云片，色若涂丹；自感灼热、疼痛而无瘙痒。

四、治 疗

（一）辨证论治

1. 风热蕴肤证

证候：起病较急，好发于头面部，皮损色红，肿胀轻，其上为红斑或丘疹，自觉瘙痒，灼热；心烦，口干，小便微黄；舌红，苔薄白或薄黄，脉浮数。

治法：疏风清热止痒。

方药：消风散加紫荆皮（花）、僵蚕。常用荆芥、防风、当归、生地、苦参、苍术、蝉蜕、胡麻仁、牛蒡子、知母、石膏、甘草、木通。

2. 湿热毒蕴证

证候：起病急骤，皮损面积较广泛，其色鲜红肿胀，上有水疱或大疱，水疱破后则糜烂渗液，自觉灼热瘙痒；伴发热，口渴，大便干，小便短黄；舌红，苔黄，脉弦滑数。

治法：清热祛湿，凉血解毒。

方药：龙胆泻肝汤合化斑解毒汤加减。常用龙胆、黄芩、栀子、泽泻、木通、车前子、当归、生地、柴胡、甘草、石膏、知母、连翘、牛蒡子、黄连、玄参、升麻。黄水多者，加土茯苓、紫荆皮、马齿苋；红肿面积广泛者，加酒军、紫荆皮、桑白皮。

3. 血虚风燥证

证候：病程长，病情反复发作，皮损肥厚干燥有鳞屑，或呈苔藓样变，瘙痒剧烈，有抓痕及结痂；舌淡红，苔薄，脉弦细。

治法：养血润燥，祛风止痒。

方药：当归饮子合消风散加减。常用当归、白芍、川芎、生地、白蒺藜、防风、荆芥穗、何首乌、黄芪、苍术、蝉蜕、石膏、知母、甘草。瘙痒甚者，加僵蚕、紫荆皮、徐长卿。

（二）外治疗法

用药宜简单、温和、无刺激性。找出致病原因，去除刺激物质，避免再接触。

（1）皮损以红斑、丘疹为主者，选用三黄洗剂外搽，或选用青黛散冷开水调涂，或1%～2%樟脑、5%薄荷脑粉剂外涂，每日5～6次。若有大量渗出、糜烂，选用绿茶、马齿苋、黄柏、羊蹄草、石韦、蒲公英、桑叶等组方煎水湿敷，或用10%黄柏溶液湿敷。漆疮可用鬼箭羽、冬桑叶、杉木屑煎水湿敷或洗涤。

（2）糜烂、结痂者，选用青黛膏、清凉油乳剂等外搽。

（3）皮损肥厚粗糙，有鳞屑，或呈苔藓样者，选用软膏或霜剂，如3%黑豆馏油、糠馏油类软膏。

（三）其他疗法

西药治疗　内服药物可酌情选择抗组胺药物和镇静类药物等，皮损严重或泛发者，可选用糖皮质激素治疗。选择外用药物时，早期无渗液者用炉甘石洗剂；有渗液者，用2%～3%硼酸溶液湿敷；后期皮损干燥者用糖皮质激素霜剂，如1%丁酸氢化可的松软膏、0.1%曲安奈德霜等。

五、预防与调护

（1）不宜用热水或肥皂水洗澡，避免摩擦搔抓，禁用刺激性强的外用药物。

（2）多饮水，并给以易消化的饮食，忌食辛辣、油腻、鱼腥等发物。

（3）明确病因，避免继续接触过敏物质。

（4）与职业有关者，应加强防护措施。

第十一节　日　晒　疮

日晒疮是皮肤暴晒于强烈日光下所引起的皮肤炎症性反应。目前西医学光源性皮肤病中所包含的日光性皮炎、多形性日光疹、植物-日光性皮炎等，均属于中医"日晒疮"的范畴。其特点是：皮肤于暴晒数小时后，在暴露部位发生境界清楚的红斑，灼热疼痛，甚者焮热肿痛，可见水疱糜烂，伴头痛、发热、恶心等全身不适症状。本病好发于盛夏，尤以妇女儿童皮肤娇嫩者及室外工作人员，水面作业、雪地勘探、高原地区居民等有暴晒史者为多发。日晒疮之病名首见于明·申斗垣《外科启玄·日晒疮》："三伏夏天，勤苦之人，劳于工作，不惜身命，受酷日晒曝，先疼后破而成疮者，非血气所生也。"清代《洞天奥旨·日晒疮》亦曰："日晒疮乃夏天酷热之日曝而成者也，必先痛后破，乃外热所伤，非内热所损也。"

一、病因病机

本病多由禀赋不耐，腠理不密，盛夏酷暑，阳光暴晒，阳热毒邪，侵入体表，灼伤皮肤而发病。

1. 毒热蕴肤 毒热蕴于肌肤，蕴热化湿，与内湿搏结，湿热俱盛，则生水疱、糜烂。

2. 热毒入里 毒热入里，灼伤阴液则发热、头痛、恶心甚至谵妄。

西医认为，本病的发生是皮肤接受超过耐受量的中波紫外线后引起的光毒反应。一方面可因日光过强、暴露时间过长所引起；另一方面与个体皮肤的易晒伤因素相关。

二、诊 断

（一）临床表现

多发于盛夏及春末夏初，轻者表现为于暴晒数小时后，在暴露部位出现鲜红斑，边界清楚，与遮盖部位反差明显，轻度水肿或不肿，局部可伴灼热刺痛。2～3天后红斑渐淡并逐渐消退，可伴少许脱屑，留有色素沉着。重者表现为暴晒后红斑水肿色深，继而出现水疱、大疱、糜烂、渗液，疱液澄清色淡黄，局部灼痛难忍，触之尤甚。数天后皮损处结痂、脱屑而逐渐愈合，可遗留色素沉着或色素减退。各种症状在照射后第2日反应最强，数周后恢复。皮损广泛时可有头痛、恶心、发热、寒战，甚至谵妄、休克等全身症状。

（二）辅助检查

可做光生物学试验，以明确诊断。常用的有最小红斑量（MED）测定，光激发试验和光斑贴试验，以明确光敏性是否存在和光敏强度以及接触敏感是否存在。

三、鉴别诊断

1. 接触性皮炎 有致敏物的接触刺激史，皮损限于接触部位，与日光照射无关，可发生于任何季节。

2. 盘状红斑狼疮 皮疹呈蝶状外观，红斑上有黏着性鳞屑，剥去鳞屑下面可见钉状角质栓，皮损边界清楚略高起，中央萎缩略凹陷，伴毛细血管扩张、皮肤黏膜受累、脱发等症。

四、治 疗

（一）辨证论治

本病的治疗以清热祛暑为基本原则。皮损呈水疱、大疱，伴糜烂、渗液较多者，治当除湿解毒。

1. 阳毒袭表证

证候：皮肤暴晒后出现鲜红色斑，边界清楚，灼热刺痛，触之痛甚。伴身热乏力，口渴喜冷，小便短赤。舌质红，舌苔薄黄，脉浮数。

治法：清热消暑，解毒止痛。

方药：新加香薷饮加减。常用香薷、金银花、白扁豆花、厚朴、连翘。局部水肿者，加通草、泽泻、冬瓜皮等利水消肿；身热、口渴明显者，加桑叶、菊花、天花粉等清热生津。

2. 热毒炽盛证

证候：红斑水肿色深，继而出现水疱、大疱、糜烂、渗液，瘙痒较著，灼热刺痛。伴头痛、发热、口渴、胸闷、纳呆。舌质红，舌苔黄腻，脉滑数或濡数。

治法：清热解毒，凉血燥湿。

方药：清瘟败毒饮加减。常用石膏、生地黄、水牛角、黄连、栀子、桔梗、黄芩、知母、赤芍、玄参、连翘、竹叶、甘草、牡丹皮。水疱较多、破溃糜烂者，加马齿苋、苍术、黄柏等燥湿解毒；身热、口不渴或渴不多饮者，加藿香、佩兰、竹茹等芳香化湿。

（二）外治疗法

（1）未破溃者，选用三黄洗剂或黄连膏外涂，每日1~2次。

（2）疱破流滋及糜烂者，选用马齿苋60g或甘草60g、枯矾10g，浓煎取汁，冷湿敷患处，每次10~15分钟，每日2~3次，并于敷后外搽清凉油乳剂。对于渗出明显者亦可使用炉甘石洗剂外搽或湿敷。

（3）干燥结痂者，选用玉露膏或青黛膏、地榆油薄涂，每日1~2次。

（三）其他疗法

1. 针刺治疗 取穴下关、颊车、承浆、太阳、外关、四白、劳宫、合谷、昆仑、太溪等穴，用泻法，留针10~15分钟。

2. 西医治疗 对于一般皮损可口服抗组胺药物，或外用类固醇皮质激素霜。伴感染者可用抗生素；伴高热等全身症状明显者，给予补充水电解质及维生素。对于慢性苔藓化及斑块性皮损，可选用曲安西龙混悬液及利多卡因注射液于皮损内或皮损下注射进行局封疗法。

五、预防与调护

（1）夏季避免日光直接暴晒，外出时注意遮阳和使用防晒剂和避光剂。

（2）已发病者局部禁用热敷。若皮肤有糜烂处，应及时处理。瘙痒时，严禁抓破，以防继发感染。

（3）忌食辛辣炙煿之品及鱼腥发物。

（4）常在室内工作者，应经常参加户外锻炼，以提高皮肤对日光的耐受性。

（彩图11-27~32）

第十二节 药　　毒

药毒是指药物通过口服、注射或皮肤黏膜直接用药等途径，进入人体后所引起的皮肤或黏膜的急性炎症反应。中医学又称之为"中药毒"。相当于西医的药物性皮炎，亦称药疹。其特点是：发病前有用药史，并有一定的潜伏期，常突然发病，皮损形态多样，颜色鲜艳，可泛发或仅限于局部。《诸病源候论》《千金方》等书均有"解诸药毒"的记载。

一、病因病机

本病总由禀赋不耐，药毒内侵所致。药毒发疹，必源于内外因相互作用而发病。

1. 风热侵袭 风热之邪浸淫血脉，内不得疏泄，外不得透达，郁于肌肤腠理之间所致。

2. 湿毒蕴肤 过食肥甘厚味之品，脾失健运，药毒入侵，酿生湿热，湿热与药毒相结，蕴蒸于皮肤而成。

3. 热毒入营 素体血热，药毒侵袭，入里化热，郁而化火，火毒炽盛，燔灼营血，外发肌肤，内攻脏腑所致。

4. 气阴两虚 毒蕴日久，灼伤津液，气无所生，以致气阴两虚，肌肤失养，重者阴液耗竭，阳无所附，浮越于外，病情危殆。

西医认为，本病发病机制复杂，可分为超敏反应机制和非超敏反应机制，而以前者占多数。

常见引起本病的药物有抗生素类、解热镇痛药类、镇静催眠药类、抗癫痫药类、异种血清制剂及疫苗、各种生物制剂等。近年来由中草药、中药注射剂的应用引起的药疹逐渐增多。

二、诊　断

（一）临床表现

本病表现复杂，基本具有以下特征：发病前有用药史，有一定的潜伏期，首次发病多在用药后 5～20 天内，重复用药可在 1～2 日或数小时内发病。皮疹类型多样，除固定性药疹有特征性表现外，皮损一般有多形性、对称性、广泛性、颜色鲜艳及瘙痒剧烈等特点。可伴有发热、倦怠、全身不适、纳差、便干、溲赤等全身症状。重者可伴口腔黏膜、内脏、造血系统等损害。血常规检查可见白细胞总数增多，常伴有嗜酸性粒细胞增高，但亦有白细胞、红细胞、血小板减少者。若内脏受累，可出现肝肾功能异常、蛋白尿等。

（二）常见类型

1. 荨麻疹样型　皮损同荨麻疹，但较一般荨麻疹色泽更红艳，持续不退，剧痒刺痛，重者出现口唇、包皮等皮肤黏膜疏松部位的血管神经性水肿（彩图 11-27）。引起此型的常见药物有青霉素、呋喃唑酮、血清制品、磺胺类及水杨酸盐类等。

2. 麻疹样或猩红热样型　皮疹为针头至米粒大小的丘疹或斑丘疹，稀疏或密集分布，发疹顺序为自上而下，以躯干为主，也可扩展到四肢（彩图 11-28）。皮损焮红灼热，常有不同程度的瘙痒。引起此型的常见药物有解热镇痛药类、巴比妥类、青霉素类、链霉素、磺胺类等。

3. 多形红斑样型　皮疹为豌豆至蚕豆大圆形或椭圆形水肿性红斑或丘疹，中央常有水疱，边缘带紫色，对称性发于全身，以四肢为多（彩图 11-29），常伴有发热、关节痛、腹痛等全身症状。严重者口腔、外阴黏膜也出现水疱，糜烂，疼痛剧烈。引起此型的常见药物有磺胺类、解热镇痛药类、巴比妥类、青霉素类等。

4. 固定红斑型　皮疹为局限性圆形或椭圆形水肿性红斑，颜色鲜红或紫红。重者中央有水疱，愈后留色素沉着（彩图 11-30），发作愈频则色素越深，再次服用同种药物后则在同一部位发生，也可同时增加新的损害，数目可单个或多个，皮疹可发生于全身任何部位，但以口唇及口周、龟头、肛门等处的皮肤黏膜最为常见。引起此型的常见药物有磺胺类、解热镇痛药类、巴比妥类、四环素类等。

5. 剥脱性皮炎型　此型较为严重。起病较急，呈进行性加重。初期多为麻疹、猩红热样表现，继而全身皮肤潮红、肿胀，呈鲜红色或棕红色，大量脱屑，手足部可出现手套或袜套样剥脱，脱屑大约持续 1 个月，重者毛发、指甲都可以脱落（彩图 11-31），可伴有恶寒、高热（39～40℃以上）、烦躁口渴，甚至有肝肾损害而出现昏迷、衰竭。部分患者可出现糜烂、渗出、结痂。病程常超过 1 个月，甚至更长。引起此型的常见药物有青霉素类、链霉素、磺胺类、巴比妥类、抗癫痫药、保泰松、对氨水杨酸钠等。

6. 大疱性表皮松解型　此型为本病中最严重的一种，死亡率高。其发病重，常伴有高热、烦躁，严重者可出现神昏谵语，甚至昏迷。皮疹为大片鲜红色或紫红色斑片，自觉灼痛，迅速出现松弛性水疱及大疱，形似烫伤，尼氏征阳性，大疱易擦破，创面为牛肉样红色（彩图 11-32）。口腔、支气管、食管、眼结膜等处黏膜以及心、肝、肾等脏器均可同时受累。引起此型的药物有磺胺类、解热镇痛药类、巴比妥类等。

7. 湿疹皮炎样型　此型特殊，部分病人可因外用药物过敏引起接触性皮炎后，再经内服、注射或外用相同或类似药物后，导致发生泛发性或对称性湿疹样损害的皮疹，自觉剧烈瘙痒，或有发热不适等全身症状。引起此型的常见药物有青霉素类、链霉素、磺胺类等。

（三）实验室及辅助检查

血常规检查见白细胞数增多，常伴有嗜酸性粒细胞增高。多脏器受累者可见肝功异常，血清转氨酶增高，肾功能异常，出现血尿、蛋白尿、血尿素氮、肌酐增高；心脏受累者可见心电图异常。

三、鉴别诊断

1. 麻疹 发病前先有上呼吸道卡他症状，如鼻流清涕，随后出现眼结膜充血，怕光，发热2～3天，口腔颊黏膜可见小点状白色科泼力克氏斑。

2. 猩红热 皮疹出现前全身症状明显，出现高热、头痛、咽痛等；典型者有杨梅舌、口周苍白圈。

四、治 疗

停用一切可疑药物，以清热利湿解毒为主。重症宜中西医结合治疗。

（一）辨证论治

1. 湿毒蕴肤证

证候：皮疹为红斑、丘疹、风团、水疱，甚则糜烂渗液，表皮剥脱；伴灼热剧痒，口干，大便燥结，小便黄赤，或有发热；舌红，苔薄白或黄，脉滑或数。

治法：清热利湿，解毒止痒。

方药：萆薢渗湿汤加减。伴发热者，加生石膏；肿胀糜烂者，加白茅根、茵陈；剧烈瘙痒者，加白鲜皮；大便燥结者，加生大黄。

2. 热毒入营证

证候：皮疹鲜红或紫红，甚则为紫斑、血疱，灼热痒痛；伴高热，神志不清，口唇焦燥，口渴不欲饮，大便干结，小便短赤；舌红绛，苔少或镜面舌，脉洪数。

治法：清热凉血，解毒护阴。

方药：清营汤加减。神昏谵语者，加服紫雪丹或安宫牛黄丸；尿血者，加大小蓟、侧柏叶；热盛者，加生石膏、牡丹皮。另外，可用清开灵注射液40ml，加入5%葡萄糖液500ml中，静脉滴注，每日1次，用药7天左右。

3. 气阴两虚证

证候：严重药疹后期大片脱屑；伴低热，神疲乏力，气短，口干欲饮；舌红，少苔，脉细数。

治法：益气养阴清热。

方药：增液汤合益胃汤加减。脾胃虚弱者，加茯苓、白术、山药、黄芪。

（二）外治疗法

（1）皮损潮红无渗出者，用马齿苋或大青叶煎汤外洗，或炉甘石洗剂外涂。

（2）皮损潮红肿胀、糜烂渗出者，用马齿苋或黄柏煎汤冷湿敷，青黛散麻油调敷；皮损脱屑干燥，用麻油或甘草油外擦；皮损结痂，用棉签蘸麻油或甘草油揩痂皮。

（三）其他疗法

1. 一般药疹 使用抗组胺药物、维生素C和钙剂。

2. 重症药疹 宜采用中西医结合疗法，除上述内治、外治方法外，宜早期足量使用类固醇皮质激素，如氢化可的松300～400mg或地塞米松10～15mg，维生素C 2～3g，加入5%或10%葡萄糖溶液1000～2000ml中，静脉滴注，至病情缓解后，改为泼尼松或地塞米松口服。必要时配合使用抗生素以防止继发感染。

五、预防与调护

（1）预防本病发生的关键是合理用药。用药前必须询问患者有无药物过敏史。如应用青霉素及抗毒血清制剂，用药前要作过敏试验。

（2）用药过程中要注意观察用药后的反应，遇到全身出疹、瘙痒，要考虑药疹的可能，及时诊断，及时处理。

（3）多饮开水，忌食辛辣发物。

（4）皮损忌用热水烫洗或搔抓。

（5）重症药疹应按危重患者护理等级进行护理。

（6）尽力追查致敏药物，并告知患者，同时在病例上标明，避免以后应用。

第十三节 风 瘙 痒

（彩图 11-33）

风瘙痒是一种无明显原发性皮肤损害而以瘙痒为主要症状的皮肤感觉异常的皮肤病，亦称痒风。《外科证治全书·痒风》记载："遍身瘙痒，并无疮疥，搔之不止。"相当于西医的皮肤瘙痒症。其特点是：皮肤阵发性瘙痒，搔抓后常出现抓痕、血痂、色素沉着和苔藓样变等继发性损害。临床上有局限性、泛发性两种。局限性者以阴部、肛门周围最为多见，泛发性者可泛发全身。本节仅叙述全身性皮肤瘙痒症。

一、病因病机

禀赋不耐，血热内蕴，外感之邪侵袭，则易血热生风，因而致痒；久病体弱，气血亏虚，风邪乘虚外袭，血虚易生风，肌肤失养，而致本病；饮食不节，过食辛辣、油腻，或饮酒，损伤脾胃，湿热内生，化热生风，内不得疏泄，外不得透达，郁于皮肤腠理而发本病。

西医学认为，内因多与肝胆疾患、肾功能不全、内分泌障碍、内脏肿瘤、肠道寄生虫、神经精神因素等有关，外因与气候寒冷、干燥、饮食辛辣等因素有关。

二、诊 断

（一）临床表现

好发于老年及青壮年，多见于冬季，少数也有夏季发作者。主要表现为阵发性瘙痒，尤以夜间为重。饮酒之后、情绪变化、被褥温暖及搔抓摩擦可使瘙痒发作或加重。无原发性皮肤损害，由于剧烈搔抓，可引起条状表皮剥脱和血痂，亦可有湿疹样变、苔藓样变及色素沉着等继发性皮损（彩图 11-33）。患者常因瘙痒剧烈而影响睡眠，伴有头晕、精神忧郁及食欲不振等症状。发生于秋末及冬季，因气温骤冷所诱发者，称冬季瘙痒症；以湿热、汗液为诱因而引起瘙痒者，称夏季瘙痒症。

（二）实验室及辅助检查

有严重的风瘙痒疾病的患者，应注意检查肝功能、肾功能、空腹血糖等，以排除系统性疾病。

三、鉴别诊断

1. 虱病 虽有全身皮肤瘙痒，但主要发生在头部、阴部，并可找到成虫或虱卵，有传染性。

2. 疥疮 好发于皮肤皱褶处，皮疹以丘疱疹为主，隧道一端可挑出疥螨。

四、治　疗

本病治疗以祛风清热凉血为主，并发内部疾病时，及时寻找原因，采用标本兼顾、内外兼治的方法。

（一）辨证论治

1. 风热血热证

证候：皮肤瘙痒剧烈，遇热更甚，皮肤抓破后有血痂；伴心烦，口渴，小便色黄，大便干燥；舌质红，苔薄黄，脉浮数。

治法：疏风清热，凉血止痒。

方药：消风散合四物汤加减。血热盛者，加牡丹皮、浮萍；风盛者，加全蝎、防风；夜间痒甚者，加蝉衣、牡蛎、珍珠母。

2. 湿热内蕴证

证候：瘙痒不止，抓破后继发感染或湿疹样变；伴口干口苦，胸胁闷胀，纳谷不香，小便黄赤，大便秘结；舌质红，苔黄腻，脉滑数或弦数。

治法：清热利湿止痒。

方药：龙胆泻肝汤加减。瘙痒剧烈者，加白鲜皮、刺蒺藜；大便秘结者，加大黄。

3. 血虚肝旺证

证候：一般以老年人多见，病程较久，皮肤干燥，抓破后可有少量脱屑，血痕累累；如情绪波动，可引起发作或瘙痒加剧；伴头晕眼花，失眠多梦；舌红，苔薄，脉细数或弦数。

治法：养血平肝，祛风止痒。

方药：当归饮子加减。年老体弱者，重用黄芪、党参；瘙痒甚者，加全蝎、地骨皮；皮损肥厚者，加阿胶、丹参。

（二）外治疗法

（1）全身皮肤瘙痒者，可选用百部酊外搽。

（2）皮损有湿疹样变者，用三黄洗剂外搽，每日3～4次。

（3）各型瘙痒症，均可用药浴或熏洗、熏蒸疗法以及矿泉浴等。

（4）皮肤干燥发痒者，可外用黄连膏、全蝎软膏（黑龙江中医药大学附属第一医院院内制剂）等各种润肤膏薄搽。

（三）其他疗法

1. 针罐疗法

（1）耳针：取穴枕部、神门、肺区、肾上腺，埋针或埋豆，每周1次。

（2）火针：皮瘙痒剧烈处根据患者承受能力进行局部散刺，每周1～2次。

（3）刺络拔罐：可于大椎、肺俞等穴处以三棱针行刺络放血拔罐疗法，隔日1次。

2. 西医治疗

（1）全身疗法：主要为镇静止痒，可应用各种抗组胺类和镇静类药物，亦可选用盐酸普鲁卡因静脉封闭疗法或选用钙剂。

（2）局部疗法：按季节及个体皮肤情况选用各种剂型，一般夏季用水剂、冬季用霜剂为好。

五、预防与调护

（1）忌饮酒类，少食鱼、虾、蟹等动风发物，多食蔬菜水果。
（2）避免用搔抓、摩擦或热水烫洗等方式止痒，不用碱性强的肥皂洗澡。
（3）内衣应柔软宽松，宜穿棉织品或丝织品，不宜穿毛织品。
（4）平素调畅情志，避免劳累，保持心情舒畅。

第十四节 瘾 疹

（彩图 11-34、35）

瘾疹是一种皮肤出现红色或苍白色风团，时隐时现的瘙痒性、过敏性皮肤病。瘾疹之名首见于《素问·四时刺逆从论》"少阴有余，病皮痹隐疹"。本病又称"风疹块"或"瘾㾦"。如发生在眼睑、口唇等疏松部位，水肿明显者则称"游风"。《诸病源候论·风瘙身体瘾疹候》中曰："邪气客于皮肤，复逢风寒相折，则起风瘙瘾疹。"相当于西医的荨麻疹。其特点是：突然发病，皮肤上出现瘙痒性风团，发无定处，骤起骤退，退后不留痕迹。

一、病因病机

先天禀赋不足，卫外不固，风邪乘虚侵袭所致；或表虚不固，风寒、风热外袭，客于肌表，致使营卫失调而发；或饮食不节，过食辛辣肥厚，或肠道寄生虫，使肠胃积热，复感风邪，内不得疏泄，外不得透达，郁于皮毛腠理之间而发。此外，情志内伤，冲任不调，肝肾不足，血虚生风生燥，阻于肌肤也可发生。

西医学认为，本病的发生与食物、药物、感染、物理因素、动植物因素、精神因素、某些系统性疾病、妊娠及月经周期均有一定的关系，发病机制可分为超敏反应与非超敏反应两类。

二、诊 断

（一）临床表现

本病可以发生于任何年龄、季节。发病突然，皮损可发生于任何部位，出现形态不一、大小不等的红色或白色风团，境界清楚（彩图 11-34），一般迅速消退，不留痕迹，以后不断成批出现，时隐时现。如单纯发生在眼睑、口唇、阴部等组织疏松处，出现浮肿边缘不清而无其他皮疹者，称为游风；其局部不痒或轻微痒感，或麻木胀感，水肿经 2～3 天消退，也有持续更长时间者，消退后不留痕迹，自觉灼热、瘙痒剧烈；部分患者可有怕冷、发热等症状；如侵犯消化道黏膜，可伴有恶心呕吐、腹痛、腹泻等症状；喉头和支气管受累时可导致喉头水肿与呼吸困难，有明显气闷窒息感，甚至发生晕厥。根据病程长短，可分为急性和慢性两种。急性者发作数天至 1～2 周；慢性者反复发作，迁延数月，经年不断。皮肤划痕试验阳性（彩图 11-35）。

（二）实验室检查

血液中嗜酸性粒细胞升高。若伴感染时，白细胞总数增高及中性粒细胞的百分比增高。

三、鉴别诊断

1. 丘疹性荨麻疹 为风团性丘疹或小水疱；好发于四肢、臀、腰等处，数日后才消退，消退后留有色素沉着斑。夏季儿童多见。

2. 猫眼疮 本病发病急骤，好发于手足背、手足掌底、四肢伸侧等处，皮损为丘疹、水疱等多形性损害和具有虹膜样特征性红斑，好发于冬春季，以青年女性多见。

3. 阑尾炎 伴有腹痛的荨麻疹需要与外科急腹症（如阑尾炎等）区别，阑尾炎右下腹疼痛较著，有压痛，血液白细胞总数和中性粒细胞增多。

四、治 疗

首先寻找病因并予以去除。对难于发现病因的，大多数情况常是对症治疗。

（一）辨证论治

1. 风寒束表证

证候：风团色白，遇寒加重，得暖则减；恶寒怕冷，口不渴；舌淡红，苔薄白，脉浮紧。

治法：疏风散寒止痒。

方药：桂枝麻黄各半汤加减。恶寒怕冷者，加炙黄芪、炒白术、防风。

2. 风热犯表证

证候：风团鲜红，灼热剧痒，遇热加重，得冷则减；伴有发热，恶寒，咽喉肿痛；舌质红，苔薄白或薄黄，脉浮数。

治法：疏风清热止痒。

方药：消风散加减。风团鲜红灼热者，加牡丹皮、赤芍；口渴者，加玄参、天花粉；瘙痒剧烈者，加刺蒺藜、珍珠母。

3. 胃肠湿热证

证候：风团片大、色红、瘙痒剧烈；发疹的同时伴脘腹疼痛，恶心呕吐，神疲纳呆，大便秘结或泄泻；舌质红，苔黄腻，脉弦滑数。

治法：疏风解表，通腑泄热。

方药：防风通圣散加减。便溏者去大黄，加薏苡仁；恶心呕吐者，加半夏、茯苓、竹茹；有肠道寄生虫者，加乌梅、使君子、槟榔。

4. 血虚风燥证

证候：反复发作,迁延日久,午后或夜间加剧；伴心烦易怒，口干，手足心热；舌红少津，脉沉细。

治法：养血祛风，润燥止痒。

方药：当归饮子加减。心烦失眠者，加炒枣仁、夜交藤；瘙痒较甚者，加首乌、刺蒺藜。

（二）外治疗法

（1）炉甘石洗剂外搽。

（2）香樟木或晚蚕沙30～60g，煎汤熏洗。

（3）白矾、蚕沙、芒硝、荆芥、苦参各20g 水煎外洗，每日数次。

（三）其他疗法

1. 针罐疗法

（1）体针：皮疹发于上半身者，取穴曲池、内关；发于下半身者，取穴血海、足三里、三阴交；发于全身者，配风市、风池、大椎、大肠俞等。

（2）耳针：可取穴肝区、脾区、肾上腺、皮质下、神门等。

（3）拔罐：神阙穴拔罐，每日1次，每次10～15分钟。

2. 放血疗法 分别在双耳尖、双中指尖、双足趾尖，经常规消毒，三棱针放血，2～3天1次。

3. 自血疗法 用注射器抽取荨麻疹患者自身静脉血，摇匀后迅速进行自体注射，可根据局部吸收情况，每周 1～2 次。

4. 中成药 风热犯表证者可口服消风散（黑龙江中医药大学附属第一医院院内制剂），每次 5g，每日两次；或口服苦参祛风丸（黑龙江中医药大学附属第一医院院内制剂），每次 1 丸，每日 3 次。

5. 西医治疗 急性者可选用抗组胺制剂、钙剂、硫代硫酸钠等。严重者可短期内应用类固醇皮质激素。发疹急骤而广泛；或喉头水肿，呼吸困难；或伴胃肠道症状，可皮下或肌内注射 0.1% 肾上腺素，或静脉滴注氢化可的松或地塞米松。出现喉头水肿窒息严重者，必要时行气管切开术。

五、预防与调护

（1）禁用或禁食某些对机体过敏的药物或食物，避免接触致敏物品，积极防治某些肠道寄生虫病。

（2）忌食鱼腥虾蟹、辛辣、葱、酒等。

（3）注意气温变化，自我调摄寒温，加强体育锻炼，调整生活节奏，保持心情舒畅。

第十五节 牛 皮 癣

（彩图 11-36）

牛皮癣是一种皮肤状如牛项之皮，厚而且坚的慢性瘙痒性皮肤病。在中医古代文献中，因其好发于颈项部，称之为"摄领疮"；因其缠绵顽固，亦称为"顽癣"。相当于西医的神经性皮炎。晋《诸病源候论·摄领疮候》云："摄领疮，如癣之类，生于颈上，痒痛，衣领拂着即剧，云是衣领揩所作，故名摄领疮也。"明《外科正宗·顽癣》云："牛皮癣如牛项之皮，顽硬且坚，抓之如朽木。"其特点是：皮损多是圆形或多角形的扁平丘疹融合成片，剧烈瘙痒，搔抓后皮损肥厚，皮沟加深，皮嵴隆起，极易形成苔藓样变。

一、病因病机

初起为风湿热之邪阻滞肌肤或硬领等外来机械刺激所引起；病久耗伤阴液，营血不足，血虚生风生燥，皮肤失去濡养而成；肝火郁滞，情志不遂，郁闷不舒，或紧张劳累，心火上炎，以致气血运行失职，凝滞肌肤，每易成为诱发的重要因素，且致病情反复。

总之，情志内伤、风邪侵扰是本病发病的诱发因素，营血失和、气血凝滞则为其病机。

西医学认为，本病病因尚不清楚，可能与神经精神因素、胃肠功能障碍、内分泌失调、饮食及局部刺激等有关。

二、诊 断

牛皮癣多见于青壮年，呈慢性经过，时轻时重，多在夏季加剧，冬季缓解。发病部位大多数见于颈项部、额部，其次为尾骶、肘窝、腘窝，亦可见腰背、两髋、外阴、肛周、腹股沟及四肢等处，常呈对称性分布，亦可沿皮肤皱褶或皮神经分布而呈线状排列。皮损（彩图 11-36）初起有聚集倾向的扁平丘疹，干燥而结实，皮色正常或淡褐色，表面光泽，久之融合成片，逐渐扩大，皮肤增厚干燥成席纹状，稍有脱屑。长期搔抓可致皮肤浸润肥厚，嵴沟明显，呈苔藓化。自觉阵发性奇痒，入夜尤甚，搔之不知痛楚。情绪波动时，瘙痒随之加剧。局限型皮损仅见于颈项等局部，为少数界限清楚的苔藓样肥厚斑片；泛发型分布较广泛，以肘窝、腘窝、四肢、面部及躯干为多，甚至泛发全身各处，皮损同局限型。本病呈慢性病程，常多年不愈，易反复发作。

三、鉴别诊断

1. 慢性湿疮 由急性湿疮转变而来，皮损也可苔藓化，但仍有丘疹、小水疱、点状糜烂、流滋等，病变多在四肢屈侧。

2. 扁平苔藓 损害多为暗红、淡紫或皮肤呈多角扁平丘疹，有蜡样光泽、网状纹，可累及黏膜及指（趾）甲，组织病理切片有诊断价值。

3. 白疕 皮损基底呈淡红色，上覆银白色鳞屑，剥去后有薄膜现象和筛状出血点。

4. 原发性皮肤淀粉样变 多发生在背部和小腿伸侧。皮损为高粱米大小的圆顶丘疹，色紫褐，质较硬，密集成群，角化粗糙。

四、治 疗

本病治疗以疏风清热、养血润燥为治则。对继发感染者应采用抗菌药物，及时控制感染。

（一）辨证论治

1. 肝郁化火证

证候：皮疹色红，伴心烦易怒，失眠多梦，眩晕，心悸，口苦咽干；舌边尖红，脉弦数。

治法：疏肝理气，清肝泻火。

方药：龙胆泻肝汤加减。心烦失眠者，加钩藤、珍珠母；瘙痒剧烈者，加刺蒺藜、白鲜皮。

2. 风湿蕴肤证

证候：皮损呈淡褐色片状，粗糙肥厚，剧痒时作，夜间尤甚；舌淡红，苔薄白或白腻，脉濡缓。

治法：祛风利湿，清热止痒。

方药：消风散加减。病久不愈者，加丹参、三棱、莪术；剧痒难忍者，加全蝎、蜈蚣。

3. 血虚风燥证

证候：皮损色淡或灰白，状如枯木，肥厚粗糙似牛皮；心悸怔忡，失眠健忘，女子月经不调；舌淡，苔薄，脉沉细。

治法：养血润燥，息风止痒。

方药：当归饮子加减。失眠健忘者，加夜交藤、女贞子、石菖蒲；月经不调者，加女贞子、旱莲草、泽兰；肥厚粗糙者，加桃仁、红花、丹参。

（二）外治疗法

（1）肝郁化火、风湿蕴肤证可用三黄洗剂外搽，每日3～4次。

（2）血虚风燥证可外用油膏，如疯油膏、全蝎软膏（黑龙江中医药大学附属第一医院院内制剂），加热烘疗法。局部涂油膏后，热烘10～20次，烘后可将所涂药膏擦去，每日一次，4周为一个疗程。

（3）羊蹄根散醋调搽患处，每日1～2次。

（4）以醋泡过鸡蛋的蛋黄与蛋白搅匀，用棉棒或棉球蘸其液外搽数次。

（三）其他疗法

1. 针刺治疗

（1）体针：取曲池、血海、大椎、足三里、合谷、三阴交等穴，隔天1次。

（2）梅花针：苔藓化明显者，用梅花针在患处来回移动击刺，每日1次。

（3）火针：皮损瘙痒剧烈处及粗糙肥厚处，根据患者承受能力进行局部散刺，每周1～2次。

2. 西医治疗 瘙痒剧烈者，可选用抗组胺药及镇静剂；或外用类固醇皮质激素；亦可用维

生素 B_{12} 0.1mg、0.25% 盐酸普鲁卡因 2ml，取针刺穴位进行注射，每周 2 次，10 次为一个疗程。

五、预防与调护

（1）避免精神刺激，保持情绪稳定。
（2）少食辣椒等刺激性食物，忌烟酒，忌喝浓茶、咖啡。
（3）禁用手搔抓及热水烫洗，避免硬质衣领摩擦。

第十六节 葡 萄 疫

（彩图 11-37）

葡萄疫是血管壁渗透性或脆性增高所致皮肤、黏膜下出现瘀点或瘀斑为主要表现的一种血管炎性疾病。葡萄疫之病名首见于明·陈实功《外科正宗·杂疮毒门·葡萄疫》，"葡萄疫，其患多生小儿，感受四时不正之气，郁于皮肤不散，结成大小青紫斑点，色若葡萄，发在遍体头面，乃为腑症。"中医文献中有关"肌衄""斑毒"等疾病的论述与本病相似。本病相当于西医的过敏性紫癜。其临床特点是皮肤或黏膜出现紫红色瘀点、瘀斑，压之不退色，可伴有腹痛、关节痛或肾脏病变，一般无血液系统疾病。

一、病因病机

本病总由禀赋不耐，邪伤脉络所致。血不循经或瘀血阻滞络道，血溢脉外，凝滞肌肤，发为紫斑。累及脏腑则发为腹痛、尿血、便血之症。

1. 热毒伤络 多因外感风热，邪毒入里，脏腑蕴热，灼伤脉络，血不循经，热邪迫血妄行，外溢肌肤，内渗脏腑。

2. 湿热伤营 湿热蕴肤，郁热化毒，伤及脉络，阻塞脉道，血不循经，血外溢肌肤而出疹，内则蕴阻肠胃、关节而发病。

3. 脾气亏虚 素体脾虚，中气下陷，脾不统血，血溢脉外而发斑。

4. 脾肾两虚 阴血不足，虚火上炎，灼伤脉络，血随火动，渗于脉外，而成紫斑；或火不生土，运化无力或思虑饮食伤脾，脾阳虚衰，不能统血，血溢脉外而发斑；肾阳虚衰，气化失司，水湿内停，湿热下注而发斑疹。

西医学认为，本病病因复杂，细菌、病毒、食物、药物等均可导致发病，此外，恶性肿瘤和自身免疫性疾病亦可成为致病因素。发病机制可能为Ⅲ型超敏反应，最终造成毛细血管或小动脉血管及其周围产生炎症，血管壁的通透性和脆性增加，导致皮肤黏膜、脏器出血及水肿，而引发各种临床表现。

二、诊 断

（一）临床表现

本病好发于儿童及青少年，男女皆可发病，春季发病者居多。多数患者在发病前有上呼吸道感染、低热、恶寒、咽痛、全身不适、食欲不振等前驱症状，或有食用鱼虾发物及服药过敏等病史。皮疹（彩图 11-37）以四肢伸侧为主，尤多见于小腿部，亦可泛发于臀部及躯干。临床表现为针尖到绿豆大小的瘀点或瘀斑，色鲜红或暗红，压之不褪色，多对称或成批出现，1 周左右转为黄褐色，多一面消退，一面又发新皮损。皮疹若融合成片，严重可出现风团、红斑、水肿、血疱、溃疡、坏死等，伴有瘙痒，易反复发作，1～2 个月才能全部消退。

1. 单纯型 仅有皮肤损害，而未累及内脏，一般无明显全身症状。
2. 关节型 皮损可出现风团、红斑、血疱，并伴有腕、肘、膝、踝关节等处的红肿疼痛。
3. 腹型 除皮疹外，伴有恶心呕吐、腹痛腹泻、甚至便血等，重者出现肠套叠或肠穿孔。
4. 肾型 皮损较重，伴有蛋白尿、血尿、管型尿，后期可转为慢性肾炎、尿毒症，或同时兼见关节或胃肠道症状。

（二）实验室检查

白细胞有轻度至中度增高，嗜酸性粒细胞计数有时增高，血沉加快。肾型者，尿中有红细胞、尿蛋白、管型。血小板计数、出凝血时间、血块收缩时间均正常。

三、鉴别诊断

1. 血小板减少性紫癜 除皮肤紫癜外，实验室检查血小板计数明显减少，出血时间延长，血块收缩时间延长。
2. 血友病 有家族遗传史，可因轻微外伤而有严重出血，凝血时间延长。
3. 维生素 C 缺乏病 外伤可造成皮肤发生瘀斑，维生素 C 治疗有显效。

四、治　疗

治疗早期以清热凉血，活血化瘀为主，后期以补脾益肾为基本原则，结合病证，对症治疗，标本兼顾。同时尽可能寻找并避免致敏因素。

（一）辨证论治

1. 热毒发斑证

证候：起病急，皮疹为鲜红色较密集的瘀点或瘀斑，高出皮面。伴发热恶寒，咽痛口干，甚者鼻衄，大便秘结，小便短赤。舌质红绛，舌苔黄腻，脉洪数。本证多见于单纯型。

治法：清热凉血，化瘀消斑。

方药：犀角地黄汤合银翘散加减。瘙痒者，加蝉蜕等疏风散热止痒。

2. 湿热伤络证

证候：皮疹多见于下肢，为鲜红色较密集的瘀点、瘀斑或大片紫癜。伴关节红肿疼痛、肿胀，或恶心、呕吐、腹痛、便血，或血尿。舌质红，舌苔黄腻，脉滑数。本证多见于关节型、腹型及肾型。

治法：清热利湿，通络消斑。

方药：犀角地黄汤加减。伴关节痛者，加虎杖、桑枝、土茯苓等清热祛湿利关节；恶心呕吐者，加黄连、半夏等降逆止呕；腹痛者，加延胡索、山楂、木香等行气散瘀止痛；血尿者，加蒲黄、大蓟、小蓟等凉血止血，散瘀利尿；尿蛋白者，加白茅根、知母、黄柏、大蓟、小蓟等清热凉血利尿。

3. 脾气亏虚证

证候：病程较长，反复发作，迁延日久，皮疹紫暗或暗淡，分布稀疏。伴面色萎黄，神疲气短，自汗乏力，纳呆便溏。舌质淡，或有齿痕，舌苔薄，脉濡细。

治法：健脾益气，养血止血。

方药：归脾汤加减。纳呆者，加砂仁、焦三仙、鸡内金等行气消食和胃；气虚甚者，加党参、升麻等益气升提。

4. 脾肾两虚证

证候：病程日久，反复发作，皮疹紫红。伴见面色萎黄，神疲乏力，午后潮红，颧红盗汗，五心烦热。舌质红，少苔，脉细数；或皮疹淡紫，触之欠温，遇寒加重。伴见头晕耳鸣，腰膝酸软，身寒肢冷，腹痛喜按，食少纳呆，五更泄泻。舌质淡，舌苔薄，脉沉迟。

治法：滋阴降火，温补脾肾。

方药：大补阴丸或金匮肾气丸加减。若阳虚明显者，加制附子、细辛、吴茱萸等温补肾阳。

（二）外治疗法

若有局部瘙痒，可外用炉甘石洗剂外搽。

（三）其他疗法

1. 针刺治疗

（1）体针：取穴曲池、足三里、气海、内关、天枢、筑宾、飞扬等，以强刺激手法为主。

（2）耳针：取穴肾上腺、脾、内分泌、肺、枕部，两耳交替，每日1次。

2. 西药治疗 抗组胺药物治疗，同时亦可配合维生素C、芦丁、钙剂等，急性期腹痛症状明显及并发肾炎者可应用糖皮质激素治疗。

五、预防与调护

（1）积极寻找并消除可疑致病因素，避免服用可致敏的药物或食物。

（2）预防上呼吸道感染，如有感染病灶，应及时去除。

（3）清淡饮食，多食蔬菜水果，忌食辛辣腥发之物。

（4）注意休息，避免劳累，防止外伤。

第十七节 白 疕

（彩图11-38~45）

白疕是一种以红斑、丘疹、鳞屑损害为主要表现的慢性复发性炎症性皮肤病。因刮去鳞屑可见点状出血点，如匕首刺伤皮肤之状而得名。中医学文献记载有"松皮癣""干癣""蛇虱""白壳疮"等病名。本病相当于西医学的银屑病。其临床特点是：在红斑基础上覆有银白色鳞屑，刮去鳞屑有薄膜及点状出血点。病程长，反复发作。男女老幼皆可罹患，具有一定的遗传倾向，初发病例季节性明显，多冬重夏轻，但部分患者可相反，数年之后则季节性不明显。本病的相关记载首见于《诸病源候论·干癣候》，"干癣，但有匡郭，皮枯索痒，搔之白屑出是也"，清·祁坤《外科大成》则首次提出了"白疕"的病名。

一、病因病机

本病多因素体营血亏损，血热内蕴，化燥生风，肌肤失养而成。

1. 初起 多由内有蕴热，外感风寒、风热之邪，阻于肌肤，蕴结不散而发；机体蕴热偏盛，或性情急躁，心火内生，或外邪入里化热，或恣食辛辣肥甘及荤腥发物，伤及脾胃，郁而化热，内外之邪相合，蕴于血分，血热生风而发。

2. 病久 耗伤营血，阴血亏虚，生风化燥，肌肤失养；或素体虚弱，气血不足，病程日久，气血运行不畅，以致经脉阻塞，气血瘀结，肌肤失养而反复不愈。或热蕴日久，生风化燥，肌肤失养；或流窜关节，闭阻经络；或热毒炽盛，气血两燔而发。

西医学对本病的病因认识尚未完全明确，一般认为发病与遗传因素、环境因素、感染因素、代谢障碍、内分泌及免疫等多种因素有关。通过免疫介导的共同通路，最后引起角质形成细胞发生增殖。

二、诊 断

（一）临床表现

根据白疕的临床特征，可分为寻常型和特殊型，特殊型又分为脓疱型、关节型、红皮病型，以上类型可合并发生或相互转化。

1. 寻常型 本病的绝大多数是寻常型。皮损初起为针头大小的丘疹，逐渐扩大为绿豆、黄豆大小的淡红色或鲜红色丘疹或斑丘疹，可融合成形态不同的斑片，边界清楚，表面覆盖多层干燥银白色鳞屑，刮除鳞屑则露出发亮的半透明的薄膜，为薄膜现象。再刮除薄膜，出现多个筛状出血点，为点状出血现象。发生在头部，其发呈束状（彩图11-38），但毛发正常，无脱落；发生在指甲，则甲板呈顶针状（彩图11-39）；发生在面部的皮损可呈小片红斑；发生在口腔黏膜则为灰白色斑片，四周红晕，基底浸润；发生在龟头，则为光滑、干燥性红斑，边界清楚，刮之有白色鳞屑；小腿前反复发作的皮损可有苔藓样变。

皮损可发生于身体各处，对称分布。初发时多在头皮及肘、膝关节等处。临床上可见点滴状（彩图11-40）、钱币状、斑块状、地图状、蛎壳状（彩图11-41）、混合状等多种形态。

少数轻型病例初次发病可有自愈情况。但当反复患咽炎、扁桃体炎，或紧张劳累，或恣食腥膻发物、辛辣等，往往可诱发。

病程缓慢，有的自幼发病，持续十余年或数十年，甚至有迁延终身者。病程一般可分为三期：

（1）进行期：新皮疹不断出现，原皮疹不断扩大，颜色鲜红，鳞屑较多，针刺、摩擦、外伤处可出现皮疹，即"同形反应"阳性。

（2）静止期：病情稳定，基本无新疹出现，原皮疹色暗红，鳞屑减少，既不扩大，也不消退。

（3）退行期：皮损缩小，颜色变淡，鳞屑减少，或从中心开始消退，遗留暂时性的色素减退斑或色素沉着斑。

2. 特殊型 临床上较寻常型少见。可分为脓疱型、关节型、红皮病型，分别具有各自的临床特点。

（1）脓疱型：一般可分为泛发性和掌跖性两种。泛发性脓疱型（彩图11-42）临床表现为皮疹初发多为炎性红斑，或在寻常型银屑病的皮损上出现密集的、针尖到粟粒大、黄白色浅在的小脓疱，表面覆盖少量鳞屑，约2周消退，再发新脓疱；严重者可急性发病，全身出现密集脓疱，并融合成脓湖，可伴有发热，关节肿痛，全身不适；可并发肝、肾等系统的损害，亦可因继发感染、电解质紊乱或呼吸衰竭而危及生命。掌跖性脓疱型（彩图11-43）临床表现为皮损仅限于手、足部，掌跖出现对称性红斑，其上密集针尖至粟粒大小的脓疱，不易破溃，约2周干枯、结痂、脱皮，脓疱常反复发生，顽固难愈。

（2）关节型：西医学又称之为银屑病性关节炎。常有寻常型银屑病的基本皮肤损害，又有关节的酸痛、肿胀、活动受限，甚至变形（彩图11-44）。多侵犯指（趾）末端关节，严重时累及大关节。关节红肿热痛，可见骨质破坏，可伴有发热等全身症状。此型往往经年累月而不易治愈，且多与脓疱型并存，脓疱和指甲的损害常和关节症状相平行，同时加重，同时减轻。

（3）红皮病型：西医学又称之为银屑病性剥脱性皮炎。常因寻常型银屑病发展而成；或由于治疗不当；或外用刺激性很强的药物；或长期大量应用激素后突然停药而引起。全身皮肤弥漫性潮红、肿胀、浸润，大量脱屑，仅有少量片状正常皮肤（称"皮岛"），掌跖角化，指（趾）甲增厚甚至脱落（彩图11-45）。伴有发热、畏寒、浅表淋巴结肿大等全身症状。此型病情顽固，常数月或数十年不愈。

（二）实验室检查

（1）常见血白细胞增高及血沉加快。

（2）脓疱型细菌培养阴性。

（3）组织病理具以下改变：

1）寻常型：表皮角化不全，角质层内有孟罗（Munro）微脓肿，少数有海绵状脓肿。棘层肥厚，粒层变薄或缺如，表皮突规则下伸，真皮乳头延长呈棒状，内有弯曲而扩张的毛细血管。真皮轻至中度淋巴细胞浸润。

2）脓疱型：表皮变化与寻常型相似，但海绵状脓疱较大，角化不全和表皮突延伸较轻，真皮炎症浸润较重。

3）红皮病型：除银屑病的病理特征外，其变化与湿疹相似。

三、鉴别诊断

1. 风热疮 好发于躯干、四肢近端；皮疹为椭圆形红斑，上覆较薄细碎鳞屑，皮疹长轴与皮纹走向一致，无薄膜及筛状出血现象。

2. 慢性湿疮 皮疹好发于四肢屈侧；皮损肥厚粗糙，有色素沉着，鳞屑较少；瘙痒剧烈。

3. 面游风 皮疹多发于头面；红斑边界不清，鳞屑多呈油腻性，无筛状出血；头发不呈束状，病久有脱发现象。

四、治 疗

本病进行期多以清热凉血解毒为基本治疗原则，静止期多以养血滋阴润燥或活血化瘀、解毒通络为基本治疗原则，对于特殊型则注重标本兼治。

（一）辨证论治

1. 血热内蕴证

证候：多见于进行期。皮疹多呈点滴状，发展迅速，颜色鲜红，层层银屑，瘙痒剧烈，抓之有点状出血；伴口干舌燥，咽喉疼痛，心烦易怒，大便干燥，小便黄赤；舌质红，苔薄黄，脉弦滑或数。

治法：清热凉血，解毒消斑。

方药：犀角地黄汤加减（犀角改服羚羊角粉）。咽喉肿痛者，加板蓝根、山豆根、玄参；因感冒诱发者，加银花、连翘；大便秘结者，加生大黄。

2. 血虚风燥证

证候：多见于静止期。病程较久，皮疹多呈斑片状，颜色淡红，鳞屑减少，干燥皲裂，自觉瘙痒；伴口咽干燥；舌质淡红，苔少，脉沉细。

治法：养血滋阴，润肤息风。

方药：当归饮子加减。脾虚者，加白术、茯苓；风盛瘙痒明显者，加白鲜皮、刺蒺藜、全蝎。

3. 气血瘀滞证

证候：多见于静止期或消退期。皮损反复不愈，皮疹多呈斑块状，鳞屑较厚，颜色暗红；舌质紫暗有瘀点、瘀斑，脉涩或细缓。

治法：活血化瘀，解毒通络。

方药：桃红四物汤加减。病程日久，反复不愈者，加土茯苓、白花蛇舌草、全蝎、蜈蚣；皮损肥厚色暗者，加三棱、莪术；月经色暗，经前加重者，加益母草、泽兰。

4. 湿毒蕴积证

证候：多见于脓疱型或寻常型蛎壳状皮损。皮损多发生在腋窝、腹股沟等皱褶部位，红斑糜烂，痂屑黏厚，瘙痒剧烈；或掌跖红斑、脓疱、脱皮；或伴关节酸痛、肿胀、下肢沉重；舌质红，苔黄腻，脉滑。

治法：清利湿热，解毒通络。

方药：萆薢渗湿汤加减。脓疱泛发者，加蒲公英、紫花地丁、半枝莲；关节肿痛明显者，加羌活、独活、秦艽、忍冬藤；瘙痒剧烈者，加白鲜皮、地肤子。

5. 风寒湿痹证

证候：多见于关节型。皮疹红斑不鲜，鳞屑色白而厚，抓之易脱，关节肿痛，活动受限，甚至僵硬畸形；伴形寒肢冷；舌质淡，苔白腻，脉濡滑。

治法：祛风除湿，散寒通络。

方药：独活寄生汤合桂枝芍药知母汤加减。

6. 火毒炽盛证

证候：多见于红皮病型。全身皮肤潮红、肿胀、灼热痒痛，大量脱皮，或有密集小脓疱；伴壮热，口渴，头痛，畏寒，大便干燥，小便黄赤；舌红绛，苔黄腻，脉弦滑数。

治法：清热泻火，凉血解毒。

方药：清瘟败毒饮加减。寒战高热者，加生玳瑁；大量脱皮、口干唇燥者，加玄参、天花粉、石斛；大便秘结者，加生大黄。

（二）外治疗法

1. 寻常型进行期　皮损宜用温和之剂，可用黄连膏，每日1次。

2. 寻常型静止期、退行期　皮损可用药渣煎水，放温，洗浴浸泡患处，再外涂黄连膏、全蝎软膏（黑龙江中医药大学附属第一医院院内制剂）。亦可采用中药药浴熏洗疗法。

3. 红皮病型　可用青黛膏或青黛散麻油调搽，亦可选用凡士林、猪油、湿润烧伤膏等外搽，每日3～4次。

（三）其他疗法

1. 针刺治疗

（1）体针：取穴大椎、肺俞、曲池、合谷、血海、三阴交。头面部加风池、迎香；在下肢加足三里、丰隆。手法中等强度，留针半小时，每日1次，10次为一个疗程，症状好转后改为隔日1次。

（2）耳针：取穴肺、神门、内分泌、心、大肠等。耳穴埋针或压豆。

2. 刺络拔罐疗法　取大椎、陶道、肝俞、脾俞，每日选1～2个穴，用三棱针点刺，然后在穴位上拔罐，留罐5～10分钟，隔日1次，10次为一个疗程；或采用走罐疗法，适合斑块肥厚性皮损。

3. 封包疗法　适用于皮损肥厚、干燥、脱屑处。可选用各种软膏、乳膏外搽，而后应用塑料薄膜贴敷。封包时间不宜过长，以免导致皮肤过敏。

4. 西医治疗　常选用抗生素、维生素类、维A酸类、免疫抑制剂、免疫调节剂，静脉封闭疗法及紫外光照射（NB-UVB）等物理疗法。

五、预防与调护

（1）预防感染和外伤，在秋冬及冬春季节交替之时，要特别注意预防感冒、咽炎、扁桃体炎。

对反复发作的扁桃体炎合并扁桃体肿大者，可考虑手术摘除。

（2）忌食辛辣腥膻发物，戒烟酒，多食新鲜蔬菜和水果。

（3）避免过度紧张劳累，生活要有规律，保持情绪稳定。

（4）急性期或红皮病型不宜用刺激性强的药物，忌热水洗浴。

第十八节 风 热 疮

（彩图 11-46）

风热疮是一种斑疹色红如玫瑰、脱屑如糠秕的急性自限性皮肤病。中医文献记载亦称"风痒""血疳疮""风癣""母子疮"等。《外科秘录》称"风热疮"，《外科正宗》称"风癣"，《外科正宗·顽癣第七十六》云："风癣如云朵，皮肤娇嫩，抓之则起白屑。"本病相当于西医学的玫瑰糠疹。其临床特点是：初发时多在躯干部先出现玫瑰红色母斑，上有糠秕样鳞屑，继则分批出现较多、形态相仿而较小的子斑。

一、病因病机

本病总由各种诱因致肌肤郁闭，腠理闭塞而发病。

1. 外感风热，郁闭肌肤 风热外感，郁滞肌肤腠理，不得宣泄而发。

2. 血分有热，化燥生风 过食辛辣炙煿，或情志抑郁化火，导致血分蕴热，热伤阴液而化燥生风，外泛肌肤而成。

西医学认为，本病病因及病理尚不十分明了，多认为与病毒感染有关。

二、诊 断

好发于青年和中年人，以春秋季多见。

本病皮损最先在躯干或四肢近端某处出现，皮损为一个约如指盖大小或稍大的圆形或椭圆形的淡红色或黄红色鳞屑斑，称为原发斑或母斑，这种母斑易被患者忽视。母斑出现1～2周后，即在躯干及四肢近端出现多数与母斑相似而形状较小的红斑，称为子斑或继发斑。皮损或横或斜或椭圆形，长轴与皮纹走行一致，中心略有细微皱纹，边缘不整，略似锯齿状，表面附有少量糠秕状细小鳞屑，多数孤立不相融合（彩图11-46）。子斑出现后，母斑颜色较为暗淡。斑疹颜色不一，自鲜红至褐色、褐黄或灰褐色不等。皮损好发于胸、背、腹、四肢近端、颈部，尤以胸部两侧多见，少数也可见于股上部，但颜面及小腿一般不发生，黏膜偶有累及。患者有不同程度的瘙痒，部分患者初起可伴有周身不适、头痛、咽痛、轻度发热、颈或腋下臀核肿大等全身症状。

本病预后良好，一般经4～6周可自然消退，皮肤恢复正常，不遗留任何痕迹；亦有迁延2～3个月，甚至更长一段时间才痊愈者。愈后一般不复发。

三、鉴别诊断

1. 圆癣 一般皮疹数目不多，呈环形，中心有自愈倾向，四周常有红晕、丘疹、小水疱等。真菌检查阳性。

2. 紫白癜风 多发于胸背、颈侧、肩胛等处；皮损为黄豆到蚕豆大小的斑片，微微发亮，先淡红或赤紫，将愈时呈灰白色斑片。一般无自觉症状，或有轻度瘙痒。真菌检查阳性。

3. 白疕　皮损为大小不等的红色斑片，其上覆有较厚的银白色鳞屑，搔抓后有露水珠样点状出血；病程较长，易在冬季复发。

四、治　疗

本病以疏风清热止痒为主要治法。初期以疏风清热为主，后期以养血活血为主。

（一）辨证论治

1. 风热蕴肤证

证候：发病急骤，皮损呈圆形或椭圆形淡红色斑片，中心有细微皱纹，表面有少量糠秕状鳞屑；伴心烦口渴，大便干，尿微黄；舌红，苔白或薄黄，脉浮数。

治法：疏风清热止痒。

方药：消风散加白僵蚕、紫荆皮。痒甚者，加白鲜皮、地肤子。

2. 风热血燥证

证候：皮疹为鲜红或紫红色斑片，鳞屑较多，皮损范围大，瘙痒较剧，伴有抓痕、血痂等；舌红，苔少，脉弦数。

治法：清热凉血，养血润燥。

方药：凉血消风散加水牛角粉、牡丹皮。

（二）外治疗法

（1）用三黄洗剂外搽，或5%～10%的硫黄软膏外涂，或2号癣药水外搽，每日3～4次。

（2）用苦参片30g、蛇床子30g、川椒12g、明矾12g煎汤外洗患处。

（三）其他疗法

1. 针刺治疗　取穴合谷、曲池、大椎、肩髃、肩井、血海、足三里，宜泻法，留针10～15分钟，每日1次，10次为一个疗程。

2. 西医治疗　瘙痒明显者，可选用抗组胺药，局部可外用炉甘石洗剂等止痒药物；照射UVB可促进皮疹消退，缩短病程。

五、预防与调护

（1）保持心情舒畅，忌食辛辣及鱼腥发物。

（2）注意皮肤清洁卫生，忌用热水烫洗。

（3）多饮水，保持大便通畅。

（彩图11-47）

第十九节　紫 癜 风

紫癜风是一种原因不明的皮肤黏膜的慢性炎症性皮肤病。中医文献又称"乌癞风"等。本病相当于西医学的扁平苔藓，又名扁平红苔藓。其临床特点是以紫红色的多角形扁平丘疹为典型皮损，表面有蜡样光泽，常伴有黏膜损害。好发于成年人，病程慢性。

一、病 因 病 机

本病总由内因、外因致病邪气相合，气血凝滞，蕴阻皮肤、黏膜而成。

（1）感受风湿热之邪，搏于肌肤所致。

（2）久病血虚生风生燥，或肝肾阴虚，肌肤失于濡养而成。

（3）久病不愈，肝气郁滞，气滞血瘀，致皮损呈苔藓样斑片。

西医学认为，本病病因尚不清楚，可能与免疫、遗传、病毒感染、神经精神因素、某些药物等有关。

二、诊 断

（一）临床表现

皮损以四肢、躯干为主，多见于腕部屈侧、小腿伸侧、口腔和阴部黏膜，病程慢性，易反复发作。典型皮损为紫红色、多角形扁平小丘疹（彩图11-47）。初起时为帽针或粟粒大，可逐渐增大到如扁豆或蚕豆大，境界清楚，表面有蜡样薄膜，可见白色光泽小点或细浅的白色网状条纹（Wickham纹），为特征性皮损。皮疹逐渐增多并可相互融合，呈苔藓状斑片，周围可有散在皮疹，但各个皮疹大多仍保持其原发固有的形态特点。急性期搔抓后可出现线状串珠形同形反应。常伴有不同程度的瘙痒。

黏膜损害较常见，以口腔及外阴为主，可单发于黏膜，亦可与皮肤同时并发，表现为乳白色斑点，斑细小孤立，或排成环状、线状及不规则的网状。发生于口腔者多见于与白齿相对的颊黏膜处。口腔黏膜及口唇、阴唇部扁平苔藓易继发癌变。

甲损害为甲胬肉样改变，甲板变薄或肥厚、甲裂、脱甲等。毛发常因毛囊性皮损发生毛囊萎缩，引起片状甚至弥漫性瘢痕性脱发。

（二）实验室检查

组织病理学检查有特征性，表现为表皮角化过度，颗粒层楔形增厚，棘层不规则增厚，表皮突呈锯齿状，基底细胞液化变性。

三、鉴别诊断

1. 原发性皮肤淀粉样变　皮损多对称分布于两小腿伸侧及两侧，为半球形或扁平丘疹，呈灰褐或灰黄色，表面粗糙无光泽，无Wickham纹，刚果红试验阳性。

2. 牛皮癣　皮损多发于颈部、尾骶部及四肢关节伸侧，苔藓样变明显，无多角形脐窝状丘疹，常与皮色一致，无Wickham纹，不并发口腔、甲损害。

四、治 疗

本病初期以疏风除湿，清热止痒为主；后期以养血滋阴，活血化瘀为主。

（一）辨证论治

1. 风湿热侵证

证候：皮疹广泛，为紫红色扁平丘疹，自觉瘙痒。多并发黏膜损害，甚或出现糜烂、溃疡。可伴乏力纳呆。舌质红，苔薄腻，脉濡或数。

治法：祛风止痒，清热燥湿。

方药：消风散加减。有口腔黏膜损害，加淡竹叶；有外阴黏膜损害，加黄柏、车前子。

2. 血虚风燥证

证候：皮肤干燥，皮疹暗红，或融合成片状、环状、线状等，瘙痒较剧；伴咽干鼻燥；舌红少苔，脉沉细。

治法：养血滋阴，润肤息风。
方药：当归饮子加减。

3. 气滞血瘀证

证候：病程较长，皮疹融合成肥厚性斑片，色褐红或紫红色，皮肤粗糙，瘙痒明显；舌质紫或边有瘀点，脉涩。

治法：行气活血，解毒止痒。

方药：逍遥散合桃红四物汤加减。

4. 肝肾阴虚证

证候：皮疹较局限，颜色较暗，或有中央萎缩；若阴虚湿热下注则皮疹多发于阴部，以肛门、龟头等处为主。伴腰膝酸软。舌红少苔，脉沉细数。

治法：滋阴降火。

方药：知柏地黄丸加减。

（二）外治疗法

（1）皮损瘙痒明显者，可外搽百部酊。

（2）皮损泛发者，用三黄洗剂外搽。

（3）黏膜溃疡者，可用锡类散外吹或外涂患处。亦可用金银花30g、生甘草10g煎水漱口或湿敷。

（三）其他疗法

1. 针刺治疗

（1）体针：取穴曲池，血海；配穴：合谷、三阴交、阿是穴。中强刺激，每日1次，留针15～30分钟。

（2）耳针：取穴肺、神门、肾上腺、皮质下等处或敏感点，留针或埋针。

（3）七星针：皮损肥厚者亦可用七星针在患处来回击刺，以少量出血为宜，每日1次。

2. 中成药 肝肾阴虚证可服知柏地黄丸；黏膜溃疡者可用康复新液、复方黄柏液稀释后漱口或湿敷。

3. 西药治疗 瘙痒明显者可选用抗组胺药。病情严重或顽固难愈者可酌情使用激素、免疫抑制剂或羟氯喹。

五、预防与调护

（1）积极治疗感染灶等其他疾病，忌用可能激惹本病的药物。

（2）保持心情舒畅，避免精神紧张。忌食辛辣、烟酒等刺激性食物。

（3）勿用烫水洗浴或过度搔抓，以免皮损产生同形反应而扩散。

第二十节 猫 眼 疮

(彩图11-48)

猫眼疮是一种以靶形或虹膜状红斑为主，兼有丘疹或疱疹等多形性损害的急性炎症性皮肤病，古时又称之为"雁疮"或"寒疮"。本病相当于西医的多形红斑。临床特点是发病急骤，皮损为红斑、丘疹、水疱等多形性损害，典型皮损有虹膜样特征性红斑，易复发；重症可有严重的黏膜、内脏损害。本病好发于冬春季节，女性多于男性，以10～30岁者发病率最高。

猫眼疮之名首见于清·吴谦等《医宗金鉴·外科心法要诀卷七十四·猫眼疮》："猫眼疮名取象形，痛痒不常无血脓，光芒闪烁如猫眼，脾经湿热外寒凝。"阐述了猫眼疮的临床特点和病因病机。

一、病因病机

本病多由素体禀赋不耐，腠理不固，感受不耐之物，搏于肌肤而发；或阳气不足，卫外不固，风寒、风热之邪侵袭肌肤而发；或因过食辛辣肥甘，损伤脾胃，湿浊内生，蕴久化热，湿热蕴阻肌肤而发；或素体湿热内蕴，复感毒邪，热毒内蕴，燔灼营血，以致火毒炽盛，蕴结肌肤而发。

西医学认为，本病病因复杂，与机体对某些致敏物质所引起的变态反应有关，常因感染、药物、食物（鱼、虾、蟹等）及物理因素（寒冷、日光、放射线等）等引起。另外，某些疾病（风湿热、自身免疫病、恶性淋巴瘤等）也可出现多形性红斑样皮损。

二、诊　断

（一）临床表现

多见于冬春两季。前驱症状可见头痛、低热、四肢倦怠、食欲不振、关节肌肉疼痛等。按病情特点分为轻症和重症两型。

1. 轻症　最常见，青年女性为多，以10～30岁者发病率最高。皮损为多形性，有红斑、丘疹、水疱、大疱、紫癜、风团等。典型损害为水肿性圆形红斑，或淡红色扁平丘疹，境界清楚，皮损呈离心性扩展，1～2天内直径可达1～2cm，红斑中央略凹陷，其颜色较边缘略深，中央常为一水疱、紫癜或坏死区，边缘为一轻度的水肿环，周围绕以鲜红色晕，称为靶形损害或虹膜状损害（彩图11-48），伴轻度瘙痒，无明显的全身症状。多对称发于手足背、前臂、踝部和面颈部，口腔黏膜、外阴黏膜亦可累及。本症病程2～4周，易复发。

2. 重症　多见于儿童，男性多于女性。起病急骤，前驱症状明显。皮损广泛分布于全身各处，常为水肿性红斑、水疱、大疱、血疱和瘀斑等，自觉疼痛；或皮疹不多，但黏膜损害广泛且严重，口腔、鼻咽、眼、尿道、肛门或呼吸道黏膜广泛累及，发生大片糜烂和坏死，其中眼损害可造成视力减退甚至失明。本病可伴发支气管炎、肺炎、消化道出血、关节炎及内脏损害等。本症病程3～6周，预后差。

（二）实验室检查

红细胞沉降率增快，抗"O"值增高，C反应蛋白阳性，白细胞计数及嗜酸性粒细胞增高。若肾脏受累可出现蛋白尿、血尿、尿素氮增高。

三、鉴别诊断

1. 冻疮　多见于冬季；好发于肢体末端显露部位，黏膜无损害；红斑浸润显著，中心无虹膜样改变；自觉瘙痒，遇热尤甚。

2. 疱疹样皮炎　群集水疱，环形排列；剧烈瘙痒，黏膜不被累及；多发于四肢、躯干；患者对碘过敏，以25%～50%碘化钾作斑贴试验，多数于24小时内局部红肿并发生水疱。

3. 药毒（多形红斑型）　可呈多形红斑样皮损，但有明确服药史，有一定的潜伏期，与季节无关，也无一定好发部位。

四、治　疗

首先除去可疑病因，如控制感染，去除可疑致敏源，同时，进行对症治疗以减轻症状和缩短病程。

（一）辨证论治

1. 风寒阻络证

证候：每于冬季发病，红斑水肿，色暗红或紫红，发于颜面及手足时，形如冻疮；水肿明显，畏寒，遇冷加重，得热则减，小便清长；舌淡，苔白，脉沉紧。

治法：温经散寒，活血通络。

方药：当归四逆汤加减。畏寒肢冷明显者，加制附片、肉桂；关节疼痛者，加羌活、独活、秦艽；水肿明显者，加川防己、车前子、泽泻等；斑色紫暗者，加丹参、赤芍等。

2. 风热蕴肤证

证候：以红斑、丘疹、小风团样损害为主，颜色鲜红，自觉瘙痒；可伴发热，咽干咽痛，关节酸痛，便干溲黄；舌红，苔薄黄，脉浮数。

治法：疏风清热，凉血解毒。

方药：消风散加减。红斑鲜红伴灼热者，加牡丹皮、紫草、生石膏；水肿、水疱明显者，加车前草、白茅根；关节疼痛甚者，加秦艽、桑枝、鸡血藤；咽干咽痛者，加板蓝根、玄参等。

3. 湿热蕴结证

证候：红斑水肿，色泽鲜红，伴见水疱，或口腔糜烂，外阴湿烂，自觉痒痛；或见发热头重，身倦乏力，纳呆呕恶，溲赤便秘，或黏滞不爽；舌红，苔黄腻，脉弦滑。

治法：清热利湿，解毒止痒。

方药：龙胆泻肝汤加减。伴恶心泛呕者，加半夏、厚朴；发热头重者，加藿香、佩兰；瘙痒甚者，加白鲜皮、白蒺藜。

4. 火毒炽盛证

证候：起病急骤，高热恶寒，头痛无力，全身泛发红斑、大疱、糜烂、瘀斑，口腔、二阴破溃糜烂；伴恶心呕吐，关节疼痛；或大便秘结，小便黄赤；舌质红，苔黄，脉滑数。

治法：清热凉血，解毒利湿。

方药：清瘟败毒饮合导赤散加减。伴高热、口干唇燥者，加生玳瑁、天花粉；壮热不退者，加羚羊角粉0.3g冲服，或用紫雪散1~2g冲服；大便秘结者，加生大黄；恶心呕吐者，加姜半夏、竹茹。

（二）外治疗法

（1）皮损以红斑、丘疹、水疱、糜烂为主者，以清热、收敛、止痒为主。用三黄洗剂水煎湿敷患处，每日3~4次，并外搽黄连膏。

（2）皮损呈水疱、大疱，渗出明显者，以清热、燥湿、消肿为主。用马齿苋30g、黄柏30g、地榆30g水煎冷敷患处，每次20分钟，每日3~5次。

（3）黏膜糜烂者，可用生肌散或锡类散外吹患处，每日2~4次；若口腔黏膜糜烂者，可用蒲黄含漱，并用青吹口散外吹。

（三）其他疗法

西医治疗 轻症者用抗组胺药、钙剂、维生素C；重症者应尽早应用足量糖皮质激素，同时保持水、电解质平衡，保证热量、蛋白质和维生素的需要，若合并感染，及时给予抗感染治疗。皮损部位亦可采用CO_2激光照射或紫外线照射等物理疗法。

五、预防与调护

（1）寻找并去除致病因素，及时控制感染，停用可疑致敏药物。

（2）寒冷型者需注意保暖，避免寒冷刺激。

（3）忌食辛辣腥发之物，忌烟酒。

（4）重症者，若皮肤大疱破溃、糜烂，应加强护理，皮损处及时换药，注意床上用品的消毒、更换，防止感染。

第二十一节 白 驳 风

（彩图11-49）

白驳风是指以皮肤出现大小不同、形态各异的白斑为主要临床表现的后天性局限性色素脱失性皮肤病。中医文献中又有"白癜""白驳""斑白""斑驳"等名称。本病相当于西医的白癜风。临床特点是皮肤白斑可发生于任何部位、任何年龄，单侧或对称，大小不等，形态各异，与周围正常皮肤的交界处有色素沉淀圈，边界清楚，亦可泛发全身，慢性病程，易诊难治。本病深肤色人群较浅肤色者发病率高。"白癜"之名首见于隋·巢元方《诸病源候论·白癜候》"白癜者，面及颈项身体皮肤肉色变白，与肉色不同，亦不痒痛，谓之白癜。"

一、病因病机

本病总由气血失和、脉络瘀阻所致。情志内伤，肝气郁结，气机不畅，复受风邪，搏于肌肤；素体肝肾虚弱，或亡精失血，伤及肝肾，致肝肾不足，外邪侵入，郁于肌肤；跌打损伤，化学灼伤，络脉瘀阻，毛窍闭塞，肌肤腠理失养，酿成白斑。

西医学认为本病发病原因不明。近年来一些学者认为，具有遗传素质的人，在多种因素，如精神、神经因素刺激下，免疫、代谢功能紊乱，使自身黑素细胞破坏，从而导致皮肤色素局限性脱失。

二、诊 断

（一）临床表现

皮损呈白色或乳白色斑点或斑片，逐渐扩大，边界清楚，周边色素常反见增加，患处毛发亦可变白。皮损大小不等，形态各异，常融合成片（彩图11-49）。本病男女皆可罹患，可发于任何年龄、任何部位，尤以暴露及摩擦损伤部位多见，可对称或单侧分布，亦可沿神经走行呈节段性分布。泛发全身者，仅存少许正常皮肤。患处皮肤光滑，无脱屑、萎缩等变化，无明显自觉症状，有的皮损中心可出现色素岛状褐色斑点。进展期正常皮肤可出现"同形反应"，病程慢性迁延，有时可自行好转或消退。

（二）实验室检查

皮肤病理检查显示表皮明显缺少黑素细胞及黑素颗粒。

三、鉴别诊断

1. 单纯糠疹 儿童多见，皮损淡白或灰白，上覆少量灰白色糠状鳞屑，边界不清；多发在面部，其他部位很少累及。

2. 花斑癣 皮损淡白或紫白色，呈边界清楚的圆形或卵圆形，上覆细碎鳞屑，病变处毛发不变白色；皮损处镜检可找到真菌；多发在颈、躯干、双上肢。

3. 贫血痣 皮损淡白，为先天性局部血管功能缺陷，一般单侧分布，以手摩擦局部则周围皮肤发红而白斑不红；多发在躯干；女性出生或幼年多见。

四、治　疗

（一）辨证论治

1. 肝郁气滞证

证候：白斑散在渐起，数目不定；伴有心烦易怒，胸胁胀痛，夜眠不安，月经不调；舌质正常或淡红，苔薄，脉弦。

治法：疏肝理气，活血祛风。

方药：逍遥散加减。心烦易怒者，加牡丹皮、栀子；月经不调者，加益母草；发于头面者，加蔓荆子、菊花；发于下肢者，加木瓜、牛膝。

2. 肝肾不足证

证候：多见于体虚或有家族史的患者。病史较长，白斑局限或泛发；伴头晕耳鸣，失眠健忘，腰膝酸软；舌红少苔，脉细弱。

治法：滋补肝肾，养血祛风。

方药：六味地黄丸加减。神疲乏力者，加党参、白术；真阴亏损者，加阿胶。

3. 气血瘀滞证

证候：多有外伤，病史缠绵。白斑局限或泛发，边界清楚，局部可有刺痛；舌质紫暗或有瘀斑、瘀点，苔薄白，脉涩。

治法：活血化瘀，通经活络。

方药：通窍活血汤加减。跌打损伤后而发者，加乳香、没药；局部有刺痛者，加炙山甲、白芷；发于下肢者，加牛膝；病久者，加苏木、刺蒺藜、补骨脂。

（二）外治疗法

（1）30%补骨脂酊外用，同时可配合日光照射 5～10 分钟，或紫外线照射 2～3 分钟，每日 1 次。

（2）密陀僧散干扑患处，或用醋调成糊状外搽。

（3）用铁锈水或白茄子蘸硫黄细末搽患处。

（4）远志肉 12g，蜜糖 30g，放瓷碗内，并用皮纸密封，放在蒸锅内蒸后取用，日搽 2～3 次。

视频：火针治疗白癜风

（三）其他疗法

1. 针刺治疗

（1）体针：取肝俞、肾俞、血海、三阴交，备穴为合谷、足三里、中脘，用平补平泻法。

（2）耳针：取穴肺、肾、内分泌、肾上腺，每次选 2～3 穴，单耳埋针，双耳交替，每周轮换。

（3）梅花针：以梅花针局部弹刺，可配合外用药涂擦，每日 1 次。

（4）火针：取阿是穴（皮损区域），常规消毒后，用毫火针迅速点刺局部，根据皮损恢复情况，一般每周 1～2 次。

2. 艾灸疗法　使用艾条熏灸阿是穴（皮损区域）、癜风穴、侠白穴等，以患者能耐受为宜，若病灶多且散在分布的，可分批灸治。每次 30 分钟灸至皮肤变深红或接近患者正常肤色最佳，每日 1 次。

3. 自血疗法　皮损范围较小者，可用针管从静脉抽血后，立即注射到白斑下，皮损处出现青紫时止，每周 2 次，10 次为一个疗程。

4. 西医治疗　皮损局限或全身泛发者可选用光化学疗法或光疗法（窄波紫外线）；氮芥乙醇

仅限于白斑区外用；局限性、节段型的静止期患者可选用外科疗法进行自体表皮移植；泛发性进展期损害者系统应用糖皮质激素有较好疗效。

五、预防与调护

（1）可进行适当的日光浴及理疗，要注意光照的强度和时间，并在正常皮肤上搽避光剂或盖遮挡物，以免晒伤。

（2）避免滥用外搽药物，尤其是刺激性过强的药物，以防损伤肌肤。

（3）坚持治疗，树立信心；愈后巩固治疗，防止复发。

（4）少吃含维生素C高的蔬菜、水果，多吃豆类制品。

第二十二节 黧黑斑

（彩图11-50）

黧黑斑是指由于皮肤色素改变而在面部呈现局限性褐色斑的皮肤病。属中医"面尘"范畴，其中因肝病引起者称为"肝斑"，因妊娠而发病者称为"妊娠斑"。本病相当于西医学的黄褐斑。其特点是：色斑对称分布，大小不定，形状不规则，边界清楚，无自觉症状，日晒后加重。多发生于孕妇或经血不调的妇女，部分患者可伴有其他慢性病史，涂擦不适当的化妆品及日光照晒可加重本病。

一、病因病机

本病多与肝、脾、肾三脏关系密切，气血不能上荣于面为主要病机。

（1）情志不畅导致肝郁气滞，气郁化热，熏蒸于面，灼伤阴血而生。

（2）冲任失调，肝肾不足，水火不济，虚火上炎所致。

（3）慢性疾病，营卫失和，气血运行不畅，气滞血瘀，面失所养而成。

（4）饮食不节，忧思过度，损伤脾胃，脾失健运，湿热内生，熏蒸而致病。

西医学认为本病的发病原因不十分明确，多数与内分泌失调有关，雌激素和孕激素在体内增多，刺激黑素细胞，分泌黑素和促进黑色素的沉着堆积是主要原因。最常见的怀孕期间面部的"妊娠斑"，属于生理反应性雌激素水平增高所致；其次见于月经不调和妇科疾病、慢性肝肾疾病、结核病、慢性酒精中毒或服用避孕药的人，因雌激素相对增高，即症状性增高所致。

二、诊　断

（一）临床表现

男女均可发生，以女性多见。如发生于孕妇，多开始于孕后2～5个月，分娩后逐渐消失，但也有不消退者；对称发生于颜面，尤以两颊、额部、鼻、唇及颏等处为多见；皮损为淡褐色至深褐色、淡黑色斑片，大小不等，形状各异，孤立散在或融合成片，边缘较明显，一般多呈蝴蝶状（彩图11-50）。无自觉症状，慢性经过。

（二）实验室检查

皮肤组织病理检查显示表皮中色素过度沉着，真皮中噬黑素细胞也有较多的色素，基底细胞层色素颗粒增多。

三、鉴别诊断

1. 雀斑　皮疹分散而不融合，斑点较小；且夏重冬轻或消失；有家族史。

2. 黑变病 皮疹好发于额、颊和颈侧；除色斑外，还可见局限性毛细血管扩张及粉状鳞屑，使皮肤呈特征性"粉尘"外观。

四、治　疗

（一）辨证论治

1. 肝郁气滞证

证候：多见于女性，斑色深褐，弥漫分布；伴有烦躁不安，胸胁胀满，经前乳房胀痛，月经不调，口苦咽干；舌红，苔薄，脉弦细。

治法：疏肝理气，活血消斑。

方药：逍遥散加减。伴口苦咽干、大便秘结者，加牡丹皮、栀子；月经不调者，加女贞子、香附；斑色深褐而面色晦暗者，加桃仁、红花、益母草。

2. 肝肾不足证

证候：斑色褐黑，面色晦暗；伴有头晕耳鸣，腰膝酸软，失眠健忘，五心烦热；舌红，少苔，脉细。

治法：补益肝肾，滋阴降火。

方药：六味地黄丸加减。阴虚火旺明显者，加知母、黄柏；失眠多梦者加生龙牡、珍珠母；褐斑日久色深者，加丹参、白僵蚕。

3. 脾虚湿蕴证

证候：斑色灰褐，状如尘土附着；伴有疲乏无力，纳呆困倦，月经色淡，白带量多；舌淡胖边有齿痕，脉濡或细。

治法：健脾益气，祛湿消斑。

方药：参苓白术散加减。伴月经量少色淡者，加当归、益母草。

4. 气滞血瘀证

证候：斑色灰褐或黑褐；伴有慢性肝病，或月经色暗有血块，或痛经；舌暗红有瘀斑，苔薄，脉涩。

治法：理气活血，化瘀消斑。

方药：桃红四物汤加减。胸胁胀痛者，加柴胡、郁金；痛经者，加香附、乌药、益母草；病程长者，加白僵蚕、白芷。

（二）外治疗法

（1）用玉容散粉末搽面，早、晚各1次。

（2）用茯苓粉，每日1匙，洗面或外搽，早、晚各1次。

（3）白附子、白芷、滑石各250g，共研细末，每日早晚蘸末搽面。

（三）其他疗法

1. 针刺治疗

（1）体针：取肝俞、肾俞、风池为主穴。迎香、太阳、曲池、血海为辅穴。配穴：肝郁加内关、太冲；脾虚加足三里、气海；肾虚加三阴交、阴陵泉。毫针刺入，留针20分钟，每日1次，10次为一个疗程。

（2）耳针：取内分泌、皮质下、热穴，消毒皮肤后用三棱针尖刺破至微出血，再以消毒棉球敷盖。

2. 按摩疗法 面部涂抹祛斑药物霜剂后，用双手沿面部经络循行路线按摩，并按压穴位，促进局部皮肤血液循环。

3. 面膜疗法　清洁面部后，外使祛斑中药霜剂，局部穴位按摩后，用温水调祛斑中药粉涂于面部，或用中药粉加石膏粉，30分钟后去除。

4. 西药治疗　口服大剂量维生素 C，每次 1g，每日 3 次；或静脉注射维生素 C，每次 1g，隔日 1 次，好转后改为口服，每次 0.2g，每日 3 次。口服或静点还原型谷胱甘肽也有一定的治疗作用。

五、预防与调护

（1）心情舒畅，保持乐观情绪，避免忧思恼怒。
（2）注意劳逸结合，睡眠充足，避免劳损。
（3）避免日光暴晒，慎用含香料和药物性化妆品，忌用刺激性药物及激素类药物。
（4）多食含维生素 C 的蔬菜、水果，避免辛辣、烟酒。

第二十三节　粉　　刺

（彩图 11-51、52）

粉刺是一种以颜面、胸、背等处见丘疹如刺状，可挤出白色碎米样粉汁为主要临床表现的毛囊、皮脂腺的慢性炎症性皮肤病。中医文献中又称"肺风粉刺""面疱""酒刺"等，俗称"青春痘"。本病相当于西医学的痤疮。其临床特点是：丘疹、脓疱等皮疹多发于颜面、前胸、后背等处，常伴有皮脂溢出，多见于青春期男女。《医宗金鉴·外科心法要诀》对肺风粉刺记载为："此证由肺经血热而成。每发于面鼻，起碎疙瘩，形如黍屑，色赤肿痛，破出白粉汁。"

一、病因病机

1. 肺经风热　素体阳热偏盛，肺经蕴热，复受风邪，熏蒸面部而发。
2. 肠胃湿热　过食辛辣肥甘厚味，助湿化热，湿热互结，上蒸颜面而致。
3. 痰湿瘀滞　脾气不足，运化失常，湿浊内停，郁久化热，热灼津液，煎炼成痰，湿热瘀痰凝滞肌肤而发。

西医学认为本病与内分泌、毛囊皮脂腺导管角化、感染、免疫及遗传等因素有关。

二、诊　　断

好发于颜面、颈、胸背部或臀部。多发于青春发育期，皮疹易反复发生，常在饮食不节、月经前后加重。皮损初起为针头大小的毛囊性丘疹，或为白头粉刺、黑头粉刺，可挤出白色或淡黄色脂栓，因感染而成红色小丘疹，顶端可出现小脓疱（彩图 11-51）。愈后可留暂时性色素沉着或轻度凹陷性瘢痕。严重者称聚合型痤疮（彩图 11-52），感染部位较深，出现紫红色结节、脓肿、囊肿，甚至破溃形成窦道和疤痕，或呈橘皮样改变，常伴皮脂溢出。自觉轻度瘙痒或无自觉症状，炎症明显时自感疼痛。病程长短不一，青春期后可逐渐痊愈。

三、鉴别诊断

1. 酒渣鼻　多见于壮年；皮疹分布以鼻准、鼻翼为主，两颊前额也可发生，绝不累及其他部位；无黑头粉刺，患部潮红、充血，常伴有毛细血管扩张。

2. 职业性痤疮　常发生于接触沥青、煤焦油及石油制品的工人，同工种的人往往多发生同样损害。丘疹密集，伴毛囊角化，除面部外，其他接触部位如手背、前臂、肘部亦有发生。

3. 颜面播散性粟粒性狼疮　多见于成年人，损害为粟粒大小淡红色、紫红色结节，表面光滑，对称分布于颊部、眼睑、鼻唇沟等处，以玻片压之可呈苹果酱色。

四、治　疗

（一）辨证论治

1. 肺经风热证

证候：丘疹色红，或有痒痛，或有脓疱；伴口渴喜饮，大便秘结，小便短赤；舌质红，苔薄黄，脉弦滑。

治法：疏风清肺。

方药：枇杷清肺饮加减。伴口渴喜饮者，加生石膏、天花粉；大便秘结者，加生大黄；脓疱多者，加紫花地丁、白花蛇舌草；经前加重者，加香附、益母草、当归。

2. 肠胃湿热证

证候：颜面、胸背部皮肤油腻，皮疹红肿疼痛，或有脓疱；伴口臭、便秘、溲黄；舌红，苔黄腻，脉滑数。

治法：清热除湿解毒。

方药：茵陈蒿汤加减。伴腹胀，舌苔厚腻者，加生山楂、鸡内金、枳实；脓疱较多者，加白花蛇舌草、野菊花、金银花。

3. 痰湿瘀滞证

证候：皮疹颜色暗红，以结节、脓肿、囊肿、瘢痕为主，或见窦道，经久难愈；伴纳呆腹胀；舌质暗红，苔黄腻，脉弦滑。

治法：除湿化痰，活血散结。

方药：二陈汤合桃红四物汤加减。伴妇女痛经者，加益母草、泽兰；伴囊肿成脓者，加贝母、穿山甲、皂刺、野菊花；伴结节、囊肿难消者，加三棱、莪术、皂刺、夏枯草。

（二）外治疗法

（1）皮疹较多，可用颠倒散调涂患处，每日2次，或每晚涂1次，次晨洗去。

（2）脓肿、囊肿、结节较甚者，可用金黄膏、托瘀散（黑龙江中医药大学附属第一医院院内制剂）蜜调后外敷，每日2次。

（三）其他疗法

1. 针罐疗法

（1）体针：多取穴大椎、合谷、四白、太阳、下关、颊车。肺经风热证加曲池、肺俞；肠胃湿热证加大肠俞、足三里、丰隆；月经不调加膈俞、三阴交。中等刺激，留针30分钟，每日1次，10次为一个疗程。

（2）耳针：取穴肺、内分泌、交感、脑点、面颊、额区。皮脂溢出加脾；便秘加大肠；月经不调加子宫、肝。耳穴压豆，每次取穴4～5个，2～3天换豆1次，5次为一个疗程。

（3）火针：若皮损是白头粉刺、丘疹或脓疱，经常规消毒后，用毫火针迅速点刺局部皮损，稍加挤压把皮疹上的白头、脓或粉渣样物或瘀血清除；结节坚硬者则在其中心和周围多处点刺，其深度以针尖透过结节中部为宜；若为囊肿，刺破囊壁时则有落空感，用棉签轻轻挤出囊内分泌物。根据皮损恢复情况，一般每周1次。

（4）刺络拔罐：可于大椎、肺俞等穴处以三棱针行刺络放血拔罐疗法，隔日1次。

2. 中成药　丘疹色红，热象明显者，可口服升角丸（黑龙江中医药大学附属第一医院院内制剂）、连败丸（黑龙江中医药大学附属第一医院院内制剂）；结节、脓肿、囊肿明显者，可口服蜈蚣托毒丸（黑龙江中医药大学附属第一医院院内制剂）。

3. 西药治疗 内服抗生素类、维生素B族、维生素A、维A酸类、锌制剂等，抗生素以四环素、红霉素使用最广泛。配合外用0.05%维A酸霜，每日1～2次，以及2%红霉素软膏、5%硫黄霜，连用1～2个月。

五、预防与调护

（1）日常使用用温水、硫黄皂洗脸，皮脂较多时，可每日洗2～4次。

（2）忌食辛辣刺激性食物，如辣椒、酒类；少食油腻、甜食；多食新鲜蔬菜、水果，保持大便通畅。

（3）忘滥用化妆品，有些粉质化妆品会堵塞毛孔，造成皮脂瘀积而成粉刺。

（4）禁止用手挤压粉刺，以免炎症扩散，愈后遗留凹陷性瘢痕。

第二十四节 面 游 风

面游风是一种因皮脂腺分泌过多而引起皮肤上出现红斑、上覆鳞屑的慢性炎症性皮肤病。中医又称"白屑风"。本病相当于西医学的脂溢性皮炎。其特点是：头发、皮肤多脂发亮，油腻，瘙痒，迭起白屑，脱去又生。患者以青壮年为多，乳儿期也有发生。《外科正宗》曰："白屑风多生于头、面、耳、项、发中，初起微痒，久则渐生白屑，叠叠飞起，脱而又生。此皆起于热体当风，风热所化。"

一、病因病机

本病主要因素体湿热内蕴，感受风邪所致。风热之邪外袭，郁久耗伤阴血，阴伤血燥，或平素血燥之体，复感风热之邪，血虚生风，风热燥邪蕴阻肌肤，肌肤失于濡养而致；或由于恣食肥甘油腻、辛辣之品，以致脾胃运化失常，化湿生热，湿热蕴阻肌肤而成。

西医学认为本病与皮质溢出过多引发炎症有关。精神因素、嗜食辛辣油腻、维生素B族缺乏、嗜酒等可加重本病。

二、诊 断

多发于皮脂丰富部位，如头皮、前额、眉弓、鼻唇沟、胡须部，并可自头皮开始，向下蔓延至颈后、腋窝、胸部、肩胛部、脐窝、腹股沟等部位。

1. 干性型 皮损为大小不一的斑片，基底微红，上有片状白色糠秕状鳞屑，在头皮部可堆叠很厚，头皮瘙痒剧烈，梳头或搔抓时头屑易于脱落而呈白屑纷飞状，毛发干枯，伴有脱发。

2. 湿性型 多为皮脂分泌旺盛，皮损红斑、糜烂、流滋，有油腻性痂屑，常有臭味。在耳后和鼻部可有皲裂，眉毛因搔抓折断而稀疏，头部损害早期出油，或头屑多，瘙痒，继而头发细软、脱落、秃顶。严重者泛发全身，成为湿疹样皮损。

本病多病程缓慢，但常有急性发作。

三、鉴别诊断

1. 慢性湿疮 病变境界清楚，无油腻性鳞屑，皮肤粗糙增厚，易成苔藓样变。

2. 白疕 皮损颜色较鲜红，鳞屑呈银白色，无油腻感，搔抓后红斑上有点状出血，发于头皮可见束状发，但不脱发；大多冬重夏轻。

3. 白秃疮 多见于儿童；头部有灰白色鳞屑斑片，其上有长短不齐的断发，发根有白色菌鞘；真菌检查呈阳性。

四、治　疗

（一）辨证论治

1. 风热血燥证

证候：多发于头面部，为淡红色斑片，干燥、脱屑、瘙痒，受风加重，或头皮瘙痒，头屑多，毛发干枯脱落；伴口干口渴，大便干燥；舌质偏红，苔薄白，脉细数。

治法：祛风清热，养血润燥。

方药：消风散合当归饮子加减。皮损颜色较红者，加牡丹皮、金银花、青蒿；瘙痒较重者，加白鲜皮、刺蒺藜；皮损干燥明显者，加玄参、麦冬、天花粉。

2. 肠胃湿热证

证候：皮损为潮红斑片，有油腻性痂屑，甚至糜烂、渗出；伴口苦，口黏，脘腹痞满，小便短赤，大便臭秽；舌质红，苔黄腻，脉滑数。

治法：健脾除湿，清热止痒。

方药：参苓白术散合茵陈蒿汤加减。糜烂渗出较甚者，加土茯苓、苦参、马齿苋；热盛者，加桑白皮、黄芩。

（二）外治疗法

（1）干性发于头皮者，用白屑风酊外搽，每日3次。

（2）干性发于面部者，用黄连膏、痤疮洗剂外搽，每日2次。

（3）湿性皮损有少量渗出者，可用马齿苋、黄柏、大青叶、龙葵各30g，或单味30g，煎汤，放凉后外洗或湿敷患处，每次30分钟，每日2～3次。湿敷后，外搽青黛膏；或用脂溢洗方（苍耳子30g、苦参15g、王不留行30g、明矾9g）煎水洗头。

（三）其他疗法

（1）全身治疗可口服维生素B_2、B_6等，瘙痒剧烈时，可用镇静剂、止痒剂。

（2）局部治疗以溶解脂肪、角质剥脱、消炎止痒为主。常用药物有硫黄、间苯二酚、咪唑类、水杨酸等。按不同部位、不同皮损选用不同的剂型，如头皮上可选用2%酮康唑溶液外洗。

五、预防与调护

（1）忌食荤腥、油腻，少食甘甜、辛辣以及浓茶、咖啡、酒等，多食水果、蔬菜。

（2）生活规律，睡眠充足，保持大便通畅。

（3）避免搔抓，不用刺激性强的肥皂洗涤。

第二十五节　酒　渣　鼻

（彩图11-53）　　酒渣鼻是一种主要发生于面部中央的以红斑和毛细血管扩张为特点的慢性皮肤病，因鼻色紫红如酒渣，故名酒渣鼻。中医文献中又有"赤鼻"等称谓，俗称"红鼻头""酒糟鼻"。西医学亦称之为酒渣鼻。其特点是：颜面部中央持续性红斑和毛细血管扩张，伴丘疹、脓疱、鼻赘。

多发生于中年人，男女均发病。

一、病因病机

本病早期由于湿热火毒上熏于面所致；病久气血瘀阻，缠绵难愈。

1. 肺胃热盛 由肺胃积热上蒸，复遇风寒外袭，血瘀凝结而成。

2. 热毒蕴肤 嗜酒之人，酒气熏蒸，郁而化火，上熏于面所致。

3. 气滞血瘀 病久邪热稽留，气血运行受阻，致气滞血瘀，郁结肌肤而成。

西医学认为本病病因不明，可能与精神因素、嗜酒、辛辣食物、高温及寒冷刺激、内分泌失调及毛囊虫寄生感染等有关。

二、诊　　断

皮损以红斑为主，好发于鼻尖、鼻翼、两颊、前额等部位，少数鼻部正常而只发于两颊和额部。依据临床症状可分为三型：

1. 红斑型 颜面中部特别是鼻尖部出现红斑，开始为暂时性，时起时消，寒冷、饮酒、进食辛辣刺激性食物及精神兴奋时红斑更为明显，以后红斑持久不退，并伴有毛细血管扩张，呈细丝状，分布如树枝。

2. 丘疹脓疱型 病情继续发展时，在红斑基础上出现痤疮样丘疹或小脓疱，但无明显的黑头粉刺形成。毛细血管扩张更为明显，如红丝缠绕，纵横交错，皮色由鲜红变为紫褐，自觉轻度瘙痒。病程迁延数年不愈，极少数最终发展成鼻赘。

3. 鼻赘型 临床较少见，多为病期长久者。鼻部结缔组织增生，皮脂腺异常增大，致鼻尖部肥大，形成大小不等的结节状隆起，称为鼻赘（彩图11-53）。且皮肤增厚，表面凹凸不平，毛细血管扩张更加明显。

三、鉴别诊断

1. 粉刺 多发于青春期男女；常见于颜面、上胸、背部，鼻部常不侵犯；皮损为散在性红色丘疹，可伴有黑头粉刺。

2. 面游风 分布部位较为广泛，不只局限于面部；有油腻性鳞屑，不发生毛细血管扩张；常有不同程度的瘙痒。

四、治　　疗

本病临床以清泻肺胃、理气活血为主要治法。早期及时治疗，皮疹可以治愈；鼻赘型者，可采用手术治疗。

（一）辨证论治

1. 肺胃热盛证

证候：多见于红斑型。红斑多发于鼻尖或两翼，压之褪色；常嗜酒，伴口干，便秘；舌红，苔薄黄，脉弦滑。

治法：清泻肺胃积热。

方药：枇杷清肺饮加减。嗜酒者，加葛花；便秘者，加生大黄、厚朴。

2. 热毒蕴肤证

证候：多见于丘疹脓疱型。在红斑上出现痤疮样丘疹、脓疱，毛细血管扩张明显，局部灼热；

伴口干，便秘；舌红，苔黄，脉数。

治法：清热解毒凉血。

方药：黄连解毒汤合凉血四物汤加减。局部灼热者，加牡丹皮；便秘者，加大黄。

3. 气滞血瘀证

证候：多见于鼻赘型。鼻部组织增生，呈结节状，毛孔扩大；舌略红，脉沉缓。

治法：活血化瘀散结。

方药：通窍活血汤加减。鼻部组织增生呈结节状者，加海藻、生山楂、穿山甲、莪术。

（二）外治疗法

（1）鼻部有红斑、丘疹者，可选用一扫光或颠倒散洗剂外搽，每日3次。

（2）鼻部有脓疱者，可选用四黄膏外涂，每日2～3次。

（3）鼻赘形成者，可先用三棱针刺破放血，再用颠倒散外敷。

（三）其他疗法

1. 针刺治疗

（1）体针：取印堂、迎香、地仓、承浆、颧髎，配禾髎、大迎、合谷、曲池，取坐位，轻度捻转，留针20～30分钟，每日1次。

（2）放血：可采用毫针针束或者三棱针局部行点刺放血疗法，以浅刺为主，使鼻部皮肤微微出血为度，以消毒纱布拭去渗血即可，每周1～2次。

2. 西医治疗 内服维生素B族、甲硝唑、四环素等；外用1%甲硝唑霜；也可用染料激光去除毛细血管扩张；鼻赘形成者可用切割术。

五、预防与调护

（1）避免过冷、过热、不洁物等刺激及精神紧张。

（2）忌食辛辣酒类等刺激性食物和肥甘厚腻之品。

（3）保持大便通畅。

第二十六节 油 风

(彩图11-54)

油风是一种头部毛发突然发生斑块状脱落的慢性皮肤病。中医又名"鬼舐头""鬼剃头"等。《外科正宗·油风》云："油风乃血虚不能随气荣养肌肤，故毛发根空，脱落成片，皮肤光亮，痒如虫行，此皆风热乘虚攻注而然。"本病相当于西医学的斑秃。其特点是：脱发区皮肤变薄，感觉正常，无自觉症状。可发生于任何年龄，但多见于青年，男女均可发病。

一、病因病机

（1）过食辛辣炙煿、醇甘厚味，或情志抑郁化火，损阴耗血，血热生风，风热上窜巅顶，毛发失于阴血濡养而突然脱落。

（2）跌扑损伤，瘀血阻络，血不畅达，清窍失养，发脱不生。

（3）久病致气血两虚，肝肾不足，精不化血，血不养发，肌腠失润，发无生长之源，毛根空虚而发落成片。

西医学认为本病可能与遗传、情绪应激、内分泌失调、自身免疫等因素有关。

二、诊　断

头发突然成片迅速脱落，脱发区皮肤光滑，边缘的头发松动，容易拔出，拔出时可见发根近端萎缩，呈上粗下细的感叹号（！）样。脱发区呈圆形、椭圆形或不规则形（彩图11-54）。数目不等，大小不一，可相互连接成片，或头发全部脱光而称全秃。严重者，眉毛、胡须、腋毛、阴毛甚至毳毛等全身毛发脱落，称普秃。一般无自觉症状，多在无意中发现。常在过度劳累、睡眠不足、精神紧张或受刺激后发生。病程较长，可持续数月或数年，多数能自愈，但也有反复发作或边长边脱者。开始长新发时，往往纤细柔软，呈灰白色毳毛，类似毫毛，以后逐渐变粗变黑，最后恢复正常。

三、鉴别诊断

1. 面游风　头发呈稀疏、散在性脱落，脱发多从额角开始，延及前头及颅顶部；头皮覆有糠秕状或油腻性鳞屑；常有不同程度的瘙痒。

2. 白秃疮　好发于儿童；为不完全脱发，毛发多数折断，残留毛根，附有白色鳞屑和结痂；断发中易查到真菌。

3. 肥疮　多见于儿童；头部有典型的碟形癣痂，其间有毛发穿过，头皮有萎缩性的瘢痕；真菌检查阳性。

四、治　疗

（一）辨证论治

本病总的治疗原则是实证以清热通瘀为主，血热清则血循其经，血瘀祛则新血易生；虚证以补摄为要，精血得补则毛发易生。选用适当的外治或针灸疗法能促进毛发生长。

1. 血热风燥证

证候：突然脱发成片，偶有头皮瘙痒，或伴头部烘热；心烦易怒，急躁不安；舌质红，苔薄，脉弦。

治法：凉血息风，养阴护发。

方药：四物汤合六味地黄丸加减。若风热偏胜，脱发迅猛者，宜养血散风、清热护发，方用神应养真丹加减。

2. 气滞血瘀证

证候：病程较长，头发脱落前先有头痛或胸胁疼痛等症；伴夜多噩梦，烦热难眠；舌有瘀点、瘀斑，脉沉细。

治法：通窍活血。

方药：通窍活血汤加减。若头痛者，加白芷、藁本、天麻；胸胁疼痛者，加郁金、柴胡、延胡索；烦热难眠多梦者，加栀子、丹参。

3. 气血两虚证

证候：多在病后或产后头发呈斑块状脱落，并呈渐进性加重，范围由小而大，毛发稀疏枯槁，触摸易脱；伴唇白，心悸，气短懒言，倦怠乏力；舌淡，脉细弱。

治法：益气补血。

方药：八珍汤加减。若乏力气短明显者，加黄芪。

4. 肝肾不足证

证候：病程日久，平素头发焦黄或花白，发病时呈大片均匀脱落，甚或全身毛发脱落；伴头昏、耳鸣、目眩、腰膝酸软；舌淡，苔薄，脉细。

治法：滋补肝肾。

方药：七宝美髯丹加减。若头晕耳鸣者，加天麻；腰膝酸软者，加杜仲、桑寄生。

（二）外治疗法

（1）鲜毛姜（或生姜）切片，烤热后涂擦脱发区，每日数次。

（2）5%～10%斑蝥酊、10%补骨脂酊、10%辣椒酊外搽，每日数次。

（三）其他疗法

1. 针刺治疗 主穴取百会、头维、生发穴（风池与风府连线中点），配翳明、上星、太阳、风池、鱼腰透丝竹空。实证用泻法，虚证用补法。每次取3～5穴，每日或隔日1次。如病期延长，可在脱发区和沿头皮足太阳膀胱经循行部位用梅花针移动叩击，每日1次。

2. 西药治疗 内服胱氨酸、谷维素、维生素B族有助于毛发生长；全秃、普秃者可口服小剂量的类固醇激皮质素；秃发区亦可外用强效类固醇激皮质素或多点皮内或皮下注射治疗。

五、预防与调护

（1）劳逸结合，保持心情舒畅，避免烦躁、忧愁、动怒等。

（2）加强营养，多食富含维生素的食物，纠正偏食的不良习惯。

（3）注意头发卫生，加强头发护理，不用碱性强的肥皂洗发，少用电吹风吹烫头发。

第二十七节 瓜 藤 缠

（彩图11-55）

瓜藤缠是一种发生于下肢的结节红斑性、皮肤血管炎性皮肤病。因数枚结节，犹如藤系瓜果绕腿胫生而得名。《医宗金鉴·外科心法要诀》云："此证生于腿胫，流行不定，或发一二处，疮顶形似牛眼，根脚漫肿……若绕胫而发，即名瓜藤缠。"相当于西医学的结节性红斑。其特点是：散在性皮下结节，鲜红至紫红色，大小不等，疼痛或压痛，好发于小腿伸侧，皮疹不融合、不化脓、不破溃、不萎缩、不留瘢痕。多见于青年女性，以春秋季发病者为多。

一、病因病机

1. 湿热瘀阻 素体血分有热，外感湿邪，湿与热结，或脾虚失运，水湿内生，湿郁化热，湿热下注，气滞血瘀，瘀阻经络而发。

2. 寒湿入络 体虚之人，气血不足，卫外不固，寒湿之邪乘虚外袭，客于肌肤腠理，流于经络，气血瘀滞而发。

西医学认为，微生物感染、溴剂、碘剂、磺胺、避孕药等均可引起本病。亦可作为一种症状见于某些系统性疾病中，如白塞病、炎症性肠病、结节病、肿瘤等。

二、诊 断

（一）临床表现

多见于青年女性，年龄在20～40岁，春秋季节多见。好发于两小腿伸侧，少数可见于小腿屈侧、大腿、臀部、上肢及面颈部。发病前可伴有前驱症状，如低热（少数可高热）、倦怠、咽痛、食欲不振、全身不适、肌肉和关节疼痛等。部分患者可因感冒、劳累或妇女行经而复发。皮损突然发生，主要为对称性、鲜红色、略高出皮肤表面的结节，大小不一，境界明显，颜色可由鲜红逐渐变为暗红。自觉疼痛，压痛更甚。经几天至数周，红斑结节逐渐消退，不融合，不破溃，不化脓，不萎缩，不留瘢痕（彩图11-55）。在缓解期，常残存数个小结节，且新的损害可以再次出现。

（二）实验室检查

外周血白细胞总数正常或稍升高；红细胞沉降率加快。

三、鉴别诊断

1. 硬结性红斑 秋冬季节发病；好发于小腿屈侧；结节较大而深在，疼痛轻微，易溃破而发生溃疡，愈合后留有瘢痕；起病缓慢，病程较长；常有结核病史。

2. 皮肤变应性血管炎 皮损为多形性，可有红斑、丘疹、斑丘疹、瘀斑、结节、溃疡、瘢痕等，疼痛较轻；反复发作，病程较长。

四、治　疗

（一）辨证论治

本病治疗以活血化瘀为基础，结合病证，或清热利湿，或散寒祛湿。严重病例可配合糖皮质激素治疗。

1. 湿热瘀阻证

证候：发病急骤，皮下结节，略高出皮面，灼热红肿；伴头痛，咽痛，关节痛，发热，口渴，大便干，小便黄；舌微红，苔白或腻，脉滑微数。

治法：清热利湿，祛瘀通络。

方药：萆薢渗湿汤合桃红四物汤加减。咽喉疼痛、畏寒发热者，加荆芥、牛蒡子、桔梗；关节疼痛明显者，加牛膝、桑枝；大便干者，加生大黄。

2. 寒湿入络证

证候：皮损暗红，反复缠绵不愈；伴有关节痛，遇寒加重，肢冷，口不渴，大便不干；舌淡，苔白或白腻，脉沉缓或迟。

治法：散寒祛湿，化瘀通络。

方药：阳和汤加减。关节疼痛、遇寒加重、肢冷明显者，加羌活、独活、威灵仙、木瓜、制附子。

（二）外治疗法

以消炎、散结、止痛为原则。

（1）皮下结节较大，红肿疼痛者，外敷金黄膏、四黄膏、玉露膏或全蝎软膏、消瘀软膏（黑龙江中医药大学附属第一医院院内制剂）。

（2）皮下结节色暗红，红肿不明显者，外敷冲和膏或全蝎软膏（黑龙江中医药大学附属第一医院院内制剂）。

（3）蒲公英、丹参、紫草各30g，荆芥、丹皮、当归各20g，煎水外洗。

（三）其他疗法

1. 针刺治疗 主穴取足三里、三阴交、昆仑、阳陵泉，实证用泻法，虚证用补法，隔日1次。

2. 神灯照射治疗 用纱布浸透金粟兰酊后敷于结节处，然后用神灯照射20分钟，每日1次。

3. 西药治疗 疼痛明显者可考虑给予非甾体类抗炎药物；皮损广泛、炎症较重，疼痛剧烈者，可考虑使用类固醇皮质激素。

五、预防与调护

（1）注意休息，适当抬高患肢，以减轻局部肿痛。
（2）注意饮食宜忌，忌饮酒，勿食辛辣发物。
（3）避风寒，防潮湿，冬季注意保暖，以防复发。

第二十八节 红蝴蝶疮

（彩图11-56）

红蝴蝶疮是一种可累及皮肤和全身多脏器的自身免疫性疾病。在中医古代文献中尚未找到类似红蝴蝶疮的记载，但从临床表现看，可归属于中医的"温病发斑""痹证""水肿""心悸"等范畴。本病相当于西医学的红斑狼疮。临床常见类型为盘状红蝴蝶疮和系统性红蝴蝶疮。其特点是：盘状红蝴蝶疮好发于面颊部，主要表现为皮肤损害，多为慢性局限性；系统性红蝴蝶疮除有皮肤损害外，常同时累及全身多系统、多脏器，病变呈进行性经过，预后较差。多见于15～40岁女性。

一、病因病机

总由先天禀赋不足，肝肾亏虚而成。因肝主藏血，肾主藏精，精血不足，虚火上炎；兼因腠理不密，日光暴晒，外热入侵，热毒入里，二热相搏，瘀阻脉络，内伤于脏腑，外伤于肌肤而发病。在整个发病过程中，热毒炽盛之证可相继或反复出现，甚或表现为热毒内陷，热盛动风。

（1）热毒蕴结肌肤，上泛头面，则面生盘状红蝴蝶疮；热毒内传脏腑，瘀阻于肌肉、关节，则发系统性红蝴蝶疮。在系统性红蝴蝶疮病程中，或因热毒炽盛，燔灼营血，阻隔经络，则可引起急性发作而见高热，肌肉酸楚，关节疼痛。

（2）邪热渐退，则又多表现为低热，疲乏，唇干舌红，盗汗等阴虚火旺、肝肾不足证候。

（3）肝气郁结，久而化火，致气血凝滞。

（4）因病久气血两虚，致心阳不足；但病程后期，每多阴损及阳，累及于脾，以致脾肾两虚，水湿泛滥，膀胱气化失权而见便溏溲少，四肢清冷，下肢甚至全身浮肿等症。

本病病情常虚实互见，变化多端。六淫侵袭、劳倦内伤、七情郁结、妊娠分娩、日光暴晒、内服药物都可成为发病的诱因。

西医学认为本病病因尚未完全明了，主要与遗传因素、性激素、环境因素等有关，是一种自身免疫性疾病。

二、诊断

（一）临床表现

本病分为盘状红蝴蝶疮与系统性红蝴蝶疮，以后者多见。

1. 盘状红蝴蝶疮 多见于20～40岁左右的女性，男女之比约1∶3，家族中可有相同患者。

皮损好发于面部，尤以两颊、鼻部为著，其次为头项、两耳、眼睑、额角，亦可发于手背、指侧、唇红部、肩胛部等处。初为针尖至黄豆大小或更大微高起的鲜红或桃红色斑，呈圆形或不规则形，境界清楚，边缘略高起，中央轻度萎缩，形如盘状，表面覆有灰褐色的黏着性鳞屑，鳞屑下有角质栓，嵌入毛囊口内，毛囊口多开放，犹如筛孔，皮损周围有色素沉着，伴毛细血管扩张。两颊部和鼻部的皮损可相互融合，呈蝶形外观（彩图11-56）。黏膜亦可累及，主要发生在唇部，表现除鳞屑红斑外，甚至可发生糜烂、溃疡。

一般无自觉症状，进展时或日光暴晒后可有轻度瘙痒感，少数患者可有低热、乏力及关节痛等全身症状。

部分患者的皮损可同时或相继在颜面、头皮、手背、足跖等多处部位发生，此称之为播散性盘状红蝴蝶疮。

本病呈慢性经过，患部对日光敏感，春夏加重，入冬减轻，病程中不破溃，亦难自愈，消退后遗留浅在性瘢痕。先天禀赋不足的盘状红蝴蝶疮患者，约有1%～5%可转变为系统性红蝴蝶疮或继发皮肤癌变。

2. 系统性红蝴蝶疮　多见于青年及中年女性，男女之比约为1：10。

本病早期表现多种多样，症状多不明显，初起可单个器官受累，或多个系统同时被侵犯。常表现为不规则发热，关节疼痛，食欲减退，伴体重减轻、皮肤红斑等。

（1）皮肤、黏膜损害：约80%的患者出现对称性的皮损，典型者在开始时与盘状红蝴蝶疮皮损相似，在两颊和鼻部出现蝶形水肿性红斑，为不规则形，色鲜红或紫红，边界清楚或模糊，有时可见鳞屑，病情缓解时红斑消退，留有棕色色素沉着，较少出现萎缩现象。皮损发生在指甲周围皮肤及甲下者，常为出血性紫红色斑片，高热时红肿光亮，时隐时现；发生在口唇者，则为下唇部红斑性唇炎的表现。皮损严重者，可有全身泛发性多形性红斑、紫红斑、水疱等，口腔、外阴黏膜有糜烂，头发可逐渐稀疏或脱落。手部遇冷时有雷诺现象，常为本病的早期表现。

（2）全身症状：

1）发热：一般都有不规则发热，多数呈低热，急性活动期出现高热，甚至可达40～41℃。

2）关节、肌肉疼痛：约90%的患者有关节及肌肉疼痛，关节疼痛可侵犯四肢大小关节，多为游走性，软组织可有肿胀，但很少发生积液或潮红。

3）肾脏损害：几乎所有的系统性红蝴蝶疮皆累及肾脏，但有临床表现的约占75%，肾脏损害为较早的、常见的、重要的内脏损害，可见到各种肾炎的表现，早期尿中有蛋白、管型和红、白细胞，后期肾功能损害可出现尿毒症、肾病综合征表现。

4）心血管系统病变：约有1/3的病人有心血管系统的病变，以心包炎、心肌炎、心包积液较为常见。有时伴发血栓性静脉炎、血栓闭塞性脉管炎。

5）呼吸系统病变：主要表现为胸膜炎和间质性肺炎，出现呼吸功能障碍。

6）消化系统病变：约有40%的患者有恶心呕吐、腹痛腹泻、便血等消化道症状。约30%的病人有肝脏损害，呈慢性肝炎样表现。

7）神经系统病变：神经系统症状多见于后期，可表现为各种精神、神经症状，如抑郁失眠、精神分裂症样改变，严重者可出现抽搐、症状性癫痫。

8）其他病变：可累及淋巴系统，表现为局部或全身淋巴结肿大，质软无压痛。累及造血系统，见贫血、全血细胞减少。另外，约有20%的病例有眼底病变，如视盘水肿、视网膜病变。

（二）实验室及辅助检查

1. 一般检查　血常规呈中度贫血，约56%的患者白细胞及血小板减少，血沉加快，尿中有蛋白及红、白细胞和管型，蛋白电泳白蛋白减少，γ球蛋白、α_2球蛋白增多，白、球蛋白比倒置。

2. 免疫学检查

（1）狼疮细胞检查：阳性率在60%左右，但特异性低。

（2）抗核抗体检查：阳性率在90%以上，其中抗双链DNA抗体特异性高，阳性率为95%，效价与病情轻重成正比。其他如抗Sm抗体、抗SS-A抗体、抗SS-B抗体阳性率为30%左右。

（3）补体及免疫复合物检查：循环免疫复合物升高，血清总补体及C3、C4均降低，尤以C3下降显著。

（4）狼疮带试验检查：用直接荧光免疫法在患者皮肤和真皮连接处检查，可见免疫球蛋白和补体沉积，呈颗粒状、球状或线条状排列的黄绿色荧光带，在系统性红蝴蝶疮的正常皮肤暴露部位阳性率为50%~70%，皮损部位高达90%以上，诊断意义较大。

三、鉴别诊断

1. 风湿性关节炎 关节肿痛明显，可出现风湿结节；无系统性红蝴蝶疮特有的皮肤改变；对光线不敏感；抗风湿因子大多为阳性；红斑狼疮细胞及抗核抗体检查阴性。

2. 类风湿性关节炎 关节疼痛，可有关节畸形；无红蝴蝶疮特有的皮损；类风湿因子大多呈阳性；狼疮细胞检查多呈阴性。

3. 皮肌炎 多从面部开始；皮损为以双眼睑为中心的紫蓝色水肿性红斑，多发性肌炎症状明显；肌酶、尿肌酸含量升高。

四、治 疗

（一）辨证论治

中医治疗多从补益肝肾、活血化瘀、祛风解毒入手。本病病情复杂，临床多采用中西医结合治疗。

1. 热毒炽盛证

证候：相当于系统性红蝴蝶疮急性活动期。面部蝶形红斑，色鲜艳，皮肤紫斑，关节肌肉疼痛；伴高热，烦躁口渴，抽搐，大便干结，小便短赤；舌红绛，苔黄腻，脉洪数或细数。

治法：清热凉血，化斑解毒。

方药：犀角地黄汤合黄连解毒汤加减。高热神昏者，加安宫牛黄丸，或服紫雪丹、至宝丹。

2. 阴虚火旺证

证候：斑疹暗红，关节痛，足跟痛；伴有不规则发热或持续性低热，手足心热，心烦失眠，疲乏无力，自汗盗汗，面浮红，月经量少或闭经；舌红，苔薄，脉细数。

治法：滋阴降火。

方药：六味地黄丸合大补阴丸、清骨散加减。

3. 脾肾阳虚证

证候：眼睑、下肢浮肿，胸胁胀满，尿少或尿闭，面色无华；腰膝酸软，面热肢冷，口干不渴；舌淡胖，苔少，脉沉细。

治法：温肾助阳，健脾利水。

方药：桂附八味丸合真武汤加减。

4. 脾虚肝旺证

证候：皮肤紫斑；胸胁胀满，腹胀纳呆，头昏头痛，耳鸣失眠，月经不调或闭经；舌紫暗或有瘀斑，脉细弦。

治法：健脾清肝。

方药：四君子汤合丹栀逍遥散加减。

5. 气滞血瘀证

证候：多见于盘状局限型及亚急性皮肤型红蝴蝶疮。红斑暗滞，角质栓形成及皮肤萎缩；伴倦怠乏力；舌暗红，苔白或光面舌，脉沉细涩。

治法：疏肝理气，活血化瘀。

方药：逍遥散合血府逐瘀汤加减。

（二）外治疗法

皮损处涂白玉膏或黄柏霜，每日1～2次。

（三）其他疗法

1. 中成药 昆明山海棠片，每片50mg，每次2～4片，口服，每日3次；雷公藤多苷片，按每日每公斤体重1～1.2mg，分2～3次口服。

2. 西药治疗 对急性发作或重型病例，宜选用类固醇皮质激素、免疫抑制剂等进行中西医结合治疗。

五、预防与调护

（1）避免日光暴晒，夏日应特别注意避免阳光直接照射，外出时应戴遮阳帽或撑遮阳伞，也可外搽避光药物。

（2）避免感冒、受凉，严冬季节对暴露部位应适当予以保护，如戴手套、穿厚袜及戴口罩等。

（3）避免各种诱发因素，对易于诱发本病的药物如青霉素类、链霉素、磺胺类、普鲁卡因胺、肼苯嗪及避孕药等应避免使用，皮损处忌涂有刺激性的外用药。

（4）忌食酒类等刺激性食品；有水肿者应限制钠盐的摄取；注意加强饮食营养，多食富含维生素的蔬菜、水果。

（5）注意劳逸结合，适量活动，避免劳累，病情严重者应卧床休息。

（6）肾脏受损害者，应忌食豆类及含植物蛋白高的食品，以免加重肾脏负担。

第二十九节 皮 痹

皮痹是以皮肤及各系统胶原纤维进行性硬化为特征的结缔组织病。相当于西医学的硬皮病。其特点是：皮肤进行性肿胀到硬化，最后发生萎缩，皮损可局限于某一部位，亦可全身受累。病程呈慢性经过，男女发病比率约1：3，约80%的患者发病年龄在11～50岁。

一、病因病机

本病多因营血不足，外受风寒湿之邪，经络阻隔，气血凝滞；或肺、脾、肾三脏亏虚，卫外不固，腠理不密，复感寒湿之邪，经络不畅，气血失和而发病。

西医学认为，系统性硬皮病主要有自身免疫学说、血管学说和胶原合成异常学说，局限性硬皮病可能与外伤或感染有关。

二、诊 断

（一）临床表现

本病好发于青年女性，按发病范围可分为局限性和系统性两型。

1. 局限性 只有皮肤改变，无内脏受累，一般无自觉症状，偶有感觉功能下降。根据皮损范围分为如下几种类型：

（1）斑块状硬斑病：多见于成人，以躯干多见，也可发生于身体各处。初起为形态不规则的淡红色水肿性斑块，逐渐扩大硬化，数月后红色变淡，周围有紫红色晕，中央凹陷呈象牙色，表面光滑，毳毛逐渐脱落，无汗，触之有皮革样硬度。数年后病变皮肤萎缩变薄，并有轻度色素沉着或减退。

（2）线状硬皮病：好发于儿童及青少年，沿单侧肢体呈线状或带状分布。可累及皮肤、皮下组织、肌肉和筋膜，最终硬化固定于下方组织，导致严重畸形。可引起肢体挛缩，骨发育障碍。

2. 系统性 好发于中青年女性，不但侵犯皮肤，同时累及内脏多器官系统。临床上分为肢端型和弥漫型。肢端型约占95%，病程进展缓慢；弥漫型病情进展快，多在2年内发展至全身皮肤内脏广泛硬化，预后差。临床表现有：

（1）前驱症状：雷诺现象为最常见的首发症状，同时有关节痛、神经痛、不规则发热及食欲减退等症状。

（2）皮肤损害：为本病的标志性损害，双手、面部最先累及，先后经历水肿期、硬化期、萎缩期。初期多见于双手、颜面有浮肿发紧感。水肿期后进入硬化期，皮肤变硬变紧，有蜡样光泽，皮肤变硬绷紧而不易捏起。到萎缩期，皮肤、皮下组织、肌肉均可发生萎缩，皮肤贴于骨面。皮肤硬化从面、手扩展至前臂、躯干、颈部。面部皮肤被拉紧、收缩，皱纹或表情消失，患者张口困难，口唇变薄，有放射状沟纹，鼻子尖锐，下颏起皱，呈现典型的"假面具脸"；可长期局限于手和足部（指趾硬化），表面皮肤变硬，没有弹性，颜色苍白，手指失去正常轮廓，指尖呈圆的半球状，手指半屈曲，不能活动而失去功能，可导致末节指骨骨髓消失，发生营养性溃疡和坏疽，自觉疼痛，后期可转为感觉迟钝。

（3）血管损害：血管特别是动脉内膜增生、管腔狭窄。对寒冷及情绪刺激的反应异常，双手出现雷诺现象。相似的血管反应也可发生于内脏，可出现肾脏危象、心肺功能异常。

（4）骨关节和肌肉损害：指、腕、膝、踝关节对称性疼痛、肿胀和僵硬，肢端肌肉无力及肌痛，晚期可见肌肉失用性萎缩、骨质吸收等。

（5）内脏损害：内脏器官纤维化，功能逐步减退。多数患者消化道受累，出现反流性食管炎，吞咽困难，胃肠蠕动功能低下而出现便秘或腹泻。多数患者出现肺脏病变，患者感到呼吸困难，出现气胸、肺炎、肺动脉高压等多种改变，是系统性硬皮病的主要死因。心脏受累可出现心包炎、心律失常、心功能不全。肾脏临床检查阳性率低，常见于疾病晚期，可出现蛋白尿、血尿、肾功不全等。内分泌、神经系统均可受累。

（二）实验室及辅助检查

局限性硬皮病患者实验室检查一般无明显异常。系统性硬皮病可有贫血、血沉增快、类风湿因子和冷球蛋白阳性等改变。可出现多种自身抗体，90%以上的患者ANA阳性，核仁型被认为是硬皮病最特异性抗体；伴发雷诺现象者可检测到U1RNP抗体、抗Scl-70抗体。各内脏器官受损时相关检查出现相应异常。

三、鉴别诊断

1. 系统性红蝴蝶疮 面部多有典型的蝶形红斑，有多脏器损害，肾脏损害较多且重，无肌肉症状，无皮肤发硬表现。

2. 肌痹 皮损以眼眶周围实质性肿胀为主，呈暗红色斑片，四肢无力，近端肌肉酸痛明显，无皮肤发硬表现，内脏病变较少，偶尔累及心脏；部分患者伴有恶性肿瘤。

四、治　疗

（一）辨证论治

1. 寒湿凝聚证

证候：皮肤肿胀明显，伴有硬化，呈蜡样光泽；手足逆冷，遇寒加重；舌淡，苔白，脉濡紧。

治法：温经散寒，除湿通络。

方药：独活寄生汤合阳和汤加减。

2. 经脉血瘀证

证候：皮肤逐渐变硬、麻木，四肢末端逆冷、肿胀；经期延后，色暗红，有瘀块；舌紫暗，有瘀斑，脉沉涩。

治法：活血化瘀，温经通脉。

方药：桃红四物汤合阳和汤加减。

3. 肾阳不足证

证候：病程长，全身皮肤变薄、萎缩，关节活动受限；伴有腰膝酸软，畏寒肢冷，女子月经不调，男子阳痿遗精；舌淡胖，苔薄白，脉沉细。

治法：温肾助阳，和营通络。

方药：阳和汤合右归丸加鸡血藤、当归等。

（二）外治疗法

1. 外搽疗法　红灵酒或虎骨酒外搽。

2. 药浴疗法　桂枝、细辛、红花、伸筋草、川椒、制草乌各20g，煎水，先熏后洗，每日1次。

（三）其他疗法

1. 针刺治疗

（1）体针：可取合谷、曲池、曲泽、足三里、委中、大椎、气海、肾俞、脾俞、肺俞等穴位。

（2）耳针：取穴耳、肺、枕、内分泌、肾上腺、肝、脾、脑点。

（3）梅花针：在患处以梅花针轻轻敲打，每日1次。

2. 推拿疗法　推拿、按摩可以防止肌肉萎缩。

3. 西药治疗　可选用糖皮质激素、青霉胺、秋水仙碱等治疗。

五、预防与调护

（1）及早诊断，及时治疗，避免精神刺激和精神紧张。

（2）防寒保暖，避免潮湿，忌烟。

（3）给予营养丰富的饮食。

第三十节　淋　病

淋病是由淋病双球菌（简称淋球菌）所引起的泌尿生殖系统感染的性传播疾病。中医称之为"花柳毒淋"。其特点是：以尿道刺痛、尿道口排出脓性分泌物为主症。主要通过性交传染，极少数也可通过污染的衣物等间接传染。

一、病因病机

因宿娼恋色或误用污染之器具,湿热秽浊之气由下焦前阴窍口入侵,阻滞于膀胱及肝经,局部气血运行不畅,湿热熏蒸,精败肉腐,气化失司而成本病;日久及肾,导致肾虚阴亏,瘀结于内,病程日久,由实转虚,形成虚证或虚实夹杂之证。

西医认为,本病的病原体为淋球菌,系革兰氏阴性球菌,多寄生在淋病患者的泌尿生殖系统。

二、诊 断

（一）临床表现

有不洁性交或间接接触传染史。潜伏期一般为 2～10 天,平均 3～5 天。

1. 男性淋病 一般症状和体征较明显。

（1）急性淋病:尿道口红肿发痒及轻度刺痛,继而有稀薄黏液流出,引起排尿不适,24小时后症状加剧。排尿开始时尿道外口刺痛或灼热痛,排尿后疼痛减轻。尿道口溢脓,开始为浆液性分泌物,以后逐渐出现黄色黏稠的脓性分泌物,能自行流出,污染内裤,或于尿道口处,脓液集聚成半球状,特别是清晨起床后分泌物的量较多,可形成脓痂堵住尿道外口,尿液呈乳白混浊样。若有包皮过长,可引起包皮炎、包皮龟头炎,严重时可并发包茎、尿道黏膜外翻、腹股沟淋巴结肿大。部分病人可有尿频、尿急、夜尿增多。当病变上行蔓延至后尿道时,可出现终末血尿、血精、会阴部轻度坠胀等现象。

全身症状一般较轻,少数患者可伴有发热（38℃左右）、全身不适、食欲不振等。

（2）慢性淋病:多由急性淋病治疗不当,或在急性期嗜酒及与配偶性交等因素而转为慢性;也有因患者体质虚弱或伴贫血、结核,病情一开始即呈慢性经过。

慢性淋病患者表现为尿痛轻微,排尿时仅感尿道灼热或轻度刺痛,常可见终末血尿。尿道外口不见排脓,挤压阴茎根部或用手指压迫会阴部,尿道外口仅见少量稀薄浆液性分泌物。患者多有慢性腰痛,会阴部胀感,夜间遗精,精液带血。淋病反复发作者,可出现尿道狭窄,少数可引起输精管狭窄或梗塞,发生精液囊肿。

男性淋病可合并淋病性前列腺炎、附睾炎、精囊炎、膀胱炎等。

2. 女性淋病 大多数患者可无症状,有症状者往往不太明显,多在出现严重病变,或娩出感染淋病的新生儿时才被发现。

急性淋病的主要类型有:

（1）淋菌性宫颈炎:表现为大量脓性白带,宫颈充血、触痛,若阴道脓性分泌物较多者,常有外阴刺痒和烧灼感。因常与尿道炎并见,故也可有尿频、尿急等症状。

（2）淋菌性尿道炎:表现为尿道口充血、压痛,并有脓性分泌物,轻度尿频、尿急、尿痛,排尿时有烧灼感,挤压尿道旁腺有脓性分泌物。

（3）淋菌性前庭大腺炎:表现有前庭大腺红、肿、热、痛,严重时形成脓肿,触痛明显。全身症状有高热、畏寒等。

慢性淋病常由急性转变而来。一般症状较轻,部分患者有下腹坠胀,腰酸背痛,白带较多,下腹疼痛,月经过多,少数可引起不孕、宫外孕等。常见下列情况:

（1）幼女淋菌性外阴阴道炎则表现为外阴红肿、灼痛,阴道及尿道有黄绿色脓性分泌物等。

（2）女性淋病若炎症波及盆腔等处,则易并发盆腔炎、输卵管炎、子宫内膜炎等,偶可继发卵巢脓肿、盆腔脓肿、腹膜炎等。

（3）播散性淋病常出现淋菌性关节炎、淋菌性败血症、脑膜炎、心内膜炎及心包炎等。

（4）其他部位的淋病主要有新生儿淋菌性结膜炎、咽炎、直肠炎等。

（二）实验室检查

采取病损处分泌物或穿刺液涂片作革兰氏染色，在多形核白细胞内找到革兰氏染色阴性的淋球菌，可作初步诊断。经培养检查即可确诊。

三、鉴别诊断

1. 非淋菌性尿道炎 主要由沙眼衣原体和解脲支原体感染所引起。其潜伏期较长；尿道炎症较轻，尿道分泌物少；分泌物查不到淋球菌，有条件的可作衣原体、支原体检测。

2. 念珠菌性尿道炎 病史较长，多有反复感染史；尿道口、龟头、包皮潮红，可有白色垢物；明显瘙痒；实验室检查可见念珠菌丝。

四、治　疗

西医以抗生素治疗为主，按规范方案及时、足量用药。中西医结合治疗淋病，特别是对慢性淋病和有合并症状淋病的治疗，有一定的优势。

（一）辨证论治

1. 湿热毒蕴证（急性淋病）

证候：尿道口红肿，尿液混浊如脂，尿道口溢脓，尿急，尿频，尿痛，尿道灼热，严重者尿道黏膜水肿，附近淋巴结红肿疼痛，女性宫颈充血、触痛，并有脓性分泌物，或有前庭大腺红肿热痛等；可伴有发热等全身症状；舌红，苔黄腻，脉滑数。

治法：清热利湿，解毒化浊。

方药：龙胆泻肝汤酌加土茯苓、红藤、萆薢等。热毒入络者，合清营汤加减。

2. 阴虚毒恋证（慢性淋病）

证候：小便不畅、短涩，淋漓不尽，女性带下多，或尿道口见少许黏液，酒后或疲劳易复发；腰酸腿软，五心烦热，食少纳差；舌红，苔少，脉细数。

治法：滋阴降火，利湿祛浊。

方药：知柏地黄丸酌加土茯苓、萆薢等。

（二）外治疗法

可选用土茯苓、地肤子、苦参、芒硝各30g，煎水外洗局部，每日3次。

（三）其他疗法

1. 中成药 急性淋病可口服龙胆泻肝丸、尿路清合剂、八正合剂等；慢性淋病可服用知柏地黄丸、补中益气丸等。

2. 针灸治疗

（1）体针：主穴取膀胱俞、三阴交、中极、阴陵泉、行间；尿血加血海；气虚加气海、足三里；脾虚加脾俞；肾虚加肾俞。

（2）灸法：用于虚证。取脾俞、曲泉，直接灸，每次5～10分钟；间接灸，可在姜片上灸6～7壮，每日1次。

3. 西药疗法 临床应选用以下抗生素治疗，且应早期足量使用。普鲁卡因青霉素G 480万U，1次肌内注射；大观霉素（淋必治）2g，1次肌内注射；或头孢曲松钠（菌必治）250mg，1次肌内注射。急性期且为初次感染者，给药1～2次即可，慢性者应给药7天以上。诺氟沙星800mg，1次口服，或 800mg，每日 2 次；氧氟沙星 400mg，1 次口服，或每日 2 次，共服 10 天。

五、预防与调护

（1）杜绝不洁性交，提倡性交时使用避孕套。
（2）及时规范治疗，并同时治疗性伴侣。
（3）患病期间暂停性行为，并注意个人卫生。
（4）忌烟酒、辛辣刺激性食物。

附：非淋菌性尿道炎

非淋菌性尿道炎是一种由淋球菌以外的多种病原微生物引起的泌尿生殖器黏膜非化脓性炎症。主要通过性接触传播，以性活跃期的中青年多见。属中医淋证、淋浊的范畴。病原微生物以沙眼衣原体、解脲支原体为多见。另外，阴道滴虫、白色念珠菌、单纯疱疹病毒、巨细胞病毒等均可导致本病的发生。

一、病因病机

下焦湿热、肝郁气滞、肝肾亏损，导致膀胱功能失调，三焦水道通调不利，为本病的主要病因病机。

二、诊　　断

（一）临床表现

本病临床表现似淋病而症轻。男性主要表现为尿道炎，可有尿频、尿急、尿痛、尿道刺痒、尿道口潮红，有清稀的黏液性分泌物，亦可并发附睾炎和前列腺炎。女性尿道炎症状常轻微，甚至无症状，可有宫颈炎，宫颈充血、水肿、糜烂、分泌物增多，还可并发前庭大腺炎、阴道炎、子宫内膜炎等。如治疗不当、反复发作可导致不育症，部分患者可发生 Reiter 征（其特征为非化脓性关节炎、尿道炎及结膜炎）。

（二）实验室检查

尿道、宫颈分泌物涂片革兰氏染色，高倍显微镜视野下，多形核白细胞数大于 5 个，淋球菌检查及培养阴性，有条件可分离培养衣原体、支原体等病原微生物。

三、治　　疗

（一）辨证论治

1. 湿热阻滞证　治宜清热利湿、化浊通淋，方用萆薢分清饮或八正散加减。
2. 肝郁气滞证　治宜疏肝解郁、理气通淋，方用橘核丸加减。
3. 阴虚湿热证　治宜滋阴补肾、清热利湿，方用知柏地黄丸加减。

（二）外治疗法

可选用重楼、贯众、败酱草、蒲公英等煎水外洗。

（三）其他疗法

抗生素治疗　可酌情选用红霉素、琥乙红霉素、阿奇霉素、氧氟沙星、环丙沙星等内服。

（彩图 11-57）

第三十一节　梅　　毒

梅毒是由梅毒螺旋体所引起的一种全身性、慢性性传播疾病。属于中医的"霉疮""疳疮""花柳病"等范畴。早期主要表现为皮肤黏膜损害，晚期可造成骨骼及眼部、心血管、中枢神经系统等多器官组织的病变。主要由不洁性交传染，偶尔通过接吻、哺乳，或接触患者污染的衣物、输血等途径间接传染，亦可通过母婴传播。

一、病因病机

中医认为本病为淫秽疫毒与湿热、风邪杂合所致。传播方式主要是精化传染（直接传染），间有气化传染（间接传染）和胎中染毒。邪之初染，疫毒结于阴器及肛门等处，发为疳疮；流于经脉，则生横痃；后期疫毒内侵，伤及骨髓、关窍、脏腑，变化多端，证候复杂。

西医认为，本病的病原体为梅毒螺旋体，亦称苍白螺旋体。根据传播途径的不同可分为获得性（后天）梅毒和胎传（先天）梅毒；根据病程的长短又可分为早期梅毒（一期、二期梅毒）和晚期梅毒（三期梅毒）。

二、诊　　断

（一）临床表现

一般有不洁性交史，或性伴侣有梅毒病史。

1. 一期梅毒　主要表现为疳疮（硬下疳）和横痃（硬化性淋巴结炎），一般无全身症状。硬下疳90%发生在男女外生殖器部位，少数发生在唇、舌、口腔、咽及肛门、直肠等处。其典型表现初为丘疹或浸润性红斑，继之轻度糜烂或成浅表性溃疡，其上有少量浆液性分泌物，内含大量的梅毒螺旋体，传染性极强。边缘隆起，边缘及基底部呈软骨样硬度，无痛无痒，直径1～2cm，圆形，常为单个，偶为多个。局部淋巴结肿大。疳疮不经治疗，可在3～4周后自然消失，而淋巴结肿大持续较久。

2. 二期梅毒　一期梅毒未经治疗或治疗不彻底，梅毒螺旋体由淋巴系统进入血液循环形成菌血症播散全身，引起皮肤黏膜及系统性损害，称二期梅毒。主要表现为杨梅疮。

（1）二期梅毒皮肤黏膜损害：其特点是分布广泛、对称，自觉症状轻微，破坏性小，传染性强。主要表现有下列几种：

1）皮损（彩图11-57）：可有斑疹（玫瑰疹）、斑丘疹、丘疹鳞屑性梅毒疹、毛囊疹、脓疱疹、蛎壳状疹、溃疡疹等，这些损害可以单独或合并出现。

2）扁平湿疣：好发于肛门周围、外生殖器等皮肤互相摩擦和潮湿的部位。稍高出皮面，界限清楚，表面湿烂，其颗粒密聚如菜花，覆有灰白色薄膜，内含大量的梅毒螺旋体。

3）梅毒性白斑：好发于妇女的颈部、躯干、四肢、外阴及肛周。为局限性色素脱失斑，可持续数月。

4）梅毒性脱发：脱发呈虫蚀状。

5）黏膜损害：为黏膜红肿及糜烂，黏膜斑内含大量的梅毒螺旋体。

（2）二期梅毒骨损害：可发生骨膜炎及关节炎，晚上和休息时疼痛较重，白天及活动时较轻。多发生在四肢的长骨和大关节，也可发生于骨骼肌的附着点，如尺骨鹰嘴、髂骨嵴及乳突等处。

（3）二期眼梅毒：可发生虹膜炎、虹膜睫状体炎、视神经炎和视网膜炎等。

也可出现二期神经梅毒等。

3. 三期梅毒　亦称晚期梅毒，主要表现为杨梅结毒。此期特点为病程长，易复发，除皮肤黏膜损害外，常侵犯多个脏器。

（1）三期皮肤梅毒：损害多为局限性、孤立性、浸润性斑块或结节，发展缓慢，破坏性大，愈后留有瘢痕。常见者有：

1）结节性梅毒疹：多见于面部和四肢，为豌豆大小铜红色的结节，成群而不融合，呈环形、蛇形或星形，质硬，可溃破，愈后留有萎缩性瘢痕。

2）树胶样肿：先为无痛性皮下结节，继之中心软化溃破，溃疡基底不平，为紫红色肉芽，分泌如树胶样黏稠脓汁，持续数月至2年，愈后留下瘢痕。

3）近关节结节：为发生于肘、膝、髋等大关节附近的皮下结节，对称发生，其表现无炎症，坚硬，压迫时稍有痛感，无其他自觉症状，发展缓慢，不溃破，治疗后可逐渐消失。

（2）三期黏膜梅毒：主要见于口、鼻腔，为深红色的浸润型，上腭及鼻中隔黏膜树胶肿可侵犯骨质，产生骨坏死，死骨排出，形成上腭、鼻中隔穿孔及马鞍鼻，引起吞咽困难及发音障碍，少数可发生咽喉树胶肿而引起呼吸困难、声音嘶哑。

（3）三期骨梅毒：以骨膜炎为多见，常侵犯长骨，损害较少，疼痛较轻，病程缓慢。其次为骨树胶肿，常见于扁骨，如颅骨，可形成死骨及皮肤溃疡。

（4）三期眼梅毒：可发生虹膜睫状体炎、视网膜炎及角膜炎等。

（5）三期心血管梅毒：主要有梅毒性主动脉炎、梅毒性主动脉瓣闭锁不全、梅毒性主动脉瘤和梅毒性冠状动脉狭窄等。

（6）三期神经梅毒、脑膜梅毒、脑血管梅毒及脊髓脑膜血管梅毒和脑实质梅毒可见麻痹性痴呆、脊髓痨、视神经萎缩等。

4. 潜伏梅毒（隐性梅毒） 梅毒未经治疗或用药剂量不足，无临床症状，血清反应阳性，排除其他可引起血清反应阳性的疾病存在，脑脊液正常，这类病人称为潜伏梅毒。若感染期限在2年以内者称为早期潜伏梅毒，早期潜伏梅毒随时可发生二期复发损害，有传染性；病期在2年以上者称为晚期潜伏梅毒，少有复发，少有传染性，但女病人仍可经过胎盘而传给胎儿，发生胎传梅毒。

5. 胎传梅毒（先天梅毒） 胎传梅毒是母体内的梅毒螺旋体由血液通过胎盘传入到胎儿血液中，导致胎儿感染的梅毒，多发生在妊娠4个月后。发病小于2岁者称早期胎传梅毒，大于2岁者称晚期胎传梅毒。胎传梅毒不发生硬下疳，常有严重的内脏损害，对患儿的健康影响很大，病死率高。

（1）早期胎传梅毒：多在出生后2周～3个月内出现症状。表现为消瘦，皮肤松弛多皱褶，哭声嘶哑，发育迟缓，常因鼻炎而导致呼吸、哺乳困难。皮肤损害可表现为斑疹、斑丘疹、水疱、大疱、脓疱等，多分布在头面、肢端、口周皮肤，口周可见皲裂，愈后留有辐射状瘢痕。此外，也可发生甲周炎、甲床炎、无发、骨髓炎、骨软骨炎、贫血、血小板减少等。大部分患儿可有脾肿大、肝肿大，少数出现活动性神经梅毒。

（2）晚期胎传梅毒：患儿发育不良，智力低下，可有前额圆凸、镰刀胫、胡氏齿、桑椹齿、马鞍鼻、锁骨胸骨关节骨质肥厚，视网膜炎、角膜炎、神经性耳聋，脑脊液异常，肝脾肿大，鼻或腭树胶肿导致口腔及鼻中隔穿孔和鼻畸形。皮肤黏膜损害与成人相似。

（3）胎传潜伏梅毒：胎传梅毒未经治疗，无临床症状而血清反应呈阳性。

（二）实验室检查

梅毒螺旋体抗原血清试验阳性，或蛋白印迹试验阳性，均有利于诊断。聚合酶链反应检查梅毒螺旋体核糖核酸阳性，或取硬下疳、病损皮肤、黏膜损害的表面分泌物、肿大的淋巴结穿刺液在暗视野显微镜下查到梅毒螺旋体，均可确诊。

三、鉴别诊断

1. 硬下疳与软下疳 后者病原菌为 Ducreyi 链杆菌；潜伏期短，发病急；炎症明显，基底柔软，溃疡较深，表面有脓性分泌物；疼痛剧烈；常多发。

2. 梅毒玫瑰疹与风热疮（玫瑰糠疹） 后者皮损为椭圆形，红色或紫红色斑，其长轴与皮纹平行，附有糠状鳞屑，常可见较大母斑；自觉瘙痒；淋巴结无肿大；梅毒血清反应阴性。

3. 梅毒扁平湿疣与尖锐湿疣 后者疣状赘生物呈菜花状或乳头状隆起，基底较细，呈淡红色；梅毒血清反应阴性。

四、治 疗

梅毒的治疗中，由于驱梅方案的成熟，抗生素特别是青霉素类药物疗效确切，是首选，故临床主张按方案治疗。中医药治疗梅毒一般仅作为驱梅治疗中的辅助疗法。

（一）辨证论治

1. 肝经湿热证

证候：多见于一期梅毒。外生殖器疳疮质硬而润，或伴有横痃，杨梅疮多在下肢、腹部、阴部；兼见口苦口干，小便黄赤，大便秘结；舌质红，苔黄腻，脉弦滑。

治法：清热利湿，解毒驱梅。

方药：龙胆泻肝汤酌加土茯苓、虎杖。

2. 血热蕴毒证

证候：多见于二期梅毒。周身起杨梅疮，色如玫瑰，不痛不痒，或见丘疹、脓疱、鳞屑；兼见口干咽燥，口舌生疮，大便秘结；舌质红绛，苔薄黄或少苔，脉细滑或细数。

治法：凉血解毒，泻热散瘀。

方药：清营汤合桃红四物汤加减。

3. 毒结筋骨证

证候：见于杨梅结毒。患病日久，在四肢、头面、鼻咽部出现树胶肿，伴关节、骨骼作痛，行走不便，肌肉消瘦，疼痛夜甚；舌质暗，苔薄白或灰或黄，脉沉细涩。

治法：活血解毒，通络止痛。

方药：五虎汤加减。

4. 肝肾亏损证

证候：见于三期梅毒脊髓痨者。患病可达数十年之久，逐渐两足瘫痪或痿弱不行，肌肤麻木或虫行作痒，筋骨窜痛；腰膝酸软，小便困难；舌质淡，苔薄白，脉沉细弱。

治法：滋补肝肾，填髓息风。

方药：地黄饮子加减。

5. 心肾亏虚证

证候：见于心血管梅毒患者。症见心慌气短，神疲乏力，下肢浮肿，唇甲青紫，腰膝酸软，动则气喘；舌质淡有齿痕，苔薄白而润，脉沉弱或结代。

治法：养心补肾，祛瘀通阳。

方药：苓桂术甘汤加减。

（二）外治疗法

1. 疳疮 可选用鹅黄散或珍珠散敷于患处，每日3次。

2. 横痃、杨梅 结毒未溃时，选用冲和膏，醋、酒各半调成糊状外敷；溃破时，先用五五丹掺在疮面上，外盖玉红膏，每日1次；待其腐脓除尽，再用生肌散掺在疮面上，盖玉红膏，每日1次。

3. 杨梅疮 可用土茯苓、蛇床子、川椒、蒲公英、莱菔子、白鲜皮煎汤外洗，每日1次。

（三）其他疗法

一旦确诊为梅毒，应及早实施西医驱梅疗法，并足量、规范用药。

1. 早期梅毒 水剂普鲁卡因青霉素G80万U/d，肌内注射，每日1次，连续10日；苄星青霉素240万U，分两侧臀部肌内注射，1次/周，共2～3周；四环素或红霉素，2g/d，分4次口服，连续15日，肝肾功能不良者禁用。

2. 晚期梅毒 水剂普鲁卡因青霉素G80万U/d，肌内注射，每日1次，连续20日为一个疗程，也可考虑给第二个疗程，疗程间停药2周；苄星青霉素240万U，肌内注射，1次/周，共3～4次；四环素或红霉素2g/d，分4次口服，连续服30日为一个疗程。

3. 胎传梅毒 普鲁卡因青霉素G，每日5万U/kg，肌内注射，连续10日；苄星青霉素5万U/kg，肌内注射，1次即可（对较大儿童的青霉素用量不应超过成人同期患者的治疗量）。对青霉素过敏者，可选用红霉素7.5～25mg/kg，口服，每日4次。

五、预防与调护

（1）加强梅毒危害及其防治常识的宣传教育。
（2）严禁卖淫、嫖娼，对旅馆、浴池、游泳池等公共场所加强卫生管理和性病监测。
（3）做好孕妇胎前检查工作，对梅毒患者要避孕，或及早中止妊娠。
（4）对高危人群定期进行检查，做到早发现、早治疗。
（5）坚持查出必治、治必彻底的原则，建立随访追踪制度。
（6）夫妇双方共同治疗。

（彩图11-58）

第三十二节 尖锐湿疣

尖锐湿疣又称生殖器疣、性病疣，是由人乳头瘤病毒所引起的一种良性赘生物。属于中医"臊疣""瘙瘊"的范畴。其特点是：以皮肤黏膜交界处，尤其是外阴、肛周出现淡红色或污秽色表皮赘生物为主要表现。主要通过性接触传染，也可通过自身接种、接触污秽的内裤、浴巾、浴盆等方式间接传染。本病男女均可罹患，主要发生在性活跃的人群。有一定的自限性，部分病例治愈后复发，少数尖锐湿疣有癌变的可能。

一、病因病机

本病主要为性滥交或房室不洁，感受秽浊之毒，毒邪蕴聚，酿生湿热，湿热下注皮肤黏膜而产生赘生物。

西医认为，本病的病原体系人乳头瘤病毒（HPV）的6、11、16、18等型。该病毒属DNA病毒，具有高度的宿主性和组织特异性，只侵犯人体皮肤黏膜，不侵犯动物。病毒通过局部细微损伤的皮肤黏膜而接种在患部，经过一定的潜伏期而出现赘生物。

二、诊　　断

（一）临床表现

有与尖锐湿疣患者不洁性交或生活接触史。潜伏期一般为2周～8个月，平均3个月。

皮损男性多在阴茎龟头、冠状沟、系带；女性多在阴唇、阴蒂、宫颈、阴道和肛门；同性恋者常见于肛门和直肠，亦有乳头、口唇、腋下、脐窝等处的报告。

基本损害为淡红色或污秽色、柔软的表皮赘生物（彩图11-58）。赘生物大小不一，单个或群集分布，表面分叶或呈棘刺状，湿润，基底较窄或有蒂，但在阴茎体部可出现基底较宽的"无蒂疣"。由于皮损排列分布不同，外观上常表现为点状、线状、重叠状、乳头瘤状、鸡冠状、菜花状、蕈状等不同形态。本病常无自觉症状，部分病人可出现局部疼痛或瘙痒。疣体易擦烂出血，若继发感染，分泌物增多，可伴恶臭。巨大的尖锐湿疣多见于男性，且好发于阴茎和肛门附近，女性则见于外阴部，偶尔可转化为鳞状细胞癌。

绝大多数外因HPV感染是潜伏感染或亚临床感染，是复发的主要原因之一。

（二）实验室及辅助检查

醋酸白试验有助于诊断，用3%～5%的醋酸液涂擦或湿敷3～10分钟，阳性者局部变白，病灶稍隆起，在放大镜下观察更明显。组织病理学检查有特异性。

知识链接：醋酸白试验

三、鉴别诊断

1. 假性湿疣　多发生于20～30岁的女性外阴，特别是小阴唇内侧和阴道前庭；皮损为直径1～2mm大小的白色或淡红色小丘疹，表面光滑如鱼子状，群集分布；无自觉症状。

2. 扁平湿疣　为梅毒常见的皮肤损害，皮损为扁平而湿润的丘疹，表面光滑，成片或成簇分布；损害内可找到梅毒螺旋体；梅毒血清反应强阳性。

3. 阴茎珍珠状丘疹　多见于青壮年；皮损为冠状沟部珍珠样半透明小丘疹，呈半球状、圆锥状或不规则状，色白或淡黄、淡红，沿冠状沟排列成一行或数行，或包绕一周；无自觉症状。

四、治　　疗

以清热解毒、燥湿除疣为主要治法，也可运用抗病毒中草药施治。临床常用中西医结合方法进行治疗。

（一）辨证论治

1. 湿毒下注证

证候：外生殖器或肛门等处出现疣状赘生物，色灰或褐或淡红，质软，表面秽浊潮湿，触之易出血，恶臭；伴小便黄或不畅；苔黄腻，脉滑或弦数。

治法：利湿化浊，清热解毒。

方药：萆薢化毒汤酌加马齿苋、土茯苓、大青叶。

2. 湿热毒蕴证

证候：外生殖器或肛门等处出现疣状赘生物，色淡红，易出血，表面有大量秽浊分泌物，色淡黄，恶臭，瘙痒，疼痛；伴小便色黄量少，口渴欲饮，大便干燥；舌红，苔黄腻，脉滑数。

治法：清热解毒，化浊利湿。

方药：黄连解毒汤加苦参、萆薢、土茯苓、大青叶、马齿苋等。

（二）外治疗法

1. 熏洗法 板蓝根、山豆根、木贼草、香附各 30g；或白矾、皂矾各 120g，侧柏叶 250g，生苡仁 50g，孩儿茶 15g。煎水先熏后洗，每日 1～2 次。

2. 点涂法 五妙水仙膏点涂疣体；或鸦胆子仁捣烂涂敷或鸦胆子油点涂患处包扎，3～5 天换药 1 次。应注意保护周围正常皮肤。适用于疣体小而少者。

3. 注射法 用中药莪术注射液或消痔灵注射液直接注射于疣体，使疣体枯萎坏死脱落。

（三）其他疗法

1. 西药治疗

（1）西药内治 内服或注射可选用阿昔洛韦、利巴韦林、聚肌胞、干扰素等抗病毒药物和免疫增强剂。

（2）西药外治 外涂可根据病情选用足叶草酯素（疣脱欣）、1%～5% 的 5-氟尿嘧啶、30%～50% 三氯醋酸或 3%～5% 酞丁胺、咪喹莫特乳膏等涂敷于疣体表面。注意保护正常皮肤黏膜。

2. 物理疗法 使用激光、冷冻、电灼疗法时注意不要过度治疗，避免损害正常皮肤黏膜和瘢痕形成，预防感染。

3. 手术治疗 疣体较大者可手术切除。

五、预防与调护

（1）禁止不洁性交。

（2）注意阴部卫生。

（3）积极治疗性伴侣，避免交叉感染。

第三十三节　生殖器疱疹

(彩图 11-59)　　生殖器疱疹是由单纯疱疹病毒感染所引起的一种慢性、复发性、难治愈的性传播疾病。中医称之为"阴部热疮"。主要损害男女生殖器的皮肤黏膜处，其特点是：以局部出现群集小疱、糜烂，自觉灼痛为主要表现。本病多为性行为传播，据有关报道，欧美一些国家性活跃的青年生殖器疱疹患者较多，其发病率甚至超过梅毒、淋病，目前在我国沿海地区发病率呈逐年上升趋势。至今为止，治疗生殖器疱疹还没有像治疗淋病与梅毒那样有特效疗法，且本病与宫颈癌等有关联，故已成为世人关注的一种性传播疾病。

一、病因病机

本病多因不洁性交，感受湿热秽浊之邪，湿热侵及肝经，下注阴部，热炽湿盛，湿热郁蒸而外发疱疹。或素体阴虚，或房劳过度，损伤阴精，加之湿热久恋，日久热盛伤阴，正气不足，邪气缠绵，导致正虚热盛而病情反复发作，经久难愈。

西医认为，本病的病原体系单纯疱疹病毒（HSV）。该病毒属 DNA 病毒，Ⅰ型病毒 70% 以上引起口唇及颜面腰部以上的感染，20%～30% 引起生殖系统感染；Ⅱ型病毒 80% 以上引起生殖系统感染，偶可发生口腔及其周围的感染，而且Ⅱ型感染引起的生殖器疱疹复发率远比Ⅰ型高，它们与生殖系统某些恶性肿瘤相关。主要传播途径是性接触。人类是其天然宿主，两种病毒有相同抗原决定簇，机体能产生中和抗体清除部分病毒，但无法彻底清除，且无终生免疫力。病毒通过皮肤黏膜侵入机体，主要在原发部位细胞内复制而向周围播散，并侵入相关的神经干、神经节，Ⅱ型主要潜伏在骶神经节，当机体抵抗力降低后，多数会在原发部位再次出现，引起病情复发。

二、诊　　断

（一）临床表现

1. 原发性生殖器疱疹　潜伏期2～7天。原发损害为1个或多个小而瘙痒的红斑、丘疹，迅速变成小水疱，3～5天后可形成脓疱，破溃后表面糜烂、溃疡、结痂，伴有疼痛。皮损单发或融合，男性好发于包皮、龟头、冠状沟、阴茎，偶可见于尿道，女性常发生于外阴、大小阴唇、阴蒂、阴道、宫颈。往往是旧的皮损消退，新的皮损又接着出现（彩图11-59）。常伴有发热、头痛、乏力、肌痛及腹股沟淋巴结肿大压痛等全身症状。若出现在尿道，可致排尿困难；发生在肛门、直肠，可出现腹痛、便秘、里急后重和肛门瘙痒等。

2. 复发性生殖器疱疹　多在原发皮疹后1年内复发，一般复发间歇期3～4周至3～4个月。发热、受凉、早产、精神因素、消化不良、慢性病、疲劳等导致抵抗力低下常成为诱发的因素。复发性生殖器疱疹临床表现类似原发性生殖器疱疹，且较原发性者无论局部还是全身症状都轻。50%的患者在复发部位出现局部瘙痒、烧灼感及刺痛等前驱症状，一般7～10日皮损可消退愈合。

3. 并发症　常见的并发症有脑膜炎、脑炎、骶神经根炎及脊髓脊膜炎、疱疹性指头炎以及泌尿生殖系统广泛感染等。

（二）实验室检查

1. 细胞学检查（Tzanck涂片）　镜下可见多核巨细胞或核内病毒包涵体。

2. 病毒培养　有单纯疱疹病毒和细胞病变。

三、鉴别诊断

1. 硬下疳　无痛性溃疡与无痛性腹股沟淋巴结肿大有时易与生殖器疱疹的溃疡和淋巴结肿大混淆，但硬下疳溃疡基底较硬；可检到梅毒螺旋体，梅毒血清反应阳性。

2. 软下疳　溃疡较深，疼痛，未经治疗不会自行消退；淋巴结肿大疼痛，可穿破；溃疡分泌物量较多，呈灰黄色或脓样；可检查到软下疳菌。

3. 接触性皮炎　有接触过敏史，无不洁性交史，在接触部位发生红肿、丘疹、丘疱疹、水疱，甚至大疱和糜烂；去除病因，处理得当，1～2周可痊愈。

四、治　　疗

本病目前尚无特效根治方法，治疗原则为缩短病程，减轻症状；防止继发感染和并发症；防止病情复发。西医治疗主要包括局部用药、抗病毒治疗和提高机体免疫力；中医强调辨证论治，扶正祛邪，既可提高机体抵抗力，又可直接灭活和清除病毒。

（一）辨证论治

1. 肝经湿热证

证候：生殖器部位出现红斑、群集小疱、糜烂或溃疡，甚至出现脓疱，灼热，轻痒或疼痛；伴口干口苦，小便黄，大便秘结，或腹股沟淋巴结肿痛；舌质红，苔黄腻，脉弦数。

治法：清热利湿，化浊解毒。

方药：龙胆泻肝汤加大青叶、板蓝根、马齿苋等。

2. 阴虚邪恋证

证候：外生殖器反复出现潮红、水疱、糜烂、溃疡、灼痛，日久不愈，遇劳复发或加重；伴神疲乏力，腰膝酸软，心烦口干，五心烦热，失眠多梦；舌质红，苔少或薄腻，脉弦细数。

治法：滋阴降火，解毒除湿。

方药：知柏地黄丸加减。

（二）外治疗法

（1）马齿苋、野菊花、地榆、苦参各30g，水煎外洗，每日2～3次；洗后外涂青黛散。

（2）疱疹溃破后的糜烂面可用喉风散外喷或用紫草油外搽。

（三）其他疗法

1. 针灸治疗 发作期可选用长强、会阴、曲骨等穴位针刺治疗，用泻法；非发作期可选用足三里、三阴交、肾俞等穴位针刺治疗，用补法。亦可选用上述穴位用艾灸法治疗。

2. 西药治疗 核苷类（如阿昔洛韦、伐昔洛韦、更昔洛韦）是西医目前最有效的抗单纯疱疹病毒的药物。此外，尚可选用其他抗病毒药，如阿糖腺苷、聚肌胞或干扰素等。外治一般多用0.25%～1%碘苷软膏或5%～30%碘苷溶液、3%～5%阿昔洛韦软膏、0.5%～3%酞丁胺溶液、重组人干扰素α-2b凝胶等外搽患部。对某些局部炎症反应明显的病人，可先用收敛剂，如1%～3%醋酸铅溶液、3%硼酸溶液，外用清洁和湿敷。

五、预防与调护

（1）树立正确的性观念、性道德，洁身自好，预防感染。

（2）感染静止期性交时使用避孕套，感染活动期禁止性交。

（3）早期妊娠妇女患生殖器疱疹应中止妊娠，晚期感染者宜进行剖腹产。

（4）患者应注意局部清洁卫生。

（5）保持心情舒畅，注意预防感冒、着凉、劳累，禁酒，少食辛辣刺激性食物，以减少复发。

（6）积极治疗其他疾病，加强营养，增强体质，提高机体抗病能力。

（7）注意对性伴侣的观察，最好同时进行治疗。

第三十四节 艾 滋 病

艾滋病全称是获得性免疫缺陷综合征，是由人类免疫缺陷病毒（简称HIV）所致的以严重免疫缺陷为主要特征的传染病。属于中医"疫疠""虚劳""癥瘕"等范围。主要通过性接触及血液、血液制品和母婴传播传染。HIV能特异性侵犯Th淋巴细胞（CD_4^+），引起机体细胞免疫系统严重缺陷，导致各种机会性顽固感染、恶性肿瘤的发生，并对机体各系统尤其是神经系统造成致命的损害，由于传染性强，死亡率高，号称"超级癌症"，已引起全世界的高度重视。

一、病因病机

本病的发生总由邪毒外袭和正气不足所致。其病机为邪盛与正虚共存，最终导致正气衰竭，五脏受损，阴阳离决。

1. 邪毒外袭　邪毒为疫疠之气，疫疠之邪为艾滋病毒，具有强烈的传染性，可侵犯肺卫或上蒙清窍而发病。

2. 正气不足　主要为肾不藏精、肾亏体弱，所谓"邪之所凑，其气必虚"，正虚多表现为气虚、肺肾阴虚、脾胃虚弱、脾肾亏虚。大凡由性接触传染者，多为嫖娼、同性恋、肛交、滥交伐精纵欲者，其肾精处于匮乏状态，易为邪毒所入；而凡吸毒者均用兴奋致幻之品，令人异常亢奋，性欲亢进（暂时），心神恍惚，不能自持，为燥烈耗气伤精之品，久则致人形容消瘦、精力减退、性功能降低，呈肾精匮乏状态，易为邪毒所犯；至于输血等亦为气血不足，挟邪毒之血液补充而为病。

西医认为，艾滋病的病原体为HIV，为逆转录C型RNA病毒，患者的精液、血液、唾液、眼泪、乳汁、尿液、阴道分泌物中均可分离出HIV，但主要是通过精液、血液及含有血液的分泌物经血流和破损的皮肤与黏膜传入全身，主要通过性交传染、血液传染和围产期母婴感染。HIV嗜$CD4^+$细胞，在细胞内进行繁殖，使后者不断地破裂、溶解、消失，遭到破坏。由于$CD4^+$减少，依赖$CD4^+$细胞参加的细胞免疫反应处于无能状态，致使患者极易发生一系列的原虫、蠕虫、真菌、细菌和病毒等条件性病原体的感染，最后发生少见的恶性肿瘤。同时，HIV能侵犯神经系统，感染脑和脊髓，出现神经系统症状。HIV病毒侵犯人体后，核酸可以与宿主染色体DNA整合，强占遗传机构而复制，故无论是免疫接种预防还是治疗都极其困难。

二、诊　　断

（一）临床表现

潜伏期长短不一，可由6个月至5年或更久。感染HIV后，由于细胞免疫缺陷的程度不同，临床症状可分为3个阶段。

1. 艾滋病病毒感染　新近感染的患者约90%可完全没有症状，为HIV病毒的携带者，是艾滋病的传染源。有的早期出现类似传染性单核细胞增多症的症状，有的发展为慢性淋巴结病综合征，表现为除腹股沟部位外，全身淋巴结或至少有2处持续肿大3个月以上。

2. 艾滋病相关综合征　约占患病人数的10%，患者有一定程度的T细胞免疫功能缺陷所致的临床症状和慢性淋巴结综合征，有较长期的发热（38℃3个月以上），体重减轻10%以上，疲乏，夜间盗汗及持续腹泻等，同时常有非致命性的真菌、病毒或细菌性感染，如口腔白色念珠菌病、皮肤单纯疱疹、带状疱疹和脓皮病等。

3. 艾滋病　约1%的HIV感染者可发展为艾滋病，其临床表现为严重的细胞免疫缺陷而致的条件性病原体感染和少见的恶性肿瘤，较常见的有卡氏肺囊虫肺炎和卡波济肉瘤（彩图11-60）。

（二）实验室检查

1. 免疫学检查　$CD4^+$淋巴细胞减少，外周血淋巴细胞显著减少，低于$1\times10^9/L$；$CD4^+/CD8^+$＜1（正常为1.75～2.1）；自然杀伤细胞（NK）活性下降，B淋巴细胞功能失调。

2. HIV检测　常用的有：①细胞培养分离病毒；②检测HIV抗原；③检测逆转录酶；④检测病毒核酶等。

由于操作复杂，价格昂贵，不做常规筛选之用。

3. HIV抗体检测　这类方法是确定有无HIV病毒感染的最简便方法，但高危人群若为阴性应在2个月后复查。常用的方法有：①酶联免疫吸附法（ELISA）。②间接免疫荧光法（IIF）。③明胶颗粒凝集试验（PA）。④蛋白印迹检测法（WB法）。⑤放射免疫沉淀试验（RIP）。

其中前三种用于筛选检查，后两种用于明确诊断。

三、治 疗

艾滋病的治疗目前尚无特效的疗法。西医的免疫调节剂、抗病毒制剂及综合疗法的实施已能部分控制病情的发展，延长患者的存活时间，提高患者的生存质量。中医中药和其他自然疗法已运用于艾滋病的预防和治疗，抗HIV病毒及提高机体免疫功能的中药得以筛选并推向临床，作为辨证论治基础上辨病用药的有效治疗手段。针灸的整体调节功能在治疗中也能发挥一定的作用。

（一）辨证论治

1. 肺卫受邪证

证候：见于急性感染期。症见发热，微畏寒，微咳，身痛，乏力，咽痛；舌质淡红，苔薄白或薄黄，脉浮。

治法：宣肺祛风，清热解毒。

方药：银翘散加土茯苓、夏枯草。若寒邪为患者，选用荆防败毒散加减。

2. 肺肾阴虚证

证候：多见于以呼吸系统症状为主的艾滋病早、中期患者，尤以卡氏肺囊虫肺炎、肺孢子肺炎、肺结核较多见。症见发热，咳嗽，无痰或少量黏痰，或痰中带血，气短胸痛，动则气喘，全身乏力，消瘦，口干咽痛，盗汗，周身可见淡红色皮疹，伴轻度瘙痒；舌红，少苔，脉沉细数。

治法：滋补肺肾，解毒化痰。

方药：百合固金汤合瓜蒌贝母汤加虎杖、夏枯草、土大黄等。

3. 脾胃虚弱证

证候：多见于以消化系统症状为主者。症见腹泻久治不愈，腹泻呈稀水状便，少数挟有脓血和黏液，里急后重不明显，可有腹痛；兼见发热，消瘦，全身乏力，食欲不振，恶心呕吐，吞咽困难，或腹胀肠鸣，口腔内生鹅口疮；舌质淡有齿痕，苔白腻，脉濡细。

治法：扶正祛邪，培补脾胃。

方药：补中益气汤合参苓白术散加土茯苓、田基黄、猫爪草等。

4. 脾肾亏虚证

证候：多见于晚期患者，预后较差。症见发热或低热，形体极度消瘦，神情倦怠，心悸气短，头晕目眩，腰膝酸痛，四肢厥逆，食欲不振，恶心，呃逆频作，腹泻剧烈，五更泄泻，毛发枯槁，面色苍白；舌质淡或胖，苔白，脉细无力。

治法：温补脾肾，益气回阳。

方药：肾气丸合四神丸加猪苓、炙甘草等。

5. 气虚血瘀证

证候：以卡波济肉瘤多见，症见周身乏力，气短懒言，面色苍白，饮食不香，四肢、躯干部出现多发性肿瘤，瘤色紫暗，易于出血，淋巴结肿大；舌质暗，脉沉细无力。

治法：补气化瘀，活血清热。

方药：补阳还五汤、犀角地黄汤合消瘰丸加减。

6. 窍闭痰蒙证

证候：多见于出现中枢神经病症的晚期患者。症见发热，头痛，恶心呕吐，神志不清，或神昏谵语，项强惊厥，四肢抽搐，或伴癫痫或痴呆；舌质暗或胖，或干枯，苔黄腻，脉细数或滑。

治法：清热化痰，开窍通闭。

方药：安宫牛黄丸、紫雪丹、至宝丹。若为寒甚者，用苏合香丸豁痰开窍；痰闭清除后，缓则治其本，可用生脉散益气养阴。

（二）其他疗法

1. 常用有效中药辨病施治

（1）抗 HIV 有效的中药：甘草、人参、党参、黄芪、白术、茯苓、当归、大枣、枸杞子、杜仲、淫羊藿、苦参、柴胡、刺五加、香菇、丹参、黄连、金银花、黄芩、天花粉、紫花地丁、夏枯草、穿心莲、牛蒡子、螃蜞菊、紫草、狗脊、贯众、千里光、丁公藤、苦瓜、龙胆草、蒲公英、麻黄、水牛角、漏芦、巴豆、槟榔、白头翁、防风、麝香、白屈菜、姜黄、桑白皮、大蒜、山豆根、连翘、鱼腥草、大青叶、白花蛇舌草、野菊花、知母、板蓝根、十大功劳叶等。

（2）促进单核细胞吞噬能力的中药：人参、党参、黄芪、紫河车、淫羊藿、五加皮、白术、黄精、灵芝、蒲公英、金银花、丹参、桃仁、赤芍、川芎、香菇、云苓、甘草。

（3）促进巨噬细胞吞噬作用的中药：黄芪、党参、人参、白术、灵芝、猪苓、香菇、当归、地黄、蝮蛇、淫羊藿、补骨脂、刺五加、杜仲。

（4）增加 T 细胞的中药：人参、灵芝、茯苓、香菇、白术、薏苡仁、黄精、天冬、女贞子、淫羊藿。

（5）提高细胞免疫力的中药：人参、党参、黄芪、黄精、白术、山药、灵芝、阿胶、菟丝子、淫羊藿、旱莲草、当归、红花、仙鹤草、丹参、生地、女贞子、枸杞子、白芍、川芎、五味子、金银花、黄连等。

（6）提高体液免疫能力的中药：人参、党参、黄芪、白术、灵芝、黄精、山药、旱莲草、菟丝子、阿胶、淫羊藿、丹参、红花、川芎、当归、仙鹤草、生地、女贞子、枸杞子、白芍、金银花、五味子。

（7）延长抗体存活及促进其生成的中药：麦冬、玄参、沙参、鳖甲、鸡血藤、阿胶、女贞子等可延长抗体存活时间；肉桂、附子、仙茅、淫羊藿、锁阳、菟丝子可促进抗体生成，提高淋巴细胞转化作用。

2. 针刺治疗　针灸可以调动机体的免疫系统，提高抗病能力。可选关元、命门、腰俞、脾俞、足三里、内关、合谷、曲池、百会、阴陵泉、阳陵泉、风池、委中、列缺等穴位。

3. 西药治疗　至目前为止，尚无特效药物。现首推齐多夫定（AZT）疗效较好，因它口服吸收好，并能通过血脑屏障，其作用机制是抑制逆转录酶，阻断 HIV 复制，但不能杀灭病毒，故停药后又复发。用法：5mg/kg，每 4 小时 1 次。其次，可用 2′-3′双脱氧肌苷（DDI）、2′-3′双脱氧胞嘧啶核苷（DDC）。有关专家主张以上各药联合使用，即所谓"鸡尾酒"疗法，既可发挥其协同作用，也有利于减轻某一药物的毒副作用。此外，还有苏拉明、利巴韦林等。免疫调节剂可选用白细胞介素-2、干扰素、丙种球蛋白、转移因子、香菇多糖、异丙肌苷等。合并条件性感染和恶性肿瘤，西医可采取对症处理。

四、预防与调护

（1）加强对艾滋病防治知识的宣传普及。

（2）加强性道德观念的教育，杜绝不洁性行为，避免与 HIV 感染者、艾滋病病人及高危人群发生性接触。

（3）禁止静脉吸毒者共用注射器，严格加强普通人群注射消毒管理，提倡使用一次性用品。

（4）使用进口血液、血液成分制品时一定要进行 HIV 检测。

（5）严格选择供血者，HIV 检测应作为供血者的常规检查项目，防止血源传染。

（6）艾滋病病人或HIV阳性者应避孕，已出生婴儿不用母乳喂养。

（7）加强入境检疫，严防艾滋病传入。

（8）加强心理治疗，创造良好环境，不歧视病人。

第三十五节 癌 疮

（彩图11-61）癌疮是一种发展缓慢的、以皮肤损害为主要表现的恶性肿瘤。其临床特点是皮肤肿块凹凸不平，边缘不齐，坚硬不移，形如岩石，溃破后疮口中间凹陷很深，形如岩穴，血水淋漓，臭秽难闻，不易收敛，严重者危及生命。多发于50岁以上的老年人。本病包括西医所指的基底细胞癌、鳞状细胞癌、原发性皮肤T细胞淋巴瘤等。本节仅叙述基底细胞癌。

一、病因病机

本病总由内外因相合，致气滞、血瘀、痰凝而发。外因多责之湿、热、毒邪侵袭。内因多为情志不畅，喜怒忧思，肝脾两伤，气郁血瘀，痰凝湿聚，结滞肌肤。

西医认为本病病因不明。可能与长期日晒、大剂量X线照射、烧伤、瘢痕、砷剂等有关。

二、诊 断

（一）临床表现

本病好发于老年人的曝光部位，特别是颜面部。皮损初为灰白色或蜡样小结节，隆起高突，质硬，呈圆形或椭圆形。继而根盘缓慢扩大，约经数月或数年出现溃疡，臭秽，形如岩穴，触之易出血，边缘卷起，触之坚硬（彩图11-61）。肿瘤生长缓慢，极少转移。

（二）实验室检查

组织病理学可明确诊断。

三、鉴别诊断

1. 寻常性狼疮 呈深褐红色，有狼疮结节，易破坏面容，结核杆菌检查及结核菌素反应均呈阳性。组织病理学为结核性肉芽肿。

2. 角化棘皮瘤 本病与基底细胞癌的结节型相似，但本病常为红色半球状结节，中央有角栓，在数日内生长迅速，并可自行消退。

四、治 疗

本病一旦诊断明确，建议采用Mohs外科切除技术。中医药作为该病的辅助治疗，在改善症状、提高患者的生存质量等方面有较好疗效。

（一）辨证论治

1. 血热湿毒证

证候：初起皮肤为一隆起米粒至黄豆大小丘疹或小结节，呈暗红色，中央可结黄褐色或暗灰色痂，边缘隆起坚硬，日久病损可逐渐扩大，甚至形成溃疡，流液流血，其味恶臭，经久不愈；亦可形成较深溃口，如鼠咬状；舌质红，苔黄腻，脉弦滑。

治法：清热凉血，除湿解毒。

方药：黄连解毒汤加味。

2. 血瘀痰凝证

证候：皮肤起丘疹或小结节，硬结，逐渐扩大，中央部糜烂，结黄色痂。边缘隆起，有蜡样结节，边界不清，发展缓慢；或可长期保持完整的淡黄色小硬结，最终破溃；舌暗红，苔腻，脉沉滑。

治法：活血化瘀，化痰散结。

方药：桃红四物汤合化坚二陈丸加减。

3. 肝郁血燥证

证候：皮肤起小结节，质硬，溃后不易收口，边缘卷起，色暗红，性情急躁，心烦易怒，胸胁苦满。舌边尖红，或有瘀斑，舌苔薄黄或薄白，脉弦细。

治法：疏肝理气，养血活血。

方药：丹栀逍遥散加减。

4. 气血亏虚证

证候：病变后期，见形体消瘦，低热，气短，乏力，纳少，大便干结，口干等，自觉疼痛，夜间更甚；舌质淡，苔薄白，脉细无力。

治法：补益气血，佐以解毒。

方药：托里消毒散加减。

（二）外治疗法

1. 五虎丹治疗　根据肿瘤的范围大小、深度，分次用五虎丹糊剂、酊剂外敷，然后用万应膏贴盖密封，隔2～4日换药一次，待癌瘤逐渐坏死脱落后改用红升丹祛腐生肌、长皮收口。

2. 皮癌净外敷　将该药粉直接撒于疮面上，纱布覆盖，每日或隔日1次，每次0.5～1g，待疮面焦痂四周翘起时，即可停药，待焦痂自行脱落，改用生肌散收口。

（三）其他疗法

1. 中成药　血瘀痰凝证可服小金丸，打碎后口服，一次1.2～3g，一日2次。

2. 西医治疗　不能手术的患者可应用光动力疗法、放射疗法、激光、电烧灼、冷冻等治疗。

五、预防与调护

（1）防止过度日光暴晒。

（2）保持心情愉快。

（3）饮食宜清淡营养。

（4）对各种慢性皮肤病应积极治疗，以防止癌变。

第十二章 肛门直肠疾病

(彩图 12-1)

第一节 概 论

肛肠疾病是指发生于肛门、直肠部位的疾病。常见的有痔、肛痈、肛漏、肛裂、息肉痔、肛隐窝炎、脱肛、便秘及锁肛痔等，以上在古代文献中统称为痔疮、痔瘘；此外，还包括便秘等疾病。

一、解剖生理概要

肛门直肠是消化道的末端，是通向体外的出口。直肠起源于内胚层，肛管起源于外胚层。直肠全长约12cm，上端约在第三骶椎平面与乙状结肠相接，下端在尾骨尖稍上方与肛管相连，其上下两端狭小，中间部分膨大，膨大部分称为直肠壶腹。直肠沿骶尾骨弯曲前方下行，与肛管形成了一近似于90°的角，称肛直角。在做内窥镜检查时，要注意顺应这一角度，以避免损伤直肠。直肠前面的上2/3有腹膜遮盖，并向前反折形成直肠膀胱陷凹或直肠子宫陷凹。直肠两侧上1/3有腹膜遮盖，且向两侧形成腹膜反折。直肠后壁无腹膜遮盖。直肠壁由浆膜层、肌层、黏膜下层、黏膜层四层组织构成，黏膜层丰厚，黏膜下层疏松，因此易与肌层分离而造成直肠黏膜脱垂。直肠腔内有三个半月形的皱襞，称为直肠瓣，其主要作用是防止粪便的逆行。

肛管长约3cm，上接直肠，下端止于肛门缘，其周围有内、外括约肌环绕。肛管的表层为复层上皮，下部为鳞状上皮，表面光滑，无汗腺、皮脂腺和毛囊。由于直肠下端变得缩窄，肠腔内黏膜被折成了6～10个纵形的皱襞，称为直肠柱或肛柱。相邻的两个直肠柱下端之间有半月形皱襞，称为肛门瓣或肛瓣。肛门瓣与直肠柱之间的肠壁黏膜形成开口向上的袋状间隙，称肛隐窝或肛窦。隐窝底部有肛腺体的导管开口，由于该处常积存粪屑，易发生感染，可引发肛隐窝炎，进而导致肛门直肠周围脓肿、肛瘘等疾病。直肠柱的基底部有2～6个乳头状突起，称之为肛乳头，其长度一般≤2mm，局部炎症的刺激可使其增大，临床称之为肛乳头肥大。

肛门瓣与直肠柱的基底在直肠与肛管交界处形成一条不整齐的交界线，称为齿线。由于齿线上、下组织起源不同，因此在血液供应、淋巴回流、神经支配、内衬上皮等方面也各不相同，齿线是解剖上的重要标志线。其主要区别见表12-1。

表 12-1 齿线上、下解剖的比较及临床意义

	齿线以上	齿线以下	临床意义
胚胎	内胚层，后肠	外胚层，原肛	肛管直肠分界
组织	复层立方上皮（黏膜）	复层扁平上皮（皮肤）	皮肤黏膜分界
动脉供应	直肠上、下动脉	肛门动脉	与痔的好发部位有关
静脉回流	直肠上静脉丛回流入门静脉	直肠下静脉丛回流入下腔静脉	与痔的好发部位有关；与直肠癌转移至肝有关
淋巴回流	腰淋巴结或髂内淋巴结	腹股沟淋巴结	肛管癌转移至腹股沟，直肠癌转移至腹腔内
神经支配	自主神经支配	阴部内神经支配	齿线上为无痛区，齿线下为有痛区

肛门括约肌分为内括约肌与外括约肌。内括约肌是直肠环肌在下端的增厚部分，围绕肛管的上 2/3，为不随意肌，对控制肛门功能有重要作用。外括约肌分三部分：皮下部、浅部、深部，受脊髓神经支配，为随意肌。皮下部是环形肌束，位于肛门缘皮下，不附着于尾骨，围绕肛管下部，位于内括约肌的外下方，两者之间形成一环形的沟称为括约肌间沟，恰与肛门白线相当。手术时，皮下部常被切断，但不致引起大便失禁。浅部是梭形肌束，位于皮下部的外上方，在皮下部与深部之间，其后位肌纤维起源于尾骨，向前延伸到肛管后缘附近，分为两束，于内括约肌水平面呈弧形绕过肛管两侧，至肛管前又合二为一，止于会阴中心腱。深部位于浅部的上外侧，亦为环形肌束，后半部与耻骨直肠肌相融合，前方肌纤维交叉附于对侧坐骨结节。肛提肌薄而阔，起于骨盆的前壁和侧壁，分耻骨直肠肌、耻骨尾骨肌和髂骨尾骨肌三部分，其主要作用是承托盆内脏器、启闭肛门、协助排便。外括约肌的深、浅二部围绕直肠纵肌及肛门内括约肌，并联合肛提肌的耻骨直肠肌，环绕肛管、直肠连接处，组成一肌环，称为肛管直肠环。手术时，切断该环可引起肛门失禁。

肛管和直肠周围有许多外科解剖间隙，其间充满疏松结缔组织和脂肪组织，容易感染，发生脓肿。其中较大的间隙有 5 个：①2 个骨盆直肠间隙，位于肛提肌以上，腹膜反折以下，直肠的两侧。②1 个直肠后间隙，位于骶骨前面与直肠后方之间，两侧与骨盆直肠间隙以直肠侧韧带相隔，间隙内有骶神经丛和交感神经支以及直肠下动脉及骶中动脉。③2 个坐骨直肠间隙，位于肛管两侧，肛提肌之下，坐骨、闭孔内肌的内侧，间隙内有肛门动脉及神经。感染时脓液可经肛管的前方和后方，由一侧坐骨直肠窝通至对侧坐骨直肠窝，形成"蹄铁型"脓肿（彩图 12-1）。

肛门、直肠部位的血液供应主要来自于 4 支动脉，即直肠上动脉、直肠下动脉、肛门动脉及骶中动脉。①直肠上动脉是肠系膜下动脉的终末支，在直肠上端第三骶椎处分为左、右两支，沿直肠两侧下行，并在齿线以上分出许多小支与直肠下动脉、肛门动脉吻合。②直肠下动脉为髂内动脉前干的一个分支，主要供应直肠前壁肌层和直肠下部各层，其大小与分布没有一定的规律。③肛门动脉由阴部内动脉分出，分数支至肛门内、外括约肌及肛管末端。④骶中动脉是由腹主动脉分叉上方后壁发出，该动脉细小，分支不定，与直肠上、下动脉吻合。

肛门直肠部位有 2 个静脉丛，以齿线为界：①直肠上静脉丛：又叫痔内静脉丛，分布于齿线以上的直肠黏膜下层，汇集成数支小静脉，穿过直肠肌层合成为直肠上静脉，经肠系膜下静脉入脾静脉、门静脉。这些静脉无瓣膜，不能阻止血液逆流，因此穿过肌层时易受压迫，使直肠上静脉丛扩张而形成内痔。该静脉丛在右前、右后、左侧较为丰富，为内痔的好发部位，所以称为母痔区。②直肠下静脉丛：位于齿线以下，汇集于直肠下静脉、肛门静脉，分别通过髂内静脉和阴部内静脉回流到下腔静脉。直肠上静脉丛和直肠下静脉丛在肛门白线附近互为交通，使门静脉系统与体静脉系统相通，在门静脉高压症病人，此处为一侧支循环的通路，故门脉高压症病人引起的内痔出血不宜做手术结扎。

肛门直肠的淋巴组织分为上、下两组。上组在齿线以上，包括直肠黏膜下层、肌层、浆膜下以及肠壁外淋巴网。这些淋巴网的淋巴液主要向三个方向汇流：向上至直肠后骶骨前淋巴结，再至乙状结肠系膜根部淋巴结，最后至腹主动脉根部淋巴结；向两旁至肛提肌上淋巴结，再至闭孔淋巴结，最后至髂内淋巴结；向下至两侧坐骨直肠窝淋巴结，然后穿过肛提肌至髂内淋巴结。下组在齿线以下，包括外括约肌、肛管和肛门周围皮下的淋巴网，经会阴部流入腹股沟淋巴结，至髂外淋巴结。上、下组淋巴网经吻合支可彼此相通。

直肠受属于自主神经系统的交感、副交感神经支配。肛管部的神经受体神经系统的阴部内神经的分支支配，分布至肛提肌、外括约肌、肛管及肛门周围皮肤。所以，齿线以上的黏膜对痛感迟钝，但在直肠胀满和按压时可感到不适，而肛管和肛门周围皮肤感觉异常敏锐，炎症或手术后刺激可以引起剧烈疼痛，并引起反射性肛提肌和内括约肌痉挛。另外，膀胱颈部的肌肉也受阴部神经支配，因此，肛门部疾病或手术可引起小便困难、尿潴留等。

肛管与直肠的主要生理功能是排泄粪便、分泌黏液、吸收水分和部分药物。排便是一个复杂而协调的反射性生理动作，包括不随意的低级反射和随意的高级反射活动。在正常情况下，粪便贮存于乙状结肠内，直肠内无粪便，当结肠出现蠕动时，粪便被推入直肠，使直肠下端膨胀而引起便意，反射性地引起内括约肌舒张和外括约肌松弛，肛提肌收缩从而使粪便排出。因此，直肠下端的切除、神经反射的障碍、括约肌张力的丧失都可以引起大便失禁。

二、病因病机

肛门直肠疾病的致病因素很多，但常见的主要有风、湿、热、燥、气虚、血虚、血瘀等。

1. 风 《证治要诀·卷八·肠风脏毒》曰："血清而色鲜者，为肠风。"《见闻录》曰："纯下清血者，风也。"说明风邪可引起下血。风性善行而数变，且多挟热，热伤肠络，血不循经，下溢而便血。因风而引起的便血，其色鲜红，出血急暴，呈喷射状，多见于内痔实证。风盛则燥，风邪袭肺，蕴而化热，下移大肠，见肠燥便秘。风可夹湿，风湿相搏于下部，见肛门瘙痒。

2. 湿 湿有内湿与外湿之分。外湿多因久居雾露潮湿之处所致；内湿多因饮食不节，损伤脾胃，脾失运化，湿自内生。湿性重浊，常先伤于下，故肛肠病中因湿邪致病者较多。湿与热结，致肛门部气血纵横、筋脉交错而发内痔；湿性秽浊，热伤络脉，可致下血如烟尘，正如《见闻录》所曰："色如烟尘者，湿也。"湿热蕴阻肛门，经络阻隔，气血凝滞，热盛肉腐而成脓，易致肛痈；湿热下注大肠，肠道气机不利，经络阻滞，瘀血凝聚，可发为息肉痔。

3. 热 《丹溪心法·卷二·痔疮》曰："痔者，皆因脏腑本虚，外伤风湿，内蕴热毒。"热为阳邪，易伤津动血，热积肠道，耗伤津液而致热结肠燥，大便秘结不通；便秘日久，可导致局部气血不畅，瘀滞不散，结而为痔；热盛迫血妄行，血不循经，则发生便血；热与湿结，蕴阻肛门，腐蚀血肉而发肛痈。

4. 燥 《医宗金鉴·外科心法要诀·痔疮》曰："肛门围绕，折纹破裂，便结者，火燥也。"燥有内燥、外燥之分，引起肛门疾病者多为内燥，常因饮食不节，恣饮醇酒，过食辛辣厚味，以致燥热内结，耗伤津液，无以下润大肠，则大便干结；或素有血虚，血虚津乏，肠道失于濡润而致大便干燥；临厕努责，常使肛门裂伤或擦伤痔核而致便血等。

5. 气虚 《疮疡经验全书·卷三·痔漏图说》曰："又有妇人产育过多，力尽血枯，气虚下陷，及小儿久痢，皆能使肛门突出。"说明气虚也是肛门直肠疾病的发病因素之一。以脾胃失运、中气不足为主，妇人生育过多，小儿久泻久痢，老年气血不足、机能衰退，以及某些慢性疾病等，都能导致中气不足，气虚下陷，无以摄纳而引起直肠脱垂不收、内痔脱出不纳。气虚则正不胜邪，不能托毒外出，故肛门、直肠周围发生脓肿时，初起症状不明显，难消难溃，溃后脓水稀薄。

6. 血虚 血虚常因失血过多或脾虚生血乏源所致。在肛门直肠疾病中，常因长期便血而致血虚，血虚则气虚，气虚则无以摄血而致下血，更导致血虚，如此往复，形成恶性循环。血虚生燥，无以润滑肠道，则大便燥结，损伤肛门而致肛裂，或擦伤内痔而便血。创口的愈合需赖血的濡养，故血虚可致陈旧性肛裂难以愈合，肛痈易成肛漏，术后创口不易愈合。

7. 血瘀 久坐久立，或负重远行，或生育过多，或久泻久痢，或排便努挣，或气虚失摄等，均可导致血液瘀滞肛门不散；或血络损伤，血离经脉，溢于肛门皮下，瘀血凝聚成块，形成血栓外痔等。

总之，上述致病因素可以单独致病，也可多种因素同时存在，如风多挟热，湿热相兼等。在病程中，有的为实证，有的为虚证，有的则为虚中夹实。所以在审证求因时要进行全面分析。

三、辨　证

（一）辨症状

肛门、直肠疾病常见的症状有便血、肿痛、脱垂、坠胀、流脓、便秘、便频、分泌物等。由于病因不同，表现的症状及轻重程度也不一致。

1. 便血　便血是肛门直肠疾病最常见的症状，可见于内痔、肛裂、息肉痔、锁肛痔等多种疾病。由于疾病不同，病因各异，其表现特点也不一样。血不与大便相混，附于大便表面，或便时点滴而下，或一线如箭，无疼痛者，多为内痔；便血少而肛门部有撕裂样疼痛者，多为肛裂；儿童便血，大便次数和性质无明显改变者，多为息肉痔；血与黏液相混，其色晦暗，肛门有重坠感者，应考虑有锁肛痔的可能。便血鲜红，血出如箭，并伴有口渴、便秘、尿赤、舌红、脉数等症状，多属风热肠燥；便血色淡，日久而量多，伴有面色无华、头晕心悸、神疲乏力、舌淡、脉沉细等症状，属血虚肠燥。

2. 肿痛　常见于肛周脓肿、内痔嵌顿、外痔水肿、血栓外痔等。肿势高突，疼痛剧烈，多为湿热阻滞，可伴有胸闷腹胀、体倦身重、食欲不振、发热、苔黄腻、脉濡数等症状，常见于肛周脓肿、外痔水肿等。微肿微痛者，每因气血、气阴不足又兼湿热下注之虚中夹实证，可伴发热不高、神疲乏力、头晕心悸、盗汗、便溏或便秘、舌淡或红、苔黄或腻、脉濡细等症状，常为肛周脓肿症状不明显者或结核性肛周感染。

3. 脱垂　是Ⅱ、Ⅲ、Ⅳ期内痔、息肉痔、脱肛的常见症状。脱肛脱出物呈管状、环形；内痔脱出呈颗粒状，如枣形；息肉痔头圆而有长蒂。肛门松弛易脱出，轻者可自行还纳，重者不能自行回纳，伴有面色无华、头晕眼花、心悸气短、自汗盗汗、舌质淡、脉沉细弱等，为气血虚衰、中气下陷；内痔脱出，嵌于肛外，红肿疼痛，不易复位者，多为湿热下迫；若复因染毒，热毒熏灼则局部糜烂坏死，可伴有寒热烦渴、便干溲赤、舌红苔黄或腻、脉弦数等症状。

4. 坠胀　坠胀是便秘、肛隐窝炎、直肠炎患者常有的症状，坠胀伴有排便不畅或便次频数，多为粪便堵塞，俗称"热结旁流"；坠胀伴有脓血、黏液者，多见于锁肛痔、直肠炎、肛隐窝炎等；直立或行走时坠胀明显，卧床休息后减轻或消失者，多见于肠疝、直肠黏膜内脱垂等。坠胀伴有乏力、气短、舌淡、脉沉细弱等，多为中气不足，升提无力；坠胀伴身重体倦、食欲不振、溲赤、苔黄或腻、脉弦或数者，多为湿热下注大肠，蕴阻肛门。

5. 流脓　常见于肛痈或肛漏。脓出黄稠带粪臭者，多为湿热蕴阻肛门，热盛肉腐而成脓，伴有发热等症状。脓出稀薄不臭，或微带粪臭，淋漓不尽，疮口凹陷，周围有空腔，不易敛合者，多为气阴两亏兼湿热下注之证，可伴低热盗汗、面色萎黄、神疲纳呆、舌淡红、脉濡细或细数等。

6. 便秘　是痔、肛裂、肛痈等许多肛门直肠病的常见症状。腹满胀痛拒按，大便秘结，伴口臭、心烦、身热、溲赤、舌红苔黄燥、脉数等，多为燥热内结，热结肠燥；腹满作胀，喜按而大便燥结，伴有面色淡白、头晕心悸、神疲乏力、舌质淡、脉细无力等，多为血虚肠燥或脾虚不运。

7. 便频　便次突然增多，伴有腹痛、呕吐者，多为急性肠炎；便意频繁，但排出不畅，无脓血、黏液者，多见于出口梗阻型便秘；便次增多，伴有脓血黏液，里急后重，多见于锁肛痔、溃疡性结直肠炎。伴舌淡、苔薄白、脉沉细无力，多属脾胃虚弱，脾失健运；伴舌红、苔黄或腻、脉弦滑有力，多为湿热下注所致。

8. 分泌物　常见于内痔脱出、脱肛、肛漏等。实证多为湿热下注或热毒蕴结所致，分泌物质稠味臭，多伴有局部肿痛、口干、纳呆、胸闷不舒、便溏或干结、溲赤、舌红、苔黄腻、脉弦数等。分泌物清稀不臭，伴面色少华，神疲乏力，舌淡，脉沉细，多见于气血不足，兼湿热下注证。

（二）辨部位

肛门、直肠疾病的发病部位常用膀胱截石位表示。以时钟面的十二等分标记法，将肛门分成12个部位，会阴部正中称12点，骶尾部正中称6点，左侧中点称3点，右侧中点称9点，其余依次类推。内痔好发于肛门齿线以上3、7、11点处；结缔组织性外痔多发生于6、12点处；血栓外痔好发于肛缘3、9点处；肛裂好发于6、12点处。过3、9点作一连线，肛瘘瘘管外口发生于连线上方的，其管道多为直行；发生于下方的，其管道往往弯曲，且其内口多在6点附近；凡瘘管外口距肛缘近的，其管道亦短（直通向肛内）；凡肛瘘外口距肛缘较远的，则其管道亦长；环肛而生的肛瘘，其内口往往在6点附近。

四、检 查

（一）常用检查体位

为了利于检查，暴露病变部位，临床上常采用以下几种体位，各种体位均有一定的优点，应根据检查和治疗的要求选择不同的体位。

1. 侧卧位 患者向左侧或右侧卧于检查床上，双腿充分向前屈曲，靠近腹部，使臀部及肛门充分暴露。是常用的检查和治疗体位。

2. 膝胸位 患者跪伏在检查床上，胸部贴近床面，臀部抬高，使肛门充分暴露。适用于检查直肠下部、直肠前壁或身体肥胖的病人。

3. 截石位 患者仰卧于手术床上，两腿屈曲放在腿架上，将臀部移至台边缘，使肛门暴露良好。为肛门直肠手术时常用的体位。

4. 蹲位 患者蹲踞并用力增加腹压。为检查脱出性疾病的常用体位，可查到Ⅱ、Ⅲ期内痔、脱肛、息肉痔等。

5. 折刀位 患者俯伏于床上，髋关节屈曲，两腿随检查床下垂，臀部抬高，头部稍低。为肛门直肠手术时的常用体位。

6. 弯腰扶椅位 病人向前弯腰，双手扶椅，露出臀部。此种体位适用于团体检查。

（二）常用检查方法

1. 肛门视诊 患者取侧卧位或膝胸位，医生用双手将患者臀部分开，查看肛门周围有无内痔、息肉脱出、直结肠脱垂、外痔、红肿、脓肿、瘘管外口、湿疹、白斑、肛管裂口等。

2. 肛门（直肠）指诊 患者取侧卧位或膝胸位，并做深呼吸放松肛门，医生将戴有手套或指套的右手或左手食指涂上润滑剂，轻轻插入肛门及直肠，进行触诊检查。了解肛管、直肠中下段和肛门括约肌、前列腺、子宫颈等周围组织器官有无异常改变，如触痛、狭窄、硬结、肿块、波动感、括约肌紧张等。若触及柔软、表面光滑、无压痛的黏膜隆起，多为内痔；若触及波动感，且伴触痛，多见于肛痈；若触及硬索并与齿线附近触及结节状凹陷，多为肛漏；若触及柔软、光滑、活动、带蒂的弹性包块，多为息肉痔；若指诊引起肛门剧烈疼痛，多为肛裂，不应再勉强插入；如触及凹凸不平结节，质地硬，推之不动，且指套退出有褐色血液者，应考虑锁肛痔。指诊后指套带有黏液、脓血者，必要时应送实验室检查。约80%的锁肛痔可在直肠指诊时被发现，因此，肛门（直肠）指诊在肛肠检查中十分重要。

3. 肛门镜检查 患者取侧卧位或膝胸位，嘱患者做张口深呼吸，放松肛门，然后将肛门镜慢慢插入肛门内，应先向腹侧方向深入，待通过肛管后，再向尾骨方向推进，全部插入肛门后取出塞芯，在灯光照明下，观察直肠黏膜有无充血、溃疡、息肉、肿瘤等病变；再将肛门镜缓缓退到齿线附近，查看有无内痔、肛瘘内口、乳头肥大、肛隐窝炎等。

4. 纤维/电子结肠镜检查 适用于直肠和结肠的各种病变，尤其是对直肠和结肠肿瘤的早期诊断有重要意义。对原因不明的血便、黏液便、脓血便、慢性腹泻、里急后重、肛门直肠疼痛、粪便变形等，均应作纤维/电子结肠镜检查，以便早期明确诊断。但肛管狭窄、妇女月经期、精神病以及有严重的心、肺、肾病患者、高血压患者不宜做此项检查。操作方法为：检查前清洁灌肠，取侧卧位，将涂上润滑剂的结肠镜缓缓插入肛门、直肠与结肠，边退镜边观察黏膜颜色以及有无瘢痕、炎症、出血点、分泌物、结节、息肉、溃疡、肿块等病理改变。对于肿块、息肉、溃疡可做活体组织检查，以进一步明确诊断。术后应休息数小时，并观察病人有无腹痛、便血。必要时测血压及脉搏变化，有出血及肠穿孔时应及时处理。

5. 探针检查 是寻找肛瘘内口及管道的常用检查方法。操作时应耐心、轻柔，禁用暴力，以免造成人工管道而将真正的瘘管和内口遗漏。将球头探针自外口沿硬索状管道慢慢探入，同时以左手食指插入肛内作引导，协助寻找内口。通过检查可以探知肛瘘管道的走向、深度、长度以及管道是否弯曲、有无分支、与肛管直肠是否相通等。

6. 亚甲蓝染色检查 是寻找肛瘘内口常用的方法。肛管直肠内放置一纱布卷，从肛瘘外口注入亚甲蓝（俗称美兰）稀释液，缓慢取出纱布卷，观察有无染色及染色的部位，以此判定有无内口及内口的位置。

7. X 线检查 结肠运输试验和排便造影是肛肠科特有的检查，可诊断慢传输型便秘或出口梗阻型便秘。钡剂灌肠拍片可查得直肠和结肠的形状，肠内容物是否通过顺利，有无梗阻或狭窄。直肠和结肠外部病变，如骶骨前畸胎瘤，可见有直肠移位。复杂性肛瘘瘘管通道不清、内口不明的可用碘化油或 15% 碘化钠水溶剂从外口注入造影。直肠肿瘤与乙状结肠部位的息肉、肿瘤等均可通过摄片发现病灶。

8. 实验室检查 根据病人的具体情况作必要的化验检查，如血常规、出凝血时间、大小便常规、肝功能或其他检查。在手术前应进行血常规、凝血机能、心电图、肝脏 B 超及传染病检查等。

9. 其他检查 如直肠腔内超声检查、肛门直肠压力测定、排粪造影、结肠运输试验、CT、MRI、血管造影检查等，已越来越广泛应用于临床。

（三）检查注意事项

肛门直肠疾病的诊断在详细询问病史后，必须进行必要的肛门直肠检查，才能作出正确的诊断。检查前要给予病员适当的解释与安慰，不可在病员毫无思想准备的情况下突然进行，以免病员不合作。操作时动作要轻柔，尽可能减轻病人的痛苦。做肛门、直肠检查时要嘱病人做深呼吸或进行努挣，在指套或肛门镜上涂以润滑剂，先将指端或镜头抵在肛门口，待肛门松弛时徐徐插入。

五、治 疗

肛门直肠疾病的治疗方法有内治、外治及以手术为主的其他治疗。临床多以外治及手术治疗为主，以内治调理为辅，但在一些特殊情况下或对于特殊病种，内治与外治同等重要。

（一）内治法

一般用于肛门直肠疾病的初期或无需手术治疗者，或伴有严重的心、肝、肾脏疾病及年老体衰不宜手术者。

1. 清热凉血 适用于风热肠燥便血，血栓外痔初期等。方用凉血地黄汤或槐角丸等。
2. 清热利湿 适用于肛痈实证、肛隐窝炎、外痔肿痛等偏湿盛者。方用萆薢渗湿汤或龙胆泻肝汤加减。
3. 清热解毒 适用于肛痈实证、外痔肿痛等。方用黄连解毒汤或仙方活命饮加减。
4. 清热通腑 适用于热结肠燥便秘者。方用大承气汤或麻仁丸加减。
5. 活血化瘀 适用于气滞血瘀或瘀血凝结之外痔。方用活血散瘀汤加减。
6. 补养气血 适用于素体气血不足或久病气血虚弱者。方用八珍汤或十全大补汤加减。
7. 生津润燥 适用于血虚津乏便秘者。方用润肠汤或五仁汤加减。
8. 补中升陷 适用于小儿或年老体衰者、经产妇气虚下陷之直肠脱垂、内痔脱出等。方用补中益气汤。

（二）外治法

熏洗法、敷药法、塞药法是治疗肛门直肠疾病常用的外治方法，可选择一种或多种治疗方法。

1. 熏洗法 以药物加水煮沸或用散剂冲泡，先熏后洗，具有清热解毒、消肿止痛、收敛止血、祛风除湿、杀虫止痒等作用。适用于内痔脱垂、嵌顿、术后水肿、外痔肿痛、脱肛、肛周湿疹等。常用五倍子汤、苦参汤加减。

2. 敷药法 即以药物敷于患处。每日大便后先坐浴，再外敷药物，每日1~2次。方用九华膏、五倍子散、黄连膏、马应龙痔疮膏、消痔膏等，具有消炎、止痛、生肌、收敛、止血等作用。此外，尚有清热消肿的金黄膏，提脓化腐的九一丹，生肌收口的生肌散和白玉膏等。

3. 塞药法 是将药物制成栓剂，纳入肛内，可以溶化、吸收，直接作用于病变部位。一般用于内痔、肛裂、肛瘘、肛周脓肿、肛隐窝炎及其术后，直肠炎也可用栓剂治疗。常用的栓剂有马应龙痔疮栓、肛泰栓、九华栓等。

4. 灌肠法 将药物注入直肠内，每次50ml，每日1~2次，或晚睡前保留灌肠。灌注药物大致可分为两种：一种以清热解毒消肿为主；另一种以养血活血生肌为主。适用于大肠炎性疾病、息肉痔、肛门直肠狭窄等。

（三）手术疗法

适用于除了不能耐受手术或有其他严重疾病的肛门直肠疾病，如痔、肛痈、肛漏、息肉痔、肛裂、脱肛、锁肛痔等。手术方法包括切开法、结扎法、挂线法、注射法等。

六、术后常见症状及其处理

1. 疼痛 术后用0.75%罗哌卡因5ml+生理盐水5ml+亚甲蓝注射液2ml在肛周皮下点状注射；或肛内纳入吲哚美辛栓（消炎痛栓）1枚；或用镇痛泵或口服索米痛片。

2. 尿潴留 应消除患者精神紧张；听流水声诱导排尿；车前子15g水煎代茶；下腹部热敷或针刺三阴交、关元、中极等穴，留针15~30分钟；或用1%利多卡因10ml长强穴封闭；因肛门敷料过多或压迫过紧引起者，可适当放松敷料；必要时采用导尿术。

3. 出血 内痔结扎不牢而脱落，或内痔枯萎脱落时可出现创面出血，甚至小动脉出血。对于创面渗血，可用凡士林纱条或可吸收性明胶海绵填塞压迫，或用桃花散外敷；至于小动脉出血，必须显露出血点，进行缝合结扎，以彻底止血；如出血过多，面色苍白，血压下降者，给予快速补液、输血、抗休克治疗。

4. 发热 一般因组织坏死、吸收而引起的发热不超过38℃，除加强观察外，无需特殊处理。局部感染引起的发热，可应用清热解毒药或抗生素等。

5. 水肿 以芒硝30g煎水熏洗，每日1～2次，或用五倍子汤或苦参汤加减熏洗，再外敷消痔膏，也可用热水袋外敷。

6. 便秘 缓解患者紧张情绪；指导患者养成定时排便的习惯；鼓励患者正常进食，多饮水、多食蔬菜水果及粗纤维的食物；或口服润肠丸、麻仁丸；严重者，可用开塞露或肥皂水灌肠。

七、预防与调护

（1）保持大便通畅，每日定时排便，临厕不宜久蹲努责，不宜长期服用泻剂。

（2）注意饮食卫生，少食辛辣刺激性食物，多吃蔬菜水果，以保持大便通畅。

（3）保持肛门清洁，常用温水清洗肛门，勤换内裤，便纸要柔软，防止擦伤。

（4）加强锻炼，增强体质，促进全身气血流畅和增加肠道蠕动。采用导引法、提肛运动等方法加强肛门功能锻炼，是防治肛门直肠疾病的有效方法之一。

（5）积极治疗易引起痔瘘的高血压病、门静脉高压症、糖尿病等全身疾病，肛门周围的疮、痈、肠道寄生虫病要及时检查与治疗，以防继发肛瘘、肛周湿疹等。

第二节 痔

古代医学文献中对痔的定义，如《增韵》谓："隐疮也。"《医学纲目》谓："如大泽之中有小山突出为痔，在人九窍中，凡有小肉突出皆曰痔，不独生于肛门边。"由于痔的发病以肛门部较为多见，故归属在肛门病类。

痔是直肠末端黏膜下和肛管皮肤下的静脉丛发生扩大、曲张所形成的柔软静脉团，又称痔疮、痔核。以便血、脱出、肿痛为临床特点。男女老幼皆可发病，据国内流行病学调查显示，痔的发病率占肛肠疾病的87.25%，居首位，故古有"十人九痔"之说，且多见于20岁以上的成年人。根据其发病部位的不同，临床上可分内痔、外痔和混合痔。

内 痔

生于肛门齿线以上，直肠末端黏膜下的静脉丛扩大、曲张和充血所形成的柔软静脉团称为内痔。现代医学认为内痔是盆底动力学改变、Treitz肌退行变性和肛垫内动静脉吻合调节障碍导致的肛垫肥大或脱垂。内痔是肛门直肠最常见的疾病，好发于截石位的3、7、11点处，通常又称为母痔，其余部位发生的内痔则称为子痔。其主要临床表现是便血、痔核脱出及肛门不适感。

（彩图12-2~6）

一、病因病机

中医学认为本病的发生多因脏腑本虚，兼因久坐久立，负重远行，或长期便秘，或泻痢日久，或临厕久蹲，或饮食不节，过食辛辣醇酒厚味，都可导致脏腑功能失调，风湿燥热下迫大肠，瘀阻魄门，瘀血浊气结滞不散，筋脉懈纵而成痔。日久气虚，中气下陷，不能摄纳则痔核脱出。

1. 风伤肠络 风善行而数变，又多挟热，风热伤于肠络，导致血不循经而溢于脉外，所下之血色泽鲜红，下血暴急呈喷射状。

2. 湿热下注 多因饮食不节，恣食生冷、肥甘，伤及脾胃而滋生内湿。湿与热结，下迫大肠，导致肛门部气血纵横、经络交错而生内痔。热盛则迫血妄行，血不循经，则血下溢而便血；湿热下注大肠，肠道气机不畅，经络阻滞，则肛门内有块物脱出。

3. 气滞血瘀 气为血之帅，气行则血行，气滞则血瘀。热结肠燥，气机阻滞而运行不畅，气滞则血瘀阻于肛门，故肛门内块物脱出，坠胀疼痛；气机不畅，统摄无力，则血不循经，导致血栓形成。

4. 脾虚气陷 老人气虚，或妇人生育过多，及小儿久泻久痢，导致脾胃功能失常，脾虚气陷，中气不足，无力摄纳，导致痔核脱出不得回纳。气虚则无以生化，无力摄血，气虚则血虚，导致气血两虚，故下血量多而色淡。

西医学对痔的病因病机的认识尚无定论，目前较为认同的是"静脉曲张""血管增生""肛垫下移"三种学说。

二、诊　断

（一）临床表现

1. 便血 是内痔最常见的早期症状。初期常以无痛性便血为主要症状，血液与大便不相混合，多在排便时出现手纸带血、滴血或射血。出血呈间歇性，饮酒、过劳、便秘、腹泻等诱因常使症状加重，出血严重者可出现继发性贫血。

2. 脱出 随着痔核增大，在排便时可脱出肛门外，初期可自行回纳，进一步加重则需要手托才能回纳，严重者可形成内痔嵌顿。

3. 肛周潮湿、瘙痒 痔核反复脱出，肛门括约肌松弛，常有分泌物溢于肛外，故感肛门潮湿；分泌物长期刺激肛周皮肤，易发湿疹（彩图12-2），瘙痒不适。

4. 疼痛 脱出的内痔发生急性血栓时，引起水肿、糜烂，甚至嵌顿性坏死，可导致剧烈疼痛。

5. 便秘 患者常因出血而人为地控制排便，造成习惯性便秘，干燥粪便又极易擦伤痔核表面黏膜而出血，形成恶性循环。

（二）专科检查

指诊可触及柔软、表面光滑、无压痛的黏膜隆起，肛门镜下见齿线上黏膜呈半球状隆起，色暗紫或深红，表面可有糜烂或出血点。

（三）分期

由于病程的长短及病情轻重不同，可分为四期。

Ⅰ期内痔 痔核较小，不脱出，以便血为主（彩图12-3）。

Ⅱ期内痔 痔核较大，大便时可脱出肛外，便后自行回纳，便血或多或少（彩图12-4）。

Ⅲ期内痔 痔核更大，大便时痔核脱出肛外，甚至行走、咳嗽、喷嚏、站立时也会脱出，不能自行回纳，须用手推回，或平卧、热敷后才能回纳，便血不多或不出血（彩图12-5）。

Ⅳ期内痔 痔核脱出，不能及时回纳，嵌顿于外，因充血、水肿和血栓形成，以致肿痛、糜烂和坏死，即嵌顿性内痔（彩图12-6）。

（四）实验室检查

白细胞总数及中性粒细胞比例一般无明显变化。长期便血不及时治疗，可引起红细胞及血红蛋白下降，甚至贫血。

三、鉴别诊断

1. 息肉痔 两者均有肿物脱出及便血。但本病多见于儿童，脱出物为肉红色，一般为单个，有长蒂，头圆，表面光滑，质地较痔核硬，可活动，容易出血，以便血、滴血为主，多无射血现象。

2. 肛乳头肥大 二者均有肿物脱出。但本病脱出物呈锥形或鼓槌状，灰白色，可脱出肛门外，不便血。

3. 肛裂 二者均有便血。但本病是排便时肛门疼痛伴出血，且疼痛呈周期性，便秘时尤甚；局部检查可见肛管部位有明显裂口，多在6或12点处。

4. 脱肛 二者均肛内有物脱出，质地柔软。但内痔的脱出呈花瓣状，色暗红，脱肛呈环层状，色淡红，可伴有肛门松弛。

5. 锁肛痔 二者均有便血。但本病是粪便中混有脓血，多为暗红或暗紫色，常伴有黏液或腐臭的分泌物，大便变扁或变细，便次增多，里急后重；指检可触及菜花状块物，或凹凸不平的溃疡，易出血，质地坚硬，不能推动；细胞学检查或病理切片可以确诊。

四、治　疗

（一）辨证论治

多适用于Ⅰ、Ⅱ期内痔；或内痔嵌顿伴有继发感染；或年老体弱者；或内痔兼有其他严重慢性疾病不宜手术治疗者。

1. 风伤肠络证

证候：大便带血、滴血或喷射状出血，血色鲜红，或有肛门瘙痒等；舌质红，苔薄白或薄黄，脉浮数。

治法：清热凉血祛风。

方药：凉血地黄汤加减。大便秘结者加槟榔、大黄等。

2. 湿热下注证

证候：便血色鲜，量较多，肛内肿物外脱，可自行回缩，肛门灼热；舌质红，苔黄腻，脉弦数。

治法：清热利湿止血。

方药：脏连丸加减。灼热较甚者，加白头翁、秦艽等。

3. 气滞血瘀证

证候：肛内肿物脱出，甚或嵌顿，肛管紧缩，坠胀疼痛，甚则肛缘水肿、血栓形成，触痛明显；舌质红或暗红，苔白或黄，脉弦细涩。

治法：清热利湿，祛风活血。

方药：止痛如神汤加减。肿物紫暗明显者，加红花、丹皮；肿物淡红光亮者，加龙胆草、木通等。

4. 脾虚气陷证

证候：肛门松弛，痔核脱出须手法复位，便血色鲜或淡；面白少华，神疲乏力，少气懒言，纳少便溏；舌质淡，边有齿痕，苔薄白，脉弱。

治法：补中益气。

方药：补中益气汤加减。大便稍干者加肉苁蓉、火麻仁；贫血较甚时合四物汤。

（二）外治疗法

1. 熏洗法 适用于各期内痔及术后。以药物加水煮沸，先熏后洗，或用毛巾蘸药液趁热湿敷患处，冷则更换。具有活血止痛、收敛消肿等作用。常用五倍子汤、苦参汤等。

2. 外敷法 适用于各期内痔及术后。将药物敷于患处。具有消肿止痛、收敛止血、祛腐生肌等作用。根据不同病情可选用油膏或散剂，如九华膏、黄连膏、消痔膏（散）、五倍子散等。

3. 塞药法 适用于各期内痔及术后。将药物制成栓剂，塞入肛内。具有消肿、止痛、止血作用。如马应龙痔疮栓等。

4. 挑治法 适用于内痔出血。其机理是疏通经络，调理气血，促使肿消痛减。常用穴位有肾俞、大肠俞、长强、上髎、中髎、次髎、下髎等，一般挑治1次即可见效，必要时可隔10日再挑治1次。

5. 枯痔法 即以药物如枯痔散、灰皂散敷于Ⅱ、Ⅲ期脱出肛外的内痔痔核的表面，具有强腐蚀作用，能使痔核干枯坏死，达到痔核脱落痊愈的目的。此法目前已少采用。

（三）其他疗法

1. 注射疗法 是目前治疗内痔的常用方法，按其所起的作用不同，分硬化萎缩和坏死枯脱两种方法。由于坏死枯脱疗法术后常有大出血、感染、直肠狭窄等并发症，故目前国内外普遍应用的都是硬化萎缩疗法。

适应证：Ⅰ、Ⅱ、Ⅲ期内痔；内痔兼有贫血者；混合痔的内痔部分。

禁忌证：Ⅳ期内痔（嵌顿性内痔）；外痔；内痔伴肛门周围急、慢性炎症或腹泻；内痔伴有严重肺结核或高血压、肝、肾疾病及血液病患者；因腹腔肿瘤引起的内痔和妊娠期妇女。

常用药物：消痔灵注射液、芍倍注射液等。

操作方法：腰俞穴麻醉或局部麻醉后取侧卧位或截石位，肛门部常规消毒，在肛镜直视下局部常规再次消毒，以10ml针管（5号针头）抽取1∶1浓度（即消痔灵注射液用1%利多卡因液稀释1倍）消痔灵注射液10ml，于痔核上距齿线0.5cm处的黏膜下层，针头斜向15°进行注射，每个痔核注射1～3ml，注入药量多少的标志以痔核弥漫肿胀为度，总量不超过30ml。注射完毕，术者用食指轻轻按摩注射部位，使药液扩散，防止硬节形成。肛管内放入凡士林纱条，外盖纱布，胶布固定。

注意事项：①注射时必须注意严格消毒，每次注射都须再次消毒；②必须用5号针头进行注射，否则针孔大，易出血；③进针后应先作回血试验，注射药液宜缓缓进行；④进针的针头勿向痔核内各方向乱刺，以免过多损伤痔内血管而引起出血，致使痔核肿大，增加局部的液体渗出，延长痔核的枯脱时间；⑤注意勿使药液注入外痔区，或注射位置过低而使药液向肛管扩散，造成肛门周围水肿和疼痛；⑥操作时应先注射小的痔核，再注射大的痔核，以免小痔核被大痔核挤压、遮盖，从而增加操作的困难。

2. 结扎疗法 结扎疗法是中医传统的外治法，除丝线结扎外，也可用药制丝线、纸裹药线缠扎痔核根部，以阻断痔核的气血流通，使痔核坏死脱落，遗留创面修复自愈。关于结扎疗法治疗痔疮，早在宋代《太平圣惠方》中就有记载："用蜘蛛丝，缠系痔鼠乳头，不觉自落。"由于其适应证广，操作简单，远期疗效比较理想，所以目前是治疗内痔最广泛使用的方法之一。临床上常用的有单纯结扎法、贯穿结扎法和胶圈套扎法。

（1）单纯结扎法

适应证：Ⅰ、Ⅱ期内痔。

禁忌证：肛门周围有急性脓肿或湿疮者；内痔伴有痢疾或腹泻者；因腹腔肿瘤引起的内痔；内痔伴有严重肺结核、高血压及肝、肾脏疾病或血液病的患者；临产期孕妇。

术前准备：用等渗盐水或1%软皂水300ml作清洁灌肠，如在门诊手术者，嘱先排空大便；肛周备皮，并用1∶5000高锰酸钾溶液冲洗、拭净。

操作方法：基本患者取侧卧位（患侧在下）或截石位，尽量暴露臀部，局部或腰俞麻醉后肛管及直肠下段常规消毒，再用双手示指扩肛，使痔核暴露；用弯血管钳夹住痔核基底部，用左手向肛外同一方向牵引，并在齿线下方剪一小口，用10号丝线在止血钳下方剪口处结扎，同法处理其他部位的痔。术后肛内纳入痔疮栓一枚或九华膏、红油膏适量，纱布覆盖，胶布固定。

（2）贯穿结扎法

适应证：Ⅱ、Ⅲ期内痔，对纤维型内痔更为适宜。

禁忌证：同单纯结扎法。

术前准备：同单纯结扎法。

操作方法：基本同单纯结扎法。用弯血管钳夹住痔核基底部，用左手向肛外同一方向牵引，右手用持针钳夹住已穿有丝线的缝针，将双线从痔核基底部中央稍偏上穿过；将已贯穿痔核的双线交叉放置，并用剪刀沿齿线剪一浅表裂缝，再分端进行"8"字形结扎或作"回"字形结扎；结扎完毕后，用弯血管钳挤压被结扎的痔核，也可在被结扎的痔核内注射6%明矾溶液，以加速痔核坏死；最后将存留在肛外的线端剪去，再将痔核送回肛内，术后肛内纳入痔疮栓一枚或挤入九华膏、红油膏适量，纱布覆盖，胶布固定。

环形内痔采取分段结扎，先将环形内痔划分为几个痔块，在所划分的痔块的一侧用两把止血钳夹起黏膜，于中间剪开，同法处理痔块的对侧。然后用止血钳将痔块基底夹住，同时去掉痔块两侧的止血钳，于齿线附近剪开一小口，用圆针丝线贯穿"8"字结扎。同法处理其他痔块。各结扎点之间，注意保留黏膜桥不得少于0.4cm。

注意事项：结扎内痔时，宜先扎小的痔核，后扎大的痔核；缝针穿过痔核基底部时，不可穿入肌层，否则结扎后可引起肌层坏死或并发肛门直肠周围脓肿；结扎术后当天不要解大便，若便后痔核脱出，应立即将痔核送回肛内，以免发生水肿，加剧疼痛反应；在结扎后的7～9天为痔核脱落阶段，嘱患者减少行动，大便时不宜用力努挣，以避免术后大出血。

（3）胶圈套扎法：本法是通过器械将小乳胶圈套入痔核根部，利用胶圈较强的弹性阻止血液循环，促使痔核缺血、坏死、脱落，从而治愈内痔。

适应证：Ⅱ、Ⅲ期内痔及混合痔的内痔部分。

禁忌证：同单纯结扎法。

应用器械：斜面肛门镜，组织钳，胶圈套扎器。

操作方法：让患者排便后取膝胸位或侧卧位；先作直肠指诊，以排除其他病变；插入肛门镜，检查痔核位置及数目，选定套扎部位；使用长棉签清洁套扎部位，常规消毒手术野，充分暴露痔核区，由助手固定肛门镜，术者左手持套扎器套住痔核，右手持组织钳，经套扎圈钳夹痔核根部，将痔核牵拉入套扎器内，按压套扎器柄，使套圈的外套向痔核根部移动。将胶圈推出扎到痔核根部；然后松开组织钳，与套扎器一并取出，最后退出肛门镜。术后处理同单纯结扎法。

3. 中成药 槐角丸、脏连丸、补中益气丸等，临床上根据辨证选择应用。

另外，痔的治疗还有坏死脱落注射法、插药疗法（即枯痔钉疗法）、铜离子电化学疗法（附视频）、低温电凝技术、痔环切术、痔上黏膜环切术（即PPH术）、痔动脉结扎术（即HAL术）、痔上黏膜选择性切除术（即TST术）、重度环形混合痔的分段结扎、括约肌松解术、自动痔核套扎术（即RPH术）等。

（视频：铜离子化学疗法治疗内痔）

五、预防与调护

（1）养成每日定时排便的良好习惯，防止便秘，蹲厕时间不宜过长，以免肛门部瘀血。

（2）注意饮食调和，多喝开水，多食蔬菜，少食辛辣食物。

（3）避免久坐久立，进行适当的活动或定时做肛门括约肌运动。

（4）发生内痔应及时治疗，防止进一步发展。

外 痔

外痔是指发生于肛管齿线之下，由肛缘皮肤感染，或痔外静脉丛破裂出血，或反复感染、结缔组织增生，或痔外静脉丛扩大曲张而成的疾病。其特点是自觉肛门坠胀、疼痛，有异物感。由于临床症状、病理特点及其过程不同，可分为炎性外痔、血栓性外痔、结缔组织性外痔、静脉曲张性外痔四种。

Ⅰ. 炎性外痔

（彩图 12-7）

由于肛缘皮肤破损或感染，使其局部产生红肿、疼痛的外痔，称为炎性外痔。

一、病因病机

饮食不节，醉饱无时，恣食肥腻，过食辛辣，内蕴热毒，外伤风湿或破损染毒，以致气血、湿热结聚肛门，冲突为痔。

二、诊　断

（一）临床表现

多因过食辛辣、饮烈性酒、腹泻、便秘、手术等因素而诱发。

起病时肛缘皮肤突然肿胀疼痛，伴肛门异物感，排便、坐位、行走甚至咳嗽等动作时均可加重疼痛。

（二）专科检查

可见肛缘皮肤肿胀明显、光亮、色淡红或淡白，触痛明显，内无硬结（彩图12-7）。

三、鉴别诊断

1. 血栓性外痔　大多发生于肛门左右两侧，突然肿起，形如葡萄，色呈青紫，按之坚硬光滑，疼痛较剧烈，痔体不随腹压增加而增大。

2. 结缔组织性外痔　为肛门缘松皮样赘生物，按之质地较软，无疼痛，排便及腹压增加时赘生物无变化。

四、治　疗

早期以清热解毒消肿为主，内治、外治相结合。

（一）辨证论治

湿热蕴结证

证候：肛缘肿物肿胀、疼痛，咳嗽、行走、坐位均可使疼痛加重；便干，溲赤；舌质红，苔薄黄或黄腻，脉滑数或浮数。

治法：清热，祛风，利湿。

方药：止痛如神汤加减。便秘者加大黄、槟榔等；溲赤者加木通、滑石等。

（二）外治疗法

1. 熏洗法　以药物加水煮沸，先熏后洗，或用毛巾蘸药液趁热湿敷患处，冷则更换。具有活血止痛、收敛消肿等作用。常用药物如五倍子汤、苦参汤等。

2. 外敷法 将药物敷于患处。具有消肿止痛、收敛止血、祛腐生肌等作用。常用药物如九华膏、黄连膏、消痔膏（散）等。

（三）其他疗法

1. 远红外、微波或超短波治疗

2. 外痔切除术 外痔反复发炎或痔体较大影响行走者，可考虑手术治疗。

（1）适应证：外痔反复发炎，痔体较大影响行走者。

（2）操作方法：取截石位或侧卧位，局麻或腰俞麻醉，局部常规消毒，用组织钳提起外痔组织，以剪刀环绕其痔根四周做一梭形切口，切口上端向肛管，将痔体由括约肌浅面分离，切除痔组织，结扎出血点，修剪皮缘，外敷桃花散或云南白药，凡士林纱条敷盖，无菌纱布包扎。每次便后用苦参汤或五倍子汤坐浴，伤面外敷红油膏或黄连膏，直至痊愈。

Ⅱ. 血栓性外痔

（彩图 12-8）

血栓性外痔是指痔外静脉破裂出血，血液凝结于皮下，血栓形成而致的圆形肿物。其特点是肛门部突然剧烈疼痛，并有暗紫色肿块。

一、病因病机

由于内热血燥，或便时努挣，或用力负重，致使肛缘皮下的痔外静脉破裂，血溢脉外，瘀积皮下而致血栓形成。

二、诊　断

（一）临床表现

好发于干燥季节，患者以中年男子占多数，病前有便秘、饮酒或用力负重等诱因。

起病时肛门部突然剧烈疼痛，肛门缘截石位3、9点处可见暗紫色圆球形肿块，排便、坐下、走路甚至咳嗽等动作时均可加重疼痛。

（二）专科检查

可见在肛缘皮肤表面隆起一暗紫色圆形结节，界限清楚，质地韧，可移动，触痛明显（彩图12-8）。

三、鉴别诊断

1. Ⅳ期内痔（嵌顿性内痔） 齿线上内痔脱出、嵌顿，疼痛时间较长，皮瓣水肿，消退缓慢，表面糜烂，伴感染时有分泌物和臭味。

2. 静脉曲张性外痔 痔外静脉丛发生扩大、曲张、瘀血，使肛缘皮肤一部分形成圆形或椭圆形的柔软团块，痔体可随腹压增加而增大，一般无疼痛。

四、治　疗

血栓较小者可给予外治疗法，佐以内治；血栓较大者可手术剥离治疗。

（一）辨证论治

血热瘀阻证

证候：肛缘肿物突起，肿痛剧烈难忍，肛门坠胀疼痛，局部可触及硬结节，其色暗紫；伴便秘，口渴，烦热；舌紫，苔淡黄，脉弦涩。

治法：清热凉血，消肿止痛。

方药：凉血地黄汤加减。肿块较硬时可加桃仁、红花；便秘时加大黄、槟榔。

（二）外治疗法

同"炎性外痔。"

（三）其他疗法

血栓剥离术

适应证：血栓性外痔较大，血块不易吸收，炎症水肿局限者。

操作方法：取侧卧位，病侧在下方，局部常规消毒。局麻后在肿块中央做放射状或梭形切口，用止血钳将血块分离并摘除，然后修剪伤口两侧皮瓣，使创口引流通畅，术后用凡士林纱条嵌入创口，外盖无菌纱布，胶布固定。每次便后坐浴并常规换药，直至痊愈。

Ⅲ．结缔组织性外痔

结缔组织性外痔是由急、慢性炎症反复刺激，使肛缘的皮肤增生、肥大而成，痔内无曲张静脉丛。肛门异物感为其主要症状。

一、病因病机

炎性外痔、血栓性外痔、陈旧性肛裂、湿疹等反复发作，或内痔反复脱垂，或妊娠分娩，负重努挣，导致邪毒外侵，湿热下注，使局部气血运行不畅，筋脉阻滞，瘀结不散，日久结缔组织增生肥大，结为皮赘。

二、诊　　断

肛门边缘处赘生皮瓣，逐渐增大，质地柔软，一般无疼痛，不出血，仅觉肛门有异物感，偶有染毒而肿胀时才觉疼痛，肿胀消失后赘皮依然存在。若发生于截石位6、12点处的外痔，常由肛裂引起；若发生于3、7、11点处的外痔，多伴有内痔；若呈环状或花冠状的，多发生于经产妇（彩图12-9）。

三、鉴别诊断

1. 血栓性外痔　多发生于肛门左右两侧，突然肿起，形如葡萄，色青紫，按之较硬，光滑，疼痛剧烈。

2. 静脉曲张性外痔　肛缘齿线下静脉曲张，触之柔软，在腹压增加时肿块随之增大，便后或经按摩后肿块体积可缩小。

四、治　　疗

无临床症状者不需要内治与外治，只有反复发炎、肿胀明显时才考虑手术治疗。

当外痔染毒发炎肿痛时，可外用熏洗法，如苦参汤加减；或外敷消痔膏、黄连膏等。参见炎性外痔外治法。

对反复发生炎症或赘皮较大影响清洁卫生者，可考虑手术治疗。外痔切除术操作方法参见炎性外痔。

Ⅳ. 静脉曲张性外痔

静脉曲张性外痔是痔外静脉丛发生扩大、曲张，在肛缘形成圆形或椭圆形的柔软团块。以坠胀不适感为主要表现。

（彩图 12-10）

一、病因病机

多因Ⅱ、Ⅲ期内痔反复脱出，或妊娠分娩，负重努挣，腹压增加，致使筋脉横解，瘀结不散而成。若湿与热结，聚于肛门，则肿胀疼痛。

二、诊　断

发生于肛管齿线以下，局部有圆形或椭圆形肿物，触之柔软，平时不明显，在排便或下蹲等腹压增加时肿物体积增大，并呈暗紫色，便后或经按摩后肿物体积缩小变软（彩图12-10）。一般无疼痛，仅有坠胀不适感。若便后肿物不缩小，可致周围组织水肿而引起疼痛。有静脉曲张性外痔的患者多伴有内痔。

三、鉴别诊断

参见炎性外痔。

四、治　疗

无临床症状者不需要内治与外治。若破损染毒、继发感染者可考虑对症治疗。

（一）辨证论治

一般无需内治，若染毒者可按下述证型治疗。

湿热下注证

证候：便后肛门缘肿物隆起不缩小，坠胀感明显，甚则灼热疼痛或有滋水；便干，溲赤；舌红，苔黄腻，脉滑数。

治法：清热利湿，活血散瘀。

方药：萆薢化毒汤合活血散瘀汤加减。

（二）外治疗法

肿胀明显时可用苦参汤熏洗，黄连膏外敷。参见炎性外痔外治法。

（三）其他疗法

静脉丛剥离切除术

适应证：单纯性静脉曲张性外痔；静脉曲张性混合痔的外痔部分。

操作方法：取截石位或侧卧位，局麻或腰俞麻醉，局部常规消毒，用组织钳提起外痔组织，以剪刀环绕其痔根四周做一梭形切口，切口上端必须指向肛门中心呈放射状，再用剪刀分离皮下曲张的静脉丛，将皮肤连同皮下组织一并切除。术后用凡士林纱条填嵌创面引流。每次便后用苦参汤或五倍子汤坐浴，伤面外敷红油膏或黄连膏，无菌纱布包扎至痊愈。

混　合　痔

混合痔是指内、外痔静脉丛曲张，相互沟通吻合，使内痔部分和外痔部分形成（彩图 12-11）

一整体者。临床表现具有内痔、外痔的双重症状。

一、病因病机

多因Ⅱ、Ⅲ期内痔反复脱出，或妊娠分娩，负重努挣，腹压增加，致使筋脉横解，瘀结不散而成。

二、诊　断

（一）临床表现

大便时滴血或射血，量或多或少，色鲜，便时常有肿物脱出，能自行回纳或须用手法复位，若合并染毒则可发生嵌顿肿痛。

（二）专科检查

多发生于肛门截石位3、7、11点位处，以11点处最多见，内、外痔相连，无明显分界（彩图12-11）。

三、治　疗

（一）辨证论治

参见内痔辨证论治。

（二）外治疗法

参见内、外痔外治法。

（三）其他疗法

外痔剥离、内痔结扎术　操作方法：取侧卧位或截石位，局部常规消毒，局部浸润麻醉或腰俞穴麻醉。将混合痔充分暴露，在其外痔部分做"V"字形皮肤切口，用剪刀锐性剥离外痔皮下静脉丛至齿线处。然后用弯形血管钳夹住被剥离的外痔静脉丛和内痔基底部，在内痔基底正中用圆针粗丝线贯穿做"8"字形结扎，距结扎线1cm处剪去"V"字形皮肤切口内的皮肤及静脉丛，使其在肛门部呈一放射状伤口。同法处理其他痔核后，创面用红油膏纱布掺桃花散或云南白药引流，外用纱布敷盖，胶布固定。术后当天限制大便，每次便后用苦参汤或五倍子汤或温开水坐浴，纳入痔疮栓一枚，外敷黄连膏，直至痊愈。

若混合痔的外痔静脉丛不很明显，可在外痔中间做一放射状切口，然后用剪刀锐性剥离静脉丛，修剪两侧皮瓣，使之成一小"V"字形切口。外痔剥离时要选好切口，照顾外痔部分的整体关系，手术中注意保留适当的黏膜和皮肤，以防术后肛门直肠狭窄。术后处理参见内痔贯穿结扎法。

四、预防与调护

（1）保持大便通畅，养成每日定时排便的习惯，蹲厕时间不宜过长。

（2）避免久坐久立，负重远行。

（3）保持肛门局部清洁卫生，防止便秘或腹泻的发生。

（4）饮食宜清淡，多喝开水，多食蔬菜水果，忌食辛辣刺激性食物。

（5）进行适当的活动和肛门功能锻炼。有痔核脱出时应及时复位，可用热敷、卧床休息、外涂润滑剂、提肛等方法。便血量较多时应停止排便，可用棉球填塞压迫止血，出血不止或复位困难者应及时到医院诊治。

第三节 肛 痛

(彩图 12-12、13)

肛痈是肛管直肠周围间隙发生急、慢性感染而形成的脓肿（彩图 12-12），其发生多与肛门腺感染化脓有关。本病相当于西医学的肛门直肠周围脓肿，简称肛周脓肿。由于其发生的部位不同可有不同的名称，如肛门旁皮下脓肿、坐骨直肠间隙脓肿、骨盆直肠间隙脓肿、直肠后间隙脓肿等。在古代医学文献中，因其发病部位的不同而有不同的称谓。生于肛门内外者，称为肛痈，又名脏毒；生在肛门与阴囊之间，会阴穴处者，称为悬痈；生于尾骨略上者，称为坐马痈；生于肾囊两旁大腿根里近股缝者，称为跨马痈；生于尾臀穴高骨上者，称为鹳口痈；生于左侧臀折内，称为上马痈；生于右侧臀折内，称为下马痈。其临床特点是发病急骤，疼痛剧烈，或伴高热，自溃或切开排脓后多形成肛漏。本病可发生于任何年龄，但以 20～40 岁的青壮年居多，婴幼儿也时有发生，男性多于女性。

一、病因病机

多因饮食不节，过食厚味辛辣，引起湿热内生，热毒蕴结所致；或因肌肤损伤，感染毒邪，瘀血凝滞，经络阻塞，血败肉腐而成；或因肺脾肾亏损，湿热乘虚下注所致。

1. 火毒蕴结 感受火热邪毒，随血下行，蕴结于肛门，经络阻隔，瘀血凝滞，热盛肉腐而成脓。

2. 湿热壅滞 过食醇酒厚味及辛辣肥甘之品，损伤脾胃，酿生湿热，湿热下注大肠，阻滞经络，气血壅滞肛门而成肛痈。

3. 阴虚毒恋 素体阴虚，肺、脾、肾亏损，湿热瘀毒乘虚下注魄门而成肛痈。

西医学认为本病多系肛隐窝感染后，炎症沿肛门腺导管延至肛门腺体，继而向肛门直肠周围间隙组织蔓延所致。其致病菌多为大肠埃希菌，其次为金黄色葡萄球菌和链球菌，偶有厌氧细菌和结核杆菌。

二、诊 断

（一）临床表现

初起见肛门周围皮肤红肿热痛，伴有不同程度的全身症状，如发热、倦怠、纳差、大便困难、排尿不畅等。数日后成脓，破溃后易形成肛漏。由于脓肿的部位和深浅不同，症状亦有差异，以肛提肌为界，分为高位脓肿和低位脓肿。肛提肌以上的脓肿为高位脓肿，包括骨盆直肠间隙脓肿、直肠后间隙脓肿、直肠黏膜下脓肿、高位肌间脓肿，位置深隐，全身症状重，而局部症状轻；肛提肌以下的脓肿为低位脓肿，包括肛门旁皮下脓肿、坐骨直肠间隙脓肿、低位肌间隙脓肿、肛管后间隙脓肿，部位浅，局部红肿热痛明显，而全身症状较轻或无。

（二）专科检查

肛门指诊可触及压痛、肿块、隆起或波动感。

（三）分类

根据脓肿发生的部位及直肠周围间隙的划分可分为：

1. 肛门旁皮下脓肿 发生于肛门周围的皮下组织内，局部红、肿、热、痛明显，脓成按之有波动感，全身症状轻微，破溃后形成皮下肛漏或低位肛漏。

2. 坐骨直肠间隙脓肿 发于肛门与坐骨结节之间，感染区域比肛门旁皮下脓肿广泛而深。初起仅感肛门部不适或微痛，逐渐出现发热、畏寒、头痛、食欲不振等症状，继而局部症状加剧，肛门有灼痛或跳痛感，在排便、咳嗽、行走时疼痛加剧，甚则坐卧不安。肛门视诊见患侧丰满，皮肤红肿，范围较大，双侧明显不对称；肛内指诊，局部有明显压痛和波动感。

3. 骨盆直肠间隙脓肿 位于肛提肌以上，腹膜以下，位置深隐，局部症状不明显，有时仅有直肠沉重坠胀感，但全身症状显著。肛内指诊，可触及患侧直肠壁处隆起、变硬、压痛及波动感。因蔓延较广，易形成高位肛瘘，宜及早切开排脓。

4. 直肠后间隙脓肿 症状与骨盆直肠间隙脓肿相同，直肠内有明显的坠胀感，骶尾部可产生钝痛，并可放射至下肢，在尾骨与肛门之间有明显的深部压痛。肛内指诊，直肠后方肠壁处有触痛、隆起及波动感。

本病约5～7天成脓。若成脓期逾月，溃后脓出色灰稀薄，不臭或微臭，无发热或低热，应考虑结核性脓肿，或伴有其他全身性慢性疾病。脓汁稠厚色黄量多味臭者，多属大肠埃希菌感染；脓液呈清稀米泔样，多属结核杆菌感染；脓、血相混，夹有胶冻样物，应考虑癌变可能。

（四）实验室及辅助检查

1. 血常规检查 白细胞总数及中性粒细胞比例可有不同程度的增高。

2. 脓腔穿刺 脓肿部位较深者，难以判断是否已成脓，可进行脓腔穿刺，若有脓液抽出，即可确诊。

3. 腔内B超检查 有助于了解肛痈的大小、深浅、位置及与肛门括约肌和肛提肌的关系。

4. 探针检查 探查肛周脓肿的原发内口，多位于肛隐窝处。若脓肿已溃，还可以将探针自外口探入，检查脓腔的深浅、大小。

5. 其他检查 如活组织检查、脓液细菌培养和药敏实验、X线检查、MRI等亦有助于明确病情。

三、鉴别诊断

1. 肛周毛囊炎、疖肿 病灶仅在皮肤或皮下，因发病与肛窦无病理性联系，破溃后不会形成肛漏。

2. 骶骨前畸胎瘤 是胚胎发育异常的先天性疾病。较小的畸胎瘤，其症状与直肠后间隙脓肿早期相似。继发感染有时与直肠后部脓肿相似。肛门指诊直肠后有肿块，光滑，无明显压痛，有囊性感。若继发感染，骶尾部可出现肿痛并溃破，X线检查可见骶骨与直肠之间的组织增厚和肿瘤，内有不定型的散在钙化阴影、骨质、牙齿和尾骨移位。

3. 骶髂关节结核性脓肿 病程长，有结核病史，病灶与肛门和直肠无病理联系。X线检查可见骨质改变。

4. 肛门会阴部急性坏死性筋膜炎 肛门或会阴部、阴囊部由于细菌感染而使周围皮肤组织大面积坏死，病变范围广，发病急，常蔓延至皮下组织及筋膜，向前侵犯阴囊部（彩图12-13）。

四、治 疗

（一）辨证论治

1. 热毒蕴结证

证候：肛门周围突然肿痛，持续加剧，肛周红肿，触痛明显，质硬，皮肤焮热；伴有恶寒、发热、便秘、溲赤；舌红，苔薄黄，脉数。

治法：清热解毒。

方药：仙方活命饮、黄连解毒汤加减。若有湿热之象，如舌苔黄腻、脉滑数等，可合用萆薢渗湿汤。

2. 火毒炽盛证

证候：肛周肿痛剧烈，持续数日，痛如鸡啄，难以入寐；肛周红肿，按之有波动感或穿刺有脓；伴恶寒发热，口干便秘，小便困难；舌红，苔黄，脉弦滑。

治法：清热解毒透脓。

方药：透脓散加减。

3. 阴虚毒恋证

证候：肛周肿痛，皮色暗红，成脓时间长，溃后脓出稀薄，疮口难敛；伴有午后潮热，心烦口干，盗汗；舌红，苔少，脉细数。

治法：养阴清热，祛湿解毒。

方药：青蒿鳖甲汤合三妙丸加减。肺虚者加沙参、麦冬；脾虚者加白术、山药、扁豆；肾虚者加龟板、玄参、熟地。

（二）外治疗法

1. 初起　实证用金黄膏、黄连膏、水调散（辽宁中医药大学附属医院院内制剂）外敷，位置深隐者可用金黄散调糊灌肠；虚证用冲和膏或阳和解凝膏外敷。

2. 成脓　宜早期切开引流，并根据脓肿部位深浅和病情缓急选择手术方法。不愿意或不宜进行手术治疗者，可用水调散香油调和成膏剂外敷，以托毒拔脓、消肿止痛。

3. 溃后　用九一丹纱条引流，待脓尽改用生肌散纱条。日久成漏者，按肛漏处理。

（三）其他疗法

1. 手术方法

（1）一次性切开法

适应证：浅部脓肿。

禁忌证：肛痈内口不明确者；有严重心、肺、肝、肾疾病或血液病、癌症，不宜手术者。

操作方法：在腰俞穴麻醉或局麻下，取俯卧位或截石位，局部消毒，于脓肿处切开，切口呈放射状，长度应与脓肿等长，使引流通畅，同时寻找齿线处感染的肛隐窝或内口，将切口与内口之间的组织切开，并搔刮清除，以避免形成肛漏，术后创口内置油纱条引流，外垫纱布，胶布固定。

（2）一次性切开挂线法

适应证：高位脓肿、部分低位脓肿及蹄铁形脓肿。

禁忌证：同一次性切开法。

操作方法：在腰俞穴麻醉下，病人取俯卧位或截石位，局部消毒，于脓肿波动明显处（或穿刺抽脓指示部位）做放射状或弧形切口，充分排脓后，以食指分离脓腔间隔，然后用过氧化氢或生理盐水冲洗脓腔，修剪切口扩大成梭形（可切取脓腔壁送病理检查）。然后用球头探针自脓肿切口探入并沿脓腔底部轻柔地探查内口，另一食指伸入肛内引导协助寻找内口，探通内口后将球头探针拉出，以橡皮筋结扎于球头部，通过脓腔拉出切口，将橡皮筋两端收拢，并使之保持一定张力后结扎，创口内填以油纱条，外垫纱布，宽胶布固定。

挂线原则：脓腔位置较低者，挂线不宜太紧，应使之持续引流；脓腔位置高者，挂线宜紧一些，以免橡皮筋长时间不脱落影响创面愈合。

（3）分次手术法

适应证：内口不明确者；体质虚弱者；不愿住院治疗的脓肿患者。

禁忌证：有严重心、肺、肝、肾疾病或血液病、癌症，不宜手术者。

操作方法：切口应在压痛或波动感明显部位，尽可能靠近肛门，切口呈弧状或放射状，须有足够长度，油纱条引流，以保持引流通畅。待形成肛漏后，再按肛漏处理。病变炎症局限和全身情况良好者，如发现内口，可采用切开挂线法，以免二次手术。

另外，还有一些其他术式用于肛周脓肿的治疗，如脓肿切开缝合术、保留括约肌一次根治术、切开排脓内口切除封闭术、微创材料封堵术、脓肿负压引流术等。

2. 术后处理

（1）酌情应用清热解毒、托里排脓的中药或抗生素以及润肠通便药物。

（2）术后每次大便后用中药煎汤或痔疮散（辽宁中医药大学附属医院院内制剂）熏洗坐浴，一效膏（辽宁中医药大学附属医院院内制剂）换药。换药时要将油纱条置于创腔基底部，防止假性愈合。

（3）挂线一般约10天自行脱落，10天后未脱落者可酌情紧线或剪除，此时创面已修复浅平，再经换药后可愈合。

（4）各种方式的手术后须注意有无高热、寒战等，如有则应及时处理。

3. 术中注意事项

（1）定位要准确：一般在脓肿切开引流前应先穿刺，待抽出脓液后再行切开引流。

（2）切口：浅部脓肿可行放射状切口，深部脓肿应行弧形切口，避免损伤括约肌。

（3）引流要彻底：切开脓肿后要用手指去探查脓腔，分开脓腔内的纤维间隔，以利于引流。

（4）预防肛漏形成：术中如能找到原发性感染的肛隐窝，应尽可能切开或切除，以防止肛漏形成。

（5）若术中确实找不到原发内口，不应勉强行一次性根治术，可仅做切开引流。

五、预防与调护

（1）保持大便通畅，注意肛门清洁。

（2）积极防治肛门病变，如肛隐窝炎、肛腺炎、肛乳头炎、直肠炎、痔等。

（3）患病后应及早治疗，防止炎症范围扩大。

第四节 肛 漏

（彩图12-14~17）

肛漏是指直肠或肛管与肛门周围皮肤相通所形成的病理性管道。古代文献又称痔漏、漏疮、穿肠漏等。正如《医宗金鉴》曰"破溃而出脓血，黄水浸淫，淋漓久不止者，为漏。"《太平圣惠方》曰："夫痔瘘者，由诸痔毒气，结聚肛边……穿穴之后，疮口不合，时有脓血，肠头肿痛，经久不瘥，故名痔瘘也。"本病相当于西医学的肛瘘。一般由原发性内口、瘘管和继发性外口三部分组成，也有仅具内口或外口者。内口为原发性，绝大多数在肛管齿线处的肛窦内；外口是继发的，在肛门周围皮肤上，常不止一个。肛漏多是肛痈的后遗症，是同一疾病的两个不同阶段，其特点是以局部反复流脓、疼痛、瘙痒为主要症状，并可触及或探及瘘管通向肛门或直肠。临床上分为化脓性或结核性两类。肛漏的发病率在肛门直肠疾病中仅次于痔，在我国占肛肠病发病人数的1.67%～3.6%，发病高峰年龄在20～40岁，婴幼儿发病亦不少见。男性多于女性，男女之比为（5～6）:1。

一、病因病机

肛痈溃后，余毒未尽，留连肉腠，疮口不合，日久成漏；或因肺脾两虚，气血不足，以及虚劳久嗽，肺肾阴虚，湿热乘虚流注肛门，久则穿肠透穴为漏。

1. 湿热蕴阻 肛痈溃后，湿热未清，蕴结不散，留连肉腠而为漏患。

2. 正虚邪恋 病久正虚，不能托毒外出，湿热留恋，久不收口，形成漏患。

3. 阴液亏虚 肺脾肾三阴亏损，邪乘下位，郁久肉腐化脓，溃破成漏。

西医学认为肛瘘和肛门直肠周围脓肿为肛周间隙化脓性感染的两个病理阶段，急性期为肛门直肠周围脓肿，慢性期为肛瘘。肛瘘多为一般化脓性感染所致，少数为特异性，如结核、克罗恩病等。

二、诊　　断

（一）临床表现

通常有肛痈反复发作史，并有自行溃破或曾切开引流的病史。本病可发生于各种年龄和不同性别，但以成年人为多见，男性多于女性。

1. 流脓 外口间歇性或持续性流脓，久不收口为本病的特征。一般新形成的肛瘘流脓较多，有粪臭味，色黄而稠；久之则脓水逐渐减少，时有时无；若过于疲劳或嗜食辛辣刺激性食物时，则脓水增多；若脓液已少又突然增多，伴肛门疼痛，多见有急性感染或有新的支管形成；若内、外口及瘘管较粗大时，可有少量粪便和气体从外口流出。

2. 疼痛 当瘘管通畅时，一般不觉疼痛，而仅有局部坠胀不适感。若外口阻塞或假性愈合，脓液积聚，可出现局部皮肤发红、肿胀、疼痛，严重的或有寒热；若溃破后脓水流出，症状可迅速减轻或消失。内盲漏时，粪便流入管道，引起直肠下部和肛门部灼热不适，排便时感到疼痛。

3. 瘙痒 由于脓液不断刺激肛门周围皮肤，可引起瘙痒，有时可伴发肛周湿疮。

4. 全身症状 急性炎症期和复杂性肛瘘反复发作时，可伴有不同程度的发热、消瘦、贫血等慢性消耗症状。

（二）专科检查

1. 肛门视诊 可观察外口的数目、部位、形态和脓液的情况。一个外口且距离肛缘较近，多为单纯性肛瘘；外口多且距离肛缘较远，多见复杂性肛瘘。外口凸起较小，脓液稠厚味臭者，多为化脓性；外口较大，凹陷，脓液清稀或呈米泔样，周围皮肤暗紫，皮下有穿凿性者，应考虑复杂性或结核性肛瘘。低位肛瘘可在肛周皮下触及索条状物通向肛内，用力按压常有脓液从外口溢出；高位或结核性者一般不易触及。

2. 直肠指诊 在肛管的后侧、齿线附近摸到中心凹陷的小硬结，有轻微压痛，往往是肛瘘的原发性内口（彩图12-14）。

（三）分类

临床上常将肛瘘按瘘管的数量分为两类。

1. 单纯性肛瘘 凡是只有一个外口、一条管道、一个内口的，都可以称为单纯性肛瘘，或称为完全漏，又称内外漏；若只有外口下连瘘管而无内口者，称为单口外漏，又称外盲漏；若只有内口与瘘管相通而无外口的，称为单口内漏，又称内盲漏。

2. 复杂性肛瘘 是指在肛门内、外有3个或以上的开口（彩图12-15）；或管道穿过2个以上间隙；或管道多而支管横生；或管道绕肛门而生，形如马蹄者，称为马蹄形肛瘘。

1975年全国首届肛肠学术会议制定了肛瘘的统一分类标准，以外括约肌深部画线为标志，瘘管经过此线以上者为高位，在此线以下者为低位，其分类如下：

低位单纯性肛瘘：只有1个瘘管，并通过外括约肌深层以下，内口在肛窦附近。

低位复杂性肛瘘：瘘管在外括约肌深层以下，有2个以上外口，或2条以上管道，内口在肛窦部位。

高位单纯性肛漏：仅有1条管道，瘘管穿过外括约肌深层以上，内口位于肛窦部位。

高位复杂性肛漏：有2个以上外口及管道有分支窦道，其主管道通过外括约肌深层以上，有1个或2个以上内口者（彩图12-16）。

（四）肛漏的发展规律（索罗门定律）

将肛门两侧的坐骨结节画一条横线，当瘘管外口在横线之前距离肛缘4cm以内，内口在齿线处与外口位置相对，其管道多为直行；如外口在距离肛缘4cm以外，或外口在横线之后，内口多在后正中齿线处，其瘘管多为弯曲或马蹄形。

（五）辅助检查

1. 碘化油造影检查 通过X线碘化油管道造影检查，可显示瘘管走行、深浅、有无分支、与直肠是否相通以及与直肠周围脏器的关系等。

2. 亚甲蓝染色检查 通过从外口注入亚甲蓝稀释液，一方面可观察到直肠腔内有无亚甲蓝染色，确定是否有内口以及内口的位置；另一方面根据注入的液体量可观察管道的长度及管腔的大小。

3. 直肠腔内超声检查 可以发现条索状管道及内口的位置，为手术提供依据。

4. 其他检查 球头探针检查常用于探查内口。病理组织学检查可排除结核、克罗恩病以及是否癌变。螺旋CT、MRI检查可明确瘘管的走行及其与周围组织的关系。

三、鉴别诊断

1. 肛门部化脓性汗腺炎 是一种皮肤及皮下组织的慢性炎症性疾病，常可在肛周皮下形成瘘管及外口，流脓，并不断向四周蔓延。检查时可见肛周皮下多处瘘管及外口，皮色暗褐而硬，肛管内无内口（彩图12-17）。

2. 骶前畸胎瘤 溃破骶前畸胎瘤是胚胎发育异常的先天性疾病。多在青壮年时期发病，初期无明显症状，如肿瘤增大压迫直肠可发生排便困难。若继发感染，可从肛门后溃破而在肛门后尾骨前有外口，但肛门指诊常可触及骶前有囊性肿物感而无内口。手术可见腔内有毛发、牙齿、骨质等。

3. 克罗恩病 是一种炎症性肠病。多伴有腹泻、腹痛、发热和体重减轻。常有多个外口，窦道走行无规律，内口位置深浅不一，多不在齿线附近的肛隐窝。做胃镜、小肠镜、纤维结肠镜等全消化道检查可明确诊断。

四、治 疗

一般以手术治疗为主，内治法多用于手术前后以增强体质，减轻症状，控制炎症发展。

（一）辨证论治

1. 湿热下注证

证候：肛周经常流脓液，脓质稠厚，肛门胀痛，局部灼热；肛周有溃口，按之有索状物通向肛内；舌红，苔黄腻，脉弦或滑。

治法：清热利湿。

方药：二妙丸合萆薢渗湿汤加减。

2. 正虚邪恋证

证候：肛周流脓液，质地稀薄，肛门隐隐作痛，外口皮色暗淡，漏口时溃时愈；肛周有溃口，按之质较硬，或有脓液从溃口流出，且多有索状物通向肛内；伴神疲乏力；舌淡，苔薄，脉濡。

治法：托里透毒。

方药：托里消毒散加减。

3. 阴液亏损证

证候：肛周溃口，外口凹陷，瘘管潜行，局部常无硬索状物可扪及，脓出稀薄；可伴有潮热盗汗，心烦口干；舌红，少苔，脉细数。

治法：养阴清热。

方药：青蒿鳖甲汤加减。肺虚者加沙参、麦冬；脾虚者加白术、山药。

（二）其他疗法

以手术治疗为主。将瘘管全部切开，必要时可将瘘管周围的瘢痕组织做适当修剪，使之引流通畅，创口逐渐愈合。手术成败的关键在于正确地找到内口，并准确地处理内口，否则创口就不能愈合，即使暂时愈合，日久又会复发。目前常用的手术疗法主要有挂线疗法、切开疗法、切开与挂线相结合等。

1. 手术疗法

（1）挂线疗法：此法早在明代就已采用。《古今医统》中说："药线日下，肠肌随长，僻处即补，水逐线流，未穿疮孔，鹅管内消。"简要叙述了本疗法具有简便、经济、肛门功能影响小、瘢痕小、引流通畅等优点。其机理在于利用结扎线的机械作用，一方面以其紧缚所产生的压力或收缩力，缓慢勒开管道，给断端以生长并和周围组织产生炎症粘连的机会，从而防止了肛管直肠环突然断裂回缩而引起肛门失禁的发生；另一方面结扎线又起到一个引流作用。目前多以橡皮筋代替丝线，可缩短疗程，减轻术后疼痛。

适应证：适用于高位肛漏、婴幼儿肛漏，有内、外口的低位肛漏；亦作为复杂性肛漏切开疗法或切除疗法的辅助方法。

禁忌证：肛门周围有皮肤病者；瘘管仍有酿脓现象存在者；有严重的肺结核病、梅毒等或极度虚弱者；有癌变者。

操作方法：腰俞穴麻醉或局部浸润麻醉，取侧卧位或截石位。常规消毒，先在球头探针尾端缚扎一橡皮筋，再将探针从瘘管外口轻轻地向内探入，将食指伸入肛管协助探针，在肛管齿线附近找到内口，并由内口将探针探出后，将探针弯曲，从肛门口拉出，使橡皮筋经过瘘管外口进入瘘管。由内口拉出后，提起橡皮筋，切开瘘管内、外口之间的皮肤及皮下组织，拉紧橡皮筋，紧贴皮下切口用止血钳夹住，在止血钳下方用粗丝线收紧橡皮筋并双重结扎之，然后在结扎线外1.5cm处剪去多余的橡皮筋。松开止血钳，用红油膏纱布条填塞伤口压迫止血，外垫纱布，宽胶布固定。

若以药线挂线，则将药线收紧后打一二扣活结，以备以后紧线；也可将药线的一端穿入另一段药线内，由肛门牵出，使线在瘘管周围成为双股线，然后收紧，打一活结，每隔1~2天紧线1次，直至挂线脱落。

（2）切开疗法

适应证：低位单纯性肛漏和低位复杂性肛漏；对高位肛漏切开时，必须配合挂线疗法，以免造成肛门失禁。

禁忌证：同挂线疗法。

操作方法：腰俞穴麻醉或局部浸润麻醉，取侧卧位或截石位。常规消毒后，先在肛门内塞入一块盐水纱布，再用钝头针头注射器由瘘管外口注入1%亚甲蓝（美蓝）或龙胆紫溶液，如纱布染有颜色，则可有助于寻找内口，也便于在手术时辨认瘘管走向。将有槽探针从瘘管外口轻轻插入，然后沿探针走行切开皮肤和皮下组织及瘘管外壁，使瘘管部分敞开，再将有槽探针插入瘘管残余部分。同样方法切开探针的表面组织，直到整个瘘管完全切开为止。瘘管全部敞开后用刮匙将瘘管壁上染蓝色的坏死组织和肉芽组织刮除，修剪创口两侧的皮肤和皮下组织，形成一口宽底小的创面，使引流通畅。仔细止血，创面填塞红油膏纱布条，外垫纱布，宽胶布压迫固定。

2. 手术时注意事项

（1）正确寻找并处理好内口。探针由外口探入时不能使用暴力，以免造成假道。

（2）尽量保留肛管直肠环。如瘘管在肛管直肠环下方通过，可以一次全部切开瘘管；如瘘管通过肛管直肠环的上方，必须加用挂线疗法，即先切开外括约肌皮下部浅部及其下方的瘘管，然后用橡皮筋由剩余的管道口通入，由内口引出，缚在肛管直肠环上，这样可避免由一次切断肛管直肠环而造成失禁。如肛管直肠环已纤维化者，也可一次全部切开而无须挂线。

（3）瘘管若在外括约肌深、浅两层之间通过者，该处肌肉未形成纤维化时，不能同时切断两处外括约肌。在切断外括约肌时要与肌纤维成直角，不能斜角切断。

（4）高位肛漏通过肛尾韧带时可以做纵行切开，不能横行切断肛尾韧带，以免造成肛门向前移位。

3. 术后处理

（1）术后须保持大便通畅，必要时可给予润下剂。

（2）术后疼痛者可给予止痛剂或采用耳针疗法。

（3）每日便后用苦参汤或其他方药坐浴、换药。

（4）一般挂线后橡皮筋在7天左右可以脱落，若10天以后不脱落，可以剪开；若结扎橡皮筋较松，需要再紧线1次，直至脱落。

（5）伤口必须从基底部开始生长，防止表面过早粘连封口，形成假愈合。

（6）管道切开或挂开后，改用生肌散纱条或生肌玉红膏纱条换药至收口。

（7）肛漏在切开或挂开后可有少量脓水流出，四周肿胀逐渐消散。如仍有较多脓水，应检查有无支管或残留的管道。

（8）如有局部感染，应及时予以治疗。

五、预防与调护

（1）经常保持肛门清洁，养成良好的卫生习惯。

（2）发现肛痛，宜早期治疗，可以防止后遗肛漏。

（3）肛漏患者应及早治疗，避免外口堵塞而引起脓液积聚，排泄不畅，引发新的支管。

（彩图12-18）

第五节　肛　裂

肛管皮肤全层裂开并形成感染性溃疡者称为肛裂。中医学将本病称为"钩肠痔""裂痔""裂肛痔""脉痔"等。如《外科大成·痔疮》云："钩肠痔，肛门内外有痔，折缝破裂，便如羊粪，粪后出血，秽臭大痛……"其临床特点是肛门周期性疼痛、出血、便秘。多见于20～40岁的青壮年，好发于截石位6、12点处，而发于12点处的又多见于女性。在肛门部疾病中，其发病率仅次于痔。

一、病因病机

因阴虚津液不足或脏腑热结肠燥，而致大便秘结，粪便粗硬，排便努挣，使肛门皮肤裂伤，湿热蕴阻，染毒而成。《医宗金鉴·外科心法要诀》："肛门围绕、折纹破裂、便结者，火燥也。"

1. 血热肠燥 常因饮食不节，恣饮醇酒，过食辛辣厚味，以致燥热内结，耗伤津液，无以下润大肠，则大便干结；临厕努责，使肛门裂伤而致便血等。

2. 阴虚津亏 素有血虚，血虚津乏生燥，肠道失于濡润，可致大便燥结，损伤肛门而致肛裂；阴血亏虚，则生肌迟缓，疮口不易愈合。

3. 气滞血瘀 气为血之帅，气行则血行，气滞则血瘀。热结肠燥，气机阻滞而运行不畅，气滞则血瘀阻于肛门，使肛门紧缩，便后肛门刺痛明显。

西医学认为，肛裂的发生与解剖、外伤、感染及内括约肌痉挛等因素有关。

二、诊 断

（一）临床表现

1. 周期性疼痛 主要表现为便时疼痛，呈阵发性刀割样疼痛或灼痛，排便后数分钟到十余分钟内疼痛减轻或消失，称为疼痛间歇期。随后又因括约肌持续性痉挛而剧烈疼痛，往往持续数小时方能逐渐缓解，这一过程为肛裂疼痛周期。病情严重时，咳嗽、喷嚏都可引起疼痛，并向骨盆及下肢放射。

2. 出血 可见大便时出血，一般为滴血，量少或仅附着于粪便表面。

3. 便秘 患者常有习惯性便秘，干燥粪便常使肛门皮肤撕裂而引起肛裂，又因恐惧大便时的肛裂疼痛而不愿定时排便，产生"惧便感"，又使便秘加重，形成恶性循环。

（二）专科检查

1. 肛门视诊 用两拇指将肛缘皮肤向两侧轻轻分开，并嘱患者放松肛门，可见肛管有纵形裂口或纵行梭形溃疡（彩图12-18），多位于截石位6点或12点处，常伴有赘皮外痔、肛乳头肥大等。

2. 肛门指诊及肛门镜检查 可行试探性指诊，若疼痛剧烈，不宜强行插入，以免加剧患者痛苦，必要时可在局麻下行直肠指诊及肛门镜检查。

（三）分期

根据不同病程及局部表现，肛裂分为两期。

1. 早期肛裂 发病时间较短，仅在肛管皮肤上见有一小的梭形溃疡，创面浅而色鲜红，边缘整齐，有弹性。

2. 陈旧性肛裂 病程较长，反复发作，溃疡色淡白，底深，边缘呈"缸口"增厚，底部形成平整较硬的灰白组织（栉膜带）。由于裂口周围组织的慢性炎症，常可伴发结缔组织性外痔（又称赘皮痔）、单口内瘘、肛乳头肥大、肛窦炎、肛乳头炎等。因此，裂口、栉膜带、赘皮痔、肥大乳头、单口内瘘、肛窦炎、肛乳头炎等局部的病理改变，均成为陈旧性肛裂的特征。

三、鉴 别 诊 断

1. 结核性溃疡 溃疡的形状不规则，溃疡面可见干酪样坏死物，疼痛不明显，无裂痔，出血量少，多有结核病史。

2. 肛门皲裂 多由肛门湿疹、肛门瘙痒等继发，裂口为多发，位置不定，一般较表浅，疼痛轻，出血少，无赘皮外痔和肛乳头肥大等并发症。

3. 梅毒性溃疡 多有性病史，溃疡不痛，位于肛门侧面，对触诊不敏感。溃疡呈圆形或梭形，微微隆起，较硬，有少量分泌物，可伴有双侧腹股沟淋巴结肿大。

四、治 疗

肛裂的治疗以纠正便秘、止痛和促进溃疡愈合为目的。早期肛裂一般采用保守治疗；陈旧性肛裂以手术为主。

（一）辨证论治

1. 血热肠燥证

证候：大便二三日一行，质干硬，便时肛门疼痛，便时滴血或手纸染血，裂口色红，腹部胀满，溲黄；舌偏红，脉弦数。

治法：清热润肠通便。

方药：凉血地黄汤合脾约麻仁丸加减。出血较多者加侧柏炭；大便干硬者加番泻叶。

2. 阴虚津亏证

证候：大便干结，数日一行，便时疼痛，点滴下血，裂口深红，口干咽燥，五心烦热；舌红，苔少或无苔，脉细数。

治法：养阴清热润肠。

方药：润肠汤加减。便头干者，加肉苁蓉；口干较甚，加天花粉、石斛。

3. 气滞血瘀证

证候：肛门刺痛明显，便时便后尤甚，肛门紧缩，裂口色紫暗；舌紫暗，脉弦或涩。

治法：理气活血，润肠通便。

方药：六磨汤加减。疼痛剧烈者加红花、桃仁、赤芍等。

（二）外治疗法

1. 熏洗法 每次便后用苦参汤或花椒食盐水坐浴，也可用 1 : 5000 高锰酸钾液坐浴，具有促进血液循环，保持局部清洁，减少刺激的作用。

2. 外敷法 坐浴后用生肌玉红膏蘸生肌散涂于裂口，每日 1~2 次。具有活血祛腐，解毒镇痛，润肤生肌等作用。陈旧性肛裂可用七三丹或枯痔散等腐蚀药搽于裂口，两三天腐脱后，再改用生肌白玉膏或生肌散收口；或用 5% 苯酚甘油涂擦患处后，再用 75% 乙醇擦去。

3. 封闭法 于长强穴用 0.5%~1% 普鲁卡因、或 1% 利多卡因作扇形注射，隔天 1 次，5 次为一个疗程；亦可于裂口基底部注入长效止痛液或复方亚甲蓝溶液 3~5ml，每周 1 次；或用硝酸甘油、肉毒素等注射治疗。

（三）其他疗法

1. 手术 陈旧性肛裂和非手术疗法治疗无效的早期肛裂，可考虑手术治疗，并根据不同情况选择不同的手术方法。

（1）扩肛疗法

适应证：适用于早期肛裂，无结缔组织性外痔及肛乳头肥大等合并症者。

操作方法：取截石位或侧卧位，局麻或腰俞麻醉下，肛内常规消毒，术者戴无菌手套，并将双手示指和中指涂上润滑剂，先用右手示指插入肛内，再插入左手示指，两手腕部交叉，两手示指掌侧向外侧扩张肛管，以后逐渐伸入两中指，持续扩张肛管 3~4 分钟，使肛管内外括约肌松弛，切忌用暴力快速扩张肛管，以免撕裂黏膜和皮肤。术后，每次便后用温水或苦参汤或 1 : 5000 高锰酸钾液坐浴，肛内纳入痔疮栓一枚或注入九华膏适量。

（2）切除疗法

适应证：适用于陈旧性肛裂，伴有结缔组织性外痔、肛乳头肥大等。

操作方法：取侧卧位或截石位，局麻或腰俞麻醉下，肛内常规消毒，在肛裂正中做纵形切口，上至齿线，切断栉膜带及部分内括约肌环形纤维，下端向下适当延长，切断部分外括约肌皮下部纤维，使引流通畅，同时将赘皮外痔、肥大肛乳头等一并切除，修剪溃疡边缘发硬的瘢痕组织，成一底小顶大的"V"字形开放创口，用红油膏纱条嵌压疮面，再用纱布覆盖固定。术后，每次便后用温水或苦参汤或 1 : 5000 高锰酸钾溶液坐浴，用九华膏或黄连膏纱条换药至痊愈。

（3）括约肌松解术：

适应证：适用于不伴有结缔组织性外痔、皮下瘘等的陈旧性肛裂。

操作方法：侧卧位或截石位，局麻或腰俞麻醉下，肛内常规消毒，在肛门后方或侧方距肛缘 1.5cm 处作一纵形切口，深达皮下，以止血钳显露内括约肌下缘，在直视下用两把血管钳夹住内括约肌下缘后剪断之，切口一般不缝合，以红油膏纱条嵌压引流。术后处理同切除疗法。

（4）纵切横缝法

适应证：适应于陈旧性肛裂伴有肛管狭窄者。

操作方法：取侧卧位或截石位，局麻或腰俞麻醉下，肛内常规消毒，沿肛裂正中作一纵形切口，上至齿线上 0.5cm，下至肛缘外 0.5cm，切断栉膜带及部分内括约肌纤维，如有潜行性皮下瘘管、赘皮痔、肛乳头肥大、肛窦炎也一并切除，修剪裂口创缘，再游离切口下端的皮肤，以减少张力，彻底止血，然后用细丝线从切口上端进针，稍带基底部组织，再从切口下端皮肤穿出，横行缝合，一般缝合 3～4 针，外盖红油膏纱布，纱布压迫，胶布固定。术后应嘱患者进流质饮食或软食 2 天，控制大便 1～2 天。便后用中药坐浴或 1 : 5000 高锰酸钾液坐浴，肛内注入九华膏换药，5～7 天拆线。

2. 中成药 槐角丸、当归龙荟丸、麻子仁丸等，临床上根据辨证选择应用。

五、预防与调护

（1）养成良好的排便习惯；多食蔬菜及水果，防止大便干燥，避免粗硬粪便擦伤肛门；注意肛门清洁卫生，避免感染；积极治疗便秘及其他肛门疾病。

（2）便后疼痛剧烈，可用温水坐浴或用九华膏、马应龙痔疮膏外敷；大便干结时，每次餐前半小时可口服适量蜂蜜凉开水（糖尿病除外）。

第六节 息 肉 痔

（彩图 12-19、20）

息肉痔是指发生于结直肠黏膜上的赘生物，是一种常见的结直肠良性肿瘤。历代文献中有"息肉痔""悬胆痔""垂珠痔""樱桃痔""珊瑚痔""葡萄痔"等病名。其临床特点为肿物蒂小质嫩，其色鲜红，便后出血。若很多息肉积聚在一段或全段大肠者，称息肉病。可分为单发性和多发性两种，前者多见于儿童，后者多见于青、壮年。本病少数可恶变，尤以多发性息肉者恶变较多。西医学称之为结直肠息肉。

一、病因病机

息肉的发生与饮食不节、劳倦内伤、情志失调及先天禀赋不足等因素有关。

1. 风伤肠络 《证治要诀》："血清而色鲜者为肠风，浊而暗者为脏毒。"《见闻录》："纯下清血者，风也。"风性善行而数变，且风常挟热，热伤肠络，血不循经，溢于脉外则便血。

2. 气滞血瘀 饮食不节、劳倦过度，导致脾胃运化功能不足，湿邪内生，下注大肠，经络阻塞，瘀血、浊气凝聚不散，气滞血瘀，日久而发为息肉。

3. 脾气亏虚 先天禀赋不足或思虑过度，忧思不解，郁结伤脾，脾气不行，水湿不化，津液聚而成痰，痰气郁结于大肠，则化生息肉。

西医学认为本病的发生可能与遗传、饮食、慢性炎症刺激等有关。

二、诊 断

（一）临床表现

因息肉的大小及位置高低而不同。位置较高的小息肉一般无症状；低位带蒂息肉，大便时可脱出肛门外，小的能自行回纳，大的便后需用手推回，常伴有排便不畅、下坠，或有里急后重感。多发性息肉常伴腹痛、腹泻，排出血性黏液便，久之则体重减轻，体弱无力，消瘦，贫血等。

若息肉并发溃疡及感染，可有大便次数增加，便后有里急后重，便后出血伴血性黏液排出。

（二）专科检查

肛门指诊对低位息肉有重要诊断价值。可扪及圆形柔软肿物，表面光滑，活动度大，有长蒂，时常有肿物出没不定的情况。多发性息肉，则可触及直肠腔内有葡萄串样大小不等的球形肿物，指套染血或附有血性黏液（彩图12-19）。

（三）分类

临床上按组织学表现和病理性质分类。

1. 新生物 管状腺瘤、管状绒毛腺瘤、绒毛腺瘤和家族性腺瘤息肉病。这类息肉是肠上皮生长的新生物，极易发生癌变。

2. 错构瘤 这类肿瘤是正常组织的异常混合，是一种或数种组织过度生长的肿瘤。包括幼年息肉、幼年息肉病、黑斑息肉和黑斑息肉综合征。息肉一般不会恶变，但息肉病则多会恶变。

3. 炎性息肉 即假息肉，由肠黏膜溃疡而引起。常见的有：慢性溃疡性结肠炎、良性淋巴样息肉和良性淋巴样息肉病，属正常淋巴组织，与癌变无关。

4. 增生性息肉 又叫化生性息肉。是在直肠和结肠黏膜上的无蒂小结节，可单个孤立，也可多发，颜色与周围黏膜相同，直径仅有几毫米，一般无症状，多并发腺瘤。

5. 综合征类 该类病在肠胃内有息肉，在胃肠道外有特殊表现。

（四）辅助检查

乙状结肠镜或纤维结肠镜检查并取活体组织行病理检查，进一步明确诊断。气钡双重造影检查能发现早期微小病变，可确定息肉的部位与数目。

三、鉴别诊断

1. 锁肛痔 可有大便习惯的改变，大便变细变扁，便血，色紫暗，多与黏液相混，气味恶臭，伴里急后重。直肠指检可触及基底不平，质硬推之不移的肿块，病理检查可明确诊断。

2. 肛乳头肥大 发生在齿线肛窦部附近，常单个发生，质较硬，软硬度介于息肉痔与锁肛痔之间，呈灰白色，表面光滑，无便血，较大者可脱出肛外（彩图12-20）。活检可以明确性质。

3. 内痔 二者均可便血、脱出。本病位于直肠末端近齿线处，呈圆形或椭圆形，基底较宽而无蒂，便血量多，多见于成年人。

四、治　疗

本病一旦发现，应及早采用结扎或镜下套扎或手术切除等治疗。根据病情辅以中药辨证内服，多发性息肉者配合外治法。

（一）辨证论治

1. 风伤肠络证

证候：便血鲜红，滴血，带血；息肉表面充血明显，脱出或不脱出肛外；舌质红，苔薄白或薄黄，脉浮数。

治法：清热凉血，祛风止血。

方药：槐角丸加减。便血量多者，加丹皮、生地、侧柏炭。

2. 气滞血瘀证

证候：肿物脱出肛外，不能回纳，疼痛甚，息肉表面紫暗；舌紫，脉涩。

治法：活血化瘀，软坚散结。

方药：少腹逐瘀汤加减。息肉较大或多发时，可加半枝莲、半边莲、白花蛇舌草。

3. 脾气亏虚证

证候：肿物易于脱出肛外，表面增生粗糙，或有少量出血，肛门松弛；舌质淡，苔薄，脉弱。

治法：补益脾胃。

方药：参苓白术散加减。出血量多时，可加阿胶、鸡血藤等。

（二）外治疗法

灌肠法适用于多发性息肉。选用具有收敛、软坚散结作用之药液。

（1）6%明矾液50ml，保留灌肠，每日1次。

（2）用乌梅、海浮石各12g，五倍子6g，牡蛎、夏枯草各30g，紫草、贯众各15g，浓煎为150～200ml，取每次50ml，保留灌肠，每日1次。

（三）其他疗法

1. 结扎法

适应证：适用于低位带蒂息肉。

操作方法：侧卧位或截石位，局部常规消毒，局部麻醉并扩肛后，用示指将息肉轻轻拉出肛外，或在肛镜下，用组织钳夹住息肉基底部轻轻拉出肛外，用圆针丝线在息肉基底贯穿结扎，然后切除息肉，注入九华膏或放置红油膏纱布条引流。

2. 套扎法 本法是通过器械将小乳胶圈套入息肉根部，利用胶圈较强的弹性阻止血液循环，促使息肉缺血、坏死、脱落。

适应证：适用于低位带蒂息肉。

操作方法：①让患者排便后，取胸膝位或侧卧位；②先作直肠指诊，以排除其他病变；③插入肛门镜，检查息肉位置及数目，选定套扎部位；④使用长棉花签，清洁套扎部位，常规消毒手术野，由助手固定肛门镜，术者左手持套扎器套住息肉基底部，将胶圈推出扎到息肉根部。术后处理同单纯结扎法。

3. 电烙法

适应证：较高位的小息肉。

操作方法：膝胸位或俯卧位，在肛门镜或肠镜下找到息肉，直接用电灼器烧灼息肉根部，无蒂息肉可烧灼中央部，但烧灼不宜过深，以免损伤深部组织。术后卧床休息1小时。一周后复查，若脱落不完全可电灼第2次。

4. 注射法

适应证：小儿低位无蒂息肉。

操作方法：在局麻下将具有腐蚀作用的5%的鱼肝油酸钠或脱肛液注入息肉基底部，每次用药0.3～0.5ml，一般一次即可治愈。

5. 直肠结肠切除术 对高位多发性腺瘤，必要时可考虑作直肠结肠切除术。

五、预防与调护

（1）积极治疗结直肠疾病，如内外痔、肛漏、肛裂、肛窦炎及慢性肠炎等。保持大便通畅，养成定时排便习惯，防止便秘或腹泻的发生。不定期做大便潜血试验，反复潜血阳性者应及时进行肠镜检查，提高早期诊断率。

（2）息肉脱出肛外要及时回纳，切不可盲目牵拉，以免撕伤或断裂而造成大出血。

第七节 肛隐窝炎

肛隐窝炎是肛隐窝、肛门瓣发生的急、慢性炎症性疾病，又称肛窦炎，常并发肛乳头炎、肛乳头肥大。其特点是肛门部不适和肛门潮湿有分泌物。肛隐窝炎是肛周化脓性疾病的重要诱因，因此对本病的早期诊断、治疗有积极的意义。

一、病因病机

中医认为本病多因饮食不节，过食醇酒厚味，辛辣炙煿；或虫积骚扰，湿热内生，下注肛门部；或因肠燥便秘，破损染毒而成。

西医学认为，本病主要是因肛窦内积存粪便或分泌物堵塞肛窦，以致肛窦感染而形成。

二、诊 断

（一）临床表现

自觉肛门部不适，排便时因粪便压迫肛隐窝，可感觉肛门疼痛，一般不甚剧烈，数分钟内消失。若括约肌受刺激而挛缩则疼痛加剧，常可出现不排便时的短时间阵发性刺痛，并波及臀部和股后侧。急性期常伴便秘，粪便常带少许黏液，此种黏液常在粪便前流出，有时混有血丝。若并发肛乳头肥大，并从肛门脱出，可使肛门潮湿瘙痒。

（二）专科检查

1. 肛门指诊 可见肛门口紧缩感，肛隐窝发生炎症处有明显压痛、硬结或凹陷，或可触及肿大、压痛的肛乳头。

2. 肛门镜检查 可见肛隐窝和肛乳头红肿，或有脓性分泌物，或有红色肉芽肿胀。

（三）辅助检查

探针检查探查肛隐窝时，肛隐窝变深，触痛，或有脓性分泌物排出。

三、鉴别诊断

1. 肛裂 疼痛的时间长，有特殊的疼痛周期和疼痛间歇期。检查可见肛管有纵行裂口。

2. 直肠息肉　若并发肛乳头肥大时，则需和直肠息肉鉴别。直肠息肉在齿线以上的直肠黏膜，色鲜红或紫红，易出血。

四、治　疗

积极治疗本病，对预防肛痈、肛漏有重要意义，可先采用保守治疗，无效或有合并症时，即采用手术治疗。

（一）辨证论治

湿热下注证

证候：常见肛门坠胀不适，或可出现灼热刺痛，便时加剧，粪便夹有黏液，肛门湿痒，伴口干、便秘；苔黄腻，脉滑数。

治法：清热利湿。

方药：止痛如神汤或凉血地黄汤加减。

（二）外治疗法

1. 熏洗法　用苦参汤煎水熏洗坐浴，每日2次。

2. 塞药法　用痔疮栓，每日坐浴后塞入肛内，每日2次。或用红油膏、九华膏搽入肛门。

3. 灌肠法　用三黄汤水煎至50～100ml，保留每日1次灌肠。

（三）手术疗法

肛窦内已成脓者，或合并乳头肥大、隐性瘘管者，宜手术治疗。

1. 切开引流术

适应证：单纯肛隐窝炎或成脓者；或有隐性瘘管者。

操作方法：取侧卧位，作常规消毒，局部麻醉后，术者将双叶肛门镜插入肛门内，暴露病灶，沿肛隐窝作纵行切口，使引流通畅，修剪创缘。术毕，创口用黄连膏纱条或红油膏纱条压迫止血，外敷塔形纱布，胶布固定。术后每日便后坐浴，换药。

2. 切除术

适应证：肛隐窝炎伴有肛乳头肥大者。

操作方法：取侧卧位，作常规消毒，局部麻醉后，术者将双叶肛门镜插入肛门内，暴露病灶，将肛窦、肛门瓣作纵行切口，并剥离至肛乳头根部，用止血钳夹住肛乳头基底部，贯穿结扎后切除。术后处理同上。

五、预防与调护

（1）保持排便通畅及肛门清洁，及时治疗慢性肠道炎症、便秘及腹泻等。

（2）肛门有痔、漏病变时应及时就医。

第八节　脱　肛

（彩图12-21～23）

脱肛是肛管、直肠黏膜、直肠全层，甚至部分乙状结肠向下移位的一种疾病。脱肛之名首见于《神农本草经》。古代文献又称"人州出""脱肛痔""盘肠痔""截肠痔""重叠痔"等。其临床特点是努挣后肠黏膜或肠管全层脱出，不出血或有少量淡红色血性黏液，常伴肛门失禁或便秘。脱肛常见于儿童及老年人，对于儿童，本病是一种自限性疾病，可在5岁前自愈。直肠黏膜松弛下移未脱出于肛门外者称为内脱垂，脱于肛门外视诊可见者为外脱垂，外脱垂又根据脱出组织为肠黏膜层或肠管全层分为不完全脱垂及完全性脱垂。本病相当于西医学的直肠脱垂。

一、病因病机

总因脾虚气陷所致，素有气血亏虚者亦可为实邪所侵而发病，故临证亦可出现虚实兼夹之象。

1. 脾虚气陷 小儿先天不足，气血未旺，或老年气血衰退，或因劳倦，久病体虚，妇人生产用力努责，以致气血不足，中气下陷，不能固摄而成。

2. 湿热下注 素本气虚，摄纳失司，复染湿热而脱。

西医学认为本病多因先天性的盆底解剖缺陷，经阴道分娩或便秘等导致长期腹压增加，慢性消耗性疾病或营养吸收障碍，中枢或外周神经系统疾病，导致盆底及会阴部支持固定直肠能力减弱而发。

二、诊　断

（一）临床表现

多见于幼儿、老年人，尤其是多次分娩或有长期便秘、慢性腹泻者。

1. 脱出 这是脱肛的主要症状，以肠黏膜或肠管全层脱出为主要症状，脱出物为淡红色，可见放射状或环形黏膜皱襞。早期脱出，便后能自行还纳，以后渐渐须手托或平卧方能复位，日久失治，咳嗽、下蹲或行走时也可脱出。脱出的肠管持续扩张肛门周围括约肌会导致肛门功能下降，导致不同程度的肛门失禁。

2. 坠胀和疼痛 由于黏膜下垂，反复脱出，脱垂的长度和宽度逐渐增加，致使直肠或结肠套叠，压迫刺激肛门部，出现坠胀感，或有里急后重感。严重者可有腹部或下腹部钝痛，其痛多向下肢放射，引起尿频。部分患者有一侧或双侧髋部疼痛，可向下延伸至小腿。

3. 潮湿、瘙痒 由于肛门括约肌松弛，收缩无力，过多的分泌物沿着肛管流出；或由于反复脱出，复位困难，脱垂部分暴露时间较长，常发生充血、水肿、糜烂，致使分泌物增多，造成肛门周围皮肤潮湿、瘙痒。

4. 出血 一般无出血症状，偶尔因大便干燥，擦伤黏膜有滴血，粪便带血或手纸擦拭时有血，出血量少，色鲜红。

（二）分度

直肠脱垂可分为三度：

1. Ⅰ度脱垂 为直肠黏膜脱出，脱出物淡红色，长3～5cm，触之柔软，无弹性，不易出血，便后可自行回纳（彩图12-21）。

2. Ⅱ度脱垂 为直肠全层脱出，脱出物长5～10cm，呈圆锥状，淡红色，表面为环状而有层次的黏膜皱襞，触之较厚，有弹性，肛门松弛，便后有时需用手辅助回纳（彩图12-22）。

3. Ⅲ度脱垂 直肠及部分乙状结肠脱出，长达10cm以上，呈圆柱形，触之很厚，肛门松弛无力(彩图12-23）。

（三）辅助检查

蹲位检查有助于明确病情。排粪造影可了解是否有直肠黏膜内脱垂。直肠指诊、肛管直肠测压、肌电图检查可帮助判断患者肛门功能状况。对伴有阴道脱垂或尿失禁的患者，须作尿动力学和妇科学检查。

三、鉴别诊断

1. 内痔脱出　Ⅱ、Ⅲ、Ⅳ期内痔便后亦会脱出，应要求有脱出症状的患者取蹲位模拟排便动作，使医生可直接观察脱出物性状。痔核脱出颜色暗红或青紫，呈颗粒状，各痔核间有明显的分界。内痔出血色鲜红，可滴血或喷血。

2. 直肠息肉　肛外脱出物多为一圆形小瘤，常有蒂，发炎时表面呈鲜红草莓状，易出血。

四、治　疗

脱肛的治疗当以补气升提为大法。以虚证为主者，治以补中升陷，益气升提；以实证为主者，治以清化湿热；虚实兼杂者，当虚实兼顾。积极治疗引起脱肛的原发病。小儿患者有自愈倾向，以保守治疗为主，必要时可行注射法；成人患者以注射法为主，配合其他疗法加强肛门括约肌功能。

（一）辨证论治

1. 脾虚气陷证

证候：便时肛门肿物脱出，轻重程度不一，色淡红；伴有肛门坠胀，大便带血，神疲乏力，食欲不振，甚则头昏耳鸣，腰膝酸软；舌淡，苔薄白，脉弱。

治法：补气升提，收敛固摄。

方药：补中益气汤加减。血虚者，面色萎黄或苍白，加芍药、地黄以养血益气；脱肛较重，不能回纳者，重用黄芪、人参、升麻、柴胡，必要时加诃子、五倍子、金樱子以增强收敛固摄作用；兼便溏者，加茯苓、薏苡仁、泽泻以健脾渗湿止泻。

2. 湿热下注证

证候：肛门肿物脱出，色紫暗或深红，甚则表面溃破、糜烂，肛门坠痛，肛内有灼热感；舌红，苔黄腻，脉弦数。

治法：清热利湿。

方药：萆薢渗湿汤或葛根芩连汤加减。肿痛出血较多者，加地榆炭、炒槐花、侧柏炭以凉血止血；伴发热，肛门灼痛，糜烂者，加金银花、连翘、马齿苋、黄柏等以清热解毒。

（二）外治疗法

1. 熏洗法　脱肛日久，肛门周围潮湿瘙痒者，可用苦参汤先熏后洗以除湿止痒；如脱出肿胀，甚则表面溃破、糜烂，伴肛门坠痛，可用苦参汤加石榴皮、枯矾、五倍子煎水熏洗。

2. 外敷法　对脱出物可外敷五倍子散或马勃散以收敛固摄。

（三）其他疗法

1. 注射疗法　适用于小儿或年老体弱不宜手术者。将酚甘油注射液或消痔灵注射液注入直肠黏膜下层或直肠周围间隙内，使移位的直肠黏膜或直肠系膜与周围组织产生硬化粘连固定。其作用原理是：药物刺激致炎作用→无菌性炎症→纤维化形成→粘连固定脱垂组织。

（1）黏膜下注射法：此法分为黏膜下层点状注射法和柱状注射法两种。

适应证：Ⅰ、Ⅱ度脱肛，以Ⅰ度脱肛效果最好。

禁忌证：直肠炎、腹泻、肛周炎及持续性腹压增加者。

药物：消痔灵注射液等。

操作方法：取侧卧位或截石位，局部消毒后，将直肠黏膜暴露肛外，或在肛门镜下，在齿线上1cm环形选择2～3个平面，或纵行选择4～6行。每个平面或每行选择4～6点，各点距离相互交错，每点注药0.2～0.3ml，不要过深刺入肌层或过浅注入黏膜内，以免无效或坏死。总量一般为6～10ml。注射完毕后用塔形纱布压迫固定。柱状注射是在肛外直肠黏膜3、6、9、12点齿线上1cm的黏膜下层作柱状注射。长短视脱出长度而定，每柱药量2～3ml，注射完毕送回肛内。注射当天适当休息，不宜剧烈活动。流质饮食，控制大便1～3天。一般1次注射后可收到满意效果，若疗效不佳，7～10天后再注射1次。

（2）直肠周围注射法

适应证：Ⅱ、Ⅲ度脱肛。

禁忌证：肠炎、腹泻、肛门周围急性炎症者。

药物：消痔灵注射液等。

术前准备：术前晚上和术前各灌肠1次。

操作方法：在腰俞穴麻醉或局麻下，取截石位。局部和肛内消毒，术者戴无菌手套，选定在距离肛缘1.5cm的3、6、9点三个进针点，然后用细长腰穿针头和20ml注射器吸入注射药液，选3点处刺入皮肤、皮下，进入坐骨直肠窝，大约进入4～5cm，针尖遇到阻力，即达肛提肌，穿过肛提肌，进入骨盆直肠间隙。此时，另手食指伸入直肠内，仔细寻摸针尖部位，确定针尖在直肠壁外，再将针深入2～3cm，为了保证针尖不刺入直肠壁内，以针尖在直肠壁外可以自由摆动为准，然后缓慢注入药物6～8ml，使药液呈扇形均匀散开。用同法注射对侧。最后在6点处注射，沿直肠后壁进针，刺入4～5cm，到直肠后间隙，注药4～5ml。三点共注射药量16～20ml。注射完毕，局部消毒后，用无菌纱布覆盖。卧床休息，控制大便3天。注射后1～3小时内肛门周围胀痛，一般可自行缓解。术后2～3天有时有低热，如不超过38℃，局部无感染者为吸收热，可不予特殊处理；如超过38℃，局部有红、肿等感染性炎症改变时，应给予抗生素治疗。

操作时需严格遵守无菌操作原则，慎防局部感染形成。穿刺定位应在手指引导下进行，避免误刺入黏膜或肌肉内。

2. 针灸

（1）体针及电针：取长强、百会、足三里、承山、八髎穴。

（2）梅花针：在肛门外括约肌部位点刺。

3. 手术 适用Ⅱ、Ⅲ度脱肛者。分为经腹入路及经会阴入路两类。手术方法较多，但各有优缺点及复发率，没有哪一种手术方法可用于所有的患者，有时对同一患者需要多种手术方法并用，如直肠黏膜结扎注射术、直肠周围间隙注射术及肛门紧缩术等。尽管手术方法繁多，但根据手术目的主要分为直肠悬吊固定、肛门紧缩和脱垂肠管切除三大类。目前较为常用的手术方法有直肠瘢痕支持固定术、肛门紧缩术、肛门环缩术和直肠悬吊术（可在腹腔镜下操作）。

五、预防与调护

（1）及时纠正便秘及努挣排便的不良习惯；避免多次经阴道分娩造成会阴部神经及肌肉损伤；脱垂初期应及早治疗，避免反复脱垂造成肛门失禁。

（2）指导患者及时将脱出物回纳，避免脱出物嵌顿坏死；对肛门部潮湿瘙痒者，应指导其正确进行会阴部护理，便后可用温水或中药进行熏洗，避免使用烫水或具有刺激性的溶液局部清洗。

第九节 肛周坏死性筋膜炎

肛周坏死性筋膜炎是一种发生于肛周、会阴及阴囊部，以皮下组织和筋膜坏死为特征的急性、进行性、坏死性感染性疾病。严重者可向躯干及下肢波及，属于肛肠科急重症，本病多见于男性，平均发病年龄为50.9岁，发病率较低，但其临床病死率较高，文献报道病死率为9%~25%。

在古代医学文献中，本病有多种不同的名称，如"肛疽""烂疔""脏毒"等。

一、病因病机

本病的发生多因皮肉破损，感染毒气，致火毒之邪侵袭；或因过食醇酒厚味及辛辣刺激之品，湿热内生，下迫大肠，以致毒聚肌肤，蕴结肛门，热盛肉腐而成；或因肛痈失治误治，火毒炽盛，失于遏制，走窜入营血。若正气内虚，火毒炽盛，正不胜邪，毒不外泄，反陷于里，客于营血，内传脏腑则容易导致内陷危症。

西医学认为，本病是多种细菌混合感染、需氧菌和厌氧菌协同作用的结果。最常见的有大肠埃希菌、葡萄球菌、克雷伯菌、梭状芽孢杆菌及念珠菌等。易感因素包括：糖尿病、周围血管疾病、肾衰竭、恶性肿瘤、营养不良或肥胖、滥用毒品、长期使用免疫抑制剂等。

二、诊　　断

（一）临床表现

初起肛门周围红、肿、热、痛，继而出现皮肤紫黑、溃烂、脓水稀薄恶臭，迅速向会阴部及周围蔓延，女性会波及大阴唇，男性会波及阴囊部，出现肿胀疼痛，皮肤暗红或紫黑色，甚至出现局部张力性水疱；局部触痛明显，可触及波动感或捻发音。严重者会蔓延至胸腹部、腰背部及下肢。

患者全身出现持续发热、寒战、面色苍白等症状。部分患者在数小时内病情急剧恶化，出现神昏谵语、烦躁嗜睡、心悸胸闷、气粗喘急、汗多肢冷等内陷表现。

（二）辅助检查

1. 血细胞分析、超敏C反应蛋白测定、降钙素原检查　白细胞总数可升高或降低，超敏C反应蛋白测定阳性，降钙素原明显增高。

2. 生化全套检查　电解质紊乱，血糖、血清肌酐可升高，白蛋白降低。

3. 影像学检查　B超可见肛周皮下大面积炎性感染，不均匀低回声团，强气体回声。CT和MRI检查，提示肛周皮下广泛感染，不对称筋膜增厚，软组织积气、积脓。对诊断具有重要的指导意义。

4. 组织病理学检查　肛周坏死浅筋膜、真皮中可见多形核细胞浸润，筋膜邻近组织灶性坏死及微小血管栓塞。

三、鉴别诊断

1. 肛痈　常见于青壮年，表现为肛周皮肤红肿、疼痛，肿块按之有波动感，穿刺有脓，溃后脓出黄稠，易形成肛漏。伴有不同程度的全身症状，感染较少累及邻近器官。

2. 囊痈 发病部位在阴囊，表现为阴囊部红肿疼痛，皮紧光亮，寒热交作，形如瓢状，伴有腹股沟淋巴结肿大。但病变不累及肛周。

3. 脱囊 多有阴囊皮肤外伤史，阴囊由红肿迅速变为紫黑腐烂，甚至睾丸暴露，病情危重，易发生内陷，是一种发生于阴囊的特发性坏疽性疾病。

4. 肛周坏疽性脓皮病 好发于青少年患者，是一种少见的非感染性嗜中性皮病，表现为肛周皮肤出现多个大小不一，形态不规则溃疡面，有少量黄白色分泌物，边界清楚，皮损周边皮肤灰紫色，略隆起，常伴有自身免疫系统疾病。

四、治　疗

（一）辨证论治

肛周坏死性筋膜炎应中西医结合救治。初起重在清热解毒，外用箍围药物，联合使用广谱抗生素；中期宜扶正祛邪或攻补兼施，并及时清创、彻底引流；后期重在补益气血，收敛生肌。密切注意病情变化，如有内陷表现，应按内陷证处理。

1. 热毒炽盛证

证候：肛周及会阴部肿痛剧烈，肿势可向阴囊蔓延，皮肤焮红肿胀成片，按之有波动感；可伴有恶寒发热、面赤口干、小便困难；舌红，苔薄黄，脉数。

治法：清热解毒，凉血消肿。

方药：黄连解毒汤合凉血地黄汤加减。常用黄连、黄芩、黄柏、栀子、生地黄、当归尾、地榆、槐角、天花粉、生甘草、升麻、赤芍、枳壳、荆芥等药物。

2. 正虚邪盛证

证候：肛周、会阴及阴囊脓肿破溃，溃后脓出恶臭，夹有败絮样物质，周围皮色暗红，或坏死呈紫黑色；可伴有神疲乏力；舌淡，苔薄，脉濡。

治法：扶正祛邪，托毒消肿。

方药：托里消毒散加减。常用人参、黄芪、白芷、皂角刺、当归、丹参、川芎、桔梗、白术、甘草等药物。

3. 气血两虚证

证候：腐肉已脱，脓液稀薄，肉色灰淡，疮口难敛；可伴神疲乏力，面色无华；舌淡，苔薄白，脉沉细无力。

治法：益气养血，收敛生肌。

方药：固本养荣汤加减。常用人参、黄芪、白芍、当归、川芎、地黄、白术、茯苓、山萸肉、甘草等药物。阴虚者加青蒿、鳖甲、知母；肾虚者加龟板、玄参、熟地黄。

（二）外治疗法

1. 初期 宜清热解毒消肿，选用金黄散调油外敷患处。

2. 中期 自行溃破或切开引流后，可用复方黄柏液涂剂或生理盐水反复冲洗创面，复方黄柏液浸泡纱条换药。7～10天后，创面脓性渗出减少，脓腐减少，改用生肌玉红膏纱条换药。

3. 后期 脓腐脱尽，肉芽组织新鲜，以生肌收口为主，用红油膏、生肌散换药。

（三）其他疗法

手术方法 一旦诊断明确，应及时清创引流，彻底清除坏死组织及筋膜。

（1）清创引流

操作方法：腰俞穴麻醉或局部浸润麻醉，取俯卧位或截石位。常规消毒，从病灶中心切开，从最严重的区域逐渐向外扩展，彻底清除坏死组织及坏死的筋膜，确保创面的通畅引流。从皮肤的外观观察，坏死区域通常远远超出最初预期的范围，影像学表现胸腹壁皮下气体的部位，切开可无脓液或坏死组织，仅表现为大量的液体渗出，应充分切开减压引流，切口可行对口引流及拖线引流，对深部的腔隙预置管引流。术毕，用凡士林纱条填塞创面，外盖纱布棉垫，宽胶布固定。

术中注意事项：①清创应彻底，以可见健康组织出血为度，避免遗漏盲腔。②引流要通畅，有深部腔隙应置管引流。③术中应取多处组织活检并进行培养，进而作微生物学和组织学评估以确认致病菌，指导敏感抗生素的应用。④密切监测生命体征，警惕脓毒性休克以及多脏器功能衰竭的发生。

术后处理：①应加强营养。②根据术后疼痛的程度，给予适当的镇痛治疗。③若创面脓腐及坏死组织较多或红肿范围加大时，可再次清创引流。

（2）抗生素治疗：早期、足量、联合使用广谱抗生素，必要时可应用碳青霉烯类抗生素，根据细菌培养及药敏试验及时更换敏感抗生素。

（3）负压伤口疗法：负压伤口疗法是一种处理创面的新辅助治疗手段，具有持续、有效、主动引流的优点。该方法对术后的肛周和会阴部创面完全封闭，并持续负压吸引，有利于清除创面的分泌物及坏死组织。

（4）高压氧治疗：高压氧可以改善局部组织供氧，为创口愈合提供有利条件，提高周围正常组织对致病菌的抵抗能力，有效改善患者预后。

（5）危急重症处理：若患者严重脓毒血症术后未纠正，发展为脓毒性休克、多器官功能衰竭，应及时给予液体复苏、抗休克、纠正多器官功能衰竭等治疗。

五、预防与调护

（1）保持大便通畅，注意肛门清洁。
（2）少食辛辣刺激、肥甘之品。
（3）生活规律，避免熬夜及过度劳累。
（4）如因基础疾病诱发者，应积极治疗原发病。
（5）肛周不适时，及时就诊，及早治疗。

六、结　　语

坏死性筋膜炎多因正虚邪盛而发，进展迅速，施治失当极易内传脏腑，邪毒内陷。辨证分热毒炽盛证、正虚邪盛证、气血两虚证三型，治疗上要早期诊断，及时手术、彻底清创，内治外治并用，多学科协作，防止内传脏腑，邪毒内陷。

第十节　便　　秘

便秘是以排便间隔时间延长、排出困难或排便不尽感为临床表现的病症。古代文献将之称为"大便难""脾约""秘涩""秘结"等。其特点是排便周期延长，或粪便干结，排出困难，或虽有便意，但不能排出。本病可见于各年龄人群，患病率随年龄增长明显增加，以女性多见。本节讨论的范畴相当于西医的慢性功能性便秘。

一、病因病机

多因饮食不节，燥热内结，情志失调或素体亏虚等，致大肠失于濡润，传导功能失常，而便结难出。

1. 燥热内结 平素阳盛之体，嗜食辛辣厚味或热病余邪未尽，肠胃积热，津液耗伤，燥热内结。
2. 肠道气滞 情志失和或久坐少动，气机郁滞不宣，腑气通降失常，传导失职。
3. 气阴两虚 劳倦内伤，年老体弱，妇女产后气血耗损，肠道失荣，推动乏力。
4. 脾肾阳虚 久病久下，年老体衰，阳气不足，寒从内生，浊阴凝聚，温煦无权，肠道传送无力。

西医认为本病常由药物、神经内分泌疾病、饮食、环境、心理等因素引起。人体的消化道功能、直肠感觉、盆底及肛门括约肌的协调运动，脑肠轴及神经系统的传入传出功能等任何环节发生障碍，都会引起便秘。

二、诊　　断

（一）临床表现

可发生于任何年龄，表现为：①排便周期异常：排便次数减少，数日或数十日排1次便，或排便次数增多但无法有效排空；②排便费力、排便时间延长、缺乏便意、排便不尽感、肛门直肠坠胀感等；患者可长期依赖泻药，部分患者伴有心理或精神障碍。

临床常分为结肠慢传输型、出口梗阻型和混合型便秘三种，其中出口梗阻型便秘又可以分为盆底失弛缓型便秘和盆底松弛型便秘。

（二）检查

直肠指诊、电子肠镜可排除结直肠器质性疾病，特别是肿瘤的筛查；排粪造影、直肠气囊逼出试验、肛门直肠压力测定、结肠运输试验等检查有助于确定便秘的类型；盆腔四重造影、动态磁共振检查能较好地提示盆底各脏器的脱垂状况，如直肠前突、直肠黏膜内脱垂、肠疝、膀胱子宫脱垂等。

三、鉴别诊断

1. 巨结肠综合征 绝大多数在新生儿期发生过便秘、腹胀、呕吐等情况。直肠指检一般能触及肠壁内狭窄环，直立位的腹部平片及钡剂灌肠检查有助于诊断。

2. 肛门直肠狭窄 肛门直肠狭窄有因胚胎发育异常、有因局部外伤或手术损伤，致使肛门直肠口径狭小，表现为不同程度的排便不畅。严重者可出现低位肠梗阻现象。有排便不畅史，结合局部检查可以明确诊断。

3. 肠梗阻 多急性起病，伴有腹痛拒按，肛门无排气、呕吐等症状，腹部立位X线片多可见肠道气液平面。

四、治　　疗

（一）辨证论治

1. 燥热内结证

证候：大便干结，腹部胀满，按之疼痛；伴口干口臭，面红心烦，小便短赤；舌红苔黄燥，脉滑实。

治法：清肠泻热通便。

方药：麻子仁丸加减。郁怒伤肝，易怒目赤者，加服更衣丸清肝通便；痔疮便血者，加槐花、地榆、茜草清肠止血。

2. 肠道气滞证

证候：大便不畅，欲解不得出，或便而不爽，甚则少腹作胀；伴嗳气频作，纳少，胸胁痞满；舌苔薄腻，脉细弦。

治法：行气导滞通便。

方药：六磨汤加减。气郁化火，口苦咽干者，加黄芩、栀子、牡丹皮清肝泻火；情志不舒，胁肋作胀者，加香附、厚朴、柴胡疏肝理气解郁；服药后，大便通畅者，去大黄，转以调气为主。

3. 气阴两虚证

证候：大便干结，或虽有便意，临厕无力努挣，挣则汗出气短；伴便后乏力，神疲倦怠懒言；舌体瘦薄，舌偏红少苔，边有齿痕，脉细弱。

治法：益气养阴，润肠通便。

方药：增液汤合黄芪汤加减。乏力汗出者，加白术、党参补中益气；痔疮便血者，加阿胶、槐角养血止血；心烦口干者，加知母、玉竹滋阴生津。

4. 脾肾阳虚证

证候：大便秘结，排出困难；伴面色萎黄无华，时作眩晕，或腰膝酸软，畏寒肢冷，小便清长；舌淡苔白，脉沉迟。

治法：温阳通便。

方药：济川煎加减。寒凝气滞、腹痛较甚者，加肉桂、木香温阳散寒，行气止痛。

（二）外治疗法

灌肠法 中药灌肠或生理盐水灌肠对便秘有良好的效果，但经常使用易产生依赖性。

（三）其他疗法

1. 一般治疗 纠正不良饮食习惯，注意多食用粗纤维食品及蔬菜、水果；晨起一次性饮温白开水 500ml，可促进肠道蠕动，引发便意；纠正不良的排便习惯，定时排便，每次排便时间控制在 3～5 分钟内。

2. 针灸

（1）艾灸：酌选支沟、天枢等，配阳陵泉、气海、足三里等。

（2）针刺：酌选支沟、丰隆、足三里等。根据辨证酌选配穴，如气秘配气海、太冲、次髎等，用泻法。

3. 生物反馈疗法 该疗法的原理是通过工程技术手段，把一些不被人体感知的生理及病理性活动（如肛门括约肌的舒缩活动）转变成易于理解和识别的信号，并以此为参照，在治疗师的指导下，自我调节、调整、训练排便的动作和过程。同时，通过治疗师与病人之间的交流达到心理调节的作用。生物反馈疗法是目前治疗盆底失迟缓综合征的首选方法。

4. 手术 由结直肠、肛管器质性病变引起的便秘多考虑手术治疗。功能性便秘可行全结肠切除术或次全结肠切除术治疗，但手术应慎重，术后可能后遗顽固性腹泻和大便失禁。

五、预防与调护

（1）调整心态，保持良好的情绪；加强锻炼；忌滥用泻药。

（2）注意饮食的合理性，多饮水，多食粗纤维食物。

（3）养成良好的排便习惯，即定时排便和缩短排便时间。

（彩图 12-24）

第十一节 锁 肛 痔

锁肛痔是发生在肛管直肠的恶性肿瘤，病至后期，肿瘤阻塞，肛门狭窄，排便困难，犹如锁住肛门一样，故称为锁肛痔。《外科大成》中说："锁肛痔，肛门内外如竹节锁紧，形如海蜇，里急后重，便粪细而带扁，时流臭水……"相当于西医学的肛管直肠癌。根据发病部位的不同，可分为直肠癌和肛管癌（彩图 12-24）。直肠癌多为腺癌，好发于直肠上段及与乙状结肠交界处；肛管癌原发于肛管皮肤，多为鳞状细胞癌。

一、病因病机

中医学认为，湿热下注，火毒内蕴，气滞血瘀，结而为肿是本病之标；正气不足，脾肾两亏，乃本病之本。

1. 湿热蕴结 忧思抑郁，脾胃失和；或饮食不洁、久痢久泻、息肉虫积损伤脾胃，运化失司，湿热内生，浸淫肠道，下注肛门，蕴毒积聚，结而为肿。

2. 气滞血瘀 病久则湿热壅阻大肠，腑气不畅，气血湿毒瘀滞凝结。

3. 气阴两虚 疾病后期，久泻久痢或肿块耗伤气血，致气阴两虚。

西医学认为本病病因不明，可能与慢性炎症、腺瘤癌变、膳食习惯或致癌物质等有关。

二、诊 断

（一）临床表现

本病的发病年龄多在 40 岁以上，偶见于青年人，其早期特点是便血、大便习惯改变。初期表现为直肠黏膜或肛门皮肤有突起小硬结，无明显症状，病情进一步发展可出现一系列改变。

1. 便血 是直肠癌最常见的早期症状。大便带血，血为鲜红或暗红，量不多，常同时伴有黏液，呈持续性，此时常被误认为"痔疮"。病情进一步发展，可出现大便次数增多，有里急后重、排便不尽感，粪便中有血、脓、黏液，并有特殊的臭味。

2. 排便习惯改变 也是直肠癌常见的早期症状。表现为排便次数增多，便意频繁，有排便不尽感等。有时为便秘，同时肛门内有不适或下坠感。

3. 大便变形 病程后期因肠腔狭窄，粪便少，大便形状变细、变扁，并出现腹胀、腹痛、肠鸣音亢进等肠梗阻征象。

4. 转移征象 首先是直接蔓延，后期穿过肠壁，侵入膀胱、阴道壁、前列腺等邻近组织，若侵及膀胱、尿道时，有排尿不畅及尿痛、尿频。侵及骶前神经丛时，在直肠内或骶骨部可有剧烈持续性疼痛，并向下腹部、腰部或下肢放射。另外，可经淋巴向上转移至沿直肠上静脉走行的淋巴结。发生血行转移时，10%～15% 的患者在确诊时癌症已经过门静脉血行转移至肝脏，出现肝肿大、腹水和黄疸等。

5. 恶病质 晚期患者可出现食欲不振、全身衰弱无力、贫血、极度消瘦等恶病质表现。

肛管癌较少见，早期肿块较小，可活动，呈现疣状；进一步发展，在肛门部可看到突起包块或溃疡，基底不平，质硬，并可能有卫星转移结节和腹股沟淋巴结转移。

（二）专科检查

直肠指检 是诊断直肠癌最重要的方法，80% 的直肠癌位于手指可触及的部位，肿瘤较大时指检可以清楚地扪到肠壁上的硬块、巨大溃疡或肠腔狭窄，退指后可见指套上染有血、脓和黏液。

指检发现癌肿时要扪清大小、范围、部位和固定程度，以便决定治疗方法。直肠指诊、直肠镜检查（proctoscopy）及活体组织检查（biopsy）被称为3P检查。凡是出现原因不明的便血、腹泻及体重减轻的病人均应行3P检查。

（三）辅助检查

1. 直肠镜或乙状结肠镜检查 对所有指检可疑或已明确无疑的直肠癌均应进行直肠镜或乙状结肠镜检查，不仅可以看到直肠内病变的范围，更重要的是取活组织进行病理检查，以确定诊断。

2. 大便潜血检查 是最简单的检查方法之一，常作为大规模普查手段，或作为对高危人群直肠癌的初筛手段。

3. 气钡双重对比造影检查 可以发现肠腔狭窄或钡影残缺等。为排除结肠中多发性原发癌，应常规进行钡剂灌肠或气钡双重造影术。

4. 其他检查 直肠下端癌肿较大时，女性病人应行阴道及双合诊检查，男性病人必要时应行膀胱镜检查。腔内B超检查可检测出癌肿浸润肠壁的深度及有无邻近器官受累，便于术前对其严重程度进行评估。疑有肝转移时应行B型超声检查、CT或同位素扫描。直肠癌肿侵及肛管而有腹股沟淋巴结肿大时，应将淋巴结切除活检。

三、鉴别诊断

1. 直肠息肉 无痛性便血，量时多时少，少夹黏液，肛门镜或直肠镜检查可见有蒂或无蒂肿物，病理检查可协助诊断。

2. 溃疡性结肠炎 黏液血便，或里急后重，结肠镜检查可见直肠或结肠黏膜充血、水肿或糜烂、溃疡，无明显肿物及肠腔狭窄，大便培养无致病菌生长。

3. 痢疾 黏液血便，里急后重，大便培养有痢疾杆菌，抗痢疾治疗效果显著。

4. 内痔 有便血、脱出，但便血呈间歇性，无黏液，指诊痔核质地柔软。

四、治　疗

本病一经诊断，应及早采取根治性手术治疗。但中医辨证论治仍具有很重要的治疗作用，尤其是放、化疗及术后、中晚期患者采用中医药治疗，能有效地提高5年生存率，降低放、化疗的毒副作用，增强机体抗病能力，改善生活质量，提高临床远期疗效。

（一）辨证论治

1. 湿热蕴结证

证候：肛门坠胀，便次增多，大便带血，色泽暗红，或夹黏液，或下痢赤白，里急后重；舌红，苔黄腻，脉滑数。

治法：清热利湿。

方药：槐角地榆丸加减。

2. 气滞血瘀证

证候：肛周肿物隆起，触之坚硬如石，疼痛拒按，或大便带血，色紫暗，里急后重，排便困难；舌紫暗，脉涩。

治法：行气活血。

方药：桃红四物汤合失笑散加减。

3. 气阴两虚证

证候：面色无华，消瘦乏力，便溏或排便困难，便中带血，色泽紫暗，肛门坠胀；或伴心烦口干，夜间盗汗；舌红或绛，苔少，脉细弱或细数。

治法：益气养阴，清热解毒。

方药：四君子汤合增液汤加减。

（二）外治疗法

1. 灌肠法

（1）苦参20g，青黛10g，血竭9g，全蝎9g，枯矾6g，儿茶12g，鸦胆子5g（打碎）。将上方药物加水600ml，煎至200ml左右。从肛门插入导尿管约20～30cm深，注药后保留2～3小时。每日1～2次，30天为一个疗程。

（2）生大黄20g，黄柏15g，山栀子15g，蒲公英30g，金银花20g，红花15g，苦参20g。方法同上。

（3）败酱草、白花蛇舌草等浓煎保留灌肠，每日2次，每次40ml。

2. 敷药法　肛管癌未溃者外敷阿魏膏；溃烂者外敷九华膏或黄连膏等。

（三）其他疗法

1. 手术治疗　对能切除的肛管直肠癌应尽早行根治性切除术。适用于癌肿局限在直肠壁或肛管，或只有局部淋巴结转移的病人。已侵犯的子宫、阴道壁也可以同时切除。当晚期肛管直肠癌已广泛转移，或年老体弱，或伴有严重的器质性病变，不能行根治性手术时，可行姑息性手术，考虑做乙状结肠造瘘术，以解除梗阻，减轻患者痛苦。常用的手术方式有局部切除术、Miles术、Dixon术、Parks术、Bacon术。若能行根治手术的，均需采用（加用）TME术等。

2. 新辅助治疗　对于T3期或淋巴结转移的直肠癌病人都应该进行术前的新辅助治疗。术前新辅助治疗可降低结直肠癌术后肝转移的发生，延缓肝转移的发生时间，能提高患者的生存质量。较晚期的直肠癌术前放疗可以改善局部状况，一部分病人因此而能行根治性切除。直肠癌术后局部复发多见于会阴部，放疗可以抑制其生长，但不能根治。化疗配合根治性切除可以提高5年生存率。

3. 针灸

（1）取截根、长强穴，可配三阴交、大肠俞、天枢、足三里。每次分别取主穴及配穴2～3个，取毫针针刺得气后提插捻转，中等强度，留针15～45分钟，隔日1次。

（2）取足三里、三阴交穴。采用国产DBJ-l型微波针灸仪治疗，进行微波针灸，每次20分钟，每日1次，10次为一个疗程。

（3）取利尿穴、膀胱穴，可配曲骨、中极、关元、气海、肾俞、次髎等穴。每次取穴2～3个，实证用泻法，虚证用补法。每日1次。

五、预防与调护

（1）积极治疗肛门部病变，一旦发现肛门不适、肛缘有硬结、出血或肿痛应及时检查，尽可能做到早期发现，早期治疗。

（2）40岁以上患者出现排便习惯改变及便血，应尽早检查。

（3）普及肿瘤知识，开展普查工作，做到早就诊、早检查、早治疗。

第十三章　泌尿男性疾病

第一节　概　　论

泌尿、男性生殖系统包括泌尿系统（肾、输尿管、膀胱）和男性生殖系统（睾丸、附睾、输精管、前列腺、精囊、阴囊、阴茎等）以及两者的同一通道即尿道。泌尿系统功能的外在表现，中医学称为溺窍；男性生殖系统功能的外在表现，中医学称为精窍。精、溺二窍由肾所主，但与其他脏腑的生理功能亦密切相关。《素问·上古天真论》载："肾者主水，受五脏六腑之精而藏之，故五脏盛乃能泻。"《证治汇补》曰："精之主宰在心，精之藏制在肾。"《素问·灵兰秘典论》说："膀胱者，州都之官，津液藏焉，气化则能出矣。"又说："三焦者，决渎之官，水道出焉。"《素问·经脉别论》云："饮入于胃，游溢精气，上输于脾，脾气散精，上归于肺，通调水道，下输膀胱。"可见精与溺的生成和排泄均与五脏六腑有关。其功能如此，其形态（即前阴各部）亦与脏腑相关，《外科真诠》划分为：玉茎（阴茎）属肝；马口（尿道）属小肠；阴囊属肝；肾子（附睾、睾丸）属肾；子系（精索）属肝。泌尿男性生殖系统疾病，即指该系统因功能失常或器质性损伤而发生的疾病。目前，以诊治男性生殖系统疾病为主的学科已经建立，即中医男科学，本章只对部分常见多发疾病加以介绍。

一、病因病理

（一）发病原因

1. 感受外邪　外受风寒暑湿燥火六淫以及疫疠之毒，是导致泌尿男性生殖系统疾病的主要原因之一。如感受湿邪致病，可致阴部重坠、小腹或腰骶胀满、小便混浊不利、阴囊潮湿；感受热邪致病，可致局部红肿、焮痛、淋浊、茎痛、或高热；感受寒邪致病，可致少腹阴冷胀痛、睾丸坠胀或阴囊冷湿或腹外疝、阳缩；感受疫疠致病，可致下体灼热瘙痒灼痛、阴茎溃烂、红肿、疮疹、流脓等。

2. 先天不足　男性泌尿生殖系统疾病的发生与先天体质因素有着较大的关系。素体衰弱、发育不良，或阴虚、或阳虚、或脾虚、或肾虚、或体态肥胖、或体型羸瘦等，都有各自不同的体质差异。如由于先天禀赋不足，元精亏虚，冲任不能相资，则可出现阴茎短小、阴器畸形、无睾症及生殖功能与第二性征发育不全的病变。另外，体质因素也决定了病因的易感及病机的转变趋势。

3. 后天损伤　主要有情志内伤、劳逸失度、饮食不节和跌扑损伤几种。如惊、恐、悲、忧、郁、怒、思等情志过极致病，可致阳痿、早泄、遗精、滑精、精闭、房事茎痛、乳疬等病；劳逸失度可致阳痿、筋疝、遗精、早泄、生育力低下等病；饮食不节，痰湿或湿热内生，可致乳疬、阳痿、阴茎硬结、血精、不育、遗精、早泄、阳强等病；跌扑损伤、手术不当可致阳痿、血疝等病。

（二）发病机理

在各种致病因素作用下，因患者禀赋、体质不同和所处环境差异，其发病机理各自不同，但不外乎脏腑功能失调、气血精液失常、经络病变等。以下仅简述各种致病因素导致脏腑功能失调后所致的病理变化。

1. 心

心为君主之官，为君火。主血脉而藏神，开窍于舌，与小肠相表里，易受火邪扰动。心火亢盛，移热小肠，表现为心烦舌糜，小便短赤，发为热淋；心主血脉，如心火亢盛，灼伤血络，迫血妄行，下出阴窍，则为血淋、尿血；肾精需心火温煦，若心火下劫，肾水妄动，或心火亢旺，肾水不济，心肾不交，可出现精浊、血精等。

2. 肝

肝藏血主疏泄，又主筋，筋得其养乃能运动有力，玉茎为宗筋所聚，若肝郁疏泄失职，筋失其养可发生阳痿；气郁化火，肝火亢盛，灼伤肾水而使肝木失养，疏泄失司，精窍之道被阻而致不能射精；肝脉络阴器，肝失疏泄，气滞血瘀，水液不行，湿热浊精阻于肝经，可致子痈、囊痈、水疝、癃闭等。

3. 脾

脾为后天之本，主运化，为气血生化之源。若脾虚不能将水谷精微输布于各脏腑器官，致使其功能失调，表现在泌尿生殖方面为遗尿、遗精、阳痿、不育等。脾虚不能运化水液，水液积聚，可形成水疝；湿聚成痰，滞于阴茎，则发为阴茎痰核；蓄于膀胱，则为癃闭。脾虚不摄，水精下流，则发为尿浊；脾不统血，可致血尿。

4. 肺

肺主气司呼吸，主宣降，为水之上源，使水道通调而下行膀胱。若肺失宣降，影响水液代谢，水道不利，可发生癃闭。肺气虚弱，不能制下，可发生小便失禁或遗尿。

5. 肾

肾藏精，主生殖，为水之下源，与膀胱相表里，开窍于二阴。肾精亏损，阴虚生内热，故见遗精早泄；相火下移膀胱，可发为热淋、血淋；火扰精室而为精浊，灼伤血络可出现血精、尿血；灼津为痰，聚于前阴，发为阴茎痰核或子痰；肾阳不足，精关不固，可致白浊、遗精、早泄；肾精亏虚，可引起不育；阳虚宗筋痿而不用，可发生阳痿；肾阳虚衰，膀胱气化失司，开合失常，可引起癃闭、尿失禁等。故精、溺二窍之生理病理与肾和膀胱关系最为密切。

二、诊法特点

泌尿男性生殖系统疾病的诊法仍以望、闻、问、切"四诊"为主，但各有其特点。

望诊时，应重点观察病人的第二性征、乳房、外肾、分泌物及排泄物等内容。如乳房发育或肿大，皆为异常表现；包皮口过小，用手上推包皮不能露出龟头者，为包茎；阴囊偏坠，皮色不变，咳嗽时有冲击感，平卧时肿物消失，为疝气；精中带血，为血精。阴茎望诊应注意其大小、形态、皮下有无瘀斑等。

问诊时，除一般内容外，应重点问及既往史、个人史、婚育与性生活史等。如既往史方面，对不育患者，应询问有无腮腺炎、睾丸疾病、外生殖器外伤、外阴部手术史等，以帮助诊断疾病；个人史方面，要问及有无吸烟、酗酒等与工作、生活、饮食、嗜好、卫生习惯等有关的情况；婚育与性生活史方面，对于已婚男子，应询问其结婚年龄或同居年龄及其妻子年龄及结婚前后健康状况、生育情况，有无采取计划生育措施及采取何种措施。

切诊时，应重点对下腹部和内外生殖器进行检查。①按下腹部应注意有无腹股沟肿块，如有且站立时增大、平卧时缩小者，多为疝气。②按外生殖器时，应让患者取站立位，不能站立者可取仰卧位，让患者充分暴露外生殖器，然后用拇指、食指、中指进行触诊。阴茎按诊应注意阴茎的大小、形态、包皮能否翻转，阴茎有无瘀斑、阴茎内有无硬结或肿块，尿道有无压痛等；阴囊按诊应注意睾丸的有无、大小、表面情况、弹性及压痛等，附睾头、体、尾部有无结节、肿胀、压痛、输精管之粗细和有无结节，精索有无增粗、有无静脉曲张，以及阴囊肿大时内容物的质地、性质。③按内生殖器：主要是了解前列腺情况。精囊位于前列腺外上方，形状不定，肛门直肠指检一般触摸不到精囊腺，若能触及肿大的精囊腺，并有触痛，多为精囊炎。

1. 前列腺检查 主要是通过肛门直肠指诊来完成，应排空膀胱后进行。可采取站立弯腰位或胸膝位进行，医生食指戴指套后充分涂抹润滑油，然后轻轻按摩肛门，待患者放松后，再缓慢轻柔地伸入直肠进行检查。检查时应注意其大小、形状、质地、表面是否光滑、中央沟的深浅、有无波动感等。正常前列腺似栗子，大小 4cm×3cm×2cm，重量 10～20g，表面光滑，质地中等，有坚硬弹性感，两侧叶之间有中央沟存在。前列腺肿大、有热感、表面光滑规则、压痛明显，多为急性前列腺炎；大小不等、表面不光滑、质硬、压痛，多为慢性前列腺炎；肿胀、有波动感，多为前列腺脓肿；腺体增大、表面隆起光滑、边缘清楚、富于弹性、中央沟变浅或消失、前列腺向直肠壁凸出者，多为前列腺增生；若可扪及硬结、大小不一、边界不清，应高度怀疑前列腺癌。

2. 前列腺液取法 通过肛门直肠指诊是获取前列腺液的唯一途径。前列腺液按摩时，按摩手法宜轻，应在每一侧叶自外上向内下顺序按摩，每侧叶均按摩 3～5 次，最后沿中央沟自上而下进行压挤，上述动作反复 3 次，直到尿道有白色液体滴出为止。若按摩后，未见前列腺液流出时，可按揉会阴和尿道，以便积于后尿道的前列腺液流出。做前列腺液培养时，应在排尿后，用生理盐水冲洗尿道口，然用按无菌操作收集标本。当怀疑有急性炎症、结核、或肿瘤时，不宜做前列腺按摩，以免炎症、癌细胞扩散。

三、治　疗

（一）治疗原则

1. 治病求本 抓住疾病的本质病和证，根据病和证的不同情况采用不同的治法。如子痨与子痈多伴有睾丸疼痛，在某个阶段可表现出相同的证，但不能识别其是子痨或子痈，仅据证去治疗，则很难收效。只有在正确地识病、认证的基础上，针对病和证的特点立法处方，才能取得良好的临床效果。

2. 调和阴阳 通过药物或其他方法，调整人体阴阳的偏盛或偏衰，使二者协调，恢复其相对平衡。如补肾不可只补肾阳而忽略肾阴，或者只补肾阴而忽略肾阳，而要"善补阴者，阳中求阴；善补阳者，阴中求阳。"力求做到阴阳调和方能收到较好的疗效。

3. 固精护肾 男子以肾为先天，以精为根本，肾难成易亏，精性喜温恶寒，属阴属水。因而，治疗泌尿男性生殖系统疾病时总体应以固精护肾为先，用药不宜过于苦寒。但又须用药温而不过热、补而不过滞。

4. 疏肝解郁 泌尿男性生殖系统疾病因有发病缓慢、病程较长和难以在短期内治愈等特点，因而患者多有肝郁不舒的兼夹病机，因此不论何病何证均应适当辅以疏肝解郁理气之药治疗。

5. 开胃健脾 对于呈现虚弱症状的疾病，从开胃健脾入手进行治疗，或在调补其他脏腑的同时加入具有健脾功效的药物以提高疗效。对于病程较长且需较长时间治疗的疾病，施以开胃健脾之法，既可防止长期服药伤脾碍胃之虞，又可促进药物吸收而提高疗效。

6. 三因制宜 在治疗男性疾病时，除须做到扶正与祛邪恰当、治标治本合理外，还应做到因人、因地、因时制宜。如阳痿之病，青壮之年患者多肝郁血瘀，治多疏肝活血；老年患者多肾虚血瘀，治多补肾活血。因饮酒导致精浊加重或复发，治疗时宜加葛花等解酒毒之品。

（二）辨证论治

泌尿男性疾病种类较多，证候表现有异有同。仅将其常见证型及治法归纳于下。

1. 湿热下注证 湿热邪毒下注，蕴结二窍，则变生诸疾。本证主要表现为尿频，尿急，茎中热痛，尿液黄赤，血淋，白浊，阴囊红肿热痛，附睾、睾丸肿痛，囊内积液，外阴多汗味臊等。其治疗法则为清利湿热。溺窍异常多为膀胱湿热，用八正散、导赤散等加减；精窍异常多为脾肾湿热，用程氏萆薢分清饮加减；肝经湿热用龙胆泻肝汤加减。

2. 气血瘀滞证 多见于病久之后，主要表现为睾丸硬结，少腹、会阴、睾丸胀痛或刺痛，排尿困难或闭塞不通，或尿有血块等。治疗法则为行气活血。气滞为主者，用橘核丸、枸橘汤加减；血瘀为主者，用代抵挡丸、活血散瘀汤加减。

3. 浊痰凝结证 浊痰结于前阴，表现为附睾慢性肿块或阴茎结节，皮色不变，不痛或微痛。若浊痰化热，局部可发红发热，伴有疼痛，或化脓破溃；浊痰滞于溺窍，可出现排尿淋漓不畅，尿线变细；浊痰阻于精窍，可不射精。治疗法则为化痰散结。寒痰凝结者，当温阳化痰散结，用阳和汤、橘核丸、化坚二陈丸加减；浊痰化热者，当清热化痰散结，用消核丸加减；精窍痰凝者，当通窍化痰散结，用苍附导痰汤加减。

4. 肾阴不足证 肾阴不足，相火偏亢，常表现为腰膝酸痛，头目眩晕，盗汗失眠，五心烦热，血精，精浊等。治疗法则为滋补肾阴，常用方剂为六味地黄丸、知柏地黄丸、大补阴丸等。

5. 肾阳虚衰证 肾阳不足，气化失司，常表现为形寒肢冷，腰膝酸痛，小便清长，夜尿频多，阳痿不举，精冷不育等。本证治疗法则为温补肾阳，常用方剂为金匮肾气丸、右归丸、济生肾气丸等。

此外，尚有脾肾两虚、中气下陷、心火炽盛、肺失宣降、寒湿凝聚、肝郁气滞、心肾不交等证候，详见各节。

第二节 子痈

子痈是指睾丸及附睾的化脓性疾病。中医称睾丸和附睾为肾子，故以名之。临证中分急性子痈与慢性子痈，以睾丸或附睾肿胀疼痛为特点。相当于西医的急、慢性附睾炎或睾丸炎。

一、病因病机

1. 湿热下注 外感六淫或过食辛辣炙煿，湿热内生，或房事不洁，外染湿热秽毒，或跌仆闪挫，肾子受损，经络阻隔，气血凝滞，郁久化热，发为本病。

2. 气滞痰凝 郁怒伤肝，情志不畅，肝郁气结，经脉不利，血瘀痰凝，发于肾子，则为慢性子痈。

西医认为本病多由于感染性因素，病菌通过输精管管腔或淋巴系统入侵附睾而成。尿液反流、损伤以及医源性因素等非感染性因素，也可导致本病。

二、诊　断

（一）临床表现

1. 急性子痈 附睾或睾丸肿痛，突然发作，疼痛程度不一，行动或站立时加重。疼痛可沿输精管放射至腹股沟及下腹部。伴有恶寒发热、口渴欲饮、尿黄便秘等症状。附睾可触及肿块，触痛明显。化脓后阴囊红肿，可有波动感。溃破或切开引流后，脓出毒泄，症状消退迅速，疮口容易愈合。

2. 慢性子痈 临床较多见。患者常有阴囊部隐痛、发胀、下坠感，疼痛可放射至下腹部及同侧大腿根部，可有急性子痈发作史。检查可触及附睾增大、变硬，伴轻度压痛，同侧输精管增粗。

（二）实验室检查

急性子痈患者血白细胞总数增高，尿中可有白细胞。

三、鉴别诊断

1. 卵子瘟（腮腺炎性睾丸炎） 睾丸肿痛，多继发于痄腮（腮腺炎）之后，一般不化脓。

2. 子痰 附睾触及结节，多发于附睾尾部，疼痛轻微，发病缓慢，常有泌尿系结核病史，输精管增粗，呈串珠样改变，溃破后形成窦道，有稀薄豆渣样分泌物。

四、治 疗

急性子痈在辨证论治的同时，可配合使用抗生素；慢性子痈以中医药治疗为主。

（一）辨证论治

1. 湿热下注证

证候：多见于成年人。睾丸或附睾肿大疼痛，阴囊皮肤红肿，焮热疼痛，少腹抽痛，局部触痛明显，脓肿形成时按之应指；伴恶寒发热；苔黄腻，脉滑数。

治法：清热利湿，解毒消肿。

方药：枸橘汤或龙胆泻肝汤加减。疼痛剧烈者，加延胡索、金铃子；阴囊水肿明显者，加车前子、川木通；已成脓者，加透脓散。

2. 气滞痰凝证

证候：附睾结节，子系粗肿，轻微触痛，或牵引少腹不适；多无全身症状；舌淡或有瘀斑，苔薄白或腻，脉弦滑。

治法：疏肝理气，化痰散结。

方药：橘核丸加减。硬结难消者，加三棱、莪术、夏枯草；阴囊积水者，加茯苓、泽泻。

（二）外治疗法

1. 急性子痈 未成脓者，可用金黄散或玉露散水调匀，冷敷。病灶有波动感，穿刺有脓者，应及时切开引流。脓稠、腐肉较多时，可选用九一丹或八二丹药线引流；脓液已净，外用生肌白玉膏。

2. 慢性子痈 葱归溻肿汤坐浴，或冲和膏外敷。

（三）其他疗法

抗生素治疗急性子痈主张早期应用抗生素，在药敏试验未获结果前，可选用抗菌谱较广的抗生素。

五、预防与调护

（1）外生殖器有包茎、龟头炎、尿道狭窄等，应及时治疗。

（2）急性子痈患者应卧床休息并兜起阴囊。切开排脓者要注意引流通畅。

（3）饮食清淡，忌烟禁酒。

第三节 子 痰

子痰是发于肾子的疮痨性疾病。其特点是附睾有慢性硬结，逐渐增大，形成脓肿，溃破后脓液稀薄如痰，并夹有败絮样物质，易成窦道，经久不愈。中医文献称之为"穿囊漏"。相当于西医的附睾结核。

一、病因病机

因肝肾亏损，脉络空虚，浊痰乘虚下注，结于肾子；或阴虚内热，相火偏旺，灼津为痰，阻于经络，痰瘀互结而成。浊痰日久，郁而化热，热盛肉腐成脓。若脓水淋漓，病久不愈，阴损及阳，可出现阴阳两虚、气血两亏之候。

二、诊 断

（一）临床表现

本病多发于中青年人，以20～40岁者居多。初起自觉阴囊坠胀，附睾尾部有不规则的局限性结节，质硬，触痛不明显，结节常与阴囊皮肤粘连。日久结节逐渐增大，可形成脓肿，溃破后脓液清稀，或夹有豆腐渣样絮状物，易形成反复发作、经久不愈的窦道。输精管增粗变硬，呈串珠状。常有五心烦热、午后潮热、盗汗、倦怠乏力等症状。

（二）实验室及其他辅助检查

1. 尿常规检查 可有红、白细胞及脓细胞，红细胞沉降率多增高。

2. 脓液培养 有结核杆菌生长。

三、鉴别诊断

1. 慢性子痈 可有急性发作史，附睾肿块压痛明显，一般与阴囊皮肤无粘连，输精管无串珠样改变。

2. 精液囊肿 多发于附睾头部，形圆光滑，透光试验阳性，穿刺有乳白色液体，镜检有死精子。

四、治 疗

在辨证论治的同时，应用西药抗结核治疗6个月以上。

（一）辨证论治

1. 浊痰凝结证

证候：见于初起硬结期。肾子处坠胀不适，附睾硬结，子系呈串珠状肿硬；无明显全身症状；苔薄，脉滑。

治法：温经通络，化痰散结。

方药：阳和汤加减，配服小金丹。疼痛较甚者，加延胡索、没药；畏寒怕冷、阳痿者，加淫羊藿、肉苁蓉。

2. 阴虚内热证

证候：见于中期成脓期。病程日久，肾子硬结逐渐增大并与阴囊皮肤粘连，阴囊红肿疼痛，触之有应指感；伴低热、盗汗、倦怠；舌红，少苔，脉细数。

治法：养阴清热，除湿化痰，佐以透脓解毒。
方药：滋阴除湿汤合透脓散加减。阴虚火旺者，加牡丹皮、女贞子、旱莲草等。

3. 气血两亏证

证候：见于后期溃脓期。脓肿破溃，脓液稀薄，夹有败絮样物质，疮口凹陷，形成瘘管，反复发作，经久不愈；虚热不退，面色无华，腰膝酸软；舌淡，苔白，脉沉细无力。

治法：益气养血，化痰消肿。

方药：十全大补汤加减，兼服小金丹。脓肿破溃，脓液稀薄、淋漓不尽者，加用托里消毒散以益气托毒。

（二）外治疗法

（1）未成脓者，宜消肿散结，外敷冲和膏，每日1次。

（2）已成脓者，及时切开引流。

（3）窦道形成者，选用腐蚀平胬药物制成药线或药条外用。

（三）其他疗法

抗结核治疗 常用药物有异烟肼、利福平、吡嗪酰胺、乙胺丁醇等，一般主张联合使用。

五、预防与调护

（1）重视结核病的预防与调护。

（2）加强锻炼，注意饮食营养，提高机体抗病能力。

第四节 囊 痈

囊痈是发于阴囊部位的急性化脓性疾病。其特点是阴囊红肿疼痛，皮紧光亮，寒热交作，形如瓢状。《外科大成》云："夫囊痈者，阴囊红肿热痛也。"相当于西医的阴囊蜂窝组织炎。

一、病因病机

多因坐卧湿地，外感湿毒；或囊痒搔抓，外伤染毒；或饮食不节，过食膏粱厚味，脾失健运，湿热内生，湿热毒邪阻于肝肾之络，致使阴囊部气血壅滞，乃成痈肿。

二、诊 断

（一）临床表现

初起阴囊部出现红肿、灼热，压痛明显，腹股沟淋巴结肿大。阴囊肿胀进展较快，甚则肿大如瓢，坠胀疼痛。可伴有发热畏寒、口干、喜冷饮、小便赤热、大便干结等全身症状。若治疗不及时，身热不退，肿痛不减，可致成脓。

（二）实验室检查

血常规 白细胞总数及中性粒细胞比例增高。

三、鉴别诊断

1.子痈 睾丸或附睾肿硬，疼痛剧烈，早期阴囊肿胀不明显；而囊痈初期即出现阴囊红肿灼热，炎症一般不波及睾丸。

2.脱囊 多有阴囊皮肤外伤史,阴囊由红肿而迅速变为紫黑腐烂,甚至睾丸暴露,病情危重,易发生内陷,是一种发于阴囊的特发性坏疽性疾病,临床少见。

四、治 疗

多以清热利湿为主,早期宜配合抗生素治疗。

(一)辨证论治

湿热下注证

证候:阴囊红肿焮热,坠胀疼痛,拒按,酿脓时局部胀痛、跳痛,指压有应指感;伴发热,口干喜冷饮,小便赤热;舌红,苔黄腻或黄燥,脉弦数或紧数。

治法:清热利湿,解毒消肿。

方药:龙胆泻肝汤或泻热汤加减。已成脓者,加天花粉、皂角刺以托毒排脓。

(二)外治疗法

1.未成脓者 用玉露散、金黄散或双柏散凉水调糊冷敷。若红肿范围较大者,用三黄汤(大黄、黄柏、黄芩)煎汤作冷湿敷,频换敷料,保持冷湿,以消肿止痛。

2.已成脓者 及时切开引流,注意避免损伤鞘膜与睾丸。

五、预防与调护

(1)及时处理阴囊部外伤,注意保持阴囊部的清洁及干燥。

(2)勿饮酒,忌食鱼腥和辛辣炙煿食物。

第五节 阴茎痰核

阴茎痰核是指阴茎海绵体白膜发生纤维化硬结的一种疾病。其特点是阴茎背侧可触及条索或斑块状结节,阴茎勃起时伴有弯曲或疼痛。本病多见于中年男性,亦可见于青年或老年男性,其发病缓慢,多被偶然发现,除影响性生活以外,一般无其他不良预后。相当于西医的阴茎硬结症。

一、病因病机

阴茎为宗筋所聚,太阳、阳明之所合,多气多血之络。如饮食不节,脾失健运,浊痰内生,下注宗筋;或肝肾阴虚,阴虚火旺,灼津为痰,痰浊下注;或玉茎损伤,脉络瘀阻,气血痰浊搏结宗筋,则成结节。

西医认为本病的发生可能与阴茎损伤后创伤纤维化修复、自身免疫、遗传因素及转化生长因子 $\beta 1$(TGF$\beta 1$)有关系。

二、诊 断

本病多见于中年人。阴茎背侧可触及硬结或条索状斑块,无压痛,大小不一,或单发或个数不等,发展缓慢,不破溃。阴茎勃起时有疼痛或弯曲变形,严重者可影响性交,甚至引起阳痿。

三、鉴别诊断

1. 阴茎癌 结节多发生在阴茎头、冠状沟或包皮内板处,溃烂后状如翻花,晚期两侧腹股沟淋巴结可肿大,病理学检查可发现癌细胞。

2. 阴茎结核 阴茎结核好发部位在阴茎头部,表现为结节或慢性溃疡,疼痛不显著,基底有干酪样坏死或肉芽组织。局部活检、溃疡分泌物直接涂片和培养可查出结核杆菌。

3. 阴茎梅毒 晚期梅毒可侵及阴茎,出现阴茎内结节,但患者往往有早期梅毒病史,梅毒血清检查阳性。

四、治 疗

本病疗程较长,应内治与外治相结合进行综合治疗。

(一)辨证论治

痰浊凝结证

证候:阴茎背侧可触及条索状结块,皮色不变,温度正常,无明显压痛,阴茎勃起时可发生弯曲或疼痛;舌淡边有齿印,苔薄白,脉滑。

治法:温阳通脉,化痰散结。

方药:阳和汤合化坚二陈丸加减。常用药物:熟地黄、鹿角胶、炮姜炭、肉桂、麻黄、白芥子、甘草、荔枝核、橘核、小茴香、川芎、夏枯草。

(二)外治疗法

阳和解凝膏或黑退消外敷。

(三)其他疗法

(1)局部注射类固醇(氢化可的松、泼尼松龙)等可抑制组织纤维化,但要防止出血。

(2)局部进行理疗,有一定效果。

五、预防与调护

避免暴力性交、酒后性交,防止阴茎损伤。

第六节 水 疝

水疝是指阴囊内有水湿停滞,以不红不热,状如水晶为特征的病症。相当于西医学之睾丸或精索鞘膜积液。

一、病因病机

本病的发生与肝、脾、肾三脏有关,因脾肾为制水之脏,而其功能须赖肝之疏泄。故肝寒不疏,脾虚不运,肾虚失约,或先天禀赋不足,则水之输布失常,水湿下聚,或因虚而感水湿,停滞囊中而病水疝。外伤络阻,水液不行也可引起。

西医学认为,本病有先天后天之分。先天性因素为胎儿时睾丸下降而腹膜鞘状突全部或部分未闭锁;后天因素为睾丸、附睾、精索的感染、外伤、肿瘤或寄生虫病等。其病理是鞘膜之间或邻近器官在病因的作用下,鞘膜腔内渗出过多浆液或吸收障碍,使腔内液体潴留增多。

二、诊　　断

（一）临床表现

起病缓慢，多为单侧发生，阴囊肿大，可触及光滑而柔软的肿物，呈球形或梨形，犹如囊内盛水，一般无压痛。睾丸可因积液包裹而不易扪及。肿胀严重时，阴囊光亮如水晶，坠胀不适。先天性交通性鞘膜积液平卧时按压肿块，可逐渐缩小或消失，站立时又复增大，或少腹部按之有水声。巨大鞘膜积液可使阴囊明显增大，阴茎内陷。

（二）辅助检查

（1）肿物透光试验阳性，穿刺可抽出积液。若怀疑睾丸肿瘤者，禁忌穿刺。

（2）B超检查有助于确定阴囊内肿块是囊性或实性。

三、鉴别诊断

1. 狐疝（腹股沟斜疝）　多见阴囊一侧肿物，卧则入腹，立则出囊，用手轻压可纳回腹内，嘱患者咳嗽时有冲击感，透光试验阴性。交通性鞘膜积液时，透光试验阳性。

2. 精液囊肿　常位于附睾头部，一般体积较小，睾丸可清楚扪及。穿刺囊肿液呈乳白色，镜检内含有精子。

3. 睾丸肿瘤　睾丸肿瘤无疼痛，肿物增长较快，质地硬且具有沉重感，透光试验阴性。

四、治　　疗

多以疏肝、健脾、益肾，除湿为主。兼瘀者化瘀，兼热者泄热。并可配合外治、穿刺等疗法。

（一）辨证论治

1. 肾气亏虚证

证候：多见于先天性水疝之婴幼儿。阴囊肿大，甚则亮如水晶，不红不热，不痛，睡卧缩小，站立、哭叫时增大；舌淡，苔薄白，脉细弱。

治法：温肾通阳，化气行水。

方药：济生肾气丸、真武汤加减。少腹胀痛者加乌药、木香、小茴香。

2. 寒湿凝聚证

证候：发病缓慢，阴囊肿胀逐渐加重，久则皮肤顽厚，肿胀严重时阴茎内缩，影响排尿和性交；伴阴囊发凉潮湿，坠胀不适，腰酸乏力；舌淡，苔白腻，脉沉弦。

治法：疏肝理气，祛寒化湿。

方药：陈苓汤、加减导气汤、水疝汤等加减。

3. 湿热下注证

证候：发病较快，阴囊肿大，皮肤潮湿而红热；伴小便短赤，或有睾丸肿痛及全身发热；舌红，苔黄，脉滑数或弦数。

治法：清热化湿。

方药：大分清饮、清解汤加减。

4. 瘀血阻络证

证候：多有睾丸损伤或睾丸肿瘤病史。阴囊肿大坠痛，睾丸胀痛，积液可呈红色，透光试验多阴性；舌紫暗或有瘀点，脉沉涩。

治法：活血化瘀，行气利水。

方药：活血散瘀汤或桃红四物汤加减。痛甚者加延胡索、没药。

（二）外治疗法

1. 敷药法 湿热型用金黄散，以水调敷患处。寒湿型用回阳玉龙膏，以酒蜜调敷患处。

2. 热熨法 用小茴香、橘核各100g，研粗末炒热，装布袋内热熨患处，每次20～30分钟，每日2～3次。用于婴儿水疝或继发性水疝属寒证者。

（三）其他治疗

1. 药物注射法 对于壁薄而小的积液，在局麻下先穿刺抽尽囊液，注入25%醋酸泼尼松龙悬液0.5～1.5ml、2%盐酸普鲁卡因2ml；或鱼肝油酸钠3～5ml。注药后轻轻按摩阴囊，使药液分布均匀。此法禁用于交通性鞘膜积液。

2. 手术疗法 成人鞘膜积液较多，肿块较大，经保守治疗无效时，可采用手术治疗。

五、预防与调护

（1）积极治疗睾丸炎等原发病，减少或避免该病发生。

（2）如行穿刺，必须严格消毒，防止感染。

第七节 尿 石 症

尿石症，中医学归属于"石淋"范畴，以小便排出砂石为主症，或以排尿时突然中断，尿道窘迫疼痛，腰腹绞痛难忍为主要表现的淋证。相当于西医泌尿系结石，是泌尿外科常见疾病，是多种病理因素相互作用引起的泌尿系统内任何部位的结石，包括肾结石、输尿管结石、膀胱结石和尿道结石。本病男性多于女性，发病率约为3∶1。我国长江以南为高发地区之一。

一、病因病机

本病多由下焦湿热、气滞血瘀或肾气不足引起，病位在肾、膀胱和溺窍，肾虚为本，湿热、气滞血瘀为标。肾虚则膀胱气化不利，致尿液生成与排泄失常，加之摄生不慎，感受湿热之邪，或饮食不节，嗜食辛辣肥甘醇酒之品，致湿热内生，蕴结膀胱，煎熬尿液，结为砂石；气滞血瘀，气机不利，石阻脉络，不通则痛；结石损伤血络，可引起血尿。

西医学认为影响结石形成的因素很多，如年龄、性别、种族、遗传、环境因素、饮食习惯和职业对结石的形成影响很大。身体的代谢异常、尿路的梗阻、感染、异物和药物的使用是结石形成的常见病因。

二、诊 断

（一）临床表现

1. 上尿路结石 包括肾和输尿管结石，典型的临床症状是突然发作的腰部或腰腹部绞痛和血尿。其程度与结石的部位、大小及移动情况等有关。绞痛发作时疼痛剧烈，患者可出现恶心、呕吐、冷汗、面色苍白等症状。疼痛为阵发性，并沿输尿管向下放射到下腹部、外阴部和大腿内侧。检查时肾区有叩击痛，各输尿管点可有压痛。结石较大或固定不动时，可无疼痛或钝痛、胀痛，常伴有肾积水或感染。绞痛发作后出现血尿，多为镜下血尿，肉眼血尿较少，或有排石现象。有时活动后镜下血尿是上尿路结石唯一的临床表现。

结石合并感染时,可有尿频、尿急、尿痛;伴发急性肾盂肾炎或肾积脓时,可有发热、畏寒、寒战等全身症状。双侧上尿路结石或孤肾伴输尿管结石引起完全梗阻时,可导致无尿。

2. 膀胱结石 膀胱结石的典型症状为排尿中断,并引起疼痛,放射至阴茎头和远端尿道,此时患儿常手握阴茎,蹲坐哭叫,经变换体位又可顺利排尿。多数患者平时有排尿不畅、尿频、尿急、尿痛和终末血尿。前列腺增生继发膀胱结石时,排尿困难加重。

3. 尿道结石 主要表现为排尿困难、排尿费力,呈点滴状,或出现尿流中断及急性尿潴留。排尿时疼痛明显,可放射至阴茎头部,后尿道结石可伴有会阴和阴囊部疼痛。

(二)辅助检查

1. B型超声检查 可发现2mm以上结石,但由于受肠道内容物的影响,对输尿管中小段结石的敏感性较低。

2. 尿路平片(KUB) 可发现90%左右X线阳性结石,能够大致地确定结石的大小、形态、数量和位置。

3. 静脉尿路造影(IVU)、CT扫描、磁共振 均有助于临床诊断。

4. 尿常规 多有红细胞。

三、鉴别诊断

1. 胆囊炎 表现为右上腹疼痛且牵引背部作痛,疼痛不向下腹及会阴部放射,墨菲氏征阳性。经尿路X线平片、B超及血、尿常规检查,两者不难鉴别。

2. 急性阑尾炎 以转移性右下腹痛为主症,麦氏点压痛,可有反跳痛或肌紧张。经腹部X线平片和B超检查即可鉴别。

四、治 疗

结石直径小于1cm且表面光滑、无肾功能损害者,可采用中药排石;对于较大结石可先行体外震波碎石,再配合中药治疗。初起宜宣通清利,日久则配合补肾活血、行气导滞之剂。

(一)辨证论治

1. 湿热蕴结证

证候:腰痛或小腹痛,或尿流突然中断,尿频,尿急,尿痛,小便混赤,或为血尿;口干欲饮;舌红,苔黄腻,脉弦数。

治法:清热利湿,通淋排石。

方药:三金排石汤加减。血尿较重者,加琥珀粉、三七粉;疼痛甚者,加延胡索、乳香、没药;湿热毒蕴、弥漫三焦者,加蒲公英、黄柏、大黄。

也可选用排石合剂(云南省中医医院院内制剂)口服,一次100ml,一日2次。

2. 气血瘀滞证

证候:发病急骤,腰腹胀痛或绞痛,疼痛向外阴部放射,尿频,尿急,尿黄或赤;舌暗红或有瘀斑,脉弦或弦数。

治法:理气活血,通淋排石。

方药:金铃子散合石韦散加减。血尿较重者,加琥珀粉、三七粉;疼痛较重者,加芍药甘草汤。

3. 肾气不足证

证候:结石日久,留滞不去,腰部胀痛,时发时止,遇劳加重,疲乏无力,尿少或频数不爽;

或面部轻度浮肿；舌淡苔薄，脉细无力。

治法：补肾益气，通淋排石。

方药：济生肾气丸加减。浮肿较重者，加玉米须、白茅根。

（二）总攻疗法

1. 适应证　结石直径＜1cm，表面光滑；双肾功能基本正常；无明显尿路狭窄或畸形。

2. 方法　总攻疗法以6～7次为一个疗程，隔天1次，总攻疗法治疗后结石下移或排而未净者，休息2周可继续进行下一个疗程，一般不超过二个疗程。多次使用氢氯噻嗪等利尿药进行总攻疗法时，必要时可口服补钾，以防低血钾（表13-1）。

（三）其他疗法

根据病情选择使用体外震波碎石或手术治疗。

表 13-1　尿路结石总攻疗法

时间	方法
7:00	排石中药头煎 300ml，口服
7:30	氢氯噻嗪 50mg，口服
8:30	饮水 500～1000ml
9:00	饮水 500～1000ml
9:30	排石中药二煎 300ml，口服
10:30	阿托品 0.5mg，肌内注射
10:40	针刺肾俞、膀胱俞（肾盂、输尿管中上段结石）；肾俞、水道（输尿管下段结石）；关元、三阴交（膀胱、尿道结石）。先弱刺激，后强刺激，共20分钟
11:00	跳跃

五、预防与调护

（1）每日饮水量宜2000～3000ml。若能饮用磁化水则更为理想，饮水宜分多次进行。

（2）应调节饮食，合理摄入蛋白质，有助于上尿路结石的预防。痛风患者应少食动物内脏、肥甘之品。菠菜、豆腐、竹笋、苋菜之类不宜进食太多。

（3）及时治疗尿路感染，解除尿路梗阻。

第八节　男性不育症

男性不育是指育龄夫妇同居一年以上，性生活正常，未采取任何避孕措施，女方有受孕能力，由于男方原因而致女方不能怀孕的一类疾病，古籍称本病为男子绝子、无子、无嗣、授胎不能症等。据国外资料统计，已婚夫妇不能生育者约占10%，其中50%～60%为女方原因，20%～25%是男方原因，20%～25%为男女双方的原因所致。

一、病因病机

唐代《玄珠妙语》中把男性不育症的原因概括为天、漏、犍、怯、变，明代《广嗣纪要·择配》将其称之为"五不男"，并将其中的"漏"改为"漏"，认识到男性生殖器官发育不全或畸形以及其他病变可以导致男性不育。清代《石室秘录》中记载男性不能生子的六种原因，即"一精寒也，一气衰也，一痰多也，一相火盛也，一精少也，一气郁也"。现代中医学认为不育症与肾、心、肝、脾等脏有关，而其中与肾脏关系最为密切，大多由于精少、精弱、死精、无精、精稠、阳痿及不射精等所引起。

1. 肾气虚弱　若禀赋不足，肾气虚弱，命门火衰，可致阳痿不举，甚至阳气内虚，无力射出精液；病久伤阴，精血耗散，则精少精弱；元阴不足，阴虚火旺，相火偏亢，精热黏稠不化，均可导致不育。

2. 肝郁气滞　情志不舒，郁怒伤肝，肝气郁结，疏泄无权，可致宗筋痿而不举；或气郁化火，肝火亢盛，灼伤肾水，肝木失养，宗筋拘急，精窍之道被阻，亦可影响生育。

3. 湿热下注 素嗜肥甘滋腻、辛辣炙煿之品，损伤脾胃，脾失健运，痰湿内生，郁久化热，湿热之邪蕴织于下焦，阻遏命门之火，可致阳痿、死精等而造成不育。或外感六淫湿热之邪，湿热下注蕴蒸精室，死精败血瘀阻精关窍道，精难射出而造成不育。

4. 气血两虚 思虑过度、劳倦伤心而致心气不足，心血亏耗；或大病久病之后，元气大伤，气血两虚，血虚不能化生精液而精少精弱，甚或无精，可引起不育。

西医认为，男性要具备生育能力，必须具备以下几个必要条件，并且缺一不可：①睾丸内的精子能健康生产和发育成熟；②精囊、前列腺等附属性腺器官能分泌足够的液体与精子一起组成精液；③精子能够储存和顺利地输送到体外；④良好的性功能；⑤精液中含有足够的形态正常、活动力强的精子；⑥精子能进入女性生殖道内并能存留、生活足够的时间；⑦精子能与卵子接触并能进入卵子而精卵结合。

男性不育的因素极为复杂。依据男性生育条件来说，引起男性不育的因素有生精障碍和精液异常、输送精子的通道梗阻、精子不能正常排入女性生殖道内以及附属性腺的异常；从病因学来分析，影响男性不育的因素有生殖器官的解剖异常，生殖生理功能障碍，生殖系统组织结构的病理变化，内分泌因素，遗传因素，免疫学因素，微生物学因素，神经功能障碍因素，呼吸系统疾病因素，精神心理状态紊乱，外源性机械性损伤，医源性损伤，生活因素，性功能障碍以及性交因素等。对有些因素只是发现其事实，而对其发病机制则不清楚。对不育患者来讲，既可是单一因素，也可能是多种因素的综合作用，只要该因素导致了精子发生、精子输送、精子和卵子相结合的障碍，均可引起不育。

二、诊　　断

（一）临床表现

对不育症的诊断应从以下两个方面进行。

1. 病史 详细了解患者的职业、既往史、个人生活史、婚姻史、性生活情况，过去精液检查结果及配偶健康状况等。还应了解有无与放射线、有毒物品接触史及高温作业史，有无腮腺炎并发睾丸炎病史，有无隐睾、结核、附睾炎、睾丸炎、前列腺炎、生殖器损伤或手术史，有无其他慢性病及长期服药情况，是否经常食用棉籽油，有无酗酒、嗜烟习惯等。

2. 体格检查 检查的重点是全身情况和外生殖器。如体型，发育营养状况，胡须、腋毛、阴毛分布，乳房发育等情况；阴茎的发育，睾丸位置及其大小、质地、有无肿物或压痛，附睾、输精管有无结节、压痛或缺如，精索静脉有无曲张等。

（二）实验室及辅助检查

检查内容主要包括精液常规分析、精液生化测定、精子穿透宫颈黏液试验、精子凝集试验、睾丸活组织检查、输精管道的 X 线检查、生殖内分泌测定、遗传学检查等。精液常规分析 WHO 第 4 版规定标准为：2ml≤精液量＜7ml，液化时间＜60分钟，黏液丝长度＜2cm，pH 7.2～7.8，精子密度≥$20×10^6$/ml，精子总计数≥$40×10^6$，成活率≥70%，A级精子（快速直线前进）≥25%，或A级精子+B级精子（缓慢直线前进）＞50%，正常形态精子≥30%，白细胞＜$1×10^6$/ml；精液常规分析 WHO 第 5 版规定标准为：1.5ml≤精液量＜7ml，液化时间＜60分钟，黏液丝长度＜2cm，pH 7.2～7.8，精子密度≥$15×10^6$/ml，精子总计数≥$39×10^6$/m，成活率≥58%，A级精子（快速直线前进）≥32%，或A级精子+B级精子（缓慢直线前进）≥40%，正常形态精子≥4%，白细胞＜$1×10^6$/ml。两个标准均在使用。

三、鉴别诊断

应判断不育的原因在男方而不在女方，或男女双方都存在不育的因素，进一步检查并找出病因。

四、治　疗

古方多宗从肾论治，或补肾阴，或温肾阳，但清代《石室秘录》认为治不育不可徒补其肾，并制有治不育六法，即"精寒者温其火，气衰者补其气，痰多者消其痰，火盛者补其水，精少者添其精，气郁者舒其气，则男子无子者可以有子，不可徒补其肾也。"

（一）辨证论治

1. 肾阳虚衰证

证候：性欲减退，阳痿早泄，精子数少、成活率低、活动力弱，或射精无力；伴腰酸腿软，疲乏无力，小便清长；舌质淡，苔薄白，脉沉细。

治法：温补肾阳，益肾填精。

方药：金匮肾气丸合五子衍宗丸或羊睾丸汤加减。阳虚症状较甚者，可加肉桂、鹿茸；疲乏无力甚者，加黄芪、西洋参。

2. 肾阴不足证

证候：遗精滑泄，精液量少，精子数少，精子活动力弱或精液黏稠不化，畸形精子较多；头晕耳鸣，手足心热；舌质红，少苔，脉沉细。

治法：滋补肾阴，益精养血。

方药：左归丸合五子衍宗丸加减。潮热盗汗甚者，加鳖甲、银柴胡；若阴虚火旺者，宜滋阴降火，用知柏地黄汤加减。

3. 肝郁气滞证

证候：性欲低下，阳痿不举，或性交时不能射精，精子稀少、活力下降；精神抑郁，两胁胀痛，嗳气泛酸；舌质暗，苔薄，脉弦细。

治法：疏肝解郁，温肾益精。

方药：柴胡疏肝散合五子衍宗丸加减。胁痛明显者，加川楝子；有气郁化火征象者，加生地、丹皮。

4. 湿热下注证

证候：阳事不兴或勃起不坚，精子数少或死精子较多；小腹急满，小便短赤；舌苔薄黄，脉弦滑。

治法：清热利湿。

方药：程氏萆薢分清饮加减。精子较少者，可加西洋参；小腹胀满甚者，可加郁金、川楝子。

5. 气血两虚证

证候：性欲减退，阳事不兴，或精子数少、成活率低、活动力弱；神疲倦怠，面色无华；舌质淡，苔薄白，脉沉细无力。

治法：补益气血。

方药：十全大补汤加减。

除辨证论治外，还可根据精液检查情况"辨精用药"，如精子成活率低、活动力差者，加淫羊藿、巴戟天、菟丝子、生黄芪；死精、畸形精子多者，加土茯苓、蚤休；精液中有脓细胞者，加蒲公英、红藤、黄柏；精液不液化而呈团块状者，加泽泻、丹皮、麦冬、当归、生地等。

（二）其他疗法

1. 西药治疗 根据病情可选用绒毛膜促性腺激素（HCG）、睾酮、氯米芬、精氨酸、左卡尼汀、维生素类、硫酸锌糖浆等。

2. 手术治疗 可用于因精索静脉曲张、输精管梗阻等所致的不育症。

3. 辅助授孕技术 对药物或手术治疗无效的少精、弱精症，可考虑辅助授孕技术等。

4. 针灸治疗 选肾俞、关元、膀胱俞、三阴交等穴，毫针平补平泻，每次15～30分钟，每日或隔日1次。

五、预防与调护

（1）提倡进行婚前教育，宣传生殖生理方面的有关知识，科学地指导青年男女正确认识两性关系，夫妻和睦，性生活和谐。

（2）勿过量饮酒及大量吸烟，不食棉籽油。

（3）消除有害因素的影响，对接触放射线、有毒物品或高温环境而致不育者，可适当调动工作。

（4）性生活适度。性交次数不要过频，也不宜相隔时间太长，否则可影响精子质量。如果能利用女方排卵的时间进行性交，往往可以提高受孕的机会。

第九节 精 浊

精浊是中青年男性常见的一种生殖系统炎症性疾病，病位位于精室，属于疮疡内痈范畴，主要表现是尿频、尿急、尿痛、滴白，并伴有会阴、腰骶、小腹、腹股沟等部位的隐痛不适，发病缓慢、病情顽固、反复发作、缠绵难愈。好发于20～40岁青壮年男子，据统计35岁以上男性35%～40%患有本病，占泌尿外科男性就诊患者的1/4左右。相当于西医学的"前列腺炎"。美国国立卫生研究院将前列腺炎分为四型，分别为Ⅰ型（急性前列腺炎）、Ⅱ型（慢性细菌性前列腺炎）、Ⅲ型（慢性非细菌性前列腺炎/慢性骨盆疼痛综合征）及Ⅳ型（无症状性前列腺炎），其中以慢性前列腺炎（Ⅲ型）最为多见。

一、病因病机

精浊病位在精室，与肝、肾二经关系最为密切，其病机变化初病多实、久病多虚或虚实夹杂，其基本病理变化多为湿热、肝郁、肾虚、瘀滞几个主要病理环节，湿热、肝郁为发病之标，肾虚为发病之本，而瘀滞是疾病进一步发展的病理反映，四者相关为患，互为影响和转化，致使病情复杂，难于速愈。

1. 湿热蕴结 "热淋"治疗不彻底，湿热余毒未清；或嗜食烟酒或辛辣膏粱厚味，酿生湿热，湿热循经下注精室；或房事不洁，湿热壅滞精室等，致气血不和，经络阻隔而发为本病。

2. 气滞血瘀 长期旅途颠簸或久坐硬板凳、骑车、骑马或外伤；情志不疏，所欲不遂，肝失疏泄，气机不畅；湿热阻滞，相火久遏等造成精室气血不流畅，血行瘀滞，久之发为本病。

3. 阴虚火旺 青壮之年，恣情纵欲，或频犯手淫，而又忍精不射，致欲火当泄未泄，肾火郁而不散，离位之精化为白浊；热迫血行，久之精室血行不畅而发为本病；或病久伤阴，肾阴暗耗，而转化为阴虚火旺。元朱丹溪《丹溪心法·赤白浊四十四》说："……若调摄失宜，思虑不节，嗜欲过度，水火不交，精元失守，由是而为赤白浊之患。"认识到本病的病因病机有"水火不交"、相火亢盛。《景岳全书·必集·杂证谟·淋浊》云："有浊在精者，必由相火妄动，淫欲逆精，以致精离其经，不能闭藏，则源流相继，流溢而下……。"

4. 肾阳亏虚 病久阴损及阳，或素体肾阳亏虚，或过食苦寒之品，肾阳不足，火势衰微，而见性机能障碍等诸症。隋·巢元方在《诸病源候论·虚劳小便白浊候》和《诸病源候论·虚劳尿精候》分别指出："劳伤于肾，肾气虚冷故也。肾主水而开窍在阴，阴为溲便之道，胞冷肾损，故小便白而浊也。""虚劳尿精者，肾气衰弱故也。肾藏精，其气通于阴。劳伤肾虚，不能藏于精，故因小便而精液出也。"

西医学认为本病的发生，与致病菌或病原微生物感染、尿液反流、异常的盆底神经肌肉活动及内分泌异常、免疫、心理等因素有关。

二、诊　断

（一）临床表现

临床症状表现不一，患者可出现轻微的尿频、尿急、尿痛、尿道内灼热不适或排尿不净之感；有的在排尿终末或大便用力时，自尿道滴出少量乳白色的前列腺液。多数患者可伴有腰骶、腹股沟、下腹及会阴部等处坠胀隐痛，有时可牵扯到耻骨上、阴茎、睾丸及股内侧。部分患者因病程较长可出现阳痿、早泄、遗精或射精痛等，或伴头晕、耳鸣、失眠多梦、腰酸乏力等神经衰弱症状。

直肠指检前列腺多为正常大小，或稍大或稍小，触诊可有轻度压痛。有的前列腺可表现为软硬不均或缩小变硬等异常现象。

（二）实验室及辅助检查

前列腺分泌物涂片检查，白细胞每高倍视野在10个以上（正常为10个以下）或成堆聚集，而卵磷脂小体减少。尿三杯试验可作为参考。前列腺液培养有利于病原菌诊断，但慢性非细菌性前列腺炎占绝大多数，细菌培养多呈阴性。

三、鉴别诊断

1. 慢性子痈（附睾炎） 阴囊、腹股沟部隐痛不适，类似慢性前列腺炎。但慢性子痈（附睾炎）附睾部可触及结节，并伴轻度压痛。

2. 精癃（前列腺增生） 大多在老年人群中发病，尿频且伴排尿困难，尿线变细，残余尿增多，B超、直肠指诊检查可进行鉴别。

3. 精囊炎 精囊炎和慢性前列腺炎多同时发生，除有类似前列腺炎症状外，还有血精及射精疼痛的特点。

四、治　疗

主张综合治疗，注意调护。临床以辨证论治为主，抓住湿热、肝郁、肾虚、瘀滞四个基本病理环节，分清主次，权衡用药。

需要特别注意的是，精浊（慢性前列腺炎）患者多有或轻或重的抑郁倾向，甚至是抑郁症的表现，其基本病理变化为肝郁。因此，不论何因、何证或病程新久，均可适当加入疏肝解郁之品。

此外，因该病属于疮疡内痈范畴，不论何证，均宜适当加入消痈、导滞、排浊之品。

（一）辨证论治

1. 湿热蕴结证

证候：尿频，尿急，尿痛，尿道有灼热感，排尿终末或大便时偶有白浊，会阴、腰骶、睾丸、少腹坠胀疼痛；苔黄腻，脉滑数。

治法：清热利湿。

方药：八正散或龙胆泻肝汤加减。小便不畅者，加金钱草；大便干者，加大黄；刺痛明显者，加桃仁、赤芍；口干者，加天花粉。

2. 气滞血瘀证

证候：病程较长，少腹、会阴、睾丸、腰骶部坠胀不适、疼痛，有排尿不净之感；舌暗或有瘀斑，苔白或薄黄，脉沉涩。

治法：活血祛瘀，行气止痛。

方药：前列腺汤加减。小便黄浊，或尿频尿痛，舌红苔黄腻，脉滑数者，加滑石、苍术、车前子；刺痛明显者，加三七粉、琥珀粉；精神抑郁者，加龙骨、牡蛎、郁金。

3. 阴虚火旺证

证候：排尿或大便时偶有白浊，尿道不适，遗精或血精，腰膝酸软；五心烦热，失眠多梦；舌红少苔，脉细数。

治法：滋阴降火。

方药：知柏地黄丸加减。梦多失眠，舌尖红或有口疮者，去熟地黄，加竹叶、生地黄、甘草、牛膝；遗精者，加金樱子、牡蛎；血精者，加小蓟、茜草。

4. 肾阳虚损证

证候：多见于中年人，排尿淋漓，腰膝酸痛，阳痿早泄；形寒肢冷；舌淡胖，苔白，脉沉细。

治法：补肾助阳。

方药：济生肾气丸加减。如伴有脾虚症状，可酌加黄芪、炒白术等。

（二）外治疗法

1. 坐浴 朴硝30g、野菊花15g、黄柏20g、血竭9g、苏木10g，煎汤坐浴，温度不宜超过45℃，每晚1次，每次15分钟左右。亦可温水坐浴。未婚或虽婚但未生育者，不宜坐浴。

2. 肛门内用药 野菊花栓、前列安栓、解毒活血栓塞入肛门内3～4cm，每次1枚，每日1～2次。

3. 保留灌肠 应用解毒活血、行气止痛、消肿散结中药浓煎150ml左右，微冷后（约42℃）保留灌肠，每日1次。适用于湿热蕴结或气滞血瘀证。

（三）其他疗法

1. 西药治疗 针对病原体，根据药敏试验合理选用抗生素；改善下尿路症状，可选α-受体阻滞剂（如坦索罗辛、多沙唑嗪等）；缓解疼痛不适，可选用非甾体类抗炎药；还可用植物制剂（如普适泰等）。

2. 前列腺按摩 慢性前列腺炎患者可行前列腺按摩，有利于前列腺管排空并增加局部的药物浓度，进而缓解症状。Ⅰ型前列腺炎患者禁用。

3. 针灸、理疗、局部超短波透热或生物反馈治疗

五、预防与调护

（1）避免频繁的性冲动，戒除手淫。

（2）禁酒，忌过食肥甘及辛辣炙煿食物。

（3）生活规律，劳逸结合，不宜久坐或骑车时间过长。

（4）调节情志，保持乐观情绪，树立战胜疾病的信心。

附：血　精

血精指精液中夹有血液的疾病，以精液中含有血液为特征，根据精液中含血量的多少，可表现为肉眼血精、含血凝块，或仅显微镜下精液中有少量红细胞。可伴有尿频、尿急、尿涩痛、会阴部不适等症状。本病多见于西医学之精囊炎，分为急性和慢性两类。血精还可见于男性其他生殖系疾病引起的精中带血，如精囊结核、淋病、滴虫、血吸虫、结石、损伤、肿瘤，并偶见于血液病。

一、病因病机

血精的病位主要在精室，基本病理变化为精室血络受损，血溢脉外，随精而出。其病机为热入精室，损伤血络；或瘀血内停，阻滞血络，血不循经；或脾肾气虚，血失统摄，血溢脉外；或肾阴不足，相火亢旺，迫血妄行，均可引起血精。

二、诊　断

（一）临床表现

精液中混有血液。急性者血精多呈鲜红色，并见尿频、尿急、尿痛，少腹胀痛伴射精疼痛等。慢性者多表现为血精反复发作，精色暗红，或精液中夹有血丝或血块，可伴耻骨区隐痛、会阴部不适，或有性欲减退、不育等。

（二）实验室检查及辅助检查

精液中可见大量红细胞，经直肠 B 超、CT 和 MRI 可协助诊断，并可与精囊肿物相鉴别。

三、治　疗

本病基本病机为络损血溢，故以止血为要。因其病机有热、瘀、虚之不同，又当与辨证论治相结合。

辨证论治：

1. 湿热蕴结证

证候：精液鲜红量多，射精疼痛，会阴部胀痛，或阴囊湿痒，口苦而粘，烦躁易怒，渴不多饮，尿赤浑浊，或尿道灼热而痛，舌红苔黄腻，脉滑数或弦数。

治法：清利湿热、凉血止血。

方药：龙胆泻肝汤加减。尿痛明显加木通，会阴疼痛明显加蒲公英、败酱草、赤芍。

2. 瘀血阻滞证

证候：精色暗红，或精液中夹血紫暗，射精时阴茎刺痛，小腹胀满疼痛，神情抑郁，舌紫暗或有瘀点、瘀斑，脉沉涩。

治法：行气化瘀，活血止血。

方药：桃红四物汤合失笑散加减。

3. 阴虚火旺证

证候：精液色红质稠，射精时痛，或性欲亢进，头晕耳鸣，潮热盗汗，腰膝酸软，会阴部坠胀不适；舌红少苔，脉细数。

治法：滋阴降火，凉血止血。

方药：知柏地黄丸合二至丸加减。口干舌燥者加石斛、玄参；遗精盗汗者加五味子。

4. 脾肾两虚证

证候：精色淡红，性欲淡漠，面色㿠白，神疲乏力，气短懒言，食少便溏，腰膝酸软，溲清而频；

舌淡苔薄白，脉沉弱。

治法：补肾健脾，益气摄血。

方药：补中益气丸合右归丸加减。

病久正虚，已无余邪留恋者，可用收涩止血药。

第十节 精 癃

精癃是中老年男性的常见疾病之一，临床特点以尿频、夜尿次数增多、排尿困难为主，严重者可发生尿潴留或尿失禁，甚至出现肾功能受损。相当于现代医学的良性前列腺增生症。最初可发生在40岁以后，大多数发生在50岁以上年龄段，发病率随年龄增长而逐渐增加，到60岁时大于50%，80岁时高达83%。

一、病因病机

本病的病理基础是年老脾肾气虚，气化不利，血行不畅，与肾和膀胱的功能失调有关。

1. 脾肾两虚 年老脾肾气虚，推动乏力，不能运化水湿，终致痰湿凝聚，阻于尿道而生本病。

2. 气滞血瘀 前列腺的部位是肝经循行之处，肝气郁结，疏泄失常，可致气血瘀滞，阻塞尿道；或年老之人，气虚阳衰，不能运气行血，久之气血不畅，聚而为痰，痰血凝聚于水道；或憋尿过久，败精瘀浊停聚不散，凝滞于溺窍，致膀胱气化失司而发为本病。

3. 湿热蕴结 水湿内停郁而化热，或饮食不节酿生湿热，或外感湿热，或恣饮醇酒聚湿生热等，均可致湿热下注，蕴结不散，瘀阻于下焦，膀胱气化不利，诱发本病而致小便不通。此为兼夹病机。

4. 肺热气壅 外感风热，风热壅肺，肺失调节，肃降失常，不能通调水道，而生本病致排尿困难。此为兼夹病机。

西医学关于前列腺增生症发病机理的学说较多，如雌-雄激素协同致病学说、前列腺生长因子学说、胚胎再唤醒学说等，但这些学说均尚未得到定论。不过，正常功能睾丸的存在和高龄是前列腺增生的两个必备条件。

二、诊 断

（一）临床表现

本病多见于50岁以上的中老年男性患者。逐渐出现进行性尿频，以夜间为明显，并伴排尿困难，尿线变细。部分患者由于尿液长期不能排尽，致膀胱残余尿增多而出现假性尿失禁。在发病过程中，常因受寒、劳累、憋尿、便秘等而发生急性尿潴留。严重者可引起肾功能损伤而出现肾功能不全的一系列症状。有些患者可并发尿路感染、膀胱结石、疝气或脱肛等。

（二）辅助检查

直肠指检前列腺常有不同程度的增大，表面光滑，中等硬度而富有弹性，中央沟变浅或消失。B型超声、CT、膀胱尿道造影、膀胱镜及尿流动力学等检查可以协助诊断。此外，血清前列腺特异抗原（PSA）、前列腺体积、最大尿流率、残余尿量的检测可预测本病的临床进展。

西医目前根据国际前列腺症状评分（I-PSS，见表13-2）对前列腺增生症进行症状严重程度的评定，以主观反映患者的下尿路症状严重程度，对于观察病情的进展和治疗的反应有较高价值。每个问题分为0～5级，患者可以从其中选择一个答案以表示该症状的发生频率。总分范围为0～35（从无症状到症状严重）。一般将患者的症状分为三类：轻度症状（0～7分），中度症状（8～19

分），重度症状（20～35分）。

表 13-2　国际前列腺症状 (I-PSS) 评分表

姓名　　　　年龄　　　　　　　　填表日期							
初诊（　）随访（　）治疗中（　）治疗后（　）治疗/手术（　）							
在过去的1个月，你是否有以下症状	无	<1/5	<1/2	≈1/2	>1/2	几乎每次	症状评分
排尿不尽的感觉	0	1	2	3	4	5	
两次排尿时间短于2个小时	0	1	2	3	4	5	
间断性排尿	0	1	2	3	4	5	
憋尿困难、尿不能等待	0	1	2	3	4	5	
尿线变细	0	1	2	3	4	5	
需要用力及使劲才能排尿	0	1	2	3	4	5	
	无	1次	2次	3次	4次	≥5次	
入睡到早起一般需要起来排尿次数	0	1	2	3	4	5	

同时采用生活质量评分（quality of life，QOL，0～6分，见表13-3）了解患者对其目前下尿路症状水平伴随其一生的主观感受，其主要关心的是前列腺增生症患者受下尿路症状困扰的程度及是否能够忍受，因此又叫困扰评分（bother of score，BS）。

表 13-3　生活质量指数 (QOL) 评分表

	高兴	满意	大致满意	还可以	不太满意	苦恼	很糟
如果在你今后的生活中始终伴有现在的排尿症状，您认为如何	0	1	2	3	4	5	6
生活质量评分（QOL）=							

三、鉴别诊断

1. 前列腺癌　两者发病年龄相似，且可同时存在。但前列腺癌有早期发生骨骼与肺转移的特点。直肠指诊前列腺多不对称，表面不光滑，可触及不规则、无弹性的硬结。前列腺特异抗原（PSA）和酸性磷酸酶增高。盆腔部CT或前列腺穿刺活体组织检查可确定诊断。

2. 神经源性膀胱功能障碍　部分中枢、周围神经系统疾病患者可发生排尿困难、尿潴留或尿失禁等，且多见于老年人，需注意与前列腺增生症鉴别。神经系统检查常有会阴部感觉异常或肛门括约肌松弛等。此外，尿流动力学、膀胱镜检查可协助鉴别。

3. 前列腺结核　一般有泌尿生殖系结核病史，多伴有血精、精液减少、射精疼痛等症状表现。肛门直肠指检前列腺可稍增大，呈结节状，不规则质地偏硬，轻度压痛。精液及前列腺液的结核杆菌检查能明确诊断。

四、治　疗

中医治疗应以通为用，补肾益气、化痰散结、活血利尿是其基本的治疗法则，兼夹湿热则佐清热利癃，兼有肺热则辅清肺通利。出现并发症时应采用中西医综合疗法。

（一）辨证论治

1. 湿热下注证

证候：小便频数黄赤，尿道灼热或涩痛，排尿不畅，甚或点滴不通，小腹胀满；或大便干燥，口苦口黏；舌暗红，苔黄腻，脉滑数或弦数。

治法：清热利湿，消癃通闭。

方药：八正散加减。大便秘结者，加大黄、生白术；血尿者，加蒲黄；小便不通者，加白芍、甘草、石菖蒲、薏苡仁。

2. 脾肾气虚证

证候：尿频，滴沥不畅，尿线细，甚或夜间遗尿或尿闭不通；神疲乏力，纳谷不香，面色无华，便溏脱肛；舌淡，苔白，脉细无力。

治法：补脾益气，温肾利尿。

方药：补中益气汤加减。前列腺增大明显者，加莪术、水蛭；便溏脱肛者，可加补骨脂。

3. 气滞血瘀证

证候：小便不畅，尿线变细或点滴而下，或尿道涩痛，闭塞不通，或小腹胀满隐痛，偶有血尿；舌质暗或有瘀点瘀斑，苔白或薄黄，脉弦或涩。

治法：行气活血，通窍利尿。

方药：沉香散加减。血尿者，酌加大蓟、小蓟、参三七；瘀甚者，可加穿山甲、蛞蝼虫，或合用桂枝茯苓丸。

4. 肾阴亏虚证

证候：小便频数不爽，尿少热赤，或闭塞不通；头晕耳鸣，腰膝酸软，五心烦热，大便秘结；舌红少津，苔少或黄，脉细数。

治法：滋补肾阴，通窍利尿。

方药：知柏地黄丸加减。大便秘结者，加玄参、麦冬、生地、大黄；口干咽燥，潮热盗汗明显者，加天花粉；精神倦怠，全身乏力者，加黄芪、甘草；尿赤者，可加竹叶、木通。

5. 肾阳不足证

证候：小便频数，夜间尤甚，尿线变细，余沥不尽，尿程缩短，或点滴不爽，甚则尿闭不通；精神萎靡，面色无华，畏寒肢冷；舌质淡润，苔薄白，脉沉细。

治法：温补肾阳，通窍利尿。

方药：济生肾气丸加减。小便频者，加生黄芪、乌药、益智仁；尿闭不通者，加水蛭；前列腺质地偏硬者，加莪术、水蛭，或合用桂枝茯苓丸。

也可选用前列通窍胶囊（云南省中医医院院内制剂）口服，一次3～4粒，一日2次。

6. 肺热气壅证

证候：小便不畅或点滴不爽，或尿少短赤，咽干烦渴欲饮，呼吸短促或有咳嗽，喘息；舌红苔薄黄，脉滑数。

治法：清热宣肺，通利膀胱。

方药：黄芩清肺饮加减。咳嗽无力，少气懒言，宜合补中益气汤化裁；肛门灼热等，加黄连、枳壳。

基于"上窍开而下窍自通"和"通后窍以利前阴"的理论基础，以上各型出现小便点滴不下而致尿潴留时，在原方基础上酌情使用开肺气或通大便之法可提高疗效。

（二）外治疗法

多为急则治标之法，必要时可行导尿术。

1. 脐疗法 取独头蒜 1 个、生栀子 3 枚、盐少许，捣烂如泥敷脐部；或以葱白适量捣烂如泥加少许麝香和匀敷脐部，外用胶布固定；或以食盐 250g 炒热，布包熨脐腹部，冷后再炒再熨。

2. 灌肠法 大黄 15g，泽兰、白芷各 10g，肉桂 6g，煎汤 150ml，每日保留灌肠 1 次。

3. 取嚏或探吐法 用消毒棉签刺激鼻腔或咽喉取嚏或探吐，使上窍开而下窍自通，简单有效。或用皂角粉适量吹鼻取嚏也可。

（三）其他疗法

1. 针灸疗法 主要用于尿潴留患者，可针刺中极、归来、三阴交、膀胱俞、足三里等穴，强刺激，反复捻转提插；体虚者灸气海、关元、水道等穴。

2. 物理疗法 如微波、射频、激光等。

3. 西药治疗 常用的有 α-受体阻滞剂（如坦索罗辛、多沙唑嗪等）；5α-还原酶抑制剂（非那雄胺等）；植物制剂（如普适泰等）。

4. 导尿 尿潴留时间较长，膀胱极度膨胀者，可行导尿术分次导尿。尤其急性尿潴留患者需紧急排尿。但不宜突然排空膀胱，一般可先放出 300～500ml，其余部分可在数小时内放出。

5. 手术疗法 当精癃导致反复尿潴留、反复血尿、药物治疗无效、反复泌尿系感染、膀胱结石、继发性上尿路积水等情况之一时，应采取外科手术治疗。

五、预防与调护

（1）注意不要憋尿，保持大便通畅。

（2）慎起居，避风寒，忌饮酒，少食辛辣刺激性食物，保持情绪稳定，忌久坐。

（3）对长期留置导尿管的患者，应定期更换尿管、冲洗膀胱，防止感染。

第十一节 遗 精

遗精是指没有性生活而出现精液遗泄的病证。其中在睡梦中而发生的谓之"梦遗"；无梦而遗精，甚至在清醒时精液流出者称为"滑精"。成年未婚男子，或婚后夫妻分居，长期无性生活者，如每周遗精 1 次，多属生理现象。

一、病因病机

本病的发生多与欲念不遂、恣情纵欲，或劳心太过、心肾不交，或饮食不节、湿热内生，或情志抑郁、肝失疏泄等诸多因素有关。其基本病机为肾失封藏，精关不固。其病位多在心、肝、肾、脾。

西医学认为遗精不是疾病，而是一种临床症状，如焦虑、抑郁状态、前列腺炎、后尿道炎、包皮过长或紧张、疲劳等均可以诱发遗精。

二、诊 断

（一）临床表现

男子梦中遗精，每周达 2 次以上，严重者一夜可遗精 2 次；或清醒时，无性生活而排泄精液。常伴有失眠、精神萎靡、头昏、腰腿酸软等症。

应检查有无包茎、包皮过长、包皮垢刺激等体征。

（二）实验室及辅助检查

直肠指诊、前列腺超声检查、前列腺液常规检查有助于前列腺炎的诊断。精液检查可帮助发现精囊炎症等。

三、鉴别诊断

1. 早泄 是指性交时间不足一分钟精液即排出，甚至阴茎尚未插入阴道即泄精，影响性生活质量。而遗精是指没有进行性生活的情况下精液流出。

2. 精浊 是指在大便或排尿终末时，尿道口常有乳白色分泌物流出，常伴有尿道内痒或灼热感。而遗精多发生于梦中或情欲萌动时，不伴有其他局部症状。

四、治 疗

实证以清泄为主；虚证则用补涩；虚实夹杂者应虚实兼顾。

（一）辨证论治

1. 湿热下注证

证候：遗精时作，小溲黄赤，热涩不畅；口苦而腻；舌质红，苔黄腻，脉濡数。

治法：清热利湿。

方药：程氏萆薢分清饮加减。

2. 心肾不交证

证候：少寐多梦，梦则遗精，阳事易举；心中烦热，头晕目眩，口苦胁痛，小溲短赤；舌红，苔薄黄，脉弦数。

治法：清心泻肝。

方药：黄连清心饮合三才封髓丹加减。

3. 肾气不固证

证候：多为无梦而遗，甚则滑泄不禁，精液清稀而冷；形寒肢冷，面色白，头晕目眩，腰膝酸软，阳痿早泄，夜尿清长；舌淡胖，苔白滑，脉沉细。

治法：补肾固精。

方药：金锁固精丸加减。

4. 心脾两虚证

证候：劳则遗精；失眠健忘，心悸不宁，面色萎黄，神疲乏力，纳差便溏；舌淡苔薄，脉弱。

治法：调补心脾，益气摄精。

方药：妙香散加减。

（二）其他疗法

1. 针灸疗法

（1）体针：取中极、关元、三阴交、太溪、肾俞、志室或腰骶两侧夹脊穴及足三阴经膝关节以下的腧穴，隔日1次。

（2）耳针：取内生殖器、内分泌、神门、肾、肝等，每次选2～4穴，毫针中度刺激；或用埋针、王不留行籽按压法。

（3）穴位埋线：取中极、关元、三阴交、肾俞，每次选2穴，埋入肠线。每月1～2次。

2. 手术疗法 如包皮过长、包茎者可行包皮环切术。

3. 对症治疗 如出现生殖道炎症、焦虑、抑郁等，可采取相应措施治疗。

五、预防与调护

（1）注意生活起居，内裤不宜过紧，养成侧卧习惯。
（2）避免过度紧张疲劳，做到劳逸结合。
（3）注意精神调养，排除杂念，清心寡欲。
（4）少嗜烟酒及辛辣刺激性食品。

附：早　泄

早泄是指性生活时过早射精而影响性生活正常进行或性生活不满意的病症。《沈氏尊生书》将其描述为"未交即泄，或乍交即泄"。西医学又称为射精过早症。其发病率为9%～42%，不同年龄段成年男子均可发生早泄。

一、病因病机

早泄的基本病机为因虚而精窍失约，或因实精窍失控，终致房事时精关不固，引起精窍开启过早。肾气不固，心脾两虚，封藏失职，精关失约，开合不灵；或阴虚火旺，湿热下注，热扰精室，精窍失控，均可致精关不固而引起早泄。

二、诊　断

临床表现主要为男性在同房时失去控制射精能力，阴茎未进入阴道或刚进入阴道或进入阴道后不足1分钟即发生射精。如偶尔出现射精过早，不能随意确诊，只有连续反复多次发生射精过早才能诊断为早泄。可分为原发性早泄和继发性早泄，原发性早泄指首次性生活开始即有早泄，常伴有性交焦虑；继发性早泄指过去曾有过正常射精控制力，以后逐渐出现早泄，常与勃起功能障碍共存，性欲望、性冲动减少。

三、治　疗

本病治疗原则当以固摄精关为要。然其病机有虚有实或虚实夹杂，又当分别情况辨证施治。年轻、病程短者，实证居多，常用泻实固精法；年老、病久者，虚证为多，宜用补虚固精法。

（一）辨证论治

1. 肾气不固证

证候：未交即泄，或乍交即泄，性欲减退，腰膝酸软或疼痛，小便清长或不利，面色不华；舌淡，苔薄白，脉沉弱或细弱。

治法：补肾固精。

方药：金匮肾气丸加减。

2. 心脾两虚证

证候：行房早泄，性欲减退，四肢倦怠，气短乏力，多梦健忘，纳少便溏，心悸寐差；舌淡，苔薄，舌边有齿印，脉细弱。

治法：健脾养心，安神摄精。

方药：归脾汤加减。肾气不足出现头昏、耳鸣、腰膝酸软加莲子、山药、芡实、桑螵蛸、龙骨、龟板等。

3. 肝经湿热证

证候：交则早泄，性欲亢进，烦闷易怒，口苦咽干，阴囊湿痒，小便黄赤；舌质红，苔黄腻，脉弦滑或弦数。

治法：清热泻湿固精。

方药：龙胆泻肝汤加减。尿浊者，加薏苡仁、萆薢。

4. 阴虚火旺证

证候：阳事易举，甫交即泄，或未交即泄，五心烦热，潮热，盗汗，腰膝酸软；舌红，苔少，脉细数。

治法：滋阴降火涩精。

方药：知柏地黄丸加减。梦遗、心烦不寐、夜热不安、小便短黄者加龙骨、牡蛎、牡丹皮、女贞子、旱莲草等。

5. 心肾不交证

证候：阳事易举，早泄或梦遗，腰酸腿软，心烦不寐；舌红少苔，脉细数。

治法：交通心肾，潜阳固精。

方药：交济汤加减。遗精甚者可加金樱子、芡实、牡蛎、龙骨、五倍子、五味子、鸡内金等。

（二）外治疗法

中药外治可用丁香、细辛各20g浸泡于95%乙醇100ml中15天，过滤取汁，性交前涂搽龟头1.5～3分钟，10次为一个疗程；或用五倍子、细辛各10g和石榴皮15g水煎，性交前温洗前阴并揉擦阴茎、龟头。

（三）其他疗法

西医治疗 该病可配合服用抗抑郁药，但不宜久服。

治疗的同时应注重心理辅导，给予性知识指导，争取女方配合。

第十二节 阳 痿

阳痿是指男性除未发育成熟或已到性欲衰退时期，性交时阴茎不能勃起，或虽勃起但勃起不坚，或勃起不能维持，以致不能完成性交全过程的一种病症。《马王堆医书·养生方》，称为"不起"。《内经》中称为"阴痿""筋痿"，直至明代周之干首次以"阳痿"命名该病，在《慎斋遗书·阳痿》中有"阳痿多属于寒"的记载。其临床特点是成年男性虽有性的要求，但临房阴茎萎软，或举而不坚，或虽坚举而不能保持足够的勃起时间，阴茎不能进入阴道完成性交。西医学称本病为勃起功能障碍（ED）。据统计5%～10%的成年男子患有不同程度的阳痿。

一、病因病机

阳痿的病因病机比较复杂，但总的来说与肝、肾、心、脾功能失调密切相关。年龄较小，或体质强壮者，其病多与心肝相关，是心神与情志之变；年龄较大，或体质衰弱者，又多与脾肾相联系，是虚损之疾。然其理归结到一点，阳痿乃阳道不兴，功能失用之故，其基本病理变化多为肝郁、肾虚、血瘀。

1. 情志所伤 情志不畅，多愁善感，或郁怒伤肝，肝气郁结，肝木不能疏泄条达，宗筋失养而痿软不用，《医镜》说"阳痿有因志意不遂所致者"。忧思气结，伤及脾胃，水谷不化，精微不布，无以"散精于肝，淫气于筋"，致宗筋失养，也发阳痿。卒受惊恐，突遭不测，心肾受伤，茎失所主，也痿软不用，《类证治裁》云："阴之痿……或恐惧伤肾"，《景岳全书》说："凡惊恐不释者，亦致阳痿。"

2. 湿热伤筋 过食肥甘厚味酿湿生热，或外感湿热之邪内阻中焦，郁蒸肝胆或流注下焦，伤及宗筋，致使宗筋弛纵不收而发生阳痿。《景岳全书》说："有湿热炽盛，以致宗筋弛缓而萎弱者"，《类证治裁》云："湿热下注，宗筋弛纵而致阳痿。"

3. 心脾两伤 思虑过多，劳伤心脾，以致心脾虚弱，气血不旺。心虚神不守舍，阳不下煦外肾；脾虚不运，精微不能下养于茎，故而阳事不举，《景岳全书》说："凡思虑焦劳忧郁太过者，多致阳痿。盖阳明总宗筋之会……若以忧思太过，抑损心脾，则病及阳明冲脉……气血亏而阳道斯不振矣。"《类证治裁》也云："阳痿……或思虑伤脾。"

4. 气滞血瘀 宗筋之振，非血液充足不可为，血液运行正常，则宗筋受血而振奋，阳兴用事。若气郁不畅，疏泄不及，或久病不愈，或阴部有外伤、手术，引起气血瘀阻，脉络不畅，气血运行滞缓，终致宗筋受血不足而不振。

5. 脾胃不足 大病久病失却调养，或饥饱失调损伤脾胃，致脾胃虚弱，运化无力，气血生化不足，不能输布精微以养宗筋，则宗筋不举而萎软，《临证指南》说："阳明虚则宗筋纵。盖胃为水谷之海，纳食不旺，精气必虚。况男子外肾，其名为势，若谷气不充，欲求其势之雄壮坚举，不亦难乎？"

6. 药病损伤 久用或过用苦寒攻伐之剂，或大量使用镇静剂、抗高血压药、雌激素等药物，损伤肝肾，宗筋失养，阳道不兴而阳痿。某些疾病，如慢性肝病、消渴病、一氧化碳中毒、汽油中毒以及泌尿生殖系慢性炎症长期不愈，也可损伤心肾而致阳痿。

7. 色欲过度 少年累犯手淫，戕害太早，或婚后恣情纵欲，不节房事，以致肾气亏损，命门火衰，宗筋失于温养，故萎软不兴，《素问·痿论》说："入房太甚，宗筋弛纵，发为筋痿。"或肾阴损伤太过，相火偏亢，火热内生，灼伤宗筋，也可导致阴茎萎软不用。

西医学认为本病原因复杂，是由多方面因素所造成，包括心理、精神、疾病、血管、神经、内分泌以及某些器质性病变等。

二、诊　断

（一）临床表现

有性刺激和性欲情况下，阴茎不能勃起或勃起不坚，勃起时间短促，很快疲软，以致不能进行与完成性交，并持续3个月以上。但须除外阴茎发育不良引起的性交不能。常有神疲乏力，腰膝酸软，畏寒肢冷，或夜寐不安，精神苦闷，胆怯多疑，或小便不畅，滴沥不尽等症。

（二）实验室及辅助检查

西医学认为阳痿有功能性与器质性之别，除常规检查尿液、性激素外，还可做夜间阴茎勃起试验；或进行多普勒超声、阴茎动脉测压、血管活性药物试验、阴茎海绵体造影等检查，确定有无阴茎血流障碍。

诊断阳痿首先要详细询问病史，了解阳痿的病程、发病和进展情况，是逐渐发生还是突然发生，是间断还是持续发作；在什么情况下能勃起，勃起角度如何，能维持多长时间；有无夜间勃起或清晨清醒前勃起；了解有无手淫习惯、吸烟或酗酒嗜好，与配偶的感情如何。二是要了解既往有无精神创伤，是否患过糖尿病、动脉粥样硬化、高血压、高脂血症、慢性前列腺炎或精囊炎；有无施行过前列腺摘除术、绝育手术、下腹部手术史；有无外伤史；服用过何种药物。三是体格检查，除全身范围外，应突出乳房、神经系统、睾丸及外生殖器方面的检查。注意病人的第二性征发育情况及有无男性乳房发育和乳头分泌；注意肛门括约肌的张力，以了解球海绵体反射是否正常，有无前列腺疾病；注意下肢有无感觉丧失、运动障碍、异常深腱反射或异常Babinski（巴宾斯基）反射，以排除任何明显的神经异常；重点检查生殖器，如有无睾丸、睾丸的大小和质地；阴囊及阴囊内异常；阴茎有无畸形、包茎、龟头炎、包皮炎；是否作过包皮手术；观察尿道外口的位置，仔细扪摸阴茎干有无阴茎硬结或阴茎弯曲等。

据病史可初步获得鉴别功能性和器质性阳痿印象。

1. 功能性阳痿　往往有精神心理诱因，表现为突发性或间断性，而非性交时如夜间、清晨、手淫等可有正常勃起，性欲与射精功能多无变化，无影响勃起的外伤、手术史，未患过可能会影响勃起的各种疾病及未服用药物，吸烟与酗酒比例低等，这些特点有助于与器质性阳痿（神经性、血管性、内分泌性、海绵体性等）相鉴别。

2. 器质性阳痿　往往有糖尿病、动脉粥样硬化、高血压、高脂血症、慢性前列腺炎或精囊炎、外伤、前列腺摘除术、绝育手术、下腹部手术史等疾病、外伤、手术或长期嗜好烟酒史，表现为渐进性或持续性，多无夜间或清晨自发勃起。

西医目前根据通用勃起功能国际问卷-5（IIEF-5；见表13-4）进行评分来诊断是否阳痿和区分阳痿病情程度。问卷评分>21分诊断为无勃起功能障碍；≤21分提示患者有阳痿，其敏感度为98%，特异性为88%。同时，根据得分情况将阳痿病情程度分为轻、中、重三度，其中12~21分者为轻度、8~11分者为中度、5~7分者为重度。

表13-4　勃起功能国际问卷-5（IIEF-5）

1. 根据过去6个月内的情况评估：

评分标准项目	0分	1分	2分	3分	4分	5分	得分
（1）对阴茎勃起及维持勃起有多少信心		很低	低	中等	高	很高	
（2）受到性刺激而有阴茎勃起时有多少次能坚挺地进入阴道	无性生活	几乎没有或完全没有	只有几次（远少于一半时候）	有时或大约一半时候	大多数时候（远多于一半时候）	几乎每次或每次	
（3）性交时，有多少次能在进入阴道后维持阴茎勃起	没有尝试性交	几乎没有或完全没有	只有几次（远少于一半时候）	有时或大约一半时候	大多数时候（远多于一半时候）	几乎每次或每次	
（4）性交时，维持阴茎勃起直至性交完成有多大困难？	没有尝试性交	非常困难	很困难	有困难	有点困难	不困难	
（5）尝试性交时是否感到满足	没有尝试性交	几乎没有或完全没有	只有几次（远少于一半时候）	有时或大约一半时候	大多数时候（远多于一半时候）	几乎每次或每次	

2. 以上5项的总分IIEF-5（积分评价）

积分	≥22分	12~21分	8~11分	5~7分
评价	无ED	轻度ED	中度ED	重度ED

三、鉴别诊断

1. 早泄　阴茎勃起正常，但射精快，一般性交时间不足1分钟精液即排出，甚至阴茎尚未插入阴道即泄精，妨碍性生活的正常进行。

2. 假性阳痿　这是患者的自我意识。即阴茎能正常勃起进入阴道进行性交，很快达到高潮而射精并获得快感，但因不能满足对方而遭到非议，便自以为是阳痿而求治者，这种情况不属阳痿范畴。

四、治　疗

治疗主要从肝肾着手，兼及心脾，以疏肝、补肾、活血为总则，反对滥用燥烈温补。功能性阳痿以中医药为主治疗，器质性或混合性阳痿以综合疗法为主治疗。年轻而体壮者，病多在心肝，实证占多数，治以调和心肝为主；年老而体弱者，病多在脾肾，虚证或虚实夹杂证占多数，治以调补脾肾为先。不论"因郁致痿"或"因痿致郁"均有肝郁的存在，不论何因、何证或病程新久，均可适当加入解郁和活血之品，以截断"郁"对阳痿的影响，从而提高疗效。

（一）辨证论治

1. 肝气郁结证

证候：阳事不兴，或举而不坚，或房事时阴茎逐渐萎软，或阳痿突生，精神不畅，心情抑郁，烦躁易怒，胸胁胀满，善太息；苔薄白，脉弦。

治法：疏肝解郁。

方药：逍遥散加减。肝郁化火，胸胁灼痛，口干口苦者，加丹皮、山栀子；化火伤阴，眼目干涩者，加枸杞、黄精。

2. 湿热下注证

证候：阴茎痿软，阴囊潮湿，瘙痒腥臭，睾丸坠胀作痛；小便色黄，尿道灼痛，胁胀腹闷，肢体困倦，泛恶口苦；舌红苔黄腻，脉滑数。

治法：清利湿热。

方药：偏脾肾湿热者，萆薢渗湿汤加减；偏肝胆湿热者，龙胆泻肝汤加减。阴部瘙痒重者，加地肤子、苦参；阴部潮湿重者，加土茯苓、薏苡仁。后期湿热已除，当减量苦寒攻伐之品，少加沙苑、蒺藜、菟丝子等品。

3. 心脾两虚证

证候：临房阴茎不举，或举而不坚不久，心悸不宁，夜寐多梦，食少纳呆，倦怠乏力，腹胀便溏，面色不华；舌质淡，苔薄白，脉细。

治法：补益心脾。

方药：归脾汤加减。心悸不宁明显者，加生龙骨、生牡蛎；纳差者，加焦神曲、炒麦芽。

4. 气血瘀阻证

证候：阴茎临举不坚，经久不愈，或服滋补反甚，精神抑郁，会阴胀感，睾丸刺痛，多有动脉硬化、糖尿病或阴部外伤及盆腔手术史；舌质暗有瘀斑，脉沉涩或弦。

治法：行气活血，通脉振阳。

方药：血府逐瘀汤加减。瘀久化热，烦躁易怒者，加知母、黄柏；少腹疼痛者加元胡、台乌；会阴坠胀甚者加黄芪、党参。

也可选用柴丹振阳颗粒（云南省中医医院院内制剂）口服，一次1～2袋，一日3次。

5. 脾虚胃弱证

证候：临房阴茎举而不坚，纳食减少，脘腹饱闷，身体倦息，四肢乏力，面色萎黄；舌淡，苔薄，脉沉弱。

治法：补脾益胃。

方药：参苓白术散加减。纳差者，加焦山楂、炒麦芽；大便稀溏者，加焦神曲。

6. 心肾惊恐证

证候：临房阴茎不举或举而不坚，凡有性欲要求时则心悸怔忡，胆怯多疑，夜多噩梦，腰膝酸软无力，常有被惊吓史；舌淡，苔薄白，脉弦细或细弱无力。

治法：宁神益肾。

方药：天王补心丹或启阳娱心丹加减。腰膝酸软无力者，加牛膝、桑寄生；情绪惊恐不安者，加重镇安神之品。

7. 肾阴亏虚证

证候：阳事不举，或举而不坚，多由正常而逐渐不举，终至萎软不起，腰膝酸软，眩晕耳鸣，失眠多梦，遗精，形体消瘦；舌红少津，脉细数。

治法：滋阴补肾。

方药：左归丸或二地鳖甲煎加减。阴虚火旺，阴茎易举不坚，梦遗，心烦不寐，夜热不安，小便短黄者，加生地黄、牡丹皮、女贞子、旱莲草等，或用知柏地黄丸加龟板、鳖甲、枸杞。

8. 肾阳不足证

证候：阳事不举，或举而不坚，多由正常而逐渐不举，终至萎软不起，精薄清冷，神疲倦怠，形寒肢冷，阴部冷凉，面色无华，头晕耳鸣，腰膝酸软，小便清长；舌淡胖，苔薄白，脉沉细。

治法：温肾助阳。

方药：右归丸加减。兼气虚者，加黄芪、太子参、白术、山药；尿后余沥、溲清频数甚或不禁、失精者，加金樱子、芡实、锁阳。

也可选用蛤蚧兴阳丸（云南省中医医院院内制剂）口服，一次10g，一日2次，淡盐水送服。

（二）其他疗法

1. 针灸疗法 选肾俞、命门、肝俞、三阴交等穴，毫针平补平泻，每次20～30分钟，隔日1次。

2. 西药治疗 根据病情可选用口服药物昔多芬类、激素类药物如甲睾酮等。

3. 手术治疗 器质性阳痿可以采用血管手术、假体植入术等手术治疗。

4. 其他 负压缩窄装置、阴茎海绵体功能性电刺激。

五、预防与调护

（1）宜调畅情志，心态平和，怡情养心。

（2）注意饮食搭配，少食醇酒肥甘，避免湿热内生。

（3）寻找病因，积极防治原发疾病，如糖尿病、动脉硬化等。

第十三节 前列腺癌

前列腺癌是发生在前列腺的恶性肿瘤，是最常见的男性肿瘤之一，可归属于中医学"癃闭""癥瘕""积聚""血尿"等范畴。早期症状并不典型或无症状，较易被忽视，常因体检时肛门直肠指检而发现。症状一旦出现，多表示已属中、晚期，或已有转移，以排尿困难、尿潴留、尿失禁、血尿为主要表现。发病年龄多在50岁以上，在欧美发病率极高，是男性癌症死亡的主要原因之一。年龄越大，发病率越高。我国比较少，但近年有上升的趋势。

一、病因病机

中医学认为前列腺癌病位在膀胱、精室，其发生主要是肾气不足，湿热邪毒侵袭，日积月累，引起机体阴阳失调、脏腑功能障碍、气血运行障碍，而致瘀血、痰浊、邪毒等互相交结而为病。

1. 肾气不足 年老体弱，肾气亏虚，气化不利则水湿痰浊易于内停，全身气血运行无力则气血瘀滞，瘀血与水湿痰浊等互结，阻于精室，聚集成块而成本病。

2. 脾胃损伤 饮食不节，损伤脾胃，湿热痰浊内生，下注精室与气血搏结而发生肿块。

3. 痰瘀互结 气血水湿痰浊互结，阻于精室，结于膀胱，阻塞水道，则小便不利或闭而难出；湿热内蕴，热伤血络，或日久气血亏虚，气不摄血，则血溢脉外而尿血。

西医对前列腺癌的病因认识还不明确。一般认为发病与体内雄激素和雌激素的平衡紊乱有关。根据流行病学资料的报道，其发病与种族遗传和年龄有关，有人认为与环境、食物等亦有关。此外，慢性炎性刺激、病毒也可能是其发病原因。

二、诊　断

（一）临床表现

多发于 50 岁以上的老年人，早期可无症状。症状随肿瘤逐渐增大压迫膀胱颈及尿道而出现，主要为排尿梗阻症状，如进行性加重的排尿困难、排尿踌躇、尿流变细无力、尿流缓慢及夜尿增多等，伴感染者可有尿频、尿急或尿血。有些病人出现尿失禁、会阴部肿胀不适或疼痛。若肿瘤较大，可出现尿潴留现象。当肿瘤造成尿路梗阻时，可有腰痛、肾积水、少尿或肾功能不全的表现，严重者出现血尿。早期前列腺癌就可发生转移，有约 5% 的病人因转移症状而就诊。常见转移症状为腰骶部疼痛并向髋部、腰部放射和下肢水肿、大便困难、淋巴结肿大等。骨转移引起局部骨骼疼痛并影响饮食、睡眠、精神；肝转移可摸到右上腹部肿块；淋巴结转移常在锁骨上触及肿块；肺转移则可出现咳嗽、胸痛、胸腔积液等。淋巴结转移最常见，其次是骨转移，但骨转移在诊断上尤具重要性。前列腺癌晚期可出现食欲不振、消瘦、疲乏无力、贫血、恶病质等全身症状。

（二）专科检查

肛门直肠指检是诊断前列腺癌的首要步骤，可了解前列腺的大小、硬度、双侧是否对称、有无不规则硬结等。早期因肿块很小，可不被发现，或触及局部性硬结节。病变发展到一定程度，可触摸到多个大小不等结节，或结节如鸡蛋大或更大，质地坚硬如石，高低不平，十分牢固。有时亦可触及变大变硬的精囊。

（三）实验室及辅助检查

前列腺活体组织检查有助于前列腺癌的诊断。其他实验室及辅助检查有助于诊断前列腺癌、与前列腺增生和前列腺炎鉴别、早期发现骨转移灶等，如直肠 B 超、CT、磁共振成像（MRI）、X 线、同位素骨扫描等影像学检查，血清酸性磷酸酶（ACP）、前列腺特异抗原（PSA）、血清人精浆蛋白（r-sm）等前列腺瘤标测定，尿羟脯氨酸（HP）测定和骨钙素及骨碱性磷酸酶等骨性标记物测定，血浆锌水平测定。

三、鉴别诊断

1. 前列腺增生症 病程较长，肛门直肠指检多只扪及增大的前列腺，腺体光滑，无坚硬如石之感。如扪及硬结应作活检。酸性磷酸酶、血清前列腺特异抗原等实验室检查有助鉴别前列腺癌。

2. 前列腺结核 年轻人多见，有结核病史，膀胱刺激症状明显，可伴终末血尿。尿中可找到抗酸杆菌，抗结核治疗有效。

3. 前列腺结石 多无症状，当合并前列腺增生、感染、排尿受阻时，才有相应的表现。肛门直肠指检可扪及硬结，同一部位多粒结石时可扪及捻发感，境界清楚。X 线检查显示多个结石围绕透光的尿道呈蹄状或环状。

4. 肉芽肿前列腺炎 特异性肉芽肿前列腺炎可以出现在经尿道卡介苗灌注之后近期内，亦可出现在治疗后 1 年左右。非特异性肉芽肿前列腺炎发病年龄在 55 岁左右，患者有明显膀胱或尿道症状，尿道梗阻症状进展很快。前列腺质地硬，表面可以不完整。血清前列腺特异抗原（PSA）可见轻度升高。前列腺细针吸出活检可以明确诊断。

四、治　疗

（一）辨证论治

前列腺癌应采用综合疗法治疗。中医对前列腺癌的治疗主要是减轻或缓解各种症状，减少病人术后及放、化疗后的副反应，增强病人的免疫力，提高生存质量，延长生存周期。辨证论治当扶正祛邪，在补益肾气的基础上活血祛瘀、清热化痰、软坚散结。

1. 湿热蕴结证

证候：尿频、尿急、尿痛，排尿不畅，或小便点滴而出，或尿血，会阴腰骶疼痛，小腹胀满；舌红，苔黄腻，脉滑数。

治法：清热利湿，化瘀散结。

方药：八正散加减。尿痛较甚者，加败酱草、乳香、没药；血尿明显者，加白茅根、大蓟、小蓟；小便难通者，加炮山甲、三棱、莪术。

2. 瘀血内阻证

证候：小便滴沥不爽，或尿细如线，腰骶小腹胀痛；舌质紫暗，脉弦细。

治法：化瘀散结，通利水道。

方药：膈下逐瘀汤加减。尿频、尿痛者，加萹蓄、车钱子。

3. 阴虚内热证

证候：排尿不畅，小便短赤，午后低热，小腹胀痛，腰膝酸软，小便滴沥不畅或点滴不通；舌红，苔薄黄，脉细数。

治法：养阴清热，化瘀散结。

方药：知柏地黄汤加减。痛甚者，加乳香、没药。

4. 肾气亏虚证

证候：小便不畅或点滴不通，小腹胀痛，腰膝酸软，疲乏无力，食欲不佳；舌淡少苔，脉沉细。

治法：补益肾气，化瘀散结。

方物：肾气丸加减。食欲不佳者，加鸡内金、山楂；疲乏无力者，加黄芪、党参。

（二）分期论治

若临床辨证困难难以分证论治者，可以采用分期治疗。一般认为，癌症早期以祛邪为先，中期攻补兼施，晚期重在扶正。根据前列腺癌的病机转变及证候的虚实变化，早期邪毒蕴积，治以清热解毒为主；中期痰瘀互结，治以化痰软坚、祛瘀散结为主；晚期正气虚衰，气血阴阳皆虚，治以补益气血、滋阴和阳为主。

1. 早期

证候：一般无临床症状，指肛检查可触及硬结；舌脉正常。

治法：清热解毒，活血化瘀。

方药：五神汤加减。

2. 中期

证候：排尿困难，小便踌躇，尿流变细、缓慢，夜尿多，午后潮热，夜寐盗汗，口干，小便黄，或见转移症状。肛门直肠指检前列腺大小不等结节，质地坚硬如石；舌质暗，苔薄黄，脉弦细稍数。

治法：化痰软坚，祛瘀散结。

方药：消肿溃坚汤加减。

3. 后期

证候：面色萎黄，形体消瘦，全身乏力，转移症状明显，排尿梗阻症状进一步加重，甚则出现尿潴留。伴心悸气短，畏寒怕冷，失眠多梦。肛门直肠指检前列腺结节明显，质地坚硬如石，十分牢固。舌质暗淡，苔薄白，脉沉细。

治法：补益气血，调和阴阳。

方药：人参养荣汤合癌汤加减。

（三）外治疗法

需要急则治标之时，可参照精癃"外治"相关内容。

（四）其他疗法

1. 针灸治疗 当前列腺癌引起小便困难，甚至尿潴留时，可针刺足三里、中极、三阴交、阴陵泉穴，反复捻转、提插、强刺激。体虚者，加灸关元、气海穴。

2. 西药治疗

（1）性激素治疗 常用的是抗雄性激素疗法，可减轻转移癌引起的疼痛，并可使癌缩小，以减轻或解除前列腺梗阻，常用药有己烯雌酚、戊酸雌二醇、甲基氯地孕酮、缓退瘤等。

（2）化学药物治疗 常在内分泌、放射治疗失败后采用，常用药有磷酸雌二醇氮芥、阿霉素、环磷酰胺、5-氟尿嘧啶、甲氨蝶呤、顺铂等。以上药物可以单独使用，也可联合应用。

3. 放射治疗 放射治疗对A期、B期前列腺癌效果较好，80%～90%可以得到控制；C期施行有效的放射治疗，5年生存率可达50%；D期疗效差，失败常因转移所致。放射治疗还可缓解骨疼痛。放射治疗前列腺癌的适应证为：前列腺增生切除术后发现有前列腺癌，病变在Ⅰ期（A期）者；根治性前列腺切除术后，切缘不净或肿瘤已穿透包膜，有精囊及局部浸润者；晚期前列腺癌的姑息治疗。一般在经尿道前列腺切除术后4周、根治术后6周开始进行放疗。治疗方法分体外、间质内、全身照射3种。体外照射用^{60}钴大剂量方法，照射剂量6～8周达到65～70GY；组织内放射治疗，在前列腺内或前列腺切除后的手术也注射或置入胶体^{192}金、^{125}碘等。

4. 冷冻治疗 适用于肿瘤体积较大，病人全身情况差，不能耐受手术或无法进行根治性切除者。可经会阴切口，暴露前列腺、膀胱底部及精囊后面，不必将整个前列腺游离，用液氮探头接触肿瘤，持续冷冻5～15分钟，使肿瘤的温度降至-180℃，此法还可经尿道途径进行。

5. 手术治疗 一旦确诊为前列腺癌，一般应及早手术治疗。手术方式根据病情而定，Ⅰ期（A期）前列腺癌采用前列腺摘除术，Ⅱ期（B期）前列腺癌采用根治性前列腺切除术，Ⅱ、Ⅲ期（B、C期）前列腺癌采用根治性前列腺切除术并盆腔淋巴结清扫术，不能手术根治的Ⅳ期（D期）或Ⅲ期（C期）前列腺癌或有明显尿路梗阻采用耻骨上膀胱永久性造瘘术。Ⅰ（A期）期前列腺癌，或不能耐受开放手术的Ⅱ期（B期）前列腺癌，可采用前列腺腔内电汽化切除术，用以缓解前列腺癌引起的膀胱颈梗阻症状。晚期前列腺癌可采用双侧睾丸切除术。

五、预防护理

（1）未病时，从事染料、橡胶、塑料等行业的工作者应进行自我劳动保护；50岁以上的老年人应定期进行前列腺检查，如肛门直肠指检、B超等，特别是有明显尿路梗阻的前列腺增生症患者，应及时检查有利于早期发现疾病。

（2）既病后，禁止按摩前列腺，以免癌细胞扩散；做好术后、放疗或化疗后的调护。其他参照精癃"预防护理"相关内容。

第十四章　周围血管疾病

第一节　概　　论

周围血管疾病是指发生于心、脑血管以外的血管疾病。一般分为动脉病、静脉病和淋巴管病，动脉病包括血栓闭塞性脉管炎、动脉硬化性闭塞症、动脉血栓形成及栓塞、糖尿病足、多发性大动脉炎、动脉瘤等，另外还包括肢端动脉舒缩功能紊乱疾病，如雷诺病、红斑性肢痛症等；静脉病包括血栓性浅静脉炎、深静脉血栓形成、深静脉瓣膜功能不全、静脉曲张等；淋巴管疾病包括淋巴水肿、淋巴管瘤等。

中医称周围血管为经脉、脉管，故将周围血管疾病统称为"脉管病"。

一、病因病机

周围血管疾病的病因可分为内因与外因两大类。外因包括外感六淫、特殊毒邪（烟毒）、外伤等；内因包括饮食不节、情志内伤、脏腑经络功能失调、劳伤虚损等。

周围血管疾病病机特点是血瘀。血管是血液运行的管道、通路，必须保持畅通无阻，才能完成传输血液的任务。本类病变过程中，不论是内因所致，还是外因引发，或迟或早地在不同的血管、不同的部位和不同的程度上出现血脉瘀滞。血脉瘀滞之后，破坏了人体气血正常循环从而引发各种不同的病理变化。在分析其病机时应注意邪、虚、瘀三者相互作用、互为因果的变化关系。其中邪既可以是外因，又可以是血瘀后的病理产物（如瘀血、痰浊、水湿）；虚既是受邪的条件，也可能是血瘀伤正的结果；瘀往往是因邪而致，也有的是因虚而成。所以在邪、瘀、虚的病理变化过程中，出现多种多样的组合，导致血管病变的发生和变化，形成了临床上的各种证候。虽然血管病的病变部位多数在血管的某一局部，但与脏腑气血有密切的关系。因为脏腑功能失职，则会出现运血无力，统摄无权，疏泄失常，使血液不能正常运行而发生病变；反之，血液瘀阻之后也会使各脏腑失去濡养而亏损。气血的虚衰与血管病的关系更是直接的。

此外，周围血管疾病的病因病机尚有禀性不耐、遗传因素、冲任失调等，临证时亦不能忽视。

二、常见症状及体征

1. 疼痛　肢体疼痛是周围血管疾病的常见症状，包括间歇性疼痛、持续性疼痛（静息痛）。其主要原因有动脉供血不足，静脉回流障碍，血液循环异常等。

（1）间歇性疼痛：即运动性疼痛，是指伴随运动所出现的不适症状，包括供血不足部位所出现的怠倦、钝痛、紧张或压迫感、痉挛性疼痛或锐痛。发生于下肢的运动性疼痛又称为间歇性跛行，表现为病人在以一定速度行走一定距离后，下肢的某个部位出现酸胀感及痉挛感，迫使病人停步，休息1～5分钟后症状缓解或消失。再次行走又出现同样的症状。从开始行走到出现疼痛的时间称为跛行时间；从开始行走到出现疼痛的距离称为跛行距离。出现间歇性跛行的动脉闭塞性疾病，常见的如血栓闭塞性脉管炎、动脉硬化性闭塞症和大动脉炎性狭窄等，其他如动脉创伤、受压、动脉栓塞和动静脉瘘等。

（2）持续性疼痛（静息痛）：是指肢体在静止状态下产生的疼痛，疼痛持续存在，尤以夜间为甚。持续性疼痛的发生常提示病变及缺血的程度均已加重，已接近失去代偿的程度。

动脉急性或慢性闭塞都可以因为供血障碍引起缺血性神经炎而使肢体持续性疼痛。疼痛表现为持续性钝痛伴有间歇性剧烈刺痛，可向肢体远端放射，并有麻木、厥冷或烧灼、蚁行、针刺等感觉异常。症状多夜晚加重，病人常抱膝而坐借以缓解疼痛。当肢体因缺血引起营养障碍性溃疡或坏疽时也常伴有局部持续性剧烈的疼痛。营养障碍性静息痛其特点为：疼痛剧烈、持续，有时也有短暂的间歇期，数分钟后再发，影响睡眠，肢体下垂时可略减轻疼痛。

静脉性静息痛的疼痛程度较动脉性为轻，常伴有静脉回流障碍的其他表现。并可因平卧休息或抬高患肢而缓解。

2. 皮肤温度异常 肤温变化主要取决于肢体的血流量。动脉闭塞性病变多为肢端寒冷，闭塞程度越重，距离闭塞平面越远，寒冷愈明显。静脉病变多为下肢潮热感，下垂时更明显。

3. 皮肤颜色异常 供血不足或血管舒缩失常而致的皮色改变，包括苍白、紫绀和潮红等。静脉瘀血，渗出于血管外的红细胞崩解造成色素沉着。某些血管疾病以皮肤颜色改变为主要临床表现，如雷诺氏病，由于指（趾）小动脉和毛细血管阵发性收缩和扩张而产生指（趾）阵发性发白、发紫和发红。

4. 感觉异常 周围血管疾病所发生的感觉异常除疼痛外还有潮热和寒冷、倦怠感、麻木、针刺或蚁行感等。

5. 肢体增粗或萎缩 肢体肿胀多发生于下肢，静脉郁滞性肿胀一般为凹陷性水肿，按之较软，愈向远侧愈明显，多伴色素沉着、皮下组织炎症和纤维化、"足靴区"溃疡等，如深静脉血栓形成、下肢深静脉瓣膜功能不全、下肢静脉曲张、下肢淋巴水肿等。

肢体或趾（指）变细、瘦小、萎缩，均是由于局部动脉血液供应不足，长期缺乏必要的营养，加之由于疾病造成机体疼痛等限制患肢活动诸因素所造成。萎缩是慢性动脉功能不全的重要体征。

6. 溃疡和坏疽 缺血性溃疡是动脉病变引起，由于动脉闭塞病变影响皮肤血液循环，以致组织缺氧而形成溃疡。郁积性溃疡多由静脉病变引起，常见下肢静脉曲张和下肢深静脉瓣膜功能不全，静脉血液回流障碍导致局部郁积性缺氧，从而并发溃疡。

肢体出现坏疽病灶，提示血液循环供应局部的营养不足以维持静息时组织的代谢需要，以致发生不可逆变化。如无继发感染，坏疽区因液体蒸发和吸收，形成"干性坏疽"；如并发感染则形成"湿性坏疽"，坏死组织受细菌作用而崩解、化脓，有恶臭。

三、检查方法

周围血管疾病的检查是获取临床信息的重要手段，临证时应重点检查皮肤温度、皮肤颜色、肢体营养状况、有无肢体的肿胀增粗或萎缩、有无肿块、有无溃疡或坏疽等。

1. 皮肤温度检查 测定皮温时应对比同一平面两侧肢体的温度差别，当某部皮温较对侧及同侧其他部分明显降低时（相差大于2℃），则提示该部动脉血流减少，可见于动脉栓塞、慢性动脉闭塞性疾病。若某部皮温较对侧或同侧其他部位明显升高，则提示该部动脉或静脉血流量增加，如深静脉血栓形成、红斑性肢痛症、动静脉瘘等。测定皮温方法有扪诊法、半导体或数字皮温计、红外线热像仪等。

2. 营养状况的检查 应重点观察肢体皮肤及附件、肌肉有无营养障碍性改变、有无皮肤松弛、变薄、脱屑；汗毛稀疏、变细、停止生长或脱落；趾（指）甲生长缓慢，变脆，增厚，甲嵴，嵌甲；肌肉萎缩等表现。

3. 动脉搏动和血管杂音的听诊检查 是检查动脉性疾病的重要步骤，受检动脉为桡动脉、尺动脉、肱动脉、股动脉、腘动脉、足背动脉、胫后动脉。检查时应注意感测动脉搏动的强度、动脉的性质（如硬度、有无弯曲、结节、震颤）、血管杂音的部位及强度等。

4. 几个常用的血管功能试验

（1）皮肤指压试验：用手指压迫指（趾）端或甲床，观察毛细血管充盈时间，可了解肢端动脉血液供应情况。正常人指（趾）端饱满，皮肤呈粉红色。压迫时局部呈苍白色，松开后毛细血管可在1～2秒内充盈，迅速恢复为粉红色。如充盈缓慢，延长至4～5秒后恢复原来的皮色，或皮色苍白或紫绀，表示肢端动脉血液供应不足。

（2）肢体位置试验：病人仰卧床上，显露双足达踝以上或膝部，观察足部皮肤颜色。随即使病人两下肢直伸抬高，髋关节屈曲70°～80°，保持该位置约60秒钟后进行观察。检查上肢时，取坐位或立位，两上肢伸直高举过头部。血液循环正常时，足趾、足底或手掌保持淡红色或稍发白。当动脉血液供应障碍时，可呈苍白或蜡白色。如肢体抬高后皮肤颜色改变不明显，可使病人抬高的两足反复屈伸30秒钟或两手快速握松5～6次后再观察。抬高后肢体苍白的程度与动脉血供减少的程度成正比，苍白的范围随动脉病变的位置而异。最后，病人坐起，两小腿和足下垂床沿或两上肢下垂于身旁，再观察皮肤颜色的改变。正常人在10秒钟内可恢复正常。在动脉血循环有障碍者，恢复时间可延迟到45～60秒或更长，且颜色不均，呈斑块状。下垂位后正常人的足部浅表静脉应在15秒钟内充盈，如时间延长，也提示动脉血液供应不足，若肢体伴有浅静脉曲张，下垂试验则无价值。

（3）运动试验：间歇性跛行是慢性动脉供血不足的特征性症状，间歇性跛行距离和时间与缺血的程度相关，临床上常以此作为反映病情程度和疗效的指标。测定方法为病人以一定速度（1.8km/h）行走，直到出现症状，该段时间为跛行时间，所行距离为跛行距离。

（4）大隐静脉瓣膜功能试验（Trendelenburg试验）：用来检查大隐静脉瓣膜功能。方法：病人平卧，高举下肢，使浅静脉血向心回流，在大腿根部、卵圆窝平面远方扎止血带，其紧张度足以压迫大隐静脉，但不致影响动脉血流和深静脉回流为标准。让病人站立，10秒钟内释放止血带，如浅静脉超过30秒钟而逐渐充盈者，属正常情况；如血柱自上而下，立即充盈大隐静脉及分支，提示大隐静脉瓣膜功能不全。如病人站立，保持止血带压迫情况下，在其远端某一部位迅速出现扩张静脉，提示血液通过小隐静脉或功能不全的交通支反流至浅静脉。

（5）深静脉通畅试验（Perthes试验）：病人站立，在大腿上1/3扎止血带以压迫大隐静脉，交替屈伸膝关节10余次。如深静脉通畅，交通支瓣膜功能健全，小腿肌肉泵的作用将使血液流入深静脉，而浅静脉瘪陷，下肢也无发胀感觉。如深静脉通畅而大隐静脉和交通支瓣膜功能不全，浅静脉在运动时也能流入深静脉，一旦运动停止，浅静脉立即充盈血液。如深静脉不通，交通支瓣膜功能不全，则在运动时浅静脉将愈扩张，小腿有胀痛感。

（6）直腿伸踝试验（Homans征）和压迫腓肠肌试验（Neuhof征）：二者均为小腿深静脉血栓形成的体征。Homans征检查方法：病人仰卧，膝关节伸直，小腿略抬高。检查者手持足部用力使膝关节背屈，牵拉腓肠肌。如小腿后部明显疼痛，属阳性反应，这是腓肠肌受牵拉后压迫深部已有血栓及炎症的静脉所致。此征伴有腓肠肌饱满和紧张感。Neuhof征检查方法：病人仰卧屈膝，足跟平置检查台上，检查者用手指按触腓肠肌深部组织。如有增厚、浸润感和疼痛，即属阳性。

（7）冷水试验和握拳试验：本试验可诱发雷诺氏病患者出现苍白—紫绀—潮红的皮色改变。冷水试验方法为将手指足趾放入4℃左右的冷水中1分钟，然后观察皮色有无上述改变。握拳试验方法为两手紧握一分钟后，在弯曲状态下放开，观察有无皮色改变。

血液流变、血脂、凝血功能检查、微循环检查、彩色B超、连续多普勒超声、肢体体积描计、节段血压测定、X线平片及造影、放射性核素检查、核磁检查及CTA均对血管疾病的诊断有重要意义。临床检查时，应优先选择无损检查。由于技术的发展，彩超、核磁及CTA等在诊断水平上不断进步，有逐渐取代血管造影的趋势，但到目前为止，血管造影仍是诊断周围血管疾病的主要标准。

四、治　疗

1. 内治法　周围血管疾病虽然病因多端，诸如寒、湿、热之有余，或气、血、阴、阳之不足，但都离不开血瘀这个病机。《素问·阴阳应象大论》说："血实宜决之。"《素问·至真要大论》说："疏其气血，令其条达，而致和平。"因此，活血化瘀就成为周围血管疾病总的治则。

应用活血化瘀这一总治则时，还必须结合寒热虚实的不同，灵活应用理气活血化瘀、益气活血化瘀、散寒活血化瘀、清热活血化瘀、祛湿活血化瘀、补血活血化瘀等一些常用的治法。

（1）理气活血化瘀法：适用于肝郁气滞血瘀证，凡周围血管疾病有气滞血瘀表现者均可应用，尤宜于病情随情志刺激而变化，或疾患使病人忧郁者。

（2）益气活血化瘀法：适用于气虚血瘀证，主要表现除有血瘀证象外，为病久并伴体倦、纳差、气短、心悸、舌淡苔白、脉虚弱无力等，常见于动脉狭窄、闭塞性疾病和深静脉血栓形成及血栓性深静脉炎的后期。

（3）散寒活血化瘀法：即用温热的药物配合活血化瘀药物，解除寒凝，促使经脉舒通，血活瘀化。合乎"寒者热之""血得温则行"之义。其中，温经通阳、活血化瘀法适用于外寒客络血瘀证，主要表现除有血瘀证象外，尚有局部肤色苍白，发凉，疼痛得热则缓，舌淡紫，苔白润，脉沉紧等，常见于动脉狭窄、闭塞或痉挛性疾病的早期。补阳益气、活血化瘀法适用于阳虚内寒血瘀证，主要除有上述表现外，还伴腹胀便溏，腰膝发冷，小便频数或不利，阳痿，脉沉细等，常见于动脉狭窄、闭塞性疾病的后期。

（4）清热活血化瘀法：即用寒凉的药物配合活血化瘀药物，清解热邪，以使络宁血活瘀化，是"热者寒之"之义。在具体应用清热活血化瘀时，必须首先分清热之为实为虚、在气在血，而推演出清热凉血活血化瘀、清热解毒活血化瘀、养阴清热活血化瘀三法。清热凉血活血化瘀法适用于血热血瘀证，主要表现除有血瘀证象外，为患部皮肤发红、灼热、瘀斑色红或紫，舌红绛，脉数等，常见于急性血栓性深浅静脉炎。清热解毒活血化瘀法适用于热毒瘀滞证，主要表现如上述（除舌脉外），还可伴发溃疡，舌红，苔黄厚而干，脉弦滑数等，常见于动脉狭窄、闭塞性疾病坏疽的早期。养阴清热活血化瘀法适用于阴虚血瘀证，主要表现除有血瘀证象外，还有病程较长，局部发热恶凉亦恶热，或伴五心烦热，咽干口燥，舌红少苔，脉细数等，常见于动脉狭窄、闭塞性疾病的后期。

（5）祛湿活血化瘀法：即用燥湿或渗利的药物配合活血化瘀药物，以祛湿而通利气机，促使血活瘀化。湿为阴邪，易阻气机而致血瘀。在具体应用祛湿活血化瘀治法时，又须分别出清热利湿活血化瘀、健脾利湿活血化瘀、温肾利湿活血化瘀三法。清热利湿活血化瘀法适用于湿热瘀滞证，主要表现除有血瘀证象外，为患肢肤红灼热，水肿，或疮面湿烂，舌红，苔黄腻，脉滑数等。健脾利湿活血化瘀法适用于脾虚湿瘀证，主要表现为患肢水肿，全身倦怠，脘腹胀满，大便清稀，舌苔白腻，脉濡缓等。温肾利湿活血化瘀法适用于肾虚湿瘀证，主要表现为患肢水肿，肤冷，全身畏寒，舌淡，苔白润或腻，脉沉弱等。以上各证均常见于深静脉血栓形成及深静脉回流障碍。

（6）补血活血化瘀法：即用补血的药物配合活血化瘀药物，以增血液而充盈脉道，促使血活瘀化。适用于血虚血瘀证，主要表现除有血瘀证象外，为病久并伴头晕，面色萎黄或苍白，唇爪色淡，心悸，舌淡，脉细等，常见动脉狭窄、闭塞性疾病的早期或后期。

除活血化瘀之外，根据辨证论治的原则，针对患者不同疾病以及疾病的不同阶段，还经常使用温经散寒、清热利湿、清热解毒等治法。

2. 外治法 周围血管疾病的外治与其他外科疾病一样，可以根据病情选用熏洗、箍围、浸渍、热烘等外治法。

在周围血管疾病中，对坏疽的清创处理不同于其他外科疾病，必须顾及患肢的供血情况。清创必须在全身情况得到改善的条件下才能进行。在清创时要掌握以下原则：急性炎症期不做清创处理，炎症控制后适当清除坏死组织，在坏死组织的界限清楚后彻底清创。常用的清疮方法有"鲸吞法"与"蚕食法"。所谓"鲸吞法"，即在麻醉下将坏死组织自坏死组织与存活组织分界处进行消除。所谓"蚕食法"，就是在换药时视其具体情况逐渐地将能清除的坏死组织清除。"蚕食"坏死组织时可应用化腐生肌中药，这些药物应用得当能起到祛腐生新的作用。

3. 介入、手术疗法 周围血管疾病在某些情况下还可运用介入、手术方法治疗，目前临床上应用比较广泛。

第二节 股 肿

股肿是指血液在深静脉血管内发生异常凝固，而引起静脉阻塞、血液回流障碍的疾病。其主要表现为肢体肿胀、疼痛、局部皮温升高和浅静脉怒张四大症状，好发于下肢髂股静脉和股腘静脉，可并发肺栓塞和肺梗死而危及生命。相当于西医的下肢深静脉血栓形成，以往称血栓性深静脉炎。

一、病因病机

本病的病因主要是因为创伤或产后长期卧床，以致肢体气血运行不畅，气滞血瘀，瘀血阻于脉络，脉络滞塞不通，营血回流受阻，水津外溢，聚而为湿，而发本病。

1. 血脉损伤 跌扑损伤、手术等可直接伤害人体，使局部气血凝滞，瘀血流注于下肢发生本病，如清代唐容川在《血证论》中指出："瘀血流注，亦发肿胀，乃血变成水之证。"

2. 久卧伤气 产后或因长期卧床，肢体气机不利，气滞血瘀于经脉之中，营血回流不畅，而发本病。清·吴谦所著《医宗金鉴》曰："产后闪挫，瘀血作肿者，瘀血久滞于经络，忽发则木硬不红微热。"较明确地指出了本病的病因和发病特点。

3. 气虚血瘀 多因年老、肥胖、瘤岩等，致使患者气虚，气为血之帅，气虚则无力推动营血运行，下肢又为血脉之末，故易发生血脉阻塞。

西医学认为，血流滞缓、静脉管壁结构改变和血液成分变化是静脉血栓形成的三大因素。而外伤、手术、分娩、肿瘤等可直接诱发本病。

二、诊 断

（一）临床表现

绝大多数的股肿发生在下肢。多见于肢体外伤、长期卧床、产后、肿瘤和其他血管疾病及各种手术、血管内导管术后。发病较急，主要表现为单侧下肢突发性广泛性粗肿，胀痛，行走不利，可伴低热。后期可出现浅静脉扩张、曲张、肢体轻度浮肿、小腿色素沉着、皮炎、臁疮等。由于阻塞的静脉部位不同，临床表现不一。

1. 小腿深静脉血栓形成 肢体疼痛是其最主要的临床症状之一。肢体肿胀一般较局限，以踝及小腿部为主，行走时加重，休息或平卧后减轻，腓肠肌压痛，一般无全身表现。下肢伸直并略抬高，检查者用手握住病人的足背部用力使踝关节背屈，使跟腱拉紧腓肠肌紧张，病人感到小腿部后方出现似绳索样拉痛，即为霍曼氏征（Homan's sign）阳性。

2. 髂股静脉血栓形成 突然性、广泛性、单侧下肢粗肿是本病的临床特征。一般患肢的周径可较健侧增粗5～8cm。疼痛性质为胀痛，部位可为全下肢，以患肢的髂窝、股三角区疼痛明显，甚至可连及同侧腰背部或会阴部。平卧时减轻，站立时加重。深静脉血栓形成的全身反应并不十分严重，体温可在37～38℃。疾病初期主要是浅表静脉的网状扩张，后期可在患肢侧的下腹部、髋部、会阴部都见到曲张的静脉。

3. 混合性深静脉血栓形成 是指血栓起源于小腿肌肉内的腓肠静脉丛，顺行性生长、蔓延扩展至整个下肢静脉主干，或由原发性髂股静脉血栓形成逆行扩展到整个下肢静脉者。临床上此被称为混合型。以前者较为多见，常发于手术后。临床表现兼具小腿深静脉和髂股静脉血栓形成的特点。

另外，本病早期可出现急性股动脉痉挛（疼痛性股蓝肿）和肺动脉栓塞两种危重性的并发症，应引起高度重视。

4. 深静脉血栓形成后遗症 是指深静脉血栓形成后期，由于血液回流障碍或血栓机化再通后，静脉瓣膜被破坏，血液倒流，回流不畅，引起的肢体远端静脉高压、淤血而产生的肢体肿胀、浅静脉曲张、色素沉着、溃疡形成等临床表现。

（二）实验室及辅助检查

放射性纤维蛋白原试验、核素静脉造影、多普勒血流和体积描记仪检查，为无创性检查方法，有助于明确患肢血液回流和供血状况。静脉造影能使静脉直接显影，可判断有无血栓及其范围、形态及侧支循环状况，不仅有助于明确诊断，亦有助于直接观察治疗效果。

三、鉴别诊断

1. 原发性下肢深静脉瓣膜功能不全 本病多发于成年人，多有从事较长期的站立性工作和重体力劳动者；发病隐匿，进展较缓慢，以双下肢同时发病为特征；患者双小腿浮肿、沉重感，站立位肿胀明显，抬高患肢后则肿胀明显减轻或消失；后期可见较明显的浅静脉曲张及其并发症，如色素沉着、血栓性浅静脉炎、小腿溃疡等；应用肢体多普勒超声血流检测和深静脉血管造影，可明确诊断。

2. 淋巴水肿 下肢肿胀常见的另一个原因是淋巴水肿。但淋巴性肿胀并非指陷性，状似橡胶海绵，肿胀分布范围多自足背开始，逐渐向近心侧蔓延；皮肤和皮下组织增生变厚；慢性淋巴功能不全发展至后期形成典型的象皮肿，皮肤增厚、粗糙而呈"苔藓"状，色素沉着和溃疡形成者罕见。

四、治 疗

本病一般采用中西医结合方法进行治疗。中医治疗早期多采用清热利湿、活血化瘀法；后期则重视健脾利湿、活血化瘀。

（一）辨证论治

1. 湿热下注证

证候：发病较急，表现为下肢粗肿，局部发热、发红、疼痛，活动受限，舌质红，苔黄腻，脉弦滑。

治法：清热利湿，活血化瘀。

方药：四妙勇安汤加味。患肢疼痛重者，重用金银花，加蒲公英；便秘者，加大黄、芒硝（冲服）；全身发热明显者，加生石膏、知母、漏芦；急性病人患肢粗肿胀痛严重者，重用活血化瘀药物。

2. 血脉瘀阻证

证候：下肢肿胀，皮色紫暗，固定性压痛，肢体青筋怒张，舌质暗或有瘀斑，苔白，脉弦。

治法：活血化瘀，通络止痛。

方药：活血通脉汤加减。疼痛严重者，加王不留行、乳香、没药；局部压痛拒按者，加三棱、莪术、水蛭等。

3. 气虚湿阻证

证候：表现为下肢肿胀日久，朝轻暮重，活动后加重，休息抬高下肢后减轻，皮色略暗青筋迂曲；倦怠乏力；舌淡边有齿印，苔薄白，脉沉。

治法：益气健脾，祛湿通络。

方药：参苓白术散加味。

（二）外治疗法

1. 急性期 可用芒硝加冰片外敷：芒硝500g、冰片5g共研成粉状，混合后装入纱布袋中，敷于患肢小腿肚及小腿内侧，待芒硝结块干结时，重新更换，发病后连用数日，可减轻患肢疼痛等症状。

2. 慢性期 可用中药煎汤趁热外洗患肢，可选用活血止痛散每日1次，每次30～60分钟。

（三）其他疗法

西医治疗 根据血栓形成的时间和患者的身体状况可酌情采用手术取栓、介入溶栓抽栓及抗凝、祛聚、降黏、扩血管等疗法。对于急性肺栓塞和疼痛性股蓝肿应采用中西医结合方法积极抢救。

五、预防与调护

（1）高血脂患者，饮食宜清淡、富含维生素及低脂食物，忌食油腻、肥甘、辛辣之品。严格戒烟，积极参加体育锻炼，肥胖者应减轻体重。

（2）对高危病人（血液呈高凝状态）应适当服用活血化瘀中药或抗凝药物。

（3）术后病人应慎用止血药物，可适当垫高下肢或对小腿进行按摩，使小腿肌肉被动收缩，或尽量早期下床活动，以利静脉血回流。

（4）患血栓性深静脉炎后，应卧床休息，略抬高患肢，发病1个月内不宜做剧烈活动，以防栓子脱落引起并发症。对长期卧床的病人应鼓励病人作足背屈活动，必要时可给予小腿肌肉进行刺激以使小腿肌肉收缩，防止静脉血栓形成。

（5）发病后期可使用弹力绷带或医用弹力袜，以压迫浅静脉，促进静脉血回流。

第三节 青 蛇 毒

青蛇毒是发生于浅静脉的血栓性、炎性病变。临床表现以筋脉呈条索状突起、色赤、形如蚯蚓、硬而疼痛为特征，多发于青壮年，以四肢为多见，次为胸腹壁。中医又称"赤脉""恶脉""脉痹""黄鳅痈"等。相当于西医的血栓性浅静脉炎。本病是一种多发病、常见病，与季节无关，男女均可罹患。

一、病因病机

本病多由湿热蕴结，寒湿凝滞，痰浊瘀阻，脾虚失运，外伤血脉等因素致使气血运行不畅，留滞脉中而发病。清《医宗金鉴·外科心法要诀》称本病为"黄鳅痈"，谓："此证生在小腿肚里侧，疼痛硬肿，长有数寸，形如泥鳅，其色微红，由肝、脾二经湿热凝结而成。"

1. 湿热蕴结　饮食不节，恣食膏粱厚味，辛辣刺激之品，脾胃功能受损，水湿失运，火毒内生，湿热积毒下注脉中；或由寒湿凝于脉络，蕴久生热而成。

2. 肝气郁滞　情志抑郁，恚怒伤肝，肝失条达，疏泄不利，气郁日久，由气及血，脉络不畅，瘀血停积。

3. 外伤筋脉　长期站立，跌扑损伤，刀割针刺，外科手术等，均可致血脉受损，恶血留内，积滞不散，致生本病。

总之，本病外由湿邪为患，与热而蕴结，与寒而凝滞，与内湿相合，困脾而生痰，是病之标；经脉受损，气血不畅，络道瘀阻，为病之本。

二、诊　断

（一）临床表现

发病多见筋瘤后期，部位则以四肢多见（尤其多见于下肢），次为胸腹壁等处。

1. 初期（急性期）　在浅层脉络（静脉）径路上出现条索状柱，患处疼痛，皮肤发红，触之较硬，扪之发热，按压疼痛明显，肢体沉重。一般无全身症状。

2. 后期（慢性期）　患处遗有一条索状物，其色黄褐，按之如弓弦，可有按压疼痛，或结节破溃形成臁疮。临床上常见以下几种类型。

（1）肢体血栓性浅静脉炎：临床为最常见，下肢多于上肢。临床主要是累及一条浅静脉，沿着发病的静脉出现疼痛、红肿、灼热感，常可扪及结节或硬索状物，有明显压痛。当浅静脉炎累及周围组织时，可出现片状区域性炎块结节，则为浅静脉周围炎。患者可伴有低热、站立时疼痛尤为明显。患处炎症消退后，局部可遗留色素沉着或无痛性纤维硬结，一般需1~3个月后才能消失。

（2）胸腹壁浅静脉炎：多为单侧胸腹壁出现一条索状硬物，长10~20cm，皮肤发红，轻度刺痛。肢体活动时，局部可有牵掣痛，用手按压条索两端，皮肤上可现一条凹陷的浅沟，炎症消退后遗留皮肤色素沉着。一般无全身表现。

（3）游走性血栓性浅静脉炎：多发于四肢，即浅静脉血栓性炎症呈游走性发作，当一处炎性硬结消失后，其他部位的浅静脉又出现病变，具有游走、间歇、反复发作的特点。可伴有低热、全身不适等。若全身反应较重者，应考虑全身血管炎、结缔组织病、内脏疾病及深静脉病变等。

（二）实验室检查

血常规检查一般正常，少数可有白细胞计数增高，部分患者可出现血沉加快。如鉴别诊断困难时，可做活体组织病理检查。

三、鉴别诊断

1. 瓜藤缠（结节性红斑）　多见于女性，与结核病、风湿病有关；皮肤结节多发生于小腿，伸屈侧无明显区别，呈圆形、片状或斑块状，一般不溃烂；可有疼痛、发热、乏力、关节痛；血沉及免疫指标异常。

2. 结节性脉管炎 多见于中年女性；小腿以下伸侧面多发性结节，足背亦常见，可双侧发病；结节多呈小圆形，表面红肿，后期可出现色素斑、点，结节可以破溃；病程较长，反复发作，肢端动脉搏动可减弱或消失。

四、治 疗

本病早期以清热利湿为主，后期以活血散结为主。同时，应积极治疗静脉曲张等原发疾病，并配合外治以提高疗效，防止复发。

（一）辨证论治

1. 湿热证

证候：患肢肿胀、发热，皮肤发红、胀痛，喜冷恶热，或有条索状物；或微恶寒发热；苔黄腻或厚腻，脉滑数。

治法：清热利湿，解毒通络。

方药：二妙散合茵陈赤豆汤加减。上肢，加桑枝；下肢，加牛膝；红肿消退，疼痛未减者，加赤芍、泽兰、地龙、忍冬藤。

2. 血瘀证

证候：患肢疼痛、肿胀、皮色红紫，活动后则甚，小腿部挤压刺痛或疼痛，或见条索状物，按之柔韧或似弓弦；舌有瘀点、瘀斑，脉沉细或沉涩。

治法：活血化瘀，行气散结。

方药：活血通脉汤加鸡血藤、桃仁、忍冬藤。上肢，加桂枝；下肢，用牛膝，兼服四虫丸。

3. 肝郁证

证候：胸腹壁有条索状物，固定不移，刺痛，胀痛，或牵掣痛；伴胸闷、嗳气等；舌质淡红或有瘀点、瘀斑，苔薄，脉弦或弦涩。

治法：疏肝解郁，活血解毒。

方药：柴胡清肝汤或复元活血汤。疼痛重者，加三棱、鸡血藤、忍冬藤等。

（二）外治疗法

1. 初期 可用水调散（辽宁中医药大学附属医院院内制剂）以冷水调后外敷，见干即换或时时以冷水湿润。

2. 后期 可用熏洗疗法：当归尾12g，白芷9g，羌活9g，独活9g，桃仁9g，红花12g，海桐皮9g，威灵仙12g，生艾叶15g，生姜60g，水煎后熏洗。有活血通络，疏风散结之功。

（三）其他疗法

本病抗生素治疗无效，少数病例可采取手术切除病灶及物理疗法。针灸疗法有一定疗效。

五、预防与调护

（1）急性期病人应卧床休息，以减轻疼痛，促使水肿消退。适当抬高患肢，如下床则可穿弹力袜，以减轻下肢水肿。

（2）病变早期不宜久站、久坐。

（3）忌食辛辣、鱼腥之品，戒烟。

（4）对于中重度筋瘤应积极治疗，避免并发青蛇毒。

第四节 筋 瘤

筋瘤是以筋脉色紫、盘曲突起如蚯蚓状、形成团块为主要表现的浅表静脉病变。《外科正宗》云："筋瘤者，坚而色紫，垒垒青筋，盘曲甚者结若蚯蚓。"筋瘤好发于下肢，相当于西医学的下肢静脉曲张。

一、病因病机

中医认为，本病乃因先天禀赋不足，筋脉薄弱，加之久行久立，过度劳累，进一步损伤筋脉，以致经脉不合，气血运行不畅，血壅于下，淤血阻滞脉络扩张充盈，日久交错盘曲而成。日久类似瘤体之状。亦有因远行、劳累之后，涉水淋雨、遭受寒湿，寒凝血脉，淤滞筋脉络道而为病。

西医学认为，下肢静脉曲张是由于静脉瓣膜缺陷、静脉瓣膜功能不全、静脉壁薄弱和静脉内压力持续升高所引起。

二、诊 断

（一）临床表现

病人久立、坐位或行走后患肢沉重，酸胀或胀痛，易疲劳，平卧休息或抬高患肢后症状可减轻，有晨轻暮重的特点，病情轻者可无明显不适。患者多伴有长时间站立或坐位、体型高大和肥胖、妊娠和腹压增高、遗传和习惯性便秘等好发因素。局部表现为下肢浅静脉迂曲扩张，甚至迂曲成团，站立时明显，平卧时消失。病情严重者可出现患肢轻度肿胀，但多局限于踝部和足背部。病情长者足靴区可出现皮肤营养障碍性改变，如皮肤瘙痒、色素沉着、皮肤和皮下组织硬结、湿疹甚至经久不愈的溃疡。曲张静脉容易并发血栓性浅静脉炎，出现局部红、肿、热、痛，可扪及红肿的索条样硬结，有压痛，皮温高。

（二）辅助检查

血管彩色超声及血管Doppler检查见深静脉通畅及浅静脉和交通支瓣膜功能不全，深静脉瓣膜功能良好，可以作为手术的依据。顺行性下肢静脉顺行性造影可鉴别单纯性下肢静脉曲张和原发性深静脉瓣膜功能不全，或深静脉血栓后遗症导致的浅静脉曲张。无创检查能够确诊的病例不必常规行静脉造影。

三、鉴别诊断

血瘤 血管瘤是先天性良性肿瘤或血管畸形，多见于婴儿出生时或出生后不久，它起源于残余的胚胎成血管细胞，活跃的内皮样胚芽向邻近组织侵入，形成内皮样条索，经管化后与遗留下的血管相连而形成血管瘤，瘤内血管自成系统，不与周围血管相连。发生于口腔颌面部的血管瘤占全身血管瘤的60%，其中大多数发生于颜面皮肤、皮下组织及口腔黏膜，如舌、唇、口底等组织，少数发生于颌骨内或深部组织。而筋瘤则由管径较粗的静脉曲张而形成，瘤体沿主干静脉走向而迂曲，状如蚯蚓。

四、治 疗

本病症状轻者，可用压迫疗法或辨证论治，重症或有合并症者宜手术治疗。

（一）辨证论治

1. 劳倦伤气证

证候：久站久行或劳累时瘤体增大，下坠不适感加重；常伴气短乏力，脘腹坠胀，腰酸；舌淡，苔薄白，脉细缓无力。

治法：补中益气，活血舒筋。

方药：补中益气汤加减。

2. 寒湿凝筋证

证候：瘤色紫暗，喜暖，下肢轻度肿胀；伴形寒肢冷，口淡不渴，小便清长；舌淡暗，苔白腻，脉弦细。

治法：暖肝散寒，益气通脉。

方药：暖肝煎合当归四逆汤加减。

3. 外伤瘀滞证

证候：青筋盘曲，状如蚯蚓，表面色青紫，患肢肿胀疼痛；舌有瘀点，脉细涩。

治法：活血化瘀，和营消肿。

方药：活血散瘀汤加减。

（二）外治疗法

患肢用弹力绷带或合适压力的医用弹力袜压迫浅表静脉，长期使用有时能使瘤体缩小或停止发展。

（三）其他疗法

1. 手术治疗 西医认为手术是治疗筋瘤的根本办法。凡是有症状的筋瘤，无手术禁忌症者，都可进行手术治疗，行大隐或小隐静脉高位结扎和曲张静脉剥脱术。有条件者可选用激光电凝或透光旋切等微创手术。

2. 注射治疗 曲张静脉内注射泡沫硬化剂后加压包扎，刺激静脉内膜发生炎性反应，导致血管腔纤维性阻塞。适用于程度较轻的单纯性下肢静脉曲张，亦可作为常规静脉曲张手术的辅助疗法，处理残留或复发的局限曲张静脉。

五、预防与调护

（1）长期站立工作或分娩后，适当加强下肢锻炼，配合按摩等以促进气血流通，改善症状。

（2）患筋瘤者经常用弹力护套或绷带外裹，防止外伤；并发湿疮者，积极治疗，避免搔抓感染。

第五节 臁 疮

臁疮是指发生小腿臁骨部位的慢性皮肤溃疡。其病名首见于宋代《疮疡经验全书》。在古代文献里还有"裤口疮""裙风"（《证治准绳》）、"烂腿"（《外科证治全书》）等名，俗称老烂脚。本病多见于久立、久行者，常为筋瘤的后期并发症。主要发于双小腿内、外侧的下1/3处，与季节无关。相当于西医的慢性下肢溃疡。

一、病因病机

多因久立或负重远行，过度劳累，耗伤气血，中气下陷，以致下肢气血运行不畅，或形成恶脉气血瘀滞于肌肤，肌肤失养，复因损伤（蚊虫叮咬，湿疮，碰伤等），湿热之邪乘虚而入，发为疮疡，肌肤溃烂，经久不愈。《疮疡经验全书》云："生此疮渐然溃烂，脓水不干，盖因湿热风毒相搏而致然也。"明·《证治准绳·疡医》云："……此因湿热下注，瘀血凝滞于经络，以致肌肉紫黑，痒痛不时。"

西医学认为下肢深、浅静脉及穿通支血管的结构异常，静脉压力增高是小腿皮肤营养性改变和溃疡发生的解剖病理基础，长期深静脉瓣膜功能不全或深静脉血栓形成后遗症造成的下肢深静脉血液回流不畅是溃疡形成的主要原因。而长期站立、腹压过高和局部皮肤损伤是溃疡发生的诱发因素。

二、诊　　断

（一）临床表现

本病多见于久立、久行者，常为筋瘤病的后期并发症之一。

1. 溃疡前期　小腿下段轻度肿胀，内臁或外臁处皮肤青紫瘀斑或红褐色，渐至皮肤粗糙，脱屑，色素沉着，苔藓样变，轻微瘙痒。

2. 溃疡期　皮肤破溃、糜烂、渗液，若合并感染则渗流脓液，溃疡周围皮肤红肿坏死，当溃疡到一定程度，溃疡边界渐稳定，溃疡大小固定，周围皮肤红肿消退，有色素沉着。日久疮口凹陷，边缘形如缸口，创面肉色灰白，渗流恶臭脓水，疮面容易出血，病程较长，溃疡深度可达胫骨骨膜。

3. 溃疡后期　若溃疡周围皮肤黑褐、粗糙苔藓样变逐步改善，疮面干净，出现鲜红色，则溃疡可逐渐愈合，形成瘢痕。但周围皮肤仍干燥，粗糙，脱屑，色素沉着，青筋显露，如遇损伤仍会复发。

（二）实验室及辅助检查

血常规检查一般正常，少数可有白细胞计数增高。本病的病理检查是为了进一步了解小腿溃疡的发病原因，临床常用的有深静脉通畅实验（Perthes 实验）、浅静脉和穿通支瓣膜功能实验（Brodle-Trendelenburg 实验）等。临床上多用下肢静脉血管造影、超声多普勒血流检测等方法检查其下肢静脉情况。

三、鉴别诊断

临床上臁疮诊断比较容易确诊，无须鉴别，主要应明确发生臁疮的原因、性质、病情等。

1. 结核性臁疮　常有其他部位结核病史；皮损初起为红褐色丘疹，中央有坏死，溃疡较深，呈潜行性，边缘呈锯齿状，有败絮样脓水，疮周色紫，溃疡顽固，长期难愈；病程较长者，可见新旧重叠的瘢痕，愈合后可留凹陷性色素瘢痕。

2. 臁疮恶变　可为原发性皮肤癌，也可由臁疮经久不愈，恶变而来；溃疡状如火山，边缘卷起，不规则，触之觉硬，呈浅灰白色，基底表面易出血。可向周围浸润扩展，或向远处转移。

3. 放射性臁疮　有明显的放射线损伤史；病变局限于放射部位；常由多个小溃疡融合成一片，周围皮肤有色素沉着，或夹杂有小白点，损伤的皮肤或肌层明显僵硬，感觉减弱。可深达骨骼，肌腱骨质外露，极难愈合。

四、治　　疗

中医认为臁疮是本虚标实证，气虚血瘀为基本病机，益气活血消除下肢瘀血是治疗的关键。

（一）辨证论治

1. 湿热下注证

证候：小腿青筋怒胀，局部发痒，红肿，疼痛，继则破溃，滋水淋漓，疮面腐暗；伴口渴便秘，小便黄赤；苔黄腻，脉滑数。

治法：清热利湿，和营解毒。

方药：二妙丸合五神汤加减。红肿疼痛重者，加赤芍、丹参；肢体肿胀明显者，加茯苓、泽泻。

2. 气虚血瘀证

证候：病程日久，疮面苍白，肉芽色淡，周围皮色黑暗、板硬；肢体沉重，倦怠乏力；舌淡紫或有瘀斑，苔白，脉细涩无力。

治法：益气活血，祛瘀生新。

方药：补阳还五汤合四妙汤加减。

（二）外治疗法

1. 初期　局部红肿，溃破渗液较多者，宜用洗药。如马齿苋60g，黄柏20g，大青叶30g，煎水温湿敷，日3～4次。局部红肿，渗液量少者，宜金黄膏薄敷或油调膏外敷（辽宁中医药大学附属医院院内制剂），日1次。亦可加少量九一丹撒布于疮面上，再盖金黄膏。

2. 后期　久不收口，皮肤乌黑，疮口凹陷，疮面腐肉不脱，时流污水，用七层丹麻油调，摊贴疮面，并用绷带缠缚，每周换药2次，夏季可换勤些。还可用白糖胶布疗法。

腐肉已脱，露新肉者，用生肌散外盖生肌玉红膏或一效膏（辽宁中医药大学附属医院院内制剂），隔日一换或每周2次。周围有湿疹者，用青黛散调麻油盖贴。

（三）其他疗法

西医治疗　小腿溃疡主要采取手术和局部治疗。包括：大隐静脉高位结扎剥脱和曲张静脉及结扎交通支切除术，对于小或中等大小的静脉曲张可予激光、射频消融及硬化剂注射治疗，也可作为传统手术方法的补充，减少损伤，缩短手术时间。深静脉血栓后遗症采用静脉转流、股浅静脉瓣膜代替、静脉瓣环缩手术等；局部控制感染、半暴露疗法、负压封闭引流术、植皮术、患肢抬高、弹力绷带及医用弹力袜的应用等。

五、预防与调护

改善肢体静脉的瘀血状态是本病预防和护理的核心任务。

（1）臁疮大多位于小腿下部，该部位皮肉较薄，忌用强烈的腐蚀药，以免损伤筋骨。

（2）有下肢静脉曲张者，可用弹力绷带或选用弹力袜，即使溃疡愈合也需压迫治疗，以免因外伤引起复发。

（3）溃疡愈合后，可作大隐静脉高位结扎和曲张静脉剥离术，以求根治。

第六节　象　皮　肿

象皮肿是指由于肢体淋巴液回流障碍，使淋巴液在皮下组织积聚而引起纤维增生、脂肪硬化的一种慢性进展性疾病，病至后期肢体肿胀，且皮肤增厚、粗糙、坚如象皮。属于中医"大脚风""疳病""脚气""水肿"等范畴。本病好发于四肢，尤以下肢最常见，多有丝虫感染或丹毒反复发作史，或有腋窝、腹股沟部接受淋巴结清扫术和放射治疗史。相当于西医的淋巴水肿。

一、病因病机

中医对淋巴水肿病因病机的认识《诸病源候论》云，"尰病者，自膝以下至踝及趾俱肿是也，皆由气血虚弱，风邪伤之，经络否涩而成也。"故淋巴水肿的形成有内外两方面的原因。

1. 外因 包括感受风毒、寒湿、暑湿之气等。《诸病源候论》云："凡脚气病，皆由感风毒所致。"《医心方·脚气所由》言："此病多中闲乐人，亦因久立冷湿地，此病多或踏热来即冷水浸脚。"又言："凡脚气病者，盖由暑湿之气郁积于内，毒厉之风吹薄其外之所致也。"以上分别记载了风毒、寒湿、暑湿之气所致的淋巴水肿。盖因于外邪中于肢体，经络不畅，而致肿胀。《备急千金方·风毒脚气》论述为何常得之于脚，乃由于"地之寒暑风湿皆作蒸气，足常履之，所以风毒之中人也必先中脚；……微时不觉，痼滞乃知。"

2. 内因 包括虚和实两方面：虚者，多由脾肾亏虚。《内经》云："诸湿肿满，皆属于脾。"脾气亏虚，则土不制水，水气泛溢肌肤而成水肿。《医心方·脚气所由》云："夫脚气为病，本因肾虚，多中肥溢、肌肤虚者。"肾乃水脏，肾气虚弱，不能宣通水液，水液内壅脏腑，外泛肌肤。《诸病源候论·虚劳四肢逆冷候》记载："四肢为诸阳之末，得阳气而温，而脾肾阳虚则水湿不得运化，积蓄成毒而为上肢肿胀。实者，多为血瘀痰凝"。《金匮要略》云："血不利则为水。"《潜斋医案》曰："凡水乡农人，多患脚肿，俗名大脚风，……此因伤络瘀凝，气血痹阻，风湿热杂合之邪袭人而不能出也。"血瘀痰凝，则气血痹，水气运行不畅，故为痰为饮，泛溢于外则肢体肿胀；水饮不化同时又加重了血瘀痰凝的状态，形成恶性循环。

二、诊 断

（一）临床表现

1. 急性期 因原发疾病的不同而表现各异，若为丹毒反复发作所致，可有下肢或足背红肿热痛，伴有局部皮肤粗糙、增厚、疼痛，不能触摸，肿胀呈非指陷性，伴有高热、大便秘结等全身症状。若为脚癣感染所致，则除有上述症状外，还可见趾间有渗出、脱屑，有臭味，舌红、苔黄腻，脉滑数。

2. 慢性期 临床可见下肢皮肤粗糙、增厚，肿胀呈非指陷性，或发生慢性溃疡久不愈合，舌体胖大，苔厚腻，脉沉。

（二）实验室及辅助检查

1. 诊断性穿刺组织液分析 皮下水肿组织液的分析，有助于疑难病例的鉴别诊断。淋巴水肿液蛋白含量通常很高，一般在 1.0～5.5g/dl，而单纯静脉瘀滞、心力衰竭或低蛋白血症的水肿组织液蛋白含量在 0.1～0.9g/dl。检查通常用于慢性粗大的肿胀肢体，只需注射器和细针即可操作，方法简单、方便。但不能了解淋巴管的病变部位及功能情况，是一种粗略的诊断方法。

2. 淋巴管造影 淋巴管穿刺注射造影剂，以摄片显示淋巴系统形态学的一种检查方法，是淋巴水肿的特异辅助检查。

三、鉴别诊断

1. 静脉性水肿 多见于下肢深静脉血栓形成，以单侧肢体突发性肿胀急性起病，伴皮色青紫、腓肠肌及股三角区明显压痛、浅静脉显露为其临床特点，足背水肿不明显。淋巴水肿则起病较为缓慢，以足背踝部肿胀较为多见。

2. 血管神经性水肿 水肿发生于外界因素的刺激，以起病迅速，消退快，间歇性发作为其特点。

淋巴水肿则呈逐渐加重的趋势。

3. 低蛋白血症 常见于心力衰竭、肾病、黏液性水肿等，均可产生下肢水肿。一般为双侧对称性，并伴有各自的原发疾病临床表现。通常经详细的病史询问，仔细的体格检查及必要的化验检查即可鉴别。

4. 先天性动静脉瘘 可表现为肢体水肿，但一般患肢长度与周径均大于健侧，皮温增高、浅静脉曲张、局部区域可闻及血管杂音，周围静脉血氧含量接近动脉血氧含量。上述均为其独有特点。

5. 脂肪瘤 少数病变范围十分广泛的脂肪瘤或脂肪组织增生可与淋巴水肿混淆。但脂肪瘤大多呈局限性生长，病程较慢，皮下组织柔软无水肿表现，必要时可行软组织X线钼靶摄片以助确诊。

四、治　疗

（一）辨证论治

1. 脾虚湿阻证

证候：下肢小腿及足部粗肿，趾缝间湿糜，皮肤粗糙硬韧，皮色暗褐，皮温不高，胫前为非凹陷性水肿；舌体胖大、边有齿痕，苔白腻，脉滑。

治法：益气健脾，利湿通络。

方药：实脾饮加减。

2. 湿热下注证

证候：左下肢及足背肿胀呈非指陷性，肿胀皮肤表面粗糙，增厚，皮色红，皮温高，舌红，苔黄腻，脉滑数。

治法：清热利湿，健脾消肿。

方药：萆薢渗湿汤加减。

（二）外治疗法

1. 熏洗法 蛇床子、白鲜皮、地肤子、百部、明矾各60g。诸药煎汤外洗，每日1次。

2. 烘绷疗法 烘绷疗法是发掘祖国医学遗产的一种治疗方法。其治疗原理是利用持续辐射热，使患肢皮肤血管扩张，大量出汗，局部组织间隙内的液体回入血液，改善淋巴循环。对于淋巴水肿尚未发生肢体皮肤严重增生者可选用烘绷疗法。其中有电辐射热治疗和烘炉加热两种方法。温度控制在80～100℃，每日1次，每次1小时，20次为一个疗程。每个疗程间隔1～2周。每次治疗完毕，应外加弹力绷带包扎。依据临床观察经1～2个疗程后可见患肢组织松软，肢体逐步缩小，特别是丹毒样发作次数大为减少或停止发作。

（三）其他疗法

手术治疗 大多数淋巴水肿不需外科手术。约15%的原发性淋巴水肿最终需行下肢整形手术。现有手术方法除截肢手术外，均不能治愈淋巴水肿，但可明显改善症状。

五、预防与调护

（1）控制足癣。

（2）休息时患肢抬高，行走可穿医用弹力袜。

第七节 脱 疽

　　脱疽是气血周流受阻，脉络痹塞不通的疾病。重者紫黑溃烂，日久趾（指）节坏死脱落，又称脱骨疽。其临床特点是好发于四肢末端，以下肢多见，初起患肢末端发凉、怕冷、苍白、麻木，可伴间歇性跛行，继则疼痛剧烈，日久患趾（指）坏死变黑，甚至趾（指）节脱落。好发于青壮年男子、老年人或糖尿病病人。最早见于《内经》，当时称为"脱痈"。《灵枢·痈疽》说："发于足趾，名脱痈。其状赤黑，死不治；不赤黑，不死。不衰，急斩之，不则死矣。"脱疽的命名，最早见于南北朝，龚庆宣的《刘涓子鬼遗方·九江黄父痈疽论》曰："发于足指，名曰脱疽，其状赤黑，不治。治之不衰，急斩去之，治不去必死矣。"相当于西医学的血栓闭塞性脉管炎、动脉硬化性闭塞症、糖尿病足及急性动脉栓塞等疾病。

一、病因病机

　　主要由于脾气不健，肾阳不足，又加外受寒冻，寒湿之邪入侵而发病。脾气不健，化生不足，气血亏虚，气阴两伤，内不能荣养脏腑，外不能充养四肢。脾肾阳气不足，不能温养四肢，复受寒湿之邪，则气血凝滞，经络阻塞，不通则痛，四肢气血不充，失于濡养则皮肉枯槁，坏死脱落。若寒邪久蕴，则郁而化热，湿热浸淫，则患趾（指）红肿溃脓。热邪伤阴，阴虚火旺，病久可致阴血亏虚，肢节失养，坏疽脱落。

　　本病的发生与长期吸烟、饮食不节、环境、遗传及外伤等因素有关。

　　总之，本病的发生以脾肾亏虚为本，寒湿外伤为标，而气血凝滞、经脉阻塞为其主要病机。

二、诊 断

（一）临床表现

　　血栓闭塞性脉管炎多发于寒冷季节，以 20～40 岁男性多见；常先一侧下肢发病，继而累及对侧，少数患者可累及上肢；患者多有受冷、潮湿、嗜烟、外伤等病史。动脉硬化性闭塞症多发于老年人，常伴有高脂血症、高血压和动脉硬化病史，常累及大、中动脉。糖尿病足多伴有糖尿病病史，尿糖、血糖增高，可累及大动脉和微小动脉。风湿性心脏病或冠心病合并心律失常（心房颤动）患者心脏内血栓的脱落是急性动脉栓塞的重要原因。以患肢突发疼痛、苍白、麻木、无脉、感觉异常为主要特点，可以概括为"5P"。如未获得有效治疗，受累肢体常常很快发生缺血坏死，并可能引起全身感染、肾衰竭等严重并发症，甚至危及生命。根据疾病的发展过程，临床一般可分为三期。

1. 一期（局部缺血期）　患肢末端发凉，怕冷，麻木，瘀痛，间歇性跛行，每行走 500～1000m 后觉患肢小腿或足底有瘀胀疼痛感而出现跛行，休息片刻后症状缓解或消失，再行走同样或较短距离时，患肢瘀胀疼痛出现。随着病情的加重，行走的距离越来越短。患足可出现轻度肌肉萎缩，皮肤干燥，皮色变灰，皮温稍低于健侧，足背动脉搏动减弱，部分患者小腿可出现游走性红硬条索（游走性血栓性浅静脉炎）。

2. 二期（营养障碍期）　患肢发凉，怕冷，麻木，瘀胀疼痛，间歇性跛行加重，并出现静息痛，夜间痛甚，难以入睡，患者常抱膝而坐。患足肌肉明显萎缩，皮肤干燥，汗毛脱落，趾甲增厚，且生长缓慢，皮肤苍白或潮红或紫红，患侧足背动脉搏动消失。

3. 三期（坏死期或坏疽期） 二期表现进一步加重，足趾紫红肿胀，溃烂坏死，或足趾发黑，干瘪，呈干性坏疽。坏疽可先为一趾或数趾，逐渐向上发展，合并感染时，则红肿明显，患足剧烈疼痛，全身发热。经积极治疗，患足红肿可消退，坏疽局限，溃疡可愈合。若坏疽发展至足背以上，则红肿疼痛难以控制，病程日久，患者可出现疲乏无力、不欲饮食、口干、形体消瘦，甚则壮热神昏。

根据肢体坏死的范围，将坏疽分为三级：一级坏疽局限于足趾或手指部位，二级坏疽局限于足跖部位，三级坏疽发展至踝关节及其上方。

本病常在寒冷季节加重，治愈后又可复发。

（二）实验室及辅助检查

肢体及心脏超声多普勒、血流图、甲皱微循环、动脉造影、动脉增强CT及血脂、血糖等检查，可以明确诊断，有助于鉴别诊断，了解病情严重程度。

三、鉴别诊断

1. 脱疽相关疾病的临床鉴别 见表14-1。

表14-1 脱疽相关疾病的临床鉴别

项目	血栓闭塞性脉管炎	动脉硬化性闭塞症	糖尿病足
发病年龄	20～40	40以上	40以上
游走性浅静脉炎	有	无	无
高血压	极少	大部分有	大部分有
冠心病	无	有	可有可无
血脂	基本正常	升高	多数升高
血糖尿糖	正常	正常	血糖高尿糖阳性
受累血管	中、小动脉	大、中动脉	大、微血管

2. 雷诺氏病（肢端动脉痉挛症） 多发生在20～40岁，女性多于男性。起病缓慢，开始为冬季发作，时间短，逐渐出现遇冷或情绪激动即可发作。一般多为对称性双手手指发作，足趾亦可发生。发作时手足冷，麻木，偶有疼痛。典型发作时，以掌指关节为界，手指发凉、苍白、发紫、继而潮红。疾病晚期，逐渐出现手指背面汗毛消失，指甲生长变慢、粗糙、变形，皮肤萎缩变薄而且发紧（硬皮病指），指尖或甲床周围形成溃疡，并可引起感染。

四、治 疗

本病轻症可单用中、西药治疗，重症应中西医结合治疗。中医以辨证论治为主，但活血化瘀法贯穿始终，常配合静脉滴注活血化瘀药物，以建立侧支循环，改善肢体血运。对于急性发病的患者应及时采用手术和中西医结合治疗以挽救肢体，防止严重并发症的出现。

（一）辨证论治

1. 寒湿阻络证

证候：患趾（指）喜暖怕冷，麻木，瘀胀疼痛，多走疼痛加剧，稍歇痛减，皮肤苍白，触之发凉，跌阳脉搏动减弱；舌淡，苔白腻，脉沉细。

治法：温阳散寒，活血通络。

方药：阳和汤加减。

2. 血脉瘀阻证

证候：患趾（指）酸胀疼痛加重，夜难入寐，步履艰难，患趾（指）皮色暗红或紫暗，下垂更甚，皮肤发凉干燥，肌肉萎缩，趺阳脉搏动消失；舌暗红或有瘀斑，苔薄白，脉弦涩。

治法：活血化瘀，通络止痛。

方药：桃红四物汤加炮山甲、地龙、乳香、没药或通脉合剂（辽宁中医药大学附属医院院内制剂）口服。

3. 湿热毒盛证

证候：患肢剧痛，日轻夜重，局部肿胀，皮肤紫暗，浸淫蔓延，溃破腐烂，肉色不鲜；身热口干，便秘溲赤；舌红，苔黄腻，脉弦数。

治法：清热利湿，活血化瘀。

方药：四妙勇安汤加连翘、黄柏、丹参、川芎、赤芍、牛膝等。

4. 热毒伤阴证

证候：皮肤干燥，毫毛脱落，趾（指）甲增厚变形，肌肉萎缩，趾（指）呈干性坏疽；口干欲饮，便秘溲赤；舌红，苔黄，脉弦细数。

治法：清热解毒，养阴活血。

方药：顾步汤加减。

5. 气阴两虚证

证候：病程日久，坏死组织脱落后疮面久不愈合，肉芽暗红或淡而不鲜；倦怠乏力，口渴不欲饮，面色无华，形体消瘦，五心烦热；舌淡尖红，少苔，脉细无力。

治法：益气养阴。

方药：黄芪鳖甲煎加减。

（二）外治疗法

1. 未溃者 可选用冲和膏、红灵丹油膏外敷；亦可用当归15g，独活30g，桑枝30g，威灵仙30g，煎水熏洗，每日1次；亦可用附子、干姜、吴茱萸各等份研末，蜜调，敷于患足涌泉穴，每日换药1次，如发生药疹即停用；亦可用红灵酒少许揉擦患肢足背、小腿，每次20分钟，每日2次。

2. 已溃者 溃疡面积较小者，可用上述中药熏洗后，外敷生肌玉红膏或一效膏（辽宁中医药大学附属医院院内制剂）；溃疡面积较大，坏死组织难以脱落者，可先用冰片锌氧油（冰片2g，氧化锌油98g）软化创面硬结痂皮，按疏松程度，依次清除坏死痂皮，先除软组织，后除腐骨，彻底的清创术必须待炎症完全消退后方可施行。

（三）其他疗法

1. 手术治疗

（1）坏死组织清除术：待坏死组织与健康组织分界清楚，近端炎症控制后，可行坏死组织清除，骨断面宜略短于软组织断面。

（2）坏死组织切除缝合术：坏死组织与正常组织分界清楚，且近端炎症控制，血运改善，可取分界近端切口，行趾（指）切除缝合术或半足切除缝合术。

（3）创面治疗：对于血运改善及清创后的创面，可予负压封闭引流技术治疗，如皮肤缺损较大，予邮票或网状植皮术治疗，可加快创面愈合。

（4）肢体血运重建术：采用开放手术或血管介入治疗恢复肢体的供血，以改善肢体循环，阻止坏疽发生或降低截肢平面。

（5）截肢术：当坏死延及足背及踝部，可行膝下截肢术；坏疽发展至踝以上者，可行膝上截肢术。

2. 剧烈疼痛的处理　脱疽最主要的自觉症状就是疼痛，严重者剧痛以至彻夜难眠，因此有效的止痛治疗成为治疗脱疽的重要措施，除使用哌替啶等止痛药物外，可选用以下方法。

（1）改善肢体缺血或炎症状态：缺血或感染是脱疽疼痛的主要原因，根据患者情况采用中医辨证或中西医结合治疗改善肢体缺血及感染状态，是减轻疼痛最有效的方法。

（2）持续硬膜外麻醉：在病室内，常规实施低位硬膜外麻醉，最好只麻醉患肢，可持续麻醉2～3天，能消除疼痛，改善患肢肿胀，对于全身情况的改善和实施手术均能起到良好作用。

3. 病因治疗

（1）动脉硬化性闭塞症：可应用降血脂、降血压药物。

（2）糖尿病足：积极控制血糖，规范治疗，防治感染，促进肢体血液循环的恢复。

（3）急性动脉栓塞：对风湿性心脏病或冠心病合并心律失常（心房颤动）的患者，应进行规范的抗凝治疗，预防心脏内血栓形成。

五、预防与调护

（1）禁止吸烟，少食辛辣炙煿及醇酒之品。

（2）冬季户外工作时，注意保暖，鞋袜宜宽大舒适，每日用温水泡洗双足。

（3）避免外伤。

（4）患侧肢体运动锻炼，可促进患肢侧支循环形成。方法是，患者仰卧，抬高下肢45°～60°，20～30分钟，然后两足下垂床沿4～5分钟，同时两足及足趾向下、上、内、外等方向运动10次，再将下肢平放4～5分钟，每日运动3次。坏疽感染时禁用。

第十五章　其他外科疾病

第一节　冻　疮

冻疮是人体遭受寒邪侵袭所引起的局部性或全身性损伤。相当于西医的冻伤。临床上以暴露部位的局部性冻疮为最常见，局部性者常根据受冻部位的不同，分别称为"水浸足""水浸手""战壕足""冻烂疮"等。全身性冻伤称为"冻死"，西医学称为"冻僵"。冻疮病名首见于《诸病源候论》。本病的特点是：局部性冻疮者以局部肿胀发凉、瘙痒、疼痛、皮肤紫斑，或起水疱、溃烂为主要表现，气候转暖后自愈，易复发；全身性冻疮以体温下降，四肢僵硬，甚则阳气亡绝为主要表现，若不及时救治，可危及生命。

一、病因病机

本病的发病原因主要为寒邪侵袭。人体遭到严寒侵袭后可发生冻疮，尤其是在寒冷、潮湿、刮风、防寒设备不良、衣帽和鞋袜紧小、长时间不活动等情况下更易发生；若平素气血衰弱、过度疲劳、饥饿、对寒冷敏感，亦容易导致本病发生。寒邪侵袭过久，耗伤元气，以致气血运行不畅，气血凝滞而成冻疮；重者肌肤坏死，骨脱筋连，甚则阳气绝于外，荣卫结涩，不复流通而死。此外，暴冻着热、暴热着冻也可导致气血瘀滞而坏死成疮。

西医学认为，本病是因机体受低温侵袭后，体温调节中枢失常，血液循环障碍和细胞代谢不良，继之发生复温后的微循环方面的改变，是冻伤引起组织损伤和坏死的基本原因。

二、诊　断

（一）临床表现

以儿童、妇女为多见。有在低温环境下长时间停留史。

1. 局部性冻疮　主要发生在手足、耳廓、面颊、鼻尖等暴露部位，多呈对称性。轻者受冻部位先有寒冷感和针刺样疼痛，皮肤呈苍白、发凉，继则出现红肿硬结或斑块，自觉灼痛、麻木、瘙痒；重者受冻部位皮肤呈灰白、暗红或紫色，并有大小不等的水疱或肿块，疼痛剧烈，或局部感觉迟钝甚则消失。如果出现紫血疱，势将腐烂，溃后渗液、流脓，甚至形成溃疡，严重的可导致肌肉、筋骨损伤。冻疮轻症一般经10天左右痊愈，愈后不留瘢痕。重症患者往往需经1～2个月，或气温转暖时方能痊愈。

根据冻疮复温解冻后的损伤程度，可将其分为4度。

（1）Ⅰ度（红斑性冻疮）：损伤在表皮层。局部皮肤红斑、水肿，自觉发热、瘙痒或灼痛，在5～7天后开始干燥脱皮，愈后不留瘢痕。

（2）Ⅱ度（水疱性冻疮）：损伤达真皮层。皮肤红肿更加显著，有水疱或大疱形成，疱内液体色黄或呈血性。疼痛较剧烈，对冷、热、针刺感觉不敏感。若无感染，局部干燥结痂，经2～3周脱痂愈合，少有瘢痕。若并发感染，愈合后有瘢痕。

（3）Ⅲ度（腐蚀性冻疮）：损伤达全皮层或深及皮下组织，创面由苍白变为黑褐色，皮肤温度极低，触之冰冷，痛觉迟钝或消失。一般呈干性坏疽，坏死皮肤周围红肿、疼痛，可出现血性水疱。若无感染，坏死组织干燥成痂，脱落后形成肉芽创面，愈合后遗留瘢痕。

（4）Ⅳ度（坏死性冻疮）：损伤深达肌肉、骨骼。表现类似Ⅲ度冻疮，局部组织坏死，分为干性坏疽和湿性坏疽。干性坏疽表现为坏死组织周围出现炎症反应，肢端坏死脱落后可致残；并发感染后成湿性坏疽，出现发热、寒战等全身症状，甚至合并内陷而危及生命。

2. 全身性冻疮　有严重的冷冻史，初起寒战，体温逐渐降低，患者出现疼痛性发冷、发绀、知觉迟钝、头晕、四肢无力、昏昏欲睡等表现；继而出现肢体麻木、僵硬、幻觉、视力或听力减退、意识模糊、呼吸浅快、脉搏细弱，知觉消失，甚至昏迷，如不及时抢救，可导致死亡。

（二）实验室及辅助检查

Ⅳ度冻疮怀疑有骨坏死时，可行X线检查；出现湿性坏疽或合并肺部感染时，血常规白细胞总数和中性粒细胞比例升高；创面有脓液时，可做脓液细菌培养及药敏试验。

三、鉴别诊断

1. 类丹毒　多发生于接触鱼类和猪肉的手部，手指和手背出现局限性深红色或青紫色斑，肿胀明显，阵发性疼痛和瘙痒，呈游走性，但很少超越腕部。一般2周内自愈，不会溃烂。

2. 多形性红斑　多发于冬、春两季，以手、足、面部、颈旁多见，皮损为风团样丘疹或红斑，颜色鲜红或紫暗，典型者中心部常发生重叠水疱，形成特殊的虹膜状。常伴有发热、关节疼痛等症状。

四、治　疗

本病治疗以温经散寒、补阳通脉为原则。Ⅰ度、Ⅱ度冻疮以外治为主，Ⅲ度、Ⅳ度冻疮要内外合治。全身性冻疮要立即抢救复温，忌用直接火烘或暴热解冻之法，否则反失生机。

（一）辨证论治

1. 寒凝血瘀证

证候：局部麻木冷痛，肤色青紫或暗红，肿胀结块，或有水疱，发痒，手足清冷；舌淡苔白，脉沉或沉细。

治法：温经散寒，养血通脉。

方药：当归四逆汤或桂枝加当归汤加减。发于上肢者，加姜黄、桑枝；发于下肢者，加牛膝；四肢困倦者，加黄芪、党参；疼痛者，加丹参、红花。

2. 寒盛阳衰证

证候：时时寒战，四肢厥冷，感觉麻木，幻觉幻视，意识模糊，蜷卧嗜睡，呼吸微弱，甚则神志不清；舌淡紫苔白，脉微欲绝。

治法：回阳救脱，散寒通脉。

方药：四逆加人参汤或参附汤加味。

3. 寒凝化热证

证候：冻伤后局部坏死，疮面溃烂流脓，四周红肿色暗，疼痛加重；伴发热口干；舌红苔黄，脉数。

治法：清热解毒，活血止痛。

方药：四妙勇安汤加味。热盛者，加蒲公英、紫花地丁；气虚者，加黄芪；疼痛甚者，加延胡索、制乳香、制没药等。

4. 气虚血瘀证

证候：神疲体倦，气短懒言，面色少华，疮面不敛，疮周暗红漫肿，麻木；舌淡，苔白，脉细弱或虚大无力。

治法：益气养血，祛瘀通脉。

方药：人参养荣汤或八珍汤合桂枝汤加减。疼痛甚者，加玄胡；创面久不愈合者，加黄芪；四肢冰冷者，加附子、干姜。

（二）外治疗法

1. Ⅰ度、Ⅱ度冻疮 用10%胡椒酒精浸液外涂，每日数次；或以红灵酒或生姜辣椒酊外擦，每日2～3次，用于红肿痛痒未溃者；或用冻疮膏或阳和解凝膏外涂。有水疱的Ⅱ度冻疮应在局部消毒后，用无菌注射器抽出疱液，或用无菌剪刀在水疱低位剪小口放出疱液，外涂冻疮膏、红油膏或生肌白玉膏等。

2. Ⅲ度、Ⅳ度冻疮 用75%酒精或碘伏液消毒患处及周围皮肤，有水疱或血疱者，用注射器抽液后用红油膏纱布包扎保暖；有溃烂时，用红油膏掺八二丹外敷腐脱坏死组织；腐脱新生时，用红油膏掺生肌散或愈疡生肌膏（江西中医药大学附属医院院内制剂）外敷；局部坏死严重，骨脱筋连者，可配合手术清除坏死组织；肢端全部坏死者，待界限清楚后或湿性坏疽威胁生命时，可行截肢(趾、指)术。

（三）其他疗法

1. 急救和复温 严重的全身性冻疮患者必须立即采取急救措施，迅速使患者脱离寒冷环境，首先脱去冰冷潮湿的衣服、鞋袜(如衣服、鞋袜连同肢体冻结者，不可勉强，以免造成皮肤撕脱，可立即浸入40℃左右温水中，待融化后脱下或剪开)。可给予姜汤、糖水等温热饮料，但不宜给予含酒精饮料，以免散热。必要时静脉输入加温（不超过37℃）的葡萄糖溶液、低分子右旋糖酐、能量合剂等。早期复温过程中，严禁用雪搓、用火烤或冷水浴等。在急救时，如一时无法获得热水，可将冻肢置于救护者怀中或腋下复温。

2. 西医治疗 全身性冻疮复温后出现休克者，给予抗休克治疗。并根据情况给予输液、吸氧（或应用高压氧）、纠正酸碱失衡和电解质紊乱、维持营养、选用改善血循环药物等。Ⅲ度以上冻疮注射破伤风抗毒素，并应用抗生素防治感染。严重冻伤有肌肤坏死者，多采用暴露疗法，待界限清楚后清除坏死组织，较大创面可植皮，严重肢体坏疽者行截肢术。

五、预防和调护

（1）普及预防知识，加强抗寒锻炼。

（2）在寒冷环境下工作的人员注意防寒保暖，改善必要的防寒设备。尤其对手、足、耳、鼻等暴露部位应加强保护，可涂防冻霜剂。

（3）防湿、防静。应保持服装鞋袜干燥，冬天户外作业静止时间不宜过长，应适当活动，以促进血液循环。

（4）受冻后不宜立即用火烤，防止溃烂成疮。

（5）冻疮未溃发痒时切忌用力搔抓，防止皮肤破伤感染。

第二节 烧　　伤

烧伤是由于热力（火焰、灼热的气体、液体或固体）、电能、化学物质、放射线等作用于人体而引起的一种急性损伤性疾病，常伤于局部，若波及全身，可出现严重的全身性并发症。古代文献称之为"水火烫伤""汤泼火伤""火烧疮""汤火疮""火疮"等。由于现代科学技术的发展，出现了化学烧伤、放射性烧伤、电击伤等。本病的临床特点是创面局部以红斑、肿胀、疼痛、水疱、渗出、焦痂为主要表现，严重者伴有休克、全身性感染等并发症，若不及时救治或治疗不当，可危及生命。本病西医也称烧伤。

一、病因病机

本病的病因病机是由于强热侵害人体，导致皮肉腐烂而成，轻者仅皮肉损伤；重者除皮肉损伤外，因火毒炽盛，伤津耗气，导致气阴两伤；或因火毒侵入营血，内攻脏腑，导致脏腑失和、阴阳失调，甚至阴伤阳脱。

1. 火热伤津　火热之邪侵害人体，最易消灼津液，肌肤受损，卫外失固，营阴外渗，而见火热伤津证。

2. 阴伤阳脱　火热之邪伤津耗液，阴液枯竭，阳气无所依附而出现阴伤阳脱证。

3. 火毒内陷　"热盛则肉腐"，酿而为脓；严重者，还可由火疮败坏，疮毒内陷，侵于营血，内传脏腑而出现火毒内陷证。

4. 脾胃受损、气血两虚　火毒侵入营血，内攻脏腑，导致脏腑失和、阴阳失衡，日久脾胃受损，气血亏虚。

西医认为，高温可直接造成局部或全身组织细胞损害，使之发生炎症、溃疡、变性、坏死。在大面积严重烧伤的早期可因大量体液丢失和剧烈疼痛而引起休克；在体液回收期和焦痂脱落期细菌感染可引起脓毒败血症；深度烧伤创面修复愈合可形成大量瘢痕，或出现部分创面经久不愈而形成难愈性溃疡。

二、诊　　断

（一）病史

多有明确的被热力、化学、电力等烧伤的病史，并根据烧伤面积、深度、部位、年龄、原因、有无复合伤及基础疾病等综合判断伤情。

（二）临床表现

1. 轻度烧伤　可见局部皮肤红、肿、热、痛，或瘀斑、出血点、焦痂等症状。

2. 重度烧伤　有明显的全身反应，临床上可分为休克期、感染期和修复期三个过程。

（1）休克期：往往发生在烧伤后48小时内，这段时间称为休克期。凡小儿烧伤面积大于5%，或成人烧伤面积大于10%，就应警惕休克的发生。休克是由于剧烈疼痛刺激及体液大量渗出而引起的。由于烧伤区域内毛细血管扩张和通透性的增加，大量血浆样液体渗出创面和组织间隙，伤后最初8小时渗出最快，此时可丧失50%以上的血浆，因而血浆浓缩，有效循环血量下降，发生休克。表现为局部或全身出现反应性水肿，创面出现水疱、焦痂和大量液体渗出，患者口干、尿少、烦躁不安，甚至出现皮肤苍白、神疲肢冷、淡漠嗜睡、呼吸气微、体温不升、血压下降、脉微欲绝或微细而数等津伤气脱、亡阴亡阳之危候。

（2）感染期：烧伤后皮肤的防御功能被破坏，体液大量丢失，机体各系统脏器受到不同程度的损害，全身抵抗力下降，因而细菌易于入侵，自伤后开始至机体愈合的整个过程都有感染的可能性，尤其在体液回收及焦痂溶解期间，最易发生败血症。一般在伤后10日内（水肿回收期）及伤后3～4周（溶痂期），感染发生率最高。其致病菌多是绿脓杆菌和金黄色葡萄球菌。

（3）修复期：烧伤创面的修复与烧伤的深度和感染程度有密切关系。浅Ⅱ度烧伤无感染的，一般在2周以内可迅速愈合；深Ⅱ度烧伤，在良好暴露下可痂下愈合，一般脱痂以后，依靠残留的上皮细胞生长逐渐愈合；如处理不当，并发感染，可变成Ⅲ度创面，延长愈合时间。Ⅲ度烧伤需待焦痂脱落或早期焦痂切除后，肉芽创面多需植皮，如不经植皮，多难愈合，有时可形成顽固性溃疡。

（三）伤情诊断

主要是评估或确定烧伤的面积和深度。

1. 烧伤面积的计算

（1）中国新九分法：按体表面积划分为11个9%的等份，另加1%，构成100%的体表面积，即头面颈部：1×9%；躯干前后包括会阴部：3×9%；双上肢：2×9%；双下肢包括臀部：5×9%+1%；共为11×9%+1%，见表15-1。

表15-1 中国新九分法

部位		占成人体表%	占儿童体表%
头颈	发部 面部 颈部	3 3 } 9 3	9+(12－年龄)
双上肢	双上臂 双前臂 双手	7 6 } 9×2 5	9×2
躯干	躯干前 躯干后 会阴	13 13 } 9×3 1	9×3
双下肢	双臀 双大腿 双小腿 双足	5 21 13 } 9×5+1 7	9×5+1－(12－年龄)

注：成人女性的臀部和双足各占6%。

（2）手掌法：不论性别、年龄，病人并指的掌面约占体表面积的1%，如医者的手掌大小与病人相近，可用医者手掌估算，作为九分法的辅助评估方法，用于小面积或散在烧伤面积的计算。

（3）儿童烧伤面积计算法：12岁以下儿童，年龄越小，头越大而下肢越小，可按以下方法计算：头面颈部面积：[9＋(12－年龄)]%；双下肢面积：[46－(12－年龄)]%。

2. 烧伤深度的计算 最常用的是三度四分法：分为Ⅰ度、浅Ⅱ度、深Ⅱ度、Ⅲ度。一般认为Ⅰ度、浅Ⅱ度烧伤属于浅度烧伤；深Ⅱ度和Ⅲ度烧伤属于深度烧伤。

（1）Ⅰ度烧伤（红斑性烧伤）：仅伤及表皮（角质层），生发层健在，再生能力强。表面呈红斑状、干燥无渗出，有烧灼感，3～7天痊愈，短期内可有色素沉着。

（2）浅Ⅱ度烧伤（水疱性烧伤）：伤及表皮的生发层、真皮乳头层。局部红肿明显，有薄壁大水疱形成，内含淡黄色澄清液体，水疱皮如被剥脱，创面红润、潮湿，疼痛明显。如不发生感染，1～2周内愈合，一般不留瘢痕，多数有色素沉着。

（3）深Ⅱ度烧伤（水疱性烧伤）：伤及皮肤的真皮深层，深浅不尽一致，尚残留皮肤附件。也可有水疱，但去疱皮后创面微湿，红白相间，痛觉较迟钝。如不发生感染，3～4周可愈。常有瘢痕形成。

（4）Ⅲ度烧伤（焦痂性烧伤）：为全层皮肤烧伤，甚至达到皮下、肌肉或骨骼。创面无水疱，呈蜡白或焦黄色，甚至炭化，痛觉消失，局部温度低，皮层凝固性坏死后形成焦痂，触之如皮革，痂下可见树枝状栓塞的血管。一般均需植皮才能愈合，愈合后有瘢痕，常形成畸形，甚则难以自愈。

3. 烧伤严重程度分类 一般分为四类：

（1）轻度烧伤：Ⅱ度烧伤面积在10%（小儿在5%）以下。

（2）中度烧伤：Ⅱ度烧伤面积在11%～30%（小儿6%～15%）；或Ⅲ度烧伤面积在10%（小儿5%）以下。

（3）重度烧伤：总面积在31%～50%；或Ⅲ度烧伤面积在11%～20%（小儿总面积在16%～25%或Ⅲ度烧伤在6%～10%）；Ⅱ度、Ⅲ度烧伤面积虽达不到上述百分比，但已发生休克、严重呼吸道烧伤或合并其他严重创伤或化学中毒者。

（4）特重度烧伤：总面积在51%以上；或Ⅲ度烧伤面积在21%以上（小儿总面积26%以上或Ⅲ度烧伤面积在11%以上）或已有严重并发症者。

（四）合并症和并发症

烧伤若合并颅脑损伤、骨折、内出血、吸入性损伤（呼吸道烧伤）等，或原来患有重要器官（如心、肺、肝、肾等）的严重疾患，或伤后并发休克、感染、重要器官的功能障碍等，将严重影响烧伤的治疗效果，甚至对生命造成威胁。

（五）实验室及辅助检查

1. 血、尿常规检查 烧伤后常出现白细胞计数上升和中性粒细胞比例增高，并出现中毒颗粒；大面积或中等程度以上烧伤早期可出现血液浓缩；血浆中游离血红蛋白升高，常出现血红蛋白尿。

2. 血液生化检查 休克时可出现电解质紊乱、低蛋白血症、酸中毒等，肝、肾功能出现继发性损害时可出现异常。

3. 创面分泌物及血培养加药物敏感试验 可明确感染病原菌及敏感药物。

4. 血气分析、心电图 可作为烧伤后的监测指标。

知识链接：皮肤原位再生复原技术

三、治　疗

轻度烧伤可单用外治法；中度及以上烧伤必须内外兼治，中西医结合治疗。内治原则早期以清热解毒，益气养阴，活血祛瘀为主，后期宜补益脾胃。外治重在创面的处理。

（一）辨证论治

1. 火热伤津证

证候：发热，口渴喜饮，咽干，尿赤便秘；舌质红而干，苔黄或黄糙，或舌光无苔，脉洪数或弦细数。

治法：清热解毒，益气养阴。

方药：黄连解毒汤、银花甘草汤加减。口干甚者加鲜石斛、天花粉；便秘加生大黄；尿赤加白茅根、淡竹叶等。

2. 阴伤阳脱证

证候：神志恍惚，嗜睡，表情淡漠，呼吸气微，体温不升，自汗肢冷；舌质红绛或紫暗，苔灰黑或舌面光剥无苔，脉微欲绝。

治法：扶阳救逆，益气护阴。

方药：四逆汤、参附汤合生脉散加味。冷汗淋漓加煅龙骨、煅牡蛎、黄芪。

3. 火毒内陷证

证候：壮热烦渴，躁动不安，口干唇燥，大便秘结，小便短赤；舌红绛而干，苔黄糙或焦干起刺，脉弦数。若火毒传心，可见烦躁不安，神昏谵语；火毒传肺，可见呼吸气粗，鼻翼煽动，咳嗽痰鸣，痰中带血；火毒传肝，可见黄疸，双目上视，痉挛抽搐；火毒传脾，可见腹胀便结，便溏黏臭，恶心呕吐，不思饮食；火毒传肾，可见浮肿，尿血或尿闭。

治法：清营凉血，清热解毒。

方药：清营汤、犀角地黄汤、清瘟败毒饮加减。若热毒传心而神昏谵语者，加服安宫牛黄丸或紫雪丹；若热毒传肺而气粗咳喘加生石膏、知母、贝母、桔梗、鱼腥草、桑白皮、鲜芦根；若热毒传肝而抽搐加羚羊角粉（冲）、钩藤、石决明；若热毒传脾而腹胀便秘、恶心呕吐加大黄、玄明粉、枳实、厚朴、大腹皮、木香；若热毒传肾而尿少或尿闭加白茅根、车前子、淡竹叶、泽泻；血尿加生地黄、大小蓟、黄柏炭、琥珀等。

4. 气血两虚证

证候：低热或不发热，面色无华，神疲乏力，形体消瘦，食欲不振，自汗，盗汗；舌淡或胖嫩，舌边齿痕，脉细数。

治法：调补气血，兼清余毒。

方药：托里消毒散或八珍汤加金银花、黄芪。食欲不振加神曲、麦芽、鸡内金、薏苡仁、砂仁。

5. 脾虚阴伤证

证候：疾病后期，面色萎黄，纳呆食少，腹胀便溏，口干少津，或口舌生糜；舌暗红而干，苔花剥或光滑无苔，脉细数。

治法：补气健脾，益胃养阴。

方药：益胃汤、参苓白术散加减。食后脘胀者，加陈皮、神曲以理气消食。

（二）外治疗法

（1）经现场急救、清创后，烧伤发生于四肢或面积较小者，一般采用包扎疗法；发生于头面、会阴、面积较大或伴有较多感染者，多采用暴露疗法。

（2）辨证选用湿润烧伤膏、紫草油膏、京万红油膏、石榴皮煎液等外敷，每日数次。

（3）水疱完整者，抽出疱内液体；皮肤破损或水疱已破者，剪去破损外皮，外用湿润烧伤膏等外涂，每日数次。

（4）渗出较多或化脓时用黄连液、黄柏液、金银花甘草液外洗或湿敷。

（5）脓净溃疡不愈，可用生肌玉红膏或白玉膏掺生肌散外敷。

（三）其他疗法

1. 现场急救、转送与初步处理 包括迅速脱离热源，保护受伤部位，维护呼吸道通畅等。注意有无复合伤，对大出血、开放性气胸、骨折等应施行相应的急救处理。对伤者简单包扎后，建立多条静脉输液通道抗休克，保持呼吸道通畅，必要时气管插管或切开，送就近医院救治。大面积严重烧伤早期应避免长途转送，提倡就近医院治疗并请上级医院技术支持。

2. 休克的防治 轻度烧伤一般不发生休克。烧伤病情越严重，休克出现就越早、越重。严重烧伤多在烧伤后6～12小时发生休克，特重度烧伤可在伤后2小时发生。因烧伤早期休克基本上是低血容量性休克，故宜补充平衡盐溶液和血浆等，注意晶体与胶体的比例。

3. 全身性感染的防治 包括及时而积极地纠正休克，维护机体的防御功能，保护肠黏膜的组织屏障，正确处理创面，根据创面培养及药敏结果合理选择抗菌药物，营养支持疗法等。

4. 西医创面处理 创面是一系列并发症的根源，创面处理正确与否，直接关系疾病的病情演变过程和创面愈合情况，故必须保持创面清洁以预防和控制感染。Ⅱ度创面争取痂下愈合，减少瘢痕形成。Ⅲ度创面，早期保持焦痂完整干燥，争取早期切痂植皮，缩短疗程。

（1）清创术：严格遵守无菌操作技术，清创时可先予止痛剂，再用37℃左右外用盐水或2%黄柏溶液清洗创面，较大水疱应刺破，小水疱可不刺破，创面周围用酒精或苯扎溴铵消毒，创面清洗干净后用消毒纱布吸干。

（2）包扎疗法：中小面积烧伤，不合作的小儿患者，或病室条件较差者，在清创后，可内用紫草油纱布敷创面，外用3～5层纱布加厚棉垫包扎。浅Ⅱ度烧伤可于伤后2周左右首次换药，如发生感染可提前换药。Ⅲ度烧伤可在伤后5天换药，包扎期间，应密切观察敷料是否有渗液，如渗出液为绿色恶臭分泌物，则考虑绿脓杆菌感染的可能。

五、预防与调护

（1）加强劳动保护，开展防火、安全用电等知识的宣传教育，注意安全操作。

（2）在家庭或幼儿园，加强儿童烧伤防护。注意不让儿童玩火或接触易燃易爆物品。

（3）烧伤后要保持创面清洁，严格无菌操作，接触患者的敷料、被单、物品等注意灭菌。

（4）鼓励患者多饮水，或绿豆汤、西瓜汁、水果露、金银花甘草汤等代茶频服；多食新鲜蔬菜、水果、禽蛋、瘦肉之品。忌食辛辣、肥腻、鱼腥等发物。

（5）烧伤创面愈合后暴露部位1个月内避免阳光直晒，以免加重色素沉着。深度烧伤创面愈合后期，注意加强功能锻炼及防瘢治疗。

第三节 毒蛇咬伤

毒蛇咬伤是指人体被毒蛇咬伤，蛇毒由伤口进入人体内而引起的一种急性全身中毒性疾病。最早记载本病的是《山海经·南山经》。其临床特点是咬伤部位有明显的牙痕，常头晕、眼花，伴有烦躁、神昏、血尿、皮下瘀斑、烦躁不安、惊厥等全身症状。目前已知我国的蛇类有219种，其中毒蛇50余种，但对人体构成较大威胁的有10余种，神经毒者有银环蛇、金环蛇和海蛇；血循毒者有蝰蛇、尖吻蝮蛇、竹叶青蛇和烙铁头蛇；混合毒者有眼镜蛇、眼镜王蛇和蝮蛇。

一、病因病机

感受风火邪毒，风者善行数变；火者生风动血，耗伤阴津。风毒偏盛，每多化火；火毒炽盛，极易生风。风火相煽，则邪毒鸱张，必客于营血或内陷厥阴，形成严重的全身性中毒症状。

1. 风毒 风为阳邪，其性开泄，易袭阳位。风邪侵入人体，先中经络，肌肉失去气血濡养，可见眼睑下垂、张口困难、颈项不适等症状；风毒深入中脏腑，气血逆乱、上冲于脑，可致烦躁、神志不清等症状。

2. 火毒 心主火，心主血脉，火毒之邪最易归心。热盛肉腐，肉腐成脓，可见肿胀、坏死、溃烂；火毒可耗血动血，迫血妄行，致皮下瘀斑及各种出血，继而热扰心神，出现烦躁不安、惊厥、昏迷等症状。

3. 风火毒 风助火势，火可生风。风者善行数变，痹阻经络，深中脏腑，火者生风动血，耗伤津液。风火相煽，则邪毒鸱张，可耗血动血，出现溶血出血症状；热极生风，则有谵语、抽搐等症状。

二、诊　断

（一）病史

（1）蛇伤病史的询问：以病人亲口诉说为主要依据，应包括何时、何地、何部位被蛇咬伤及环境和天气情况，是否看清了蛇的形态、大小、颜色、花纹等，是否将蛇捕获，能否认识蛇的种类，以便明确诊断。

（2）对局部症状的询问：检查伤口牙痕特征后，询问患者伤口是否用何种方法处理过。注意询问患者局部的症状，是否咬伤后立即出现剧痛、肿大；是否不红、不热、不肿、不痛；是否出血不止。应对局部症状加以区分，以便大概明确何种类型毒素蛇咬伤。

（3）对全身症状的询问：询问咬伤后全身症状出现的快慢。血循毒咬伤患者全身症状出现迅速；神经毒早期无明显症状，伤后1～6小时出现全身症状。要仔细系统地询问，以免误诊。

（4）既往史的询问：应着重询问伤者是否有其他系统的慢性疾病史，特别应询问是否有呼吸系统、泌尿系统、心血管系统疾病。对女性应注意了解妊娠病史、月经史。

（二）临床表现

1. 局部症状 被毒蛇咬伤后，患部一般都有较粗大而深的毒牙痕。不同毒蛇咬伤的牙痕各有特点。神经毒的毒蛇咬伤后，局部症状不显著，伤口出血很少或不出血，周围不红肿，所属的淋巴结常肿大和疼痛；血循毒的毒蛇咬伤后，局部疼痛剧烈，肿胀明显，且迅速向肢体近心端发展，伤口有血性液体渗出，或出血不止，伤口周围皮肤青紫、瘀斑或血疱，有的伤口组织坏死形成溃疡，所属淋巴结、淋巴管肿痛；混合毒的毒蛇咬伤后，伤口疼痛逐渐加重，伴有麻木感，伤口周围皮肤迅速肿胀，并有水疱、血疱，重者伤口坏死溃烂，伴所属的淋巴结肿大、压痛。

2. 全身症状 神经毒的毒蛇咬伤主要表现为神经系统受损害，多在伤后1～6小时出现症状。轻者有头晕、出汗、胸闷、四肢无力等症状；严重者出现瞳孔散大、视物模糊、言语不清、流涎、牙关紧闭、吞咽困难、昏迷、呼吸减弱或停止、脉象迟弱或不整、血压下降，最后呼吸肌麻痹而死亡。

血循毒的毒蛇咬伤主要表现为血液系统受损害，出现寒战发热，全身肌肉酸痛，皮下和/或内脏出血（尿血、血红蛋白尿、便血、衄血和/或吐血），继而可以出现贫血、黄疸等；严重者出现休克、循环衰竭。

混合毒的毒蛇咬伤主要表现为神经和血循环系统受损害，出现头晕头痛，寒战发热，四肢无力，恶心呕吐，全身肌肉酸痛，瞳孔缩小，肝大，黄疸等症状，脉象迟或数；严重者可出现心功能衰竭及呼吸停止。

（三）检查

（1）检测生命体征，如呼吸、脉搏、血压、体温及神志等。

（2）牙痕，如数量、大小、深浅、牙距；局部伤口，如出血、皮肤颜色；伤口周围，如水疱、血疱、瘀斑、坏死等。

（3）全身检查，包括神志、眼征、皮肤黏膜内脏有否出血、心、肺、肝、肾、消化道及神经系统检查。

（4）辅助检查，临床上常行血、尿常规，心肌酶谱，肝、肾功能，电解质及凝血六项，心电图，胸部平片，血气分析等检查。

三、鉴别诊断

1. 无毒蛇咬伤 一般无毒蛇咬伤处仅有多数细小呈弧形排列的牙痕,与毒牙痕完全不同;局部仅有轻微疼痛与肿胀,且为时短暂,不加重不扩大,亦无全身明显中毒症状;虽极少数无毒蛇如赤链蛇咬伤局部反应较显著,患者因恐惧而晕倒,或有头晕眼花,但短时间内症状多可缓解或消失。

2. 蜂螫伤 蜜蜂或黄蜂螫伤(尾刺刺入皮内),一般只表现局部红肿疼痛,多无全身症状,数小时后即自行消退。若被成群蜂螫伤时,可出现全身症状,如头晕、恶心、呕吐等,严重者可出现休克、昏迷甚至死亡,有时可发生血红蛋白尿,出现急性肾衰竭。过敏病人则易出现荨麻疹、水肿、哮喘或过敏性休克。

3. 蜈蚣咬伤 咬伤部位的皮肤出现两个瘀点,周围呈水肿性红斑,常继发淋巴结和淋巴管炎,自觉剧痛和刺痒。严重者可并发全身性中毒症状。

四、治 疗

毒蛇咬伤是一种严重的疾患,在咬伤早期能否及时有效地进行抢救和处理,影响到病情转归和预后。内外并治、排毒解毒、防毒内陷扩散为本病治疗的首要宗旨,也是蛇伤治疗成功的关键所在。

（一）急救治疗

1. 早期结扎 被毒蛇咬伤后,就地立即在咬伤部位近心端5～10cm进行绑扎,绑扎紧度以能阻断淋巴液和静脉血液回流而不妨碍动脉血的供应为宜。绑扎后即可用凉水冲洗伤口,以洗去周围黏附的毒液。在运送途中仍用凉水湿敷伤口。每隔20分钟松开绑扎2～3分钟,以免肢体因缺血而坏死。在应用有效的蛇药30分钟后可去掉绑扎。如咬伤超过12小时则无需绑扎。

2. 扩创排毒 常规消毒局麻后,沿牙痕纵行切开1.5cm,深达皮下,或作"+"字形切口,如有毒牙遗留应取出,同时以1：5000高锰酸钾溶液或过氧化氢水反复多次冲洗,使伤口处蛇毒破坏,并促进局部排毒,以减轻中毒;若被尖吻蝮蛇、蝰蛇等咬伤后伤口流血不止,有全身出血现象,则不宜扩创,以免发生出血性休克。

3. 烧灼、针刺、火罐排毒 在野外被毒蛇咬伤后,可立即用5～7个火柴头堆放于伤口上,点燃烧灼1～2次,以破坏蛇毒。出现肿胀时,可于八邪穴或八风穴处消毒后针刺放血,并由近心端向远端挤压以排除毒液。亦可用拔火罐的方法拔出伤口内的血性分泌物,达到减轻局部肿胀和促进蛇毒排泄的作用。但血循毒类毒蛇咬伤时应慎用,以防出血不止。

4. 局部冰袋外敷 早期使用可减慢局部的血液循环,阻滞毒素的扩散,使神经传导速度减慢,并抑制蛇毒酶的活性,但超过2小时、伤口深者局部冷敷效果不明显。

5. 封闭疗法 毒蛇咬伤后,尤其对眼镜蛇、尖吻蝮蛇咬伤的患者,应尽早用0.5%普鲁卡因溶液5～20ml加地塞米松5mg或胰蛋白酶2000U,在牙痕周围注射,深达肌肉层,或于绑扎上端进行封闭。可根据情况12～24小时后重复注射1次。若发生荨麻疹过敏反应者,可用异丙嗪25mg肌内注射。

6. 局部用药 经排毒方法治疗后,可用1：5000呋喃西林溶液或高锰酸钾溶液湿敷伤口,保持湿润引流,以防创口闭合。同时可以用清热解毒的鲜草药外敷,如半边莲、马齿苋、七叶一枝花、蒲公英、芙蓉叶等。敷药时不可封住伤口,以防阻碍毒液流出,还可用内服的蛇药片捣碎水调外敷。对已有水疱或血疱者,可先用消毒注射器吸出渗出液,再进行湿敷。

（二）辨证论治

根据"治蛇不泄,蛇毒内结,二便不通,蛇毒内攻"的原则,采用祛风解毒、凉血止血、利尿通便的治法。

1. 风毒证

证候：局部伤口不红不肿不痛，仅有皮肤麻木感；全身症状有头昏、眼花、嗜睡、气急，严重者呼吸困难、四肢麻痹、张口困难、眼睑下垂、神志模糊甚至昏迷；舌质红，苔薄白，脉弦数。

治法：活血通络，祛风解毒。

方药：717解毒合剂1号方（江西中医药大学附属医院中医外科经验方）。呼吸困难严重者加小陷胸汤；小便不利者加赤小豆；颈项强直、抽搐者加羌活、龙骨、牡蛎。

2. 火毒证

证候：局部肿痛严重，伴有水疱、血疱或瘀斑，严重者出现局部组织坏死；全身症状可见恶寒、发热、烦躁、咽干口渴、胸闷心悸、肋胀胁痛、大便干结、小便短赤或尿血；舌质红，苔黄，脉滑数。

治法：泻火解毒，凉血活血。

方药：黄连解毒汤、犀角地黄汤合五味消毒饮加减。高热、汗出、口渴者，加生石膏、知母以清泄气分热邪。

3. 风火毒证

证候：局部肿胀较重，一般多有创口剧痛，或有水疱、血疱、瘀斑、瘀点或伤处溃烂；全身症状有头晕、头痛、眼花、寒战发热、胸闷心悸、恶心呕吐、大便秘结、小便短赤，严重者烦躁抽搐，甚至神志昏聩；舌苔白黄相兼，后期舌质红，苔黄，脉弦数。

治法：清热解毒，凉血息风。

方药：717解毒合剂3号方（江西中医药大学附属医院中医外科经验方）。呼吸困难者加杏仁、麻黄；胸廓运动障碍者加全瓜蒌、枳实；腹胀、膈肌升降不利者加厚朴、藿香；尿少者加赤小豆、白茅根；血尿者加琥珀、益母草；黄疸者加茵陈、金钱草；大便秘结者加芒硝。

4. 蛇毒内陷证

证候：毒蛇咬伤后失治误治，出现高热、躁狂不安、惊厥抽搐或神昏谵语；局部伤口由红肿突然变成紫暗或紫黑，肿势反而稍减；舌质红绛，脉细数。

治法：清营凉血解毒。

方药：清营汤加减。神昏谵语、痉厥抽搐者，加服安宫牛黄丸或紫雪丹，以清心开窍、镇惊。

（三）外治疗法

1. 初起 被毒蛇咬伤后应就地取材，尽快结扎。同时可以外敷清热解毒的草药，如半边莲、蒲公英、芙蓉叶等，适应于肿胀较重者，可选择1~2种捣烂外敷；也可用蛇伤外敷散（江西中医药大学附属医院院内制剂）敷于伤口周围肿胀部位。

2. 溃后 后期形成的蛇伤溃疡宜扩创引流，用八二丹或九一丹药线引流，外敷金黄膏；待脓净后，改用生肌玉红膏掺生肌散外敷。

（四）其他疗法

1. 中成药 季德胜蛇药片、南通蛇药片、上海蛇药片、广州蛇药片、云南蛇药片，按说明书剂量口服。

2. 隔蒜艾灸 将约0.3cm厚、直径约4~5cm的独头蒜（用针扎数个孔），置于创口或咬伤处，上置圆锥形艾炷，点燃灸之，每次灸3~5壮，每日灸3次，连续用2~3天。

3. 西医治疗

（1）抗蛇毒血清：抗蛇毒血清特异性较高，效果确切，应用越早，疗效越好。但对心、脑、肾等实质性器官已发生器质性改变者，则难以奏效。小孩用量与成人相同。但都必须先做过敏试验，阳性者可按脱敏法处理。

（2）肾上腺皮质激素：在治疗严重蛇伤患者时，肾上腺皮质激素用量要大，氢化可的松每日量200～500mg，或地塞米松每日量10～20mg，一般可用3～5天。

（3）抗生素：常用青霉素或头孢类抗生素。对肾脏有损害的抗生素，如链霉素、庆大霉素、卡那霉素不能使用。

（4）破伤风抗毒素：由于蛇伤可并发破伤风杆菌感染，故可给予破伤风抗毒素1500单位肌内注射。

（5）危重病症的抢救：①呼吸衰竭的处理：一旦出现气促、呼吸困难、呼吸表浅而快等症状，应立即给氧，使用高灵敏度人工呼吸机，可配合使用呼吸中枢兴奋药。②中毒性休克的处理：休克的早期应适当予以补液，维持水、电解质平衡，给氧，保暖及镇静等支持疗法。③急性肾衰竭的处理：早期肾衰竭可选用甘露醇或呋塞米。人工透析疗法是治疗急性肾衰竭的有效措施。④心力衰竭的处理：轻症时，可用氨茶碱0.25g加入25%葡萄糖液20ml，静脉缓注，严重时可用洋地黄制剂。还应注意血钾及酸中毒。⑤弥散性血管内凝血（DIC）的处理：使用有效抗蛇毒血清和激素，改善微循环。严重者，可使用新鲜冰冻血浆、氨甲苯酸等。

五、预防与调护

（1）宣传普及毒蛇咬伤的防治知识，让群众了解和掌握毒蛇的活动规律，特别是毒蛇咬伤后的自救方法。

（2）饮食上忌食辛辣、燥热、肥甘厚味之品，忌饮酒，保持二便通畅。

（3）对于患者的紧张恐惧情绪，应耐心做好解释和安慰工作。

（4）咬伤初期，应令患者抬高患肢，避免走动，以防毒液扩散。病情好转时，患肢应适当抬高，以利于消肿，外敷药物不要遮盖伤口。

第四节　破　伤　风

破伤风是指皮肉破伤，风毒之邪乘虚侵入而引起的以全身或局部肌肉强直性痉挛和阵发性抽搐为特征的急性疾病，又称伤痉。破伤风之病名首见于《仙授理伤续断秘方·医治整理补接次第口诀》，曰："若破，用风流散填疮口，绢片包之，不可见风着水，恐成破伤风。"外伤所致者又称金创痉，产后发生者称产后痉，新生儿断脐所致者称小儿脐风或脐风撮口。临床上以外伤所致者最常见。西医学亦称破伤风。其特点是：有皮肉破伤史，有一定的潜伏期，以发作时呈现全身或局部肌肉的强直性痉挛和阵发性抽搐为主要特征。间歇期全身肌肉仍持续性紧张收缩，可伴有发热，但神志始终清楚，多因并发症而死亡。

一、病因病机

本病是因皮肉破伤，感受风毒之邪所引起。《诸病源候论》谓："金创得风"，简要地说明了破伤风的发生必须具备创伤和感受风毒这两个因素。创伤后皮破血损，卫外失固，在机体抵抗力降低的情况下，风毒之邪从伤口侵袭人体，从外达里而发病。风为阳邪，善行数变，通过经络、血脉入里传肝，外风引动内风，导致肝风内动，筋脉失养而出现牙关紧闭、角弓反张、四肢抽搐等；如不及时控制，必然导致脏腑功能失和，筋脉拘急不止，甚至造成呼吸、循环衰竭和全身衰竭而危及生命。

西医学认为，本病是由破伤风杆菌从伤口侵入人体而致病。破伤风杆菌是一种革兰氏染色阳性的厌氧梭状芽孢杆菌，广泛存在于泥土和人畜的粪便中，必须通过皮肤或黏膜的伤口侵入人体，特别是伤口窄而深、有异物、坏死组织多、引流不畅等伤口缺氧的环境下，当机体抵抗力降低或缺乏免疫力时，细菌在伤口局部迅速繁殖，并产生大量外毒素，外毒素有痉挛毒素和溶血毒素两种，引起症状的主要是痉挛毒素，此毒素对神经有特殊的亲和力，能引起肌肉痉挛；溶血毒素能引起组织局部坏死和心肌损伤。

二、诊　断

（一）临床表现

1. 潜伏期　一般为 4~14 天，短者 24 小时之内，长者数月或数年不等。潜伏期越短，病情越严重，预后也越差，死亡率也越高。

2. 前驱期　一般为 1~2 天，患者常出现头痛、头晕、乏力、多汗、烦躁不安、打呵欠、下颌微感紧张酸胀、咀嚼无力、张口略感不便等症状；伤口往往干陷无脓，周围皮肤暗红，创口疼痛并有紧张牵制感。

3. 发作期　典型的发作症状是全身或局部肌肉强直性痉挛和阵发性抽搐。

（1）肌肉强直性痉挛：首先从头面部开始，进而延展至躯干四肢，其顺序为咀嚼肌、面肌、颈项肌、背腹肌、四肢肌群、膈肌和肋间肌。患者开始感到咀嚼不便，咀嚼肌紧张酸痛，然后出现张口困难，牙关紧闭。面部肌群痉挛呈"苦笑"面容；颈项肌痉挛时颈项强直，头略向后仰，不能做点头动作；咽喉部肌肉痉挛可引起吞咽困难；背腹肌痉挛时腰部前凸，头和足后屈，呈角弓反张状；膈肌和肋间肌痉挛可出现呼吸困难，甚至窒息；膀胱括约肌痉挛可引起排尿困难，甚至尿潴留。

（2）阵发性抽搐：是在肌肉持续性痉挛的基础上发生的，轻微的刺激，如声音、光亮、震动、饮水、注射等均可诱发强烈的阵发性抽搐。每次发作可持续数秒、数分钟或数十分钟不等，发作时患者面色苍白，口唇紫绀，呼吸急促，口吐白沫，流涎，磨牙，头频频后仰，四肢抽搐不止，全身大汗淋漓，表情十分痛苦，但神志始终清醒。强烈的肌肉痉挛和抽搐有时可使肌肉断裂、出血，甚至发生骨折、脱位和舌咬伤等。发作间歇期长短不一，病情严重者发作接踵而来，在两次发作期间紧张性收缩始终存在。

最后可因全身肌肉长期强直、痉挛和并发感染产生高热、酸中毒、营养不良、水电解质紊乱导致衰竭而危及生命，有时可因窒息、心肌麻痹或吸入性肺炎等并发症而死亡。

4. 非典型发作症状　仅出现破伤部位局部的肌肉强直，不延及全身。

5. 常见并发症

（1）肺部并发症：肺炎和肺不张最为常见，多由于喉头痉挛、呼吸不畅、支气管内分泌物郁积而长期卧床所致。

（2）窒息：呼吸肌突然完全痉挛和喉头痉挛所致。

（3）酸中毒：开始是呼吸性酸中毒，由于长期喉头痉挛，呼吸不畅所引起。由于氧气吸入量大为减少；而另一方面又因强烈的肌痉挛而消耗大量能量，代谢加快，机体迫切需要大量氧气，于是患者陷入严重的缺氧状态，机体内的糖类、脂肪发生缺氧性代谢分解不全，大量乳酸和丙酮聚集，从而造成代谢性酸中毒。

此外，突然和强烈的肌痉挛可以引起肌肉撕裂、出血、骨折、脱位、便秘和尿潴留。

（二）破伤风的分度及其预后

1. 轻度　仅有紧张性收缩，如"苦笑"貌、牙关紧闭、角弓反张等，而无阵发性肌痉挛。

2. 中度　既有紧张性收缩，又有阵发性的全身肌痉挛。

3. 重度　痉挛延及呼吸肌，有严重的支气管肌和膈肌痉挛而有窒息的危险。

轻度、中度者预后较好，重度者预后较差。潜伏期愈短，受伤部位离脑部愈近，病情愈严重。此外，若早期出现阵发性痉挛且程度严重，或高热，或并发肺炎、肺不张，或早期出现支气管肌和膈肌痉挛，则预后不佳。

（三）实验室检查

伤口组织的破伤风梭菌培养或 PCR 检测阳性，可确诊破伤风（但阴性不能排除诊断）。脓液培养可有破伤风杆菌生长。血常规检查初期白细胞计数一般正常或偏高，发作期白细胞总数及中性粒细胞比例增加。合并肺部感染时，白细胞总数常在 $15 \times 10^9/L$ 以上，中性粒细胞达 80% 以上。

三、鉴别诊断

1. 化脓性脑膜炎　可出现与破伤风类似的颈项强直、角弓反张等症状，但一般无咀嚼肌痉挛，无阵发性抽搐。患者常有高热、剧烈头痛、喷射性呕吐、嗜睡等症状。脑脊液检查有压力增高、白细胞计数增多等。

2. 狂犬病　有被疯狗、猫咬伤史，潜伏期较长，以吞咽肌肉抽搐为主，病人呈兴奋、恐惧状，听到水声或看到水便发生咽肌痉挛，称之为"恐水症"。可因膈肌收缩产生大声呃逆，如犬吠声。很少出现牙关紧闭。脑脊液中淋巴细胞增高。

3. 癫痫　可出现与破伤风类似的面色发绀、抽搐等表现。但癫痫主要表现为意识丧失、感觉障碍、自主神经紊乱以及神经异常。有多次反复发作史。

四、治　疗

破伤风发生发展迅速，死亡率高，必须采取中西医结合综合治疗。中医治疗以息风、镇痉、解毒为原则。西医治疗应尽快消除毒素来源和中和体内游离毒素，有效地控制和解除痉挛，保持呼吸道通畅，必要时行气管切开，不能进食者可鼻饲，防止并发症的产生等。

（一）辨证论治

1. 风毒在表证

证候：轻度吞咽困难和牙关紧闭，全身肌肉痉挛，或只限于破伤部位局部肌肉痉挛，抽搐较轻，间歇期较长；舌苔薄白，脉弦数。

治法：祛风镇痉。

方药：玉真散合五虎追风散加减。抽搐严重者，加蜈蚣、地龙、葛根、钩藤。

2. 风毒入里证

证候：发作频繁而间歇期短，全身肌肉痉挛，抽搐，牙关紧闭，角弓反张，高热，大汗淋漓，面色青紫，呼吸急促，痰涎壅盛；或伴胸闷腹胀，大便秘结，小便短赤或尿闭；舌红或红绛，苔黄或黄糙，脉弦数。

治法：祛风止痉，清热解毒。

方药：木萸散加减。发作频繁者，加蜈蚣、钩藤。大便不通者，加生大黄、枳实、厚朴。

3. 阴虚邪留证

证候：疾病后期，抽搐停止，倦怠乏力，头晕，心悸，口渴，面色苍白或萎黄，时而汗出，牙关不适，偶有痉挛或屈伸不利，或肌肤有蚁行感；舌淡红，脉细弱无力。

治法：益胃养津，疏通经络。

方药：沙参麦冬汤加减。气阴两虚者，加太子参、五味子。

（二）外治疗法

在控制痉挛和应用破伤风抗毒素（或清创前在伤口周围注射破伤风抗毒素5000～10000IU）后进行彻底清创术，以消除毒素来源，清除坏死组织和异物，开放创口，用过氧化氢溶液冲洗伤口和湿敷；亦可外敷玉真散，隔日换药1次；创面有残余坏死组织时，可外用七三丹、红油膏；创面干净，脓尽新生，用生肌散、生肌白玉膏或愈疡生肌膏（江西中医药大学附属医院院内制剂）。

（三）其他疗法

1. 一般处理　将患者隔离于安静的暗室。保持呼吸道通畅，及时吸出口鼻、咽腔的分泌物。因喉头痉挛或痰涎壅盛不易吸出导致呼吸困难或窒息时，应及时行气管切开。轻症患者在发作间歇期尽量鼓励自行进食，重症患者要定时鼻饲，保证水和营养的摄入。也可行全胃肠外营养支持护理。

2. 西医治疗　主要采用尽快中和游离毒素、控制和解除痉挛、防止并发症等方法。

（1）破伤风抗毒素：确诊后用破伤风抗毒素2万～5万IU（皮试后）静脉滴入。

（2）控制和解除痉挛：病情较轻时可用镇静剂和安眠药物，如地西泮、苯巴比妥、10%水合氯醛；病情严重者可用冬眠疗法。应用时要密切观察生命体征的变化。

（3）防治并发症：补充水和电解质，以纠正水、电解质代谢失调。必要时可输全血或血浆。应用抗菌药物抑制破伤风杆菌和其他细菌感染，首选青霉素和甲硝唑。

3. 针刺治疗　牙关紧闭，取下关、颊车、合谷、内庭；角弓反张，取风池、风府、大椎、长强、承山、昆仑；四肢抽搐，取曲池、外关、合谷、后溪、风市、阳陵泉、太冲、申脉。一律采用泻法，留针15～20分钟。

4. 单方验方治疗

（1）取鲜嫩桑树枝（直径1寸，长3尺），架空后用火烧，两端即滴出桑木油，收集备用。取10ml加红糖少许，服后盖被出汗；或服大麻皮120g烧存性，研粉分为4份，每日服1份，分2～3次，加适量黄酒服下。服后盖被出汗。

（2）鲜红梗蓖麻根120～240g，加水1500ml，煎3～4沸即可，分次当茶饮。也可加入地金牛或牛疮叶（鲜全株）、假辣椒（鲜全株）各60～90g。儿童剂量酌减。

五、预防与调护

（1）正确处理伤口：特别是污染较严重的或较深的创口要早期彻底清创，去除坏死组织和异物；对可疑感染的伤口须通畅引流，不缝合，用3%过氧化氢溶液或高锰酸钾溶液冲洗伤口。

（2）中药预防：如无破伤风抗毒素时，可用蝉衣6～9g研末，每次1g，每日3次，黄酒送服；或玉真散5g，每日3次，黄酒送服，连服3日。

（3）患者隔离：保持环境安静，避免声、光、风等外界刺激，必要的治疗应争取在安静环境下进行。

（4）专人护理：防止发生窒息，严重患者在上、下牙之间放置橡皮开口器，防止舌咬伤；抽搐发作时防止摔伤和骨折；吸痰器放在床边，随时吸出口腔分泌物；注意口腔及皮肤护理；患者用过的器具严格消毒，敷料予以烧毁。

第五节 肠 痈

　　肠痈是指发生于肠道的痈肿，属内痈范畴。临床上西医学的急、慢性阑尾炎，肠末端憩室炎，克罗恩病等均属肠痈范畴，其中以急性阑尾炎最为常见。本节所讲的肠痈则专指急性阑尾炎。该病可发生于任何年龄，以青壮年为多，男性多于女性，约占外科住院病人的10%～15%，发病率居外科急腹症的首位。肠痈之病名最早见于《素问·厥论》，曰："少阳厥逆……发肠痈不可治，惊者死。"《金匮要略》总结了肠痈辨证论治的基本规律，推出了大黄牡丹汤等有效方剂，至今仍为后世医家所应用。本病的特点是：腹痛起始于胃脘或脐周，数小时后转移至右下腹，伴发热、恶心、呕吐，右下腹持续性疼痛并拒按。

一、病因病机

　　总由气机不畅，气滞血瘀，瘀久化热，积热腐肉而成。

　　1. 饮食不节　暴饮暴食，嗜食生冷、油腻，损伤脾胃，导致肠道功能失调，糟粕积滞，湿热内生，积结肠道而成痈。

　　2. 饱食后急剧奔走或跌扑损伤　致气血瘀滞，肠道运化失司，败血浊气壅遏而成痈。

　　3. 情志所伤　郁怒伤肝，肝失疏泄，忧思伤脾，气机不畅，肠内痞塞，食积痰凝，瘀结化热而成痈。

　　4. 寒温不适　外邪侵入肠中，经络受阻，郁久化热成痈。

　　上述因素均可损伤肠胃，导致肠道传化失司，糟粕停滞，气滞血瘀，瘀久化热，热盛肉腐而成痈肿。

　　西医学认为，本病的发生与其解剖特点和生理因素密切相关。阑尾是细长而游离的管腔结构，血供为终末动脉，易发生扭曲，异物梗阻而致血运障碍，造成黏膜坏死，细菌入侵而形成炎症。其致病菌多为肠道内革兰氏阴性杆菌和厌氧菌。根据阑尾炎发病后的病理改变，又分为急性单纯性阑尾炎、化脓性阑尾炎、坏疽性阑尾炎、阑尾穿孔性腹膜炎和阑尾周围脓肿。

二、诊 断

（一）临床表现

　　1. 初期　腹痛多起于脐周或上腹部，数小时后腹痛转移并固定在右下腹部，疼痛呈持续性、进行性加重。约70%～80%的病人有典型的转移性右下腹痛的特点，但也有一部分病例发病开始即出现右下腹痛。右下腹压痛是本病常见的重要体征，压痛点通常在麦氏点（右髂前上棘与脐连线的中、外1/3交界处），可随阑尾位置变异而改变，但压痛点始终在一个固定的位置上。两侧足三里、上巨虚穴附近（阑尾穴）可有压痛点。一般可伴有发热，体温在38℃左右，恶心纳减，舌苔白腻，脉弦滑或弦紧等。

　　2. 酿脓期　若病情发展，渐至化脓，则腹痛加剧，右下腹明显压痛、反跳痛，局限性腹皮挛急；或右下腹可触及包块；壮热不退，体温39℃以上，恶心呕吐，纳呆，口渴，便秘或腹泻。舌红苔黄腻，脉弦数或滑数。

　　3. 溃脓期　腹痛扩展至全腹，腹皮挛急，全腹压痛、反跳痛；伴恶心呕吐，大便秘结或似痢不爽；壮热自汗，体温39～40℃，口干唇燥；舌质红或绛，苔黄糙，脉洪数或细数。

　　4. 变证

　　（1）慢性肠痈：本病初期腹痛较轻，身无寒热或微热，病情发展缓慢，苔白腻，脉迟紧，或有反复发作病史者，多数为阑尾腔内粪石阻塞所致。

（2）腹部包块：在发病4～5天后，身热不退，腹痛不减，右下腹出现压痛性包块（阑尾周围脓肿），或在腹部其他部位出现压痛性包块（肠间隙、膈下或盆腔脓肿），多为湿热瘀结、热毒结聚而成。

（3）湿热黄疸：本病发病过程中可出现寒战高热、肝肿大和压痛、黄疸（门静脉炎），延误治疗可发展为肝痈。

（4）内、外瘘形成：腹腔脓肿形成后若治疗不当，少数病例脓肿可向小肠或大肠内穿溃，亦可向膀胱、阴道或腹壁穿破，形成各种内瘘或外瘘，脓液从瘘管排出。

（二）实验室及辅助检查

1. 血常规检查 初期，多数患者白细胞计数及中性粒细胞比例增高；在酿脓期和溃脓期，白细胞计数常升至 $18 \times 10^9/L$ 以上。

2. 尿常规检查 盲肠后位阑尾炎可刺激右侧输尿管，尿中可出现少量红细胞和白细胞。

3. 诊断性腹腔穿刺检查和超声显像检查 对诊断有一定帮助。

4. 钡灌肠摄片检查 可见阑尾持续不显示或部分显示。

5.CT检查 可显示阑尾的蜂窝织炎、脓肿、周围炎症及邻近组织器官病变及腹部其他病变。

6. 脓液细菌培养及药敏试验 有助于确定致病菌种类，针对性地选用抗菌药物。

三、鉴 别 诊 断

1. 急性胃肠炎 急性胃肠炎有呕吐、腹泻、腹痛、腹部压痛等症状和体征，这几点和急性阑尾炎相似，有时给诊断带来一定困难。但一般急性胃肠炎常有饮食不洁的病史，且多以吐泻为主，吐泻先于腹痛，或重于腹痛，腹痛部位不限于右下腹，腹痛时有排便感，排便后腹痛可暂时缓解。腹部压痛范围较广，多在脐周，一般无腹肌紧张，肠鸣音有阵发性亢进。大便化验可有脓细胞。

2. 胃、十二指肠溃疡穿孔 穿孔后溢液可沿升结肠旁沟流至右下腹部，似急性阑尾炎的转移性腹痛。病人多有溃疡病史，突发上腹剧痛，迅速蔓延至全腹，除右下腹压痛外，上腹仍具疼痛和压痛，腹肌板状强直，肠鸣音消失，可出现休克。多有肝浊音界消失，站立位X线透视或摄片可有腹腔游离气体。如诊断有困难，可行腹腔CT或诊断性腹腔穿刺。

3. 右侧输尿管结石 腹痛多在右下腹，为突发性绞痛，并向外生殖器部位放射，腹痛剧烈，但体征不明显。肾区叩痛，尿液检查有较多红细胞。B型超声检查表现为特殊结石声影和肾积水等。X线摄片约90%在输尿管走行部位可显示结石影。

4. 妇产科疾病

（1）异位妊娠：常有急性失血症状和下腹疼痛症状，有停经史及阴道不规则出血史，妇科检查阴道内有血液，阴道后穹隆穿刺有血等。

（2）卵巢滤泡或黄体囊肿破裂：临床表现与宫外孕相似，多在月经中、后期发病。

（3）卵巢囊肿扭转：腹痛突然而剧烈，盆腔检查可发现右侧囊性肿物。

（4）急性输卵管炎：腹部检查时压痛部位较阑尾炎为低，且左右两侧均有压痛，白带增多或有脓性分泌物，分泌物涂片检查可见革兰氏阴性双球菌。

此外，有时还需与右侧肺炎和胸膜炎、急性胆囊炎、急性肠系膜淋巴结炎等疾病进行鉴别。

四、治 疗

六腑以通为用，通腑泻热是治疗肠痈的主要治则。及早应用清热解毒、活血化瘀法可以缩短疗程。初期（急性单纯性阑尾炎）、酿脓期轻证（轻型急性化脓性阑尾炎）及右下腹出现包块者（阑尾周围脓肿），采用中药治疗效果较好，能免除手术和并发症带来的痛苦。特殊类型（老人、小儿、妊娠）阑尾炎、炎症反复发作和病情严重者，应及时采取手术和中西医结合治疗。

（一）辨证论治

1. 瘀滞证

证候：转移性右下腹痛，呈持续性、进行性加剧，右下腹局限性压痛或拒按；伴恶心纳差，可有轻度发热；苔白腻，脉弦滑或弦紧。

治法：行气活血，通腑泻热。

方药：大黄牡丹汤合红藤煎剂加减。胀痛甚者，加香附、木香；大便不通者，加芒硝。

2. 湿热证

证候：腹痛加剧，右下腹或全腹压痛、反跳痛，腹皮挛急；右下腹可触及包块；壮热，纳呆，恶心呕吐，便秘或腹泻；舌红苔黄腻，脉弦数或滑数。

治法：通腑泻热，利湿解毒。

方药：复方大柴胡汤加减。热毒甚者，重用蛇舌草；大便次数增多者，生大黄改制大黄。

3. 热毒证

证候：腹痛剧烈，全腹压痛、反跳痛，腹皮挛急；高热不退或恶寒发热，时时汗出，烦渴，恶心呕吐，腹胀，便秘或似痢不爽；舌红绛而干，苔黄厚干燥或黄糙，脉洪数或细数。

治法：通腑排脓，养阴清热。

方药：大黄牡丹汤合透脓散加减。热甚伤阴者，加鲜生地、鲜石斛、天花粉，去附子；阴损及阳出现休克时，加炮姜、焦白术，生大黄改制大黄。

（二）外治疗法

1. 中药外敷 无论脓已成或未成，均可选用金黄散、玉露散或双柏散，用水或蜜调成糊状，外敷右下腹；或用消炎散加黄酒或醋调敷；或用大蒜30g、芒硝30g，捣烂外敷。

2. 中药灌肠 还可采用通里攻下、清热解毒等中药肛滴，如大黄牡丹汤、复方大柴胡汤等煎剂150～200ml，直肠内缓慢滴入（滴入管插入肛门内15cm以上，药液30分钟左右滴完），使药液直达下段肠腔，加速吸收，以达到通腑泻热排毒的目的。

（三）特殊类型肠痈的治疗

1. 小儿肠痈 发病率较成人为低，多发生在上呼吸道感染和肠炎的同时，病情发展快且较为严重。腹肌紧张不明显，压痛范围一般较广而不局限，容易发生阑尾穿孔及其他并发症。病人高热、恶心呕吐出现早而频，常可引起脱水和酸中毒。中医学认为小儿为稚阳之体，脏腑薄，藩篱疏，易传变，加之小儿接受中药治疗合作程度差，一般多主张早期手术。西医学认为小儿阑尾壁薄，血运易受障碍，发生坏死穿孔快，加上大网膜发育不全，不能起保护作用，使炎症局限机会小，小儿腹腔吸收能力又强，一旦形成腹膜炎，其后果不堪设想，所以小儿急性阑尾炎应早期诊断，早期手术。

2. 老年肠痈 因老年人对痛觉迟钝，反应性差，故症状和体征常常不典型，转移性右下腹痛常不明显，腹膜刺激征多不显著；同时，虽然炎症较重，但白细胞计数和中性粒细胞比例仍可在正常范围。因此阑尾坏疽穿孔和其他并发症的发生率都较高。由于临床表现和病理变化往往不相符合，容易延误诊治，尤应警惕。中医学认为患者年老体弱，气血两虚，应尽量少用苦寒攻下药物，适当加入益气养阴、扶正托里药物，可取得明显疗效。同时应适当选用对厌氧菌有效的抗菌药物。

3. 妊娠期急性肠痈 临床上也较为常见。其特点是随着妊娠的月数增加而阑尾压痛点不固定，腹肌紧张和压痛均不明显，穿孔后由于胀大的子宫的影响，腹膜炎症不易局限，炎症刺激子宫可致流产或早产。由于肠痈对孕妇和胎儿危害较大，一般主张应早期手术治疗。

4. 异位肠痈　症状及体征多不明显，有盆腔内、盲肠后、腹膜外、肝下、左下腹等不同部位的肠痈。可按一般肠痈的治疗原则，选择手术或非手术疗法。

（四）其他疗法

1. 一般疗法

（1）输液：对禁食或脱水或有水、电解质紊乱者，应静脉补液予以纠正。

（2）胃肠减压：阑尾穿孔并发弥漫性腹膜炎伴有肠麻痹者，应行胃肠减压，目的在于抽吸上消化道所分泌的液体，以减轻腹胀，并为灌入中药准备条件。

（3）抗生素：腹膜炎体征明显或中毒症状较重者，可选用广谱抗菌药物。

2. 针刺治疗　可作为辅助治疗方法，具有促进肠蠕动、促使停滞物排出、改善血运、止痛、退热、提高人体免疫机能等作用。主穴：双侧足三里或阑尾穴。配穴：发热加曲池、合谷或尺泽放血；恶心呕吐加内关、中脘；痛剧加天枢；腹胀加大肠俞、次髎。均取泻法，每次留针 0.5～1 小时，每隔 15 分钟强刺激 1 次，每日 2 次。加用电针可提高疗效。

3. 手术治疗　西医治疗急性阑尾炎的原则是早期行手术治疗。尤其是小儿急性阑尾炎，一经确诊应积极行手术治疗。对急性单纯性阑尾炎、慢性阑尾炎也可选用腹腔镜行阑尾切除。

五、预防与调护

（1）避免饮食不节和食后剧烈运动，养成规律性排便习惯；驱除肠道内寄生虫，预防肠道感染。

（2）对初期、酿脓期肠痈（急性单纯性、轻度化脓性阑尾炎和阑尾周围脓肿），可根据食欲情况给予清淡软食或半流食，并发腹膜炎者应根据病情给予流质饮食或禁食。

（3）除初期肠痈（急性单纯性阑尾炎）外，一般应卧床休息，对并发腹膜炎及阑尾周围脓肿的病人，应采取有效的半卧位，防止过早下床活动，以免病情反复。

（4）本病复发率很高，为了防止复发，一般主张在临床症状和体征消失后，继续坚持服用中药 7～14 天，可明显降低复发率。

第六节　胆石症

胆石症是指湿热浊毒与胆汁互结成石，阻塞于胆道而引起的疾病。胆石症在中医学中属于"胆胀""胁痛""结胸""黄疸"等范畴。本病相当西医学的胆囊结石及肝内外胆管结石。《灵枢·经脉》中记载："胆足少阳之脉……是动则病口苦，善太息，心胁痛，不能转侧。"《金匮要略·黄疸病脉证并治》中不仅描述了类似本病的主症及病机，还提出了多种治法和方药。《伤寒全生集·发黄》更扼要地概括了本病急性期的理法方药。流行病学调查表明，我国胆结石患病率为 0.9%～10.1%，平均 5.6%。女性患病率高于男性，并随年龄增长而增加。根据胆石的外观和化学成分，分胆固醇结石、胆色素结石、混合结石三类。随着生活水平的提高，饮食结构的改变，我国的胆结石发病已经由以胆色素结石为主逐渐转变为以胆固醇结石为主，但胆色素结石的防治仍然面临着巨大困难和挑战。

一、病因病机

情志不遂，饮食失节，或蛔虫上扰，肝胆气机不畅，肝失疏泄，郁久化热，湿热蕴蒸于肝胆，湿热浊毒与胆汁互结，日久而成砂石，阻塞胆道而发病；或久病耗阴，劳欲过度；或由于各种原因引起精血亏损，水不养木，肝阴不足，疏泄失常，累及胆腑，精汁通降不畅，久积成石。若郁久化热，可致胆汁溢郁肌肤而发黄；热积不散，热毒炽盛而致热扰营血，可出现神昏谵语之症。由于胆石系胆汁久瘀，经久煎熬而成，砂石又可阻塞胆道，从而由病理产物转为致病因素，致使胆石为病缠绵反复，难以彻底治愈。

西医学认为，胆石症的发生与胆道梗阻、感染、胆汁淤积等因素密切相关。

二、诊　　断

（一）临床表现

1. 腹痛　胆石在胆道移行，或发生嵌顿梗阻，可引起胆道痉挛而出现急性发作性胆绞痛。疼痛多位于右胁下、胃脘或膻中。大多餐后发生，尤其是进油腻食物或腹部受震动易诱发，可痛引肩背。多为阵发性疼痛，或持续性疼痛阵发性加重，可为钝痛、绞痛、剧痛，常伴恶心、呕吐、自汗。若胆石移行损伤胆道内壁，引起胆道出血，可有呕血或黑便。

2. 发热和寒战　是胆道结石染毒的表现。

3. 黄疸　为结石引起胆道梗阻所致。胆绞痛发作后经过一定时间出现的梗阻性黄疸，一般较轻或呈波动性；当结石急性梗阻并染毒时，则可出现目黄、身黄、尿黄、恶寒、壮热不退，甚至热厥等全身症状。重症胆道感染累及肝脏可引起肝痈。长期胆道梗阻未除可发生积聚、臌胀等。

4. 消化道反应　表现为腹胀、嗳气、厌油腻食物、口苦、反酸等。

（二）实验室及辅助检查

血常规检查可见白细胞总数升高，以中性粒细胞升高为主；B超、X线片、造影、CT、MRI对于该病诊断有重要意义，尤其是无症状结石。

三、鉴别诊断

1. 胰腺炎　疼痛及压痛部位多在中上腹或稍偏左，胆囊区无明显触痛，血、尿淀粉酶显著增高；B超、CT扫描等检查可资鉴别。

2. 胃穿孔　突发腹部剧痛，为持续性刀割样剧痛，板状腹，肝浊音界消失，X线透视见膈下有游离气体。

3. 蛔厥　好发于青少年，呈钻顶样绞痛，可吐出蛔虫，缓解时如常人，腹部体征不明显。

4. 肝痈　右胁腹疼痛，呕恶，尤以发热、寒战明显，B超可鉴别。

5. 其他急腹症　胆石症还须与急性肠梗阻、急性肠扭转、肠穿孔、急性阑尾炎并发穿孔、肠系膜血管栓塞或血栓形成、女性右侧宫外孕及卵巢囊肿蒂扭转等疼痛性疾病相鉴别。B超检查、腹部平片、尿常规等有助于鉴别。

四、治　　疗

六腑以通为用，疏肝利胆、清热利湿、通里攻下、活血解毒是主要治法。胆石症急性发作期应以攻邪为主，通降为先。若病情危重者应选择手术和中西医结合治疗。

（一）辨证论治

1. 肝郁气滞证

证候：右上腹间歇性绞痛或闷痛，有时可向右肩背部放射，右上腹有局限性压痛；伴低热、口苦，食欲减退；舌质淡红，苔薄白或微黄，脉弦紧。

治法：疏肝利胆，理气开郁。

方药：金铃子散合大柴胡汤加减。右上腹胀痛甚者，加木香、郁金、陈皮行气止痛；若出现口渴、小便黄，加金钱草、蒲公英。

2. 肝胆湿热证

证候：右上腹有持续性胀痛，多向右肩背部放射，右上腹肌紧张，有压痛，有时可摸到肿大之胆囊；伴高热、恶寒、口苦咽干、恶心呕吐、不思饮食，部分病人出现身目发黄；舌质红，苔黄腻，脉弦滑或弦数。

治法：疏肝利胆，清热利湿。

方药：茵陈蒿汤合大柴胡汤加减。热毒症状较重者，加金钱草、蒲公英、黄连清热解毒。

3. 肝胆脓毒证

证候：右上腹硬满灼痛，痛而拒按，或可触及肿大的胆囊；黄疸日深，壮热不止；舌质红绛，苔黄燥，脉弦数。严重者四肢厥冷，脉微细而数。

治法：泻火解毒，养阴利胆。

方药：茵陈蒿汤合黄连解毒汤加减。若热毒症状重者，加板蓝根、鲜生地、金银花、蒲公英泻火解毒；热极伤阴而口干舌绛者，加玄参、麦冬、石斛；恶心呕吐明显者，加姜半夏、竹茹、陈皮和胃止呕；四肢厥冷，脉微欲绝者，加人参、附子等。

4. 肝阴不足证

证候：胁肋隐痛，绵绵不已，可向右肩背部放射，遇劳加重；口干咽燥，心中烦热，两目干涩，头晕目眩；舌红少苔，脉弦细。

治法：滋阴柔肝，养血通络。

方药：一贯煎加减。若两目干涩、视物昏花，可加决明子、女贞子；头晕目眩甚者可加黄精、钩藤、天麻、菊花；心中烦热、口苦甚者，可加栀子、丹皮、夜交藤、远志。

（二）外治疗法

可选芒硝30g、生大黄60g，均研细末，大蒜头1个，米醋适量，共捣成糊状，布包外敷于胆囊区。

（三）其他疗法

1. 针灸治疗

（1）体针：取阳陵泉、胆囊穴、中脘、太冲、胆俞等穴，每次选2～3穴，用泻法或平补平泻法，每次留针30分钟，每日2次。

（2）耳针：选用交感、神门、肝、胆、十二指肠，针刺或耳穴敷贴。

（3）耳穴压豆法：用耳穴探测仪探查耳穴压痛点后，敷贴王不留行籽，每日按压数次。

2. 西医治疗

（1）西药治疗：静脉输液以纠正水电解质和酸碱平衡失调；抗感染可选用氨苄青霉素、头孢类抗菌药物等；疼痛发作时应选用解痉止痛剂及吗啡类止痛药。

（2）溶石治疗：可口服鹅去氧胆酸或熊去氧胆酸，每日剂量为15 mg/kg，疗程6～24个月，但疗效不确切。

（3）体外震波碎石疗法（ESWL）：体外震波碎石疗法是利用液电、压电或磁电效应产生冲击波，经介质传导和聚焦，进入人体后粉碎体内结石的一种新技术。ESWL治疗的适应证主要是胆囊结石，要求：①系无钙化的胆固醇结石。②单发结石或最多不超过3个的多发结石，最大直径不超过2.5～3cm。③当体位变动时，可见结石移动或结石呈漂浮状。④胆囊功能较好，适合于口服溶石治疗者。

（4）内镜治疗：通过内镜进行排石、取石、碎石治疗。

（5）手术治疗：急性胆囊炎若发生严重并发症，如化脓性胆囊炎、化脓性胆管炎、胆囊穿孔、败血症、多发性肝脓肿等；急性梗阻性化脓性胆管炎；慢性胆囊炎反复发作；或胆囊结石较大，引起胆管梗阻者，均应行胆囊切除、胆总管探查造口术。中医药治疗在胆石症手术患者的围手术期干预可明显降低残石率，减少复发率，并提高病人生活质量。

五、预防与调护

（1）提倡合理饮食，不宜过饱，忌食生冷及不易消化食物，一般以进低脂流质、半流质饮食为宜。

（2）避免精神刺激，保持心情舒畅、乐观，树立战胜疾病的信心。

（3）对胆道蛔虫病患者治疗要彻底，间断服用利胆排虫药物，使胆道内的蛔虫排尽，以预防结石的形成。

（4）患病期间应卧床休息，禁食或流质饮食。严密观察患者体温、血压、脉搏、尿量变化，高热时采用物理降温。严重呕吐并有腹胀者可行胃肠减压，并随时检查胃管是否通畅。

（5）如患者病情变化而需要手术，应做好手术前准备。

本书PPT课件

外科疾病院内制剂汇编

C

柴丹振阳颗粒（云南省中医医院院内制剂）

丹参，柴胡，白芍，枳壳，远志，蛇床子，淫羊藿，鹿角胶，蜈蚣。

功用：疏肝、活血、益肾。用于治疗男性勃起功能障碍。

用法：口服。

除湿止痒洗剂（河南中医药大学第三附属医院院内制剂）

土茯苓，白矾，白芷，蛇床子，苦参，地肤子，花椒，生甘草等。

功用：除湿止痒，消肿止痛。主治肛门湿疹，肛门瘙痒等。

用法：取适量，先熏后洗或湿敷，每次15分钟，每日1～2次。

D

大菟丝子消核口服液（成都中医药大学附属医院院内制剂）

熟地，山茱萸，白芍，川芎，黄芪，黄精，当归，枳壳，枸杞子，大菟丝子，橘络。

功用：养血调经，消癖镇痛。用于气滞血瘀所致的乳腺增生症，症见乳房肿块或结节、数目不等、大小不一、质软或中等硬。

用法：口服。一次1～2支，一日3次；与月经有关者，经前服用。

F

蜂珍膏（贵州中医药大学第一附属医院院内制剂）

蜂胶，灵芝，黄柏，三七，香附，冰片，珍珠粉，芒硝等。

功用：清热除湿、消肿止痛、敛疮生肌。适用于湿热下注所致混合痔、肛周脓肿、肛裂等创面，症见便后滴血，肛门疼痛、坠胀，肛门局部创面不愈。

用法：外用，取适量涂搽患处。

妇炎散（贵州中医药大学第一附属医院院内制剂）

红花，当归，大黄，黄柏，丹参，红藤，川乌，草乌，姜黄，苍术，白芷，泽兰，防风，乌头，香附，艾叶，透骨草，厚朴等。

功用：活血化瘀，清热解毒，消炎止痛，理气通络，软坚散结。用于慢性盆腔炎、盆腔炎性包块、附件炎、子宫内膜炎、术后粘连、不孕症、痛经、子宫内膜异位症。

用法：外用，将药倒出1/4或1/3，用温热水调成糊状。（天冷可加白酒少许）装入纱布袋内，敷于患部，每日1～2次，每次敷1～2小时。

G

蛤蚧兴阳丸（云南省中医医院院内制剂）

蛤蚧，鹿茸，菟丝子，蛇床子，淫羊藿。

功用：补肾定喘，益精纳气。用于肾阳不足的阳痿、早泄、遗精、滑精、腰膝酸痛、虚劳喘咳等。

用法：口服，一次10g（一盖），一日2次，淡盐水送服。

葛根清肠颗粒（河北中医学院第一附属医院河北省中医院院内制剂）

葛根、诃子肉、地榆、黄连、秦皮、龙骨、金樱子、五倍子、儿茶、香附、白芍、茯苓、青皮、木香。

辅料：糊精、蔗糖粉。

功用：和胃理肠，清化湿热，行气消胀，止泻定痛。用于胃肠湿热，气机郁滞所致的泄泻、便溏、腹痛、肠鸣、里急后重、食少倦怠等；胃肠炎腹泻见上述证候者。

用法：米汤或白开水送服。一次1袋，一日3次；儿童及危重病人用量遵医嘱。

H

黄白胶囊（福建中医药大学附属人民医院院内制剂）

鬼针草，黄柏，白芷，地榆。

功用：清热利湿，凉血止血软便。用于痔出血水肿，肛裂出血，肛肠病术后便秘、出血。

用法：口服。

黄连膏（长春中医药大学附属医院院内制剂）

黄连9g，黄柏9g，当归15g，生地30g，姜黄9g，麻油360g，黄蜡120g。

功用：润燥、清热、解毒、止痛，用于疮疡阳性者。

用法：外敷。

黄连膏（北京中医药大学东直门医院院内制剂）

黄连，苍术，黄柏，凡士林。

功用：用于毛囊炎及细菌性皮肤病、湿疹等。

用法：外涂。

黄连紫草膏（河南中医药大学第一附属医院院内制剂）

地黄，黄连，当归，黄柏，紫草等。

功用：清热燥湿，解毒，消炎，止痛。主治疮疡疖肿、烧伤、烫伤、湿疹及外伤。

用法：外用，将药膏涂于消毒纱布上敷患处，每2～3日换药一次或遵医嘱。

黄术胶囊（福建中医药大学附属人民医院院内制剂）

鬼针草，苍术，白术，黄柏，丹皮。

功用：清热利湿、托里排毒。用于肛窦炎，肛门直肠脓肿、肛瘘及术后应用。

用法：口服。

J

结肠清热丸（河南中医药大学第二附属医院院内制剂）

金银花，槐花，当归，乳香，没药，皂角刺，白芷，天花粉，川贝母等。

功用：清热解毒，消肿散结，活血止痛。用于慢性结肠炎属湿热型者。

用法：口服，一次10g，一日3次。

结肠补虚丸（河南中医药大学第二附属医院院内制剂）

附子，鹿角胶，姜炭，肉桂，麻黄，芥子，白术，黄芪，补骨脂，蜂房等。

功用：补脾益肾，温经通脉。用于慢性结肠疾病肾阳虚衰型者。

用法：口服，一次10g，一日3次。

解散洗剂（河南中医药大学第一附属医院院内制剂）

柴胡，葛根，黄芩，黄连，黄柏，蒲公英，板蓝根，金银花，白花蛇舌草，地黄，白茅根，山药，甘草等。

功用：清热止痛、解毒消肿。主治慢性结肠炎、胃炎、溃疡性结肠炎、痔瘘肛裂、疮毒发热，多属内热盛者。

用法：外洗，每次5～10ml，洗患处或湿敷，或保留灌肠，每次50ml。

金黄膏（北京中医药大学东直门医院院内制剂）
如意金黄散，凡士林。
功用：用于疮疡阳证。
用法：局部外敷。

金黄解毒膏（河北中医学院第一附属医院河北省中医院院内制剂）
大黄、黄柏、姜黄、白芷、制天南星、陈皮、苍术、厚朴、甘草、天花粉。辅料：香油、蜂蜡。
功用：清热化瘀，消肿止痛。用于阳证疮疡。
用法：外用涂患处。一日2次，或遵医嘱。

K

抗炎消肿丸（河南中医药大学第二附属医院院内制剂）
黄芩，板蓝根，蒲公英，紫花地丁，野菊花，天葵子，连翘，栀子，淡竹叶。
功用：清利湿热，解毒消肿，凉血止血。用于痔疮湿热壅滞型；同时适用于肛门部术后之局部肿痛。
用法：口服，一次10g，一日3次。

溃结涸渍方（长春中医药大学附属医院院内制剂）
艾叶、干姜、栀子、泽兰、白芷、草豆蔻、吴茱萸各1份，土茯苓2份。
功用：温中祛湿、止泻。用于溃疡性结肠炎中焦气虚夹湿者。
用法：共为细末，水调敷于腹部。

L

利湿祛风止痒汤（贵州中医药大学第一附属医院院内制剂）
黄柏12g，黄芩15g，苦参15g，五倍子20g，地肤子20g，蛇床子20g，白鲜皮20g，革薜15g，防风10g，炒苍术10g，炒花椒15g，龙胆草15g，苦楝皮10g，百部10g。
功用：清利湿热，泻火解毒，祛风止痒。
用法：加入500ml沸水，温度小于36℃，先熏5分钟后坐浴15分钟。

Q

717合剂1号方（江西中医药大学附属医院经验方）
金银花10g，野菊花10g，七叶一枝花30g，半边莲30g，大黄10g，车前草10g，紫花地丁10g，白芷10g，防风10g，僵蚕10g，蝉衣10g，全蝎3g，蜈蚣2条。
功用：祛风解毒，活血通络。
用法：水煎服。

717合剂3号方（江西中医药大学附属医院经验方）
金银花10g，野菊花10g，七叶一枝花30g，半边莲30g，大黄10g，车前草10g，紫花地丁10g，白芷10g，防风10g，蝉衣10g。
功用：清热解毒，凉血息风。
用法：水煎服。

前列通窍胶囊（云南省中医医院院内制剂）
黄芪，水蛭，乌药，肉桂，菟丝子，益智仁，怀牛膝。
功用：益气补肾，祛瘀通窍。用于治疗癃闭（前列腺增生症）。
用法：口服，每日2次，每次3粒，温开水吞服。

清敛口服液（河南中医药大学第一附属医院院内制剂）
乌梅，五倍子，椿皮，苦参，牡蛎，黄连，百部，三七，白及，白矾，樟脑，甘草等。
功用：解毒收敛，生肌止痛。主治湿热胃炎，慢性结肠炎，及肛肠术后伤口不愈合。
用法：口服，一次20～40ml，一日3次。或遵医嘱。

清消灌肠剂（河南中医药大学第一附属医院院内制剂）
白芷，黄芩，黄柏，乳香，没药，蝉蜕，儿茶，白矾，甘草，冰片，三七，薄荷脑等。
功用：消炎止痛，活血化瘀。用于慢性结肠炎，疮疡，肛肠瘘术后促进愈合。
用法：注入肛门内保留灌肠或外洗患处。每次 20～60ml，每日 2 次。

清敛灌肠剂（河南中医药大学第一附属医院院内制剂）
苦参，黄连，乌梅，五倍子，椿皮，牡蛎，三七，百部，白及，白矾，樟脑，甘草等。
功用：解毒收敛，生肌止痛。用于胃炎，慢性结肠炎，疮疡，肛肠瘘术后促进愈合。
用法：注入肛门内保留灌肠或外洗患处。每次 20～60ml，每日 2 次。

全蝎软膏（黑龙江中医药大学附属第一医院院内制剂）
蜈蚣 9 条，全蝎 63 个，冰片 18g，凡士林 1000g。
将凡士林熔化后，入蜈蚣、全蝎（一定要用大一点的盆，因为放入蜈蚣全蝎过急，会产生大量泡沫，扑锅，弄得到处都是）煎至冒白烟为度，去滓滤清，加入冰片，搅匀收膏。也可以加入黄柏等，适当加减。
功用：祛腐生肌，清热止痛。治脱疽。（加入黄柏后，对蚊虫叮咬效果甚佳）对淋巴结结核也有一定效果。
用法：用时摊于纱布上，敷患处。或直接涂抹。

R

如意金黄散（贵州中医药大学第一附属医院院内制剂）
姜黄，大黄，黄柏，苍术，厚朴，陈皮，甘草，生天南星，白芷，天花粉。
功用：消肿止痛。用于疮疡肿痛，丹毒流注，跌扑损伤。
用法：外用，红肿，烦热，疼痛，用清茶调敷；漫肿无头，用醋或葱酒调敷，亦可用植物油或蜂蜜调敷。一日数次或遵医嘱。

如意金黄膏（河南中医药大学第一附属医院院内制剂）
姜黄，大黄，黄柏，苍术，厚朴，陈皮，甘草，生天南星，白芷，天花粉等。
功用：消肿止痛。用于疮疡肿痛，丹毒流注，跌扑损伤。
用法：外用适量，敷患处，一日数次。

S

蛇伤外敷散（江西中医药大学附属医院院内制剂）
七叶一枝花，黄柏，大黄，五灵脂，胆南星，白芷，川芎。
功用：清热解毒，消肿止痛，通经活络。
用法：用醋调糊外敷。

生肌散（北京中医药大学东直门医院院内制剂）
煅石膏，海螵蛸，血力，冰片。
功用：用于疮疡后期脓毒已净愈合缓慢者。
用法：外撒疮面。

水调散（辽宁中医药大学附属医院院内制剂）
黄柏，煅石膏。
功用：清热解毒，消炎止痛。用于一切阳性疮疖初起未破者，红肿，高大，疼痛难忍。
用法：外用。用适量的凉开水调成膏状，敷于患处，一日 1～2 次；或遵医嘱。

十味百合颗粒（河北中医学院第一附属医院河北省中医院院内制剂）
百合、苦参、白芍、青皮、仙鹤草、制没药、醋延胡索、蒲公英、三七粉、甘草。辅料：糊精、蔗糖粉。
功用：清化湿热，和胃安肠，消胀定痛。用于湿热蕴结，胃失和降，脾失健运所致的胃痛，胀满，烧心等症；消化性溃疡见上述证候者。
用法：口服。一次 1 袋，一日 3 次；儿童用量酌减或遵医嘱。

芍地和胃颗粒（河北中医学院第一附属医院河北省中医院院内制剂）

白芍、地榆、麦冬、茯苓、香附、五味子、白术、鸡内金、石菖蒲、仙鹤草、当归、川芎、郁金、三七粉、瓜蒌、泽泻、茵陈、荔枝核。辅料：糊精、蔗糖粉。

功用：和胃健脾，调气理血，化湿通络，解痉止痛。用于胃失和降，气机郁滞，湿邪中阻，瘀血阻络所致的胃疼，胀满，嗳气，纳呆，烧心等；浅表性胃炎，萎缩性胃炎，疣状胃炎见上述证候者。

用法：米汤或白开水送服。一次1袋，一日3次；每服药3个月为一个疗程，儿童用量酌减或遵医嘱。

T

烫伤油（北京中医药大学东直门医院中医外科院内制剂）

生地，当归，寒水石，黄柏，地榆。

功用：用于水火烫伤。

用法：外涂。

通脉合剂（辽宁中医药大学附属医院院内制剂）

党参，丹参，当归，牡蛎，黄芪，白芍，白术，红花，全蝎，蜈蚣

功用：补气活血，解毒止痛。

用法：口服，一次30～50ml，一日2次。

通秘合剂（河南中医药大学第一附属医院院内制剂）

黄芪，太子参，白芍，肉苁蓉，火麻仁，熟地黄，油当归，郁李仁，槟榔，木香，甘草，桃仁等。

功用：益气养血，滋阴润燥，通便。主治因气血不足，阴津亏损所致大便秘结，排便困难等。

用法：口服，一次20ml，一日3次。

通秘丸（河南中医药大学第一附属医院院内制剂）

大黄，芒硝，槟榔，芦荟，厚朴，枳实，木香，白芍，火麻仁，甘草等。

功用：清热导泻，行气止痛，润肠通便。主治实热积滞所致的大便秘结等。

用法：口服，一次9g，一日3次。

通便敷贴（长春中医药大学附属医院院内制剂）

大黄、元明粉、生地、枳实各50g，厚朴、陈皮、木香、槟榔、桃仁、红花各25g，巴豆5g。

功用：清热行气通便。用于实热便秘者。

用法：共为细末，水、蜂蜜和之，贴脐。孕妇禁用；贴后有不良反应者，立即停用。

通便合剂（河南中医药大学第三附属医院院内制剂）

生黄芪，生白术，生地黄，炒白芍，肉苁蓉，火麻仁，桃仁，制首乌，郁李仁，槟榔，木香，甘草等。

功用：益气养阴，润肠通便。主治因气血不足，阴津亏损所致大便秘结，排便困难等。

用法：口服，每次20ml，每日2～3次。

通便丸（河南中医药大学第三附属医院院内制剂）

大黄，厚朴，枳实，槟榔，芦荟，炒决明子，炒莱菔子，木香，炒白芍，火麻仁，甘草等。

功用：清热导滞，行气通便。主治实热积滞所致的大便秘结等。

用法：口服，每次9g，每日2～3次。

W

五味消痹洗液（长春中医药大学附属医院院内制剂）

防风、白蔹各200g，白芷、白薇、当归各300g。

功用：清热祛湿。用于溃疡性结肠炎湿热壅盛者。

用法：每次100ml，每日2次，保留灌肠。

五白玉荣散（河北中医学院第一附属医院河北省中医院院内制剂）

石膏、玉竹、天花粉、菊花、百合、白芍、白蔹、白芷、白薇、硼砂、丁香、猪牙皂、白矾、僵蚕。

功用：清胃润肺，舒郁散结，祛斑除皱。用于胃热肺燥，气血失调所致的皮肤瘙痒，粗糙，生斑；雀斑，黄褐斑见上述证候者。

用法：外用，一次1袋，用300～500ml温水浸泡1袋，药液用洁净面巾热敷面部。

X

香连金黄散（成都中医药大学附属医院院内制剂）

白芷，生天南星，黄柏，木香，天花粉，生半夏，黄芩，苍术，陈皮，厚朴，甘草，姜黄，白及，黄连，大黄，矮桐子。

功用：清热解毒，消肿止痛。用于热毒引起的红肿疼痛及未溃烂的疮疡。

用法：外用。取适量，温开水调敷患处；或遵医嘱。

香木活血散（成都中医药大学附属医院院内制剂）

木瓜，香附，白芷，独活，羌活，自然铜，川芎，木香，白及，续断，小茴香，王不留行，肉桂，制川乌，厚朴，乳香，炙甘草，血竭，没药，当归，紫荆皮。

功用：活血祛瘀，消肿止痛。用于气血瘀滞，风湿痹阻所致的新旧骨折、筋骨损伤、扭挫伤、红肿疼痛等症。

用法：外用。取适量，用开水或酒、醋调敷患处；或遵医嘱。

消疬胶囊（贵州中医药大学第一附属医院院内制剂）

柴胡，白芍，香附，瓜蒌，青皮，三棱，莪术，白芥子，煅牡蛎，昆布，海藻等。

功用：疏肝理气、化痰散结。用于乳腺增生症，老年性前列腺增生症，黄褐斑等。

用法：口服，一次4～6粒，一日3次。

消痔合剂（成都中医药大学附属医院院内制剂）

蒲公英，忍冬藤，野菊花，槐角，地榆，仙鹤草，枳实，厚朴，肉苁蓉，连翘，甘草。

功用：清肠解毒，养血生肌。

用法：口服，每次10ml，一日3次。

消炎生肌膏（福建中医药大学附属人民医院院内制剂）

血竭，京丹，当归，儿茶。

功用：托毒、祛腐生肌。用于肛窦炎，肛周炎，肛门直肠脓肿，肛瘘，肛肠病开放性手术后创面换药。

用法：外用。

消炎止痛洗剂（河南中医药大学第一附属医院院内制剂）

土茯苓，大黄，芒硝，马齿苋，制川乌，制草乌，甘草等。

功用：清热祛湿，消肿止痛。主治阳证疮疡、便下脓血、痔瘘术后疼痛。

用法：取适量，外洗或热坐浴，一日2次。

熊珍软膏（成都中医药大学附属医院院内制剂）

熊胆粉，珍珠，黄连，白芷，龙骨，硼砂，浙贝母，冰片。

功用：清热解毒，消炎止痛。用于痔疮及肛门红肿疼痛等症。

用法：外用。涂擦患处，一日数次。

熊珍栓（成都中医药大学附属医院院内制剂）

熊胆粉，珍珠，黄连，白芷，龙骨，硼砂，浙贝母，冰片。

功用：清热解毒，消炎止痛。用于痔疮及肛门红肿疼痛等。

用法：直肠给药。一次1粒，一日1～2次。

消肿止痛洗剂（河南中医药大学第三附属医院院内制剂）

大黄，芒硝，白矾，白芷，马齿苋，苏木，金银花，蒲公英，生甘草等。

功用：清热解毒，消肿止痛。主治炎性外痔，血栓性外痔，嵌顿性痔及各种痔瘘术后疼痛等。

用法：取适量，先熏后洗或湿敷，每次15分钟，每日1～2次。

Y

一效散（辽宁中医药大学附属医院院内制剂）

朱砂，冰片，炉甘石，滑石粉。

功用：燥湿收敛，止痛止痒。
用法：将药面撒于患处，外用纱布覆盖，一日1～2次。

一效膏（辽宁中医药大学附属医院院内制剂）
为一效散用香油调成膏剂。
功用：除具备一效散的功能外，还具有膏剂的功能，有滋润创面、消肿止痛、生肌长肉作用。
用法：将膏剂直接敷于患处，一日1～2次。

益寿胶囊（河南中医药大学第一附属医院院内制剂）
西洋参，薏苡仁，茯苓，鸡内金，乌梅，阿胶，龟板胶，穿山甲，女贞子，冬凌草等。
功用：补肾养肝，醒脾健胃，解毒散结，扶正固本，提高机体免疫力。主治慢性结肠炎，胃炎，直肠癌，肠息肉，白细胞减少，免疫机能低下及严重肛肠病出现肝肾不足，脾胃虚弱者等。
用法：口服，一次2～4粒，一日3次。

油调膏（辽宁中医药大学附属医院院内制剂）
为水调散用香油调成膏剂。
功用：托毒拔脓、消肿止痛。
用法：将膏剂直接敷于患处，一日1～2次。

玉红膏（长春中医药大学附属医院院内制剂）
当归60g，白芷15g，白蜡60g，甘草36g，紫草6g，血竭12g，麻油500g。
功用：活血祛腐，解毒镇痛，润肤生肌。用于疮疡溃后脓水将尽、烧伤、肉芽生长缓慢者。
用法：用时，将膏涂于纱布上，敷贴患处，并依据溃疡局部情况，可掺提脓、祛腐药于膏上同用，效果更佳。

愈疡生肌膏（江西中医药大学附属医院院内制剂）
当归60g，白芷15g，黄连15g，白蜡60g，甘草6g，紫草6g，麻油500g，血竭12g，白及30g，珍珠粉15g，氧化锌15g。
功用：清热解毒，活血散瘀，敛疮生肌。
用法：外涂。

茵连和胃颗粒（河北中医学院第一附属医院河北省中医院院内制剂）
茵陈、黄连、石菖蒲、当归、瓜蒌、荔枝核、茯苓、地榆、三七粉、郁金、白芍、鸡内金、泽泻、麦冬、川芎、仙鹤草、五味子、白术。辅料：糊精、蔗糖粉。
功用：和胃降逆，调气理血，化湿清热，解痉止痛。用于胃失和降、气机郁滞、湿热中阻、瘀血阻络所致的胃疼，胃胀，嗳气，纳呆，烧心等；浅表性胃炎，萎缩性胃炎，疣状胃炎，胃酸分泌功能失调见上述证候者。
用法：温开水送服。一次1袋，一日3次；3个月为一个疗程。儿童用量酌减或遵医嘱。

Z

栀龙散（贵州中医药大学第一附属医院中医外科院内制剂）
栀子30g，姜黄15g，白芷10g，川芎10g，秦艽10g，地龙9g，乳香9g，没药9g，冰片5g。
功用：行气活血，通络伸筋，消肿止痛。适用于各种软组织损伤，关节扭挫伤，局部瘀肿疼痛，关节屈伸不利。
用法：外用。

止血粉（北京中医药大学东直门医院院内制剂）
马勃，丝瓜络，白芷，花蕊石，白及，枯矾，陈石灰，冰片。
功用：用于痔疮术后出血。
用法：外撒。

痔漏熏洗剂（北京中医药大学东直门医院院内制剂）
蛤蟆草，马齿苋，芒硝，大黄。
功用：用于湿热下注所致的便血、肛门肿痛、流脓。
用法：外用，加1倍量水混匀加热熏洗，一日1～2次。

痔瘘栓（河南中医药大学第一附属医院院内制剂）

黄柏，黄连，没药，乳香，血竭，儿茶，五倍子，白及，煅龙骨，冰片，甘草等。

功用：清热泻火，消肿止痛，生肌敛疮，涩肠止血。主治内痔、外痔、混合痔、肛裂、肛瘘（术前、术后）以及直肠炎、肛窦炎等。

用法：塞入肛内，一次1粒，一日2～3次。

痔瘘洗剂（河南中医药大学第一附属医院院内制剂）

土茯苓，大黄，乌梅，赤芍，红花，白及，甘草等。

功用：活血化瘀，祛腐生肌。用于痔瘘性水肿及久不收口制溃疡等。

用法：取适量，外洗或热坐浴，一日2次。

痔瘘消除丸（河南中医药大学第二附属医院院内制剂）

槐米，黄芩，槐角，马齿苋，大黄，蒲公英，荆芥穗，地榆，白及，枳壳，侧柏叶。

功用：清热解毒除湿，祛风化瘀止血。用于湿热壅滞型痔疮，或风热瘀阻引起的便血、肿痛、脱出、下坠、瘙痒等。

用法：口服，一次10g，一日3次。

痔消炎膏（北京中医药大学东直门医院院内制剂）

飞甘石，黄丹，血力，朱砂，滑石粉，儿茶，凡士林等。

功用：用于痔术后及有肿痛者。

用法：局部外敷。

肿痛消软膏（河南中医药大学第一附属医院院内制剂）

石膏，大青叶，栀子，黄连，蒲公英，板蓝根，黄芩，赤芍，金银花，三七，冰片，薄荷脑等。

功用：消肿、止痛、生肌。用于肿痛，溃疡和痔瘘术后久不愈合。

用法：外用，涂患处，或外用消毒纱布包敷，每日换药一次。

紫白膏（福建中医药大学附属人民医院院内制剂）

紫草，白及，地榆，大黄。

功用：清热解毒、凉血止血生肌。用于痔水肿，出血，肛裂，肛门病术后创面换药。

用法：外用。

紫草油（福建中医药大学附属人民医院院内制剂）

紫草。

功用：收敛生肌。适用于肛周皮肤病恢复期，肛肠病开放性手术后期创面换药。

用法：外用。

紫榆膏（河北中医学院第一附属医院河北省中医院院内制剂）

紫草、地榆、忍冬藤、白芷、当归、冰片。辅料：香油、蜂蜡。

功用：化腐生肌。用于疮疡，痈疽已溃。

用法：外用，涂患处。